Internationale Skalen für Psychiatrie

Internationale Skalen für Psychiatrie

herausgegeben vom

Collegium Internationale Psychiatriae Scalarum

5., vollständig überarbeitete und erweiterte Auflage

Geerd Weyer

BELTZ TEST

Beltz Test GmbH • Göttingen

Autor
Geerd Weyer

Verantwortliche Redaktion
Thomas Munz (Vorsitzender), Helmut Ott, Klaus-Dieter Stoll, Susanne Weidinger, Geerd Weyer

Gesellschafter
Bernd Aufdembrinke, Manfred Beneke, Simone Breitkopf, Jens Crönlein, Bruno Dietrich, Franz-Xaver Eich, Klaus Fichte, Wilhelm Fischer, Gert Gammel, Claus Göbel, Roman Görtelmeyer, Werner M. Hermann †, Robert Hörr, G.-Jürgen Hogrefe, Wolf-Dietrich Hübner, Horst A. Kastrup, Detlef Koeppen, Ralf Kohnen, Monique Leroux, Friedhelm Leverkus, Gerhard Lorkowski, Adolf A. Müller, Thomas Munz, Harald Murck, Helmut Ott, Susanne Penz, Klaus Schaffler, Bernhard Scheffel, Peter Schüler, Klaudius Siegfried, Klaus-Dieter Stoll, Michael Vogtmeier, Geerd Weyer

CIPS wurde/wird unterstützt durch:
Aventis Pharma Deutschland GmbH, Bayer AG, Beltz Test GmbH, Berolina Drug Development GmbH, Boehringer Ingelheim Pharma KG, Ciba-Geigy GmbH, 3 Clinical Research AG, Hoechst AG, Hoffmann-La Roche AG, HPR Human Pharmacodynamic Research GmbH, ICON Clinical Research GmbH, Independent Clinical Research Consulting ICRC, IMEREM GmbH, Knoll AG, Lichtwer Pharma AG, E. Merck, Marion Merrell Dow Pharma GmbH, Merz Pharmaceuticals, Novartis Deutschland GmbH, Parexel GmbH, Pfizer GmbH, PRA International, Rhone-Poulenc Rorer GmbH, Sandoz AG, Sanofi-Synthelabo GmbH, Schering AG, Dr. Gernot Schuhfried GmbH, Dr. Willmar Schwabe GmbH & Co., Dr. Karl Thomae GmbH, Troponwerke GmbH & Co. KG, Takeda Euro R & D Centre GmbH, Viatris GmbH & Co. KG, Wyeth Pharma GmbH

http://www.cips-skalen.de

Bibliografische Information Der Deutschen Bibliothek
Die Deutsche Bibliothek verzeichnet diese Publikation in der Deutschen Nationalbibliografie; detaillierte bibliografische Daten sind im Internet über http://dnb.ddb.de abrufbar.

http://www.hogrefe.de
Aktuelle Informationen • Weitere Titel zum Thema • Ergänzende Materialien

Satz: Grafik-Design Fischer, Weimar
Druck und Bindung: AZ Druck und Datentechnik, 87437 Kempten
Printed in Germany
Auf säurefreiem Papier gedruckt

ISBN 3-8017-1752-6

Inhalt

Vorwort zur 1. Auflage

In einer Zeit, in welcher die Psychiatrie und insbesondere die Psychopharmakotherapie zum Politikum geworden und dadurch aus ihrer Abgeschiedenheit ins öffentliche Rampenlicht geworfen sind, verdient das vorliegende Buch besondere Beachtung. Es wird hier erstmals versucht, die in den letzten 20 Jahren mit großem Arbeitsaufwand erzielten Fortschritte der Psychiatrie auch auf dem Gebiet der Objektivierung, d. h. insbesondere der Quantifizierung therapeutischer Resultate in einer Auswahl entsprechender Meßinstrumente zusammenzufassen. Dadurch werden verschiedene Ansätze und praktische Verfahren, die wir einzelnen Forscherpersönlichkeiten oder Forschergruppen verdanken, vereint und in einem erweiterten, die sprachlichen Grenzen sprengenden Rahmen verfügbar gemacht. Therapieprüfungen sollten fortan, Ausnahmen vorbehalten, nicht mit ad hoc entworfenen Bewertungsskalen oder persönlich gefärbten Übersetzungen bestehender Rating Scales durchgeführt werden, sondern unter Zuhilfenahme standardisierter Untersuchungsinstrumente und Dokumentationssysteme. Der damit erzielbare Fortschritt in der Vergleichbarkeit der Befunde und Resultate verschiedener Untersucher wird noch deutlicher, wenn wir uns bewußt werden, daß wir in einer Welt leben, in welcher psychische Erkrankungen aus ideologischen Gründen sowohl negiert wie konstruiert werden können, und daß ihre „Behandlung" tatsächlich von biologisch wirksamen Medikamenten bis zum Exorzismus reicht: Deshalb ist es ein besonderes Verdienst von CIPS, objektive Methoden zur Kontrolle der Behandlungseffekte besser zugänglich zu machen und dadurch eine rationale, empirisch begründete Therapie psychischer Störungen zu fordern.

Der Enthusiasmus, welcher das Unternehmen begleitet, ist berechtigt, beweist es doch, daß auch auf dem Gebiet der Psychiatrie Maß und Zahl eine Berechtigung erhalten und daß es dank dieser Methoden möglich ist – jenseits von Meinungen, von Vorurteilen und Glaubensakten – festzustellen, was therapeutisch wirksam ist und dem psychisch kranken Patienten wirklich hilft. Dem Einsichtigen und im Umgang mit Patienten Erfahrenen ist ja längst klar geworden, daß es – wie auch immer psychische Störungen entstanden sind, klassifiziert und etikettiert oder interpretiert werden – für den Betroffenen entscheidend ist, ob er wieder teilhaben kann am Leben der Gemeinschaft, in welcher er zu leben berufen ist, und daß er befreit wird von dem Zwange der ihn bedrückenden oder isolierenden psychopathologischen Impulse. Daß Psychopharmaka hier eine entscheidende Hilfe geben, kann auch eine geschwätzige und von eigener Erfahrung im Umgang mit schwerkranken psychiatrischen Patienten unberührte Kritik nicht aus der Welt schaffen. Zuverlässige und valide Beurteilung therapeutischer Effekte, das ist es, was hier über sprachliche und kulturelle Grenzen hinaus versucht wird. Dennoch, die wirklichen Probleme der Therapie in der Psychiatrie sind mit einer objektiven und gültigen Befunderfassung noch nicht gelöst, es ist mit dieser Standardisierung nur eine Basis gegeben, mit welcher therapeutische Fragen erfolgreicher angegangen werden können.

Die folgenden drei Problemkreise erhalten nun erst recht ihre besondere Bedeutung:

1) Quantifizierung und Objektivierung psychiatrischer Befunde sind nur auf einer Abstraktionsebene möglich, die für den Einzelfall vielleicht entscheidende Informationen vernachlässigt. Deshalb ist es notwendig, nicht zu vergessen, was ausgeblendet werden muß, um zu vergleichbaren und verwertbaren Daten einer Stichprobe zu gelangen. Gerade dieser ausgeblendete Anteil an psychopathologischer Information kann für zukünftige wissenschaftliche Fragestellungen dennoch entscheidende Gesichtspunkte enthalten, ganz zu schweigen von den für die Therapie des Einzelfalls wichtigen Daten. Auch wenn sie sich nicht in Zahlen und Scores ausdrücken lassen, können sie für den Therapieplan bedeutungsvoll sein.

2) Die quantitative Erfassung psychopathologischer Phänomene und ihrer Veränderungen mit Hilfe objektiver und in ihrer Reliabilität überprüfbarer Skalen betrifft nur eine Seite der Erforschung von multifaktoriellen Bedingungszusammenhängen des psychopathologischen Geschehens. Wenn es gelingt, mit Hilfe von objektiven, in ihrer Reliabilität und Validität gesicherten Instrumenten psychopathologische Veränderungen zu messen, stellt sich als nächstes und bedeutend schwierigeres Problem für die Therapieforschung die Zusammenstellung geeigneter, auch in ihrer psychophysiologischen und klinisch-biochemischen Zusammensetzung geklärter Stichproben. Die für bisherige Doppelblindprüfungen vorwiegend nach groben klinischen Gesichtspunkten zusammengestellten Stichproben zeichnen sich meistens durch eine inhomogene Zusammensetzung aus, was z. B. in der therapeutischen Depressionsforschung einwandfrei nachgewiesen wurde. In naher Zukunft werden deshalb psychophysiologische und klinisch-biochemische Standards für eine adäquate Stichprobenauswahl ebenso bedeutsam werden wie die bereits fortgeschrittene standardisierte Befunderhebung und Messung der durch die therapeutische Intervention bewirkten psychopathologischen Veränderungen.

3) Die meisten Untersuchungsinstrumente in dem vorliegenden Band sind ihrem Prinzip nach psychologischen Fragebogen nachgebildet, d. h. sie beruhen auf dem additiven Prinzip psychologischer Testverfahren. Da psychopathologische Daten zu erheben sind, wurden klinische Erfahrungen nach der Art psychologischer Test operationalisiert und faktorenanalytisch verarbeitet. Die Berechtigung für dieses Vorgehen ist hier nicht in Frage zu stellen und ebenso wenig der verständliche Enthusiasmus der Psychologen und Biometriker. Dem klinischen Psychopathologen stellt sich dennoch die Frage, ob Psychopathologie und damit klinische Fragestellungen mit einer Methodik, die aus der Normalpsychologie entwickelt wurde, adäquat quantifiziert werden kann. Ist es nicht doch sinnvoll, die vorhandene psychopathologische Erfahrung mit technisch weniger perfekten Methoden, deskriptiv für eine quantitative Betrachtungsweise fruchtbar zu machen? Das ist – dem europäischen Beurteiler sei diese Bemerkung hier gestattet – im AMDP-System in vorbildlicher Weise geschehen, ein Dokumentationssystem, das hier im Anhang erscheint, aber dank dem unermüdlichen Eifer seiner Schöpfer und seiner Benutzer die Errungenschaften klassischer Psychopathologie in eine Zeit der kritischen und quantitativen Objektivierung hinüberführt. Vielleicht sind gerade die Schwierigkeiten, die dieses System dem kritischen Benutzer bietet, für die zukünftige Erforschung psychopathologischer Veränderungen und Zusammenhänge eine Hilfe, wenn die Euphorie psychologischer Methodik auf diesem Gebiet etwas abgeklungen ist. Der klinisch tätige Arzt wird jedenfalls eine mit dem AMDP-System ermöglichte Kritik seiner Beurteilung dankbar begrüßen und hoffen, daß auch in Zukunft das Essentielle der psychopathologischen Forschung und Erfahrung für die Erfassung der therapeutischen Eingriffe erhalten bleibt.

CIPS versteht sich als eine dem therapeutischen Fortschritt auf dem Gebiet der Psychiatrie verpflichtete Arbeitsgemeinschaft, die sich durch die vorliegende Broschüre wesentliche Verdienste für die internationale therapeutische Forschung erworben hat. Jeder, der an einer raschen und verantwortungsvollen Entwicklung der Methodik auf dem Gebiete therapeutischer Forschung in der Psychiatrie interessiert ist, wünscht, daß die nun anstehenden Probleme von CIPS effizient und für die internationalen therapeutischen Standards fruchtbar in Angriff genommen werden.

H. Heimann, Tübingen

Vorsitzender der Arbeitsgemeinschaft für
Neuropsychopharmakologie und
Pharmakopsychiatrie (AGNP) 1975–1977

Vorwort zur 5. Auflage

Das CIPS-Skalenhandbuch war in seinem Erscheinungsjahr 1977 eine bahnbrechende Leistung, da es zum damaligen Zeitpunkt keine Sammlung von Skalen in der deutschen Psychiatrie gab, obwohl inzwischen erkennbar geworden war, dass die standardisierte Fremd- und Selbstbeurteilung ein zentraler Bestandteil der psychiatrischen Forschung, insbesondere in der klinischen Psychopharmakologie ist. Die 5. Auflage des CIPS-Skalenhandbuches ist somit ein wichtiger Meilenstein in der Wende von der klassischen qualitativen deskriptiven Psychopathologie, für die die deutsche Psychiatrie traditionell international bekannt ist, zur psychometrischen Psychopathologie (wie sie insbesondere in der nordamerikanischen Psychiatrie entwickelt wurde). Lange Zeit hat dann die deutsche Psychiatrie und Psychologie intensiv mitgearbeitet an den Konzepten der Psychometrie und an der Entwicklung und Normierung von Messinstrumenten. Unter anderem ist in diesem Kontext auch die Entwicklung des AMDP-Systems zu nennen.

Das CIPS-Skalenhandbuch war von Anfang an ein großer Erfolg und insbesondere die, die sich mit klinisch psychopharmakologischer Forschung oder mit anderen Zielsetzungen klinischer Forschung, wie z. B. Verlaufsforschung oder Prädiktorforschung beschäftigten, haben immer gern auf diese Skalensammlung zurückgegriffen, um das für ihre Zielsetzungen volle Messinstrumentarium auszuwählen. Das CIPS-Skalenhandbuch ist insbesondere ein sehr praktikables Hilfsmittel, weil es die wichtigsten deutschen und internationalen Skalen zusammenfasst und mit den jeweils wichtigsten Angaben zur testtheoretischen Charakterisierung (Angaben zu Validität, Reliabilität, Faktorenstruktur, Normierung etc.) verbindet. Der zunehmenden Diversifizierung, gerade auch der psychopharmakologischen Interventionsansätze wie auch der Entwicklung neuerer Messinstrumente folgend, ist dabei der Umfang des CIPS-Skalenhandbuches, was die Zahl einbezogener Skalen betrifft, immer mehr gewachsen. So umfasst die jetzt vorgelegte 5. Auflage 43 Skalen, während die 4. Auflage nur 37 Skalen einbezog. Kontinuierlich ging es dabei auch um einen Selektionsprozess, bei dem einerseits ältere Skalen, die nicht mehr eine so große aktuelle Bedeutung zeigten, ausgeschlossen werden mussten, während neu entwickelte Skalen, die inzwischen einen wichtigen Platz eingenommen hatten, einbezogen werden mussten. So wurden z. B. für die jetzige Neuauflage von der 4. Auflage 17 Skalen ausgeschlossen, 20 übernommen und 23 neu aufgenommen. Insofern repräsentiert das CIPS-Skalenhandbuch in seiner Gesamtentwicklung auch die Dynamik des gesamten Feldes der Psychometrie, bzw. Psychopathometrie.

Zu den nicht wieder aufgenommenen Skalen gehört u. a. die Depressionsskala (DS), eine von v. Zerssen im Zusammenhang mit der Gesamtkonzeption seiner klinischen Selbstbeurteilungsskalen entwickelte Depressionsskala. Dass es sich dabei um eine im psychometrischen und testtheoretischen Ansatz sehr hochkarätig entwickelte Skala aus einer repräsentativen Stichprobe der deutschen Bevölkerung handelt ist schmerzlich, zeigt aber andererseits, dass in einer zunehmend internationalisierten oder globalisierten Welt auch die psychiatrische Forschung zunehmend durch die Globalisierung geprägt wird und dass aus der deutschsprachigen Psychiatrie entwickelte Skalen sich schwerlich einen internationalen Stellenwert in ihrer Verbreitung erobern können, selbst wenn sie von der psychometrischen Qualität durchaus international anerkannt sind. Zu den nicht hier aufgenommenen Fremdbeurteilungsinstrumenten gehört die „Inpatient Multidimension Psychiatric Scale", die IMPS, eine der ersten wichtigen, insbesondere die Psychosesymptomatik abbildenden Skalen, aus der dann schließlich durch extreme Verringerung des Itempools die „Brief Psychiatric Rating Scale" (BPRS) entstand. Im Gegensatz zur BPRS, die weiterhin als eine Art Urmeter der psychopharmakologischen Schizophrenieforschung angesehen werden kann, hat die IPMS schon sehr schnell an praktischer Bedeutung verloren, weil sie gerade für die psychopharmakologische klinische Forschung zu aufwändig war. Bemerkenswert ist, dass auch das AMDP-System, das als Aufnahmedokumentationssystem noch immer in vielen psychiatrischen

Kliniken, insbesondere Universitätskliniken, zur Routine gehört, nicht in die 5. Auflage übernommen wurde, wohl u. a. deswegen, weil dieses sehr aufwändige Dokumentationssystem, ähnlich wie die IMPS, sich nicht einen Platz in der klinischen psychopharmakologischen Forschung erobern konnte und auch nicht die notwendige internationale Akzeptanz bekommen hat. Analoges gilt auch für das AGP-System. Es ist hier nicht der Platz, weitere Ausschlüsse wie z. B. die der SCAG, SKT, der NOSIE und der SAS zu erörtern. Die jeweiligen Ausschlussgründe entsprechen größtenteils den schon erörterten Gesichtspunkten. Die leitenden Prinzipien bei der Auswahl waren, dass auf Grund einer umfassenden Literaturrecherche besonders die folgenden Kriterien geprüft wurden: Verfügbarkeit einer deutschen Version, Verwendungshäufigkeit und Bewährung in klinischen Studien, potenzielle Nützlichkeit, psychometrische Gütekriterien und Vergleichsdaten. Die endgültige Auswahl durch einen Konsensusbeschluss des CIPS-Gremiums ist das Ergebnis des Versuchs einer balancierten Gewichtung dieser Kriterien. Dabei beschränkte sich die endgültige Auswahl von Skalen im engeren Sinne, während umfassendere Dokumentationssysteme wie AMDP und AGP sowie Leistungstests (wie z. B. SKT und NAI) ausgeschlossen wurden.

In der 5. Auflage ist die Gliederung des Buches nach Themenschwerpunkten leicht verändert worden in Skalen zur Erfassung von Demenziellen Störungen, Psychotischen Störungen, Affektiven Störungen, Angst- und Zwangsstörungen, Schlafstörungen, Schmerz sowie motorischen Symptomen. Die Bereiche „Allgemeine Skalen" und „Befindlichkeit", in der vorhergehenden Fassung noch getrennt, wurden zu einem Bereich „Allgemeine, störungsübergreifend einsetzbare Verfahren" zusammengefasst. Der Bereich „Testverfahren" aus der vorhergehenden 4. Auflage wurde aufgelöst, die beiden trotz der oben dargestellten Gesichtspunkte beibehaltenen Testverfahren MMST und ADAS wurden dem Bereich „Demenz" zugeordnet. Die größte Ausweitung hat der in den bisherigen Auflagen unterrepräsentierte Bereich „Psychotische Störungen" erfahren. Unter anderem sind so wichtige Skalen wie PANSS, SAPS und SANS, die sich inzwischen schon einen geradezu traditionellen Namen erobert haben, dazu gekommen. Auch die „Calgary Depression Rating Scale for Schizophrenia" ist eine Neuaufnahme.

Im Bereich der Depression ist u. a. die Einbeziehung des „Beck-Depressions-Inventar", eine ebenfalls schon sehr traditionelle und bewährte Skala, eine wichtige Ergänzung. Im Bereich der Angststörungen sind vier neue Skalen dazu gekommen, u. a. die „Liebowitz Social Anxiety Scale" die „Panik- und Agoraphobie-Skala" und die „Yale-Brown Obsessive Compulsive Scale". Die Skalenbeschreibung wurde bei der Neuauflage geändert, und auf eine strikte Vereinheitlichung der Darstellung wurde geachtet. Bei der Darstellung wurde verstärkt auf den Bezug zu klinischen Studien geachtet. Neuere Daten wurden, wo immer möglich, berücksichtigt.

Insgesamt ist die 5. Auflage des CIPS-Skalenhandbuches für an psychometrischer Forschung in der Psychiatrie oder Psychopharmakologie Interessierte sehr wertvoll. Sie macht die mühselige Suche nach der jeweiligen Originalliteratur weitgehend überflüssig und erleichtert somit die Forschungspraxis in sinnvoller Weise.

München, Frühjahr 2004 *Prof. Dr. Hans-Jürgen Möller*

Anliegen und Entwicklung des CIPS-Skalenbuches

Die vom Collegium Internationale Psychiatriae Scalarum (CIPS) herausgegebene, erstmals 1977 erschienene Skalensammlung „Internationale Skalen für Psychiatrie", liegt hiermit in der fünften Auflage vor. Obgleich völlig neu bearbeitet und sowohl hinsichtlich der Auswahl als auch der Darstellung der einzelnen Verfahren gegenüber den früheren Auflagen wesentlich verändert, wird mit dieser Neuauflage noch immer das gleiche Ziel verfolgt, das bereits in der ersten Auflage anvisiert worden war: Mit einer Sammlung von primär für den Einsatz in Psychopharmakastudien konzipierten und in deutscher Sprache verfügbaren Beurteilungsskalen, soll dem in diesem Feld tätigen Benutzer des Buches eine Übersicht über in Frage kommende Instrumente und eine Hilfe bei der Auswahl geeigneter Verfahren angeboten werden, nicht zuletzt mit der Absicht damit einen Beitrag zur Qualitätsförderung der klinisch-psychopharmakologischen Forschung zu leisten.

Dabei ging es in den ersten Auflagen zunächst hauptsächlich um die Vorstellung von vereinheitlichten deutschsprachigen Fassungen der wichtigsten anglo-amerikanischen psychiatrischen Ratingskalen, von denen zur damaligen Zeit nur unzulänglich dokumentierte Übersetzungen für den Eigengebrauch kursierten. Die Mehrzahl der Verfahren stammte aus der speziell für klinische Prüfungen zusammengestellten Skalendatenbank der *Early Clinical Drug Evaluation Unit* (ECDEU) des US-amerikanischen *National Institute of Mental Health* (NIMH) (Guy, 1976). Psychometrische Kennwerte oder Anwendungsdaten waren für die deutschsprachigen Versionen der ECDEU-Skalen noch nicht verfügbar. Ergänzt wurden die Übersetzungen durch eine Reihe von originär deutschsprachigen, nach psychometrischen Gesichtspunkten konstruierten Skalen sowie durch die umfassenden Beurteilungs- und Dokumentationssysteme der *Arbeitsgemeinschaft für Methodik und Dokumentation in der Psychiatrie* (AMDP, in der ersten Auflage noch unter dem Akronym AMP) und der *Arbeitsgemeinschaft für Gerontopsychiatrie* (AGP). Beide Dokumententationssysteme wurden kontinuierlich weiterentwickelt und liegen heute in aktualisierten Fassungen vor (AMDP, 2000; Freyberger & Möller, 2004; Gutzmann et al., 2000).

In der zweiten Auflage (1981) wurde der Umfang der Skalensammlung erweitert, u. a. durch die Aufnahme von Skalen aus den für die Psychopharmakologie wichtiger gewordenen Bereichen der Schlafforschung und der Gerontopharmakologie. Alle in der ersten Auflage bereits enthaltenen Skalen wurden beibehalten und deren Darstellung ohne größere Veränderungen übernommen. Mit der dritten Auflage (1986) wurde erstmals eine kritische Bestandsaufnahme versucht, wobei es zum Austausch verschiedener Verfahren kam, für die inzwischen verbesserte Versionen zur Verfügung standen. Der Selektions- und Erweiterungsprozess setzte sich in der vierten Auflage (1996) fort. Einige, wenig gebräuchliche Verfahren wurden ausgeschlossen, neuere Entwicklungen und Schwerpunktbildungen in der klinischen Forschung wurden durch die Neuaufnahme von Skalen, insbesondere in den Indikationsgebieten Demenz und Depression, berücksichtigt. Allgemein orientierte sich die Auswahl der Verfahren in stärkerem Maße an psychometrischen Qualitätskriterien, aber auch an der Verfügbarkeit von Vergleichsdaten aus klinischen Studien – ein Kriterium, das die klassischen Skalen, ungeachtet methodischer Bedenken, begünstigt.

Der eingeschlagene Weg in Richtung einer jeweils aktualisierten, anwendungs- und qualitätsorientierten Skalenauswahl soll mit der fünften Auflage konsequent weiter verfolgt werden. Aktualisierungsbedarf ergibt sich auf Grund verschiedener Entwicklungen, die – in den letzten Jahren mit beschleunigter Tendenz – die klinisch-therapeutische Forschung geprägt und das Profil der Skalenlandschaft verändert haben. Zur Kennzeichnung dieser noch nicht abgeschlossenen Entwicklungen mögen einige Schlagworte genügen:

- *Globalisierung* der klinischen Forschung mit erhöhtem Bedarf an mehrsprachig validierten Verfahren,
- Bestrebungen zur *Harmonisierung* der Arzneimittelzulassungsverfahren mit der Tendenz zur *Konzentration* auf ein international akzeptiertes Methodeninventar,
- gleichzeitig eine zunehmende *Diversifizierung* des Instrumentariums durch die Entwicklung von spezifischen Verfahren für nach DSM-IV oder ICD-10 definierte diagnostische Kategorien
- und allgemein, die inzwischen etablierten, unter dem Begriff *Good Clinical Practice* (GCP) zusammengefassten *Qualitätsstandards*, die alle Aspekte der Planung, Durchführung und Auswertung klinischer Studien umfassen und damit auch erhöhte Anforderungen an die Anwendung von klinischen Beurteilungsinstrumenten stellen.

Den unter dem Einfluss der skizzierten Tendenzen und Bestrebungen veränderten Schwerpunkten der Skalenbewertung und Skalenentwicklung sowie den gestiegenen Qualitätsanforderungen der Anwender versucht die vorliegende Neubearbeitung des Buches Rechnung zu tragen. Anders als die früheren Auflagen, die durch Beiträge vieler ungenannter Autoren aus dem Kreis der CIPS-Gesellschafter entstanden sind, ist das Buch das Ergebnis der Zusammenarbeit eines Einzelautors mit einem aus dem CIPS-Kreis gebildeten Redaktionskomitee.

Die Veränderungen in der Skalenauswahl über die fünf Auflagen des Buches hinweg, sowie die Selektion für die mehrsprachige europäische Ausgabe (AMDP & CIPS, 1990) können anhand einer tabellarischen Übersicht (vgl. Tabelle 1, S. XIX) nachvollzogen werden. Ein Kernbestand von sechs bereits in der Erstauflage vorhandenen Verfahren ist über alle Auflagen erhalten geblieben, darunter drei syndromorientierte Schweregradskalen (BPRS, HAMA und HAMD), eine Globalskala (CGI) und zwei Skalen zur Selbsteinschätzung der aktuellen Befindlichkeit (Bf-S und B-L). Diese Skalen definieren in ihrem jeweiligen Indikationsgebiet einen Quasi-Standard, an dem neuere Skalen, mit ähnlichem Gültigkeitsanspruch gemessen werden. Alle anderen Verfahren sind in einer der Folgeauflagen, entweder im Austausch zu vorhandenen Skalen oder als Erweiterung des Bestandes hinzugekommen.

Skalenauswahl

Der Auswahl der Skalen gingen systematische Literaturrecherchen voraus. Im ersten Schritt wurde die Literaturdatenbank „Medline“ durchsucht und diejenigen Skalen identifiziert, die in den letzten zehn Jahren in klinischen Studien der wichtigsten Zielgebiete psychopharmakologischer Interventionen verwendet worden waren. Die Suche konzentrierte sich auf klinische Selbst- und Fremdbeurteilungsskalen im engeren Sinne; standardisierte diagnostische Interviews, umfassende Erhebungssysteme zur Befunddokumentation und Testinventare wurden nicht berücksichtigt. Mit dieser Vorentscheidung wird nochmals der im Bereich der Evaluation von Pharmakaeffekten liegende Schwerpunkt der Methodenauswahl betont. Nach Ausschluss der nur sporadisch genannten Verfahren, wurde die Literatur skalenspezifisch nach teststatistischen Konstruktions- und Evaluationsdaten durchsucht. In diesem Schritt wurden Verfahren ausgesondert, für die keine entsprechenden Angaben gefunden werden konnten, die Liste aber auch um einzelne, unter psychometrischen Aspekten vielversprechende Neuentwicklungen mit zurzeit noch nicht belegter Bewährung in klinischen Studien erweitert. Detaillierte Recherchen in weiteren (von der *Deutschen Zentralbibliothek für Medizin* zur Verfügung gehaltenen) Datenbanken, ergänzten die Informationen zu den vorausgewählten Skalen.

Der so gewonnene Skalen- und Informationspool war Grundlage der endgültigen Skalenauswahl, die im Redaktionskomitee durch Konsensbeschluss getroffen wurde. Dabei wurden folgende Kriterien berücksichtigt und gegebenenfalls – mit Ausnahme der ersten, obligatorischen Bedingung – gegeneinander abgewogen:

- Verfügbarkeit einer deutschen Version (notwendige Bedingung)
- Häufigkeit der Verwendung in klinischen Studien – als Kriterium des Therapieerfolgs (Wirksamkeit, Verträglichkeit) oder zur Definition der Zielpopulation (Screening, Selektion)
- Verfügbarkeit von Vergleichsdaten verschiedener klinischer Gruppen oder Behandlungen
- Konstruktion bzw. empirische Evaluation nach teststatistischen Standards
- Internationale, mehrsprachige Verbreitung

Schließlich wurden 43 Skalen ausgewählt, davon waren 20 bereits in der vierten Auflage enthalten, bei 23 Skalen handelt es sich um Neuaufnahmen. Schon die begrenzte Anzahl macht deutlich, dass viele Verfahren unberücksichtigt bleiben mussten, darunter auch solche mit durchaus adäquaten psychometrischen Konstruktionsmerkmalen. Zu den Neuaufnahmen gehören Instrumente aus unterschiedlichen Verfahrensgruppen und mit unterschiedlicher Zielsetzung, u. a.

- Selbst- und Fremdbeurteilungsskalen zur Einschätzung des Schweregrades der Symptomatik bei bestimmten Diagnosegruppen, z. B. im Bereich der Angst- und Zwangsstörungen die *Liebowitz Social Anxiety Scale* (LSAS), die *Panik- und Agoraphobie-Skala* (PAS), das *Hamburger Zwangsinventar* (HZI-K) und *die Yale-Brown Obsessive Compulsive Scale* (Y-BOCS),
- Skalen zur Beurteilung des Schweregrades phänomenologisch abgrenzbarer Subsyndrome, wie die *Positive and Negative Syndrome Scale* (PANSS) oder die *Scale for Assessment of Positive Symptoms* (SAPS) und die *Scale for Assessment of Negative Symptoms* (SANS),
- Schweregradskalen für noch enger umschriebene Symptombereiche, z. B. für Anhedonie die *Snaith-Hamilton-Pleasure Scale* (SHAPS-D) oder für Tagesschläfrigkeit die *Epworth Sleepiness Scale* (ESS),
- Syndromskalen für bestimmte Patientengruppen, z. B. die Depressionsskalen *Geriatric Depression Scale* (GDS) und die *Dementia Mood Assessment Scale* (DMAS) für geriatrische Patienten bzw. Patienten mit Demenz und die *Calgary Depression Rating Scale* (CDSS-G) für Patienten mit Schizophrenie,

weiterhin Verfahren, die den Beurteilungsbereich der psychopathologischen Symptomatik um weitere therapierelevante Zielgebiete erweitern, z. B.

- Skalen zur Selbsteinschätzung der Lebensqualitität – störungsübergreifend, die *Short Form-36* (SF-36) oder störungs- bzw. behandlungsspezifisch, die *Subjective Wellbeing under Neuroleptics* (SWN),
- die *Bayer-Activities of Daily Living Scale* (B-ADL) zur Beurteilung der Funktionstüchtigkeit im Alltag
- oder die Globalskala *Clinical Dementia Rating* (CDR), in die u. a. auch Freizeitaktivitäten und das Verhalten in sozialen Bezügen einfließen.

Für eine komplette Übersicht aller neu aufgenommenen Verfahren sei auf die tabellarische Zusammenstellung (vgl. Tabelle 1, S. XIX) verwiesen.

Die Auswahl der im Buch dargestellen Skalen ist nicht frei von subjektiven Wertungen, sie beansprucht aber doch, für zentrale Bereiche der aktuellen klinisch-psychopharmakologischen Forschung die jeweils wichtigsten Verfahren zu berücksichtigen.

Der Leser, dem an einer breiteren Übersicht über die in Psychopharmakastudien verwendeten Beurteilungsskalen gelegen ist, kann auf eine schon etwas ältere Sammeldarstellung von Philipp (1991) verwiesen werden sowie auf das noch breiter gefächerte, das gesamte Spektrum der für die Psychiatrie und die Klinische Psychologie relevanten psychodiagnostischen Verfahren umfassende Überblickswerk von Stieglitz, Baumann und Freyberger (2001). Im anglo-amerikanischen Sprachraum stehen hierzu das, ebenfalls bereits ältere, Standardwerk über Ratingskalen in der Psychopharmakologie von Riezen und Segal (1988) zur Verfügung sowie, als neuere Übersichten, das umfassende Skalenhandbuch der *American Psychiatric Association* (2000) und das knapper gefasste Kompendium von Sajatovich und Ramirez (2001).

Gliederung des Buches und Darstellung der Skalen

Das in der vierten Auflage eingeführte Gliederungsprinzip, die Skalen thematisch geordnet nach Indikationsgebieten darzustellen, wurde beibehalten und nur geringfügig verändert. Die berücksichtigten Indikationsgebiete beziehen sich auf folgende Störungs- bzw. Symptomgruppen: Demenzielle Störungen, Psychotische Störungen, Affektive Störungen, Angst- und Zwangsstörungen, Schlafstörungen, Schmerz sowie motorische Symptome. Allgemeine, störungsübergreifend einsetzbare Verfahren sind in einem eigenen Bereich zusammengefasst.

Die Bereichszuordung einiger Skalen ist willkürlich, z. B., die *Dementia Mood Assessment Scale* (DMAS) wurde dem Bereich „Demenz" zugeordnet, die *Geriatric Depression Scale* (GDS) dem Bereich „Affektive Störungen".

Beide Skalen zielen – mit unterschiedlichen Akzenten – auf die Beurteilung depressiver Verstimmungen bei Alterspatienten. Die *Hospital Anxiety Depression Scale* (HADS-D) wurde dem Bereich „Affektive Störungen“ zugeschlagen, der Bereich „Angst- und Zwangsstörungen“ wäre ebenso zutreffend gewesen.

Innerhalb der verschiedenen Bereiche sind die Verfahren nach ihrer Kurzbezeichnung alphabetisch geordnet. Der Darstellung aller Verfahren liegt ein einheitliches, gegenüber der vierten Auflage weiter ausgearbeitetes Gliederungsschema zu Grunde.

Jeder Beschreibung ist die genaue Bezeichnung des Verfahrens, sowie die Quelle der dargestellten deutschen Version und ggfs. der Originalversion vorangestellt. Die Angabe, ob es sich um eine Selbst- oder eine Fremdbeurteilungsskala handelt, dient als erster Hinweis zur Anwendung des Verfahrens.

Der anschließende Beschreibungstext gliedert sich wie folgt:

1. *Anwendungsbereich*
   Zunächst werden das primäre Assessmentziel sowie die wichtigsten Anwendungsbereiche und Einsatzgebiete des Verfahrens genannt. Dabei wird ggfs. auch auf Empfehlungen von Fachgesellschaften oder Expertengremien und – in selteneren Fällen – von offiziellen Stellen (Zulassungsbehörden) hingewiesen.

2. *Aufbau und Beschreibung*
   Es folgt eine kurze Beschreibung des Verfahrens nach formalen und inhaltlichen Gesichtspunkten. Eingegangen wird u. a. auf genutzte Informationsqellen (Selbstbericht, Beobachtung, Bericht Dritter), Konzept und Formulierung der Items (Einzelphänomen oder Symptomkomplex, Frage oder Aussage), Itemskalierung (numerisch, verbal, Operationalisierungsgrad, Anzahl der Stufen), Anzahl der Items und ggfs. Zuordnung zu Subskalen, Skalenpolung, Spanne des Wertebereichs sowie intendierte Interpretation.

3. *Entwicklung*
   Hier wird die Entwicklung des Verfahrens skizziert, wobei – soweit bekannt – Angaben zum historischen, theoretischen oder pragmatischen *Hintergrund* und zur Methode der *Skalenkonstruktion* (empirisch vs. rational, klinisch vs. statistisch-psychometrisch) gemacht werden. Weiterhin wird – wenn vorhanden – auf verschiedene aus der Originalfassung hervorgegangene *Versionen* hingewiesen, u. a. auf Sprachversionen sowie auf Weiterentwicklungen und Varianten (z. B. Kurzformen, Adaptationen für bestimmte Alters- oder Patientengruppen, Durchführungs- bzw. Darbietungsvarianten).

4. *Hinweise zur Anwendung*
   In diesem Abschnitt werden anwendungspraktische Hinweise, untergliedert nach folgenden Punkten gegeben:
   - verfügbares *Material zur Unterstützung der Anwendung* (Testveröffentlichung mit Manual oder lediglich Dokumentations- bzw. Fragebogen, Interviewleitfaden) einschließlich der Bezugsquellen,
   - *Voraussetzungen auf Seiten des Patienten/ Probanden* (z. B. Diagnose, Alter, intellektuelles Niveau, Sprachverständnis),
   - *Voraussetzungen auf Seiten des Untersuchers* (Ausbildung, Training),
   - durchschnittliche *Bearbeitungsdauer* (nach Literaturangaben oder geschätzt auf Grund klinischer Erfahrung),
   - *zeitlicher Bezugsrahmen der Beurteilung* (eindeutige Begrenzung insbesondere für Wiederholungsuntersuchungen wichtig),
   - Hinweise zur *Durchführung* (Untersuchungssetting, Vorgehen bei der Informationserhebung),
   - *Auswertung* (Algorithmus zur Ermittlung des Skalenwertes; in der Regel Summenbildung).

5. *Gütekriterien*
   In den folgenden Abschnitten werden die psychometrischen Qualitäten des Verfahrens anhand der von Lienert (1969) vorgeschlagenen Hauptgütekriterien *Objektivität, Reliabilität* und *Validität* bewertet. Die Bewertungskriterien beziehen sich in den meisten Fällen auf die Klassische Testtheorie, wenn auch inzwischen für eine Anzahl von Verfahren Ergebnisse von Re-evaluationen nach alternativen testtheoretischen Modellen vorliegen. Nur in Einzelfällen sind bereits bei der Skalenkonstruktion neuere, aus der probabilistischen

Testtheorie abgeleitete Kriterien berücksichtigt worden (z. B. bei dem *Mehrdimenionalen Befindlichkeitsfragebogen MDBF* oder der *Bech-Rafaelsen-Melancholie-Skala BRMS*). Bei der Darstellung psychometrischer Befunde werden, so weit wie möglich, Ergebnisse berichtet, die mit der hier im Buch präsentierten deutschsprachigen Version des Verfahrens gewonnen wurden. Dabei sollte man sich stets vor Augen halten, dass die berichteten psychometrischen Kennwerte nicht inhärente Eigenschaften des Messinstruments abbilden, sie charakterisieren vielmehr eine unter spezifischen Bedingungen durchgeführte Messung, deren Qualität nur zum Teil von dem eingesetzten Instrument abhängt. Insofern können die referierten Kennwerte allenfalls Hinweise geben, auf unter vergleichbaren Studienbedingungen (Design, Patienten, Setting, Beurteiler) mit dem gleichen Verfahren typischerweise zu erwartende Ergebnisse, die in jedem Falle bei einem konkreten Studienvorhaben der Überprüfung bedürfen.

Objektivität
Hier werden die Teilaspekte der *Durchführungs-*, *Auswertungs-* und *Interpretationsobjektivität* unterschieden. Während die Objektivität der Durchführung – also die Unabhängigkeit der Informationsgewinnung vom Untersucher und der Untersuchungssituation – bei standardisierten Selbstbeurteilungsfragebogen weit gehend als gegeben akzeptiert wird, muss bei Fremdbeurteilungen die Übereinstimmung der Urteile verschiedener Beurteiler nachgewiesen werden. In der Literatur finden sich hierzu verschiedene Maßzahlen der *Beurteilerübereinstimmung* oder *Interrater-Reliabilität*, in neueren Studien bevorzugt Kappa-Koeffizienten für kategoriale Merkmale (z. B. Globalskalen) und Intraclass-Korrelationskoeffizienten für kontinuierliche Merkmale (z. B. Syndromskalen), deren prinzipielle Vorteile gegenüber Produkt-Moment- oder Rang-Korrelationskoeffizienten in der möglichen Berücksichtigung von systematischen Niveauunterschieden zwischen den Beurteilern liegen. In vielen der gesichteten Publikationen fehlen allerdings Angaben zu dem der Berechnung zu Grunde liegenden Modell (unadjustiert oder niveau-adjustiert, ein- oder zwei-faktorielle Varianzanalyse, fixe oder Randomeffekte), von dem die Interpretation des Koeffizienten im Sinne eines Gütekriteriums der Beurteilerübereinstimmung oder der Interrater-Reliabilität abhängt (Wirtz & Caspar, 2002).

Wir bleiben in diesem Buch – psychologischem Methodenverständnis folgend – bei der inhaltlichen Zuordnung der entsprechenden Koeffizienten zu den Kriterienmaßen der Objektivität und verwenden den Begriff der Beurteilerübereinstimmung anstatt des theoretisch voraussetzungsvolleren Begriffs der Interrater-Reliabilität.

Die Auswertungsobjektivität ist bei allen dargestellten Selbst- und Fremdbeurteilungsverfahren auf Grund vorgegebener Regeln zur Ermittlung des Skalenwertes (meist Summenbildung) unproblematisch. Für die Interpretationsobjektivität gilt dies nur, wenn die Variante des Verfahrens angegeben wird (z. B. 17- oder 21-Item-Version der HAMD) – und wenn für diese Variante Normen, Cut-Off-Werte oder zumindest Referenzwerte vorliegen, auf die sich die Interpretation nachvollziehbar stützt.

Reliabilität: Interne Konsistenz, Retest-Reliabilität
Von den verschiedenen Aspekten der Reliabilität wird in diesem Abschnitt die *interne Konsistenz* an erster Stelle behandelt. Zu nahezu allen, aus mehreren Komponenten (Items) bestehenden Verfahren liegen hierzu Angaben in Form von Konsistenzkoeffizienten – meist Cronbachs Alpha – vor. Im Allgemeinen werden Alpha-Koeffizienten > .70 als Hinweis auf eine akzeptable interne Konsistenz gewertet. Vor allem für Skalen, mit denen der Schweregrad eines Syndroms oder einer Symptomgruppe eingeschätzt werden soll, ist der Nachweis adäquater interner Konsistenz zu fordern. Dabei dient die Konsistenzanalyse zur Einschätzung des Beitrags, den die einzelnen Items (Symptomratings) zum Gesamtskalenwert (dem Schweregradmaß des Syndroms) leisten.

Für die überwiegend auf zeitlich veränderliche Merkmale abzielenden Ratingskalen ist das

Kriterium der *Retest-Reliabiltät* bzw. *Wiederholungsstabilität* zwar nicht ausschlaggebend, aber für die Abschätzung von möglichen Messwiederholungsintervallen informativ. Retest-Reliabilitätskoeffizienten, über definierte Zeitintervalle bestimmt, sind für viele Verfahren verfügbar, sie werden ggfs. erwähnt. Formal handelt es sich bei den angegebenen Retest-Reliabilitätskoeffizienten in der Regel um Produkt-Moment-Korrelationen, nur in Ausnahmefällen wird von der Intraclass-Korrelation Gebrauch gemacht, die auch hier Vorteile bietet, indem sie die Separierung gleichsinniger, systematischer Niveauveränderungen (z. B. unter Therapieeinfluss) von unsystematischen Variationen (Messfehler und Spotanfluktuationen) gestattet.

Die *Paralleltest-Reliabilität* spielt bei Ratingskalen eine vernachlässigbare Rolle. Ihre Bestimmung setzt parallele, inhaltlich äquivalente Testformen voraus, eine Forderung die für Gedächtnis- und kognitive Leistungstests zur Minimierung von Erinnerungs- und Übungseffekten bei Wiederholungsuntersuchungen erhoben wird, die aber bei der Beurteilung des Erlebens und Verhaltens keine Entsprechung findet. Lediglich zwei der hier dargestellten Verfahren – beides Selbstbeurteilungsskalen – liegen in Parallelfassungen vor, die *Befindlichkeits-Skala* in den Formen Bf-S und Bf-S' sowie die *Beschwerden-Liste* in den Formen B-L und B-L'.

Validität: Inhaltliche Validität/Konstruktvalidität, konvergente-, diskriminante Validität, Behandlungssensitivität

Die Teilaspekte der *inhaltlichen Validität* und *der Konstruktvalidität* werden gemeinsam diskutiert. Beide können auch unter dem Oberbegriff der *internen Validität* zusammengefasst werden (Rost, 1996). Während bei der inhaltlichen Validität die Repräsentativität der Skalenitems für den angezielten Phänomenbereich untersucht wird, geht es bei der Konstruktvalidität um die Verträglichkeit des Verfahrens mit den seiner Konstruktion zu Grunde liegenden theoretischen Annahmen. Zu diesen gehören in vielen Fällen auch Annahmen zur dimensionalen Struktur des den Beobachtungen (Item- bzw. Skalenwerten) zu Grunde liegenden Konstrukts. Gerade bei Schweregradskalen, deren eindeutige Interpretation Eindimensionalität voraussetzt, gehört die Überprüfung der Dimensionalität zum Standard. Für die meisten Verfahren können Ergebnisse von Faktoren- oder Hauptkomponentenanalysen – in einigen Fällen auch von Analysen der Skalierbarkeit nach dem Rasch-Modell – berichtet werden. Weitere Ergebnisse zur Übereinstimmung mit konstruktbezogenen Erwartungen (z. B. Abbildung des kognitiven Abbaus im zeitlichen Verlauf bei Demenzskalen) werden exemplarisch erwähnt.

In den nachfolgenden Abschnitten wird auf Aspekte der *kriterienbezogenen* oder *externen* Validität eingegangen.

Für nahezu alle Skalen liegen Angaben zu Korrelationen mit verschiedenen anderen Verfahren vor, die als Validitätshinweise dienen können. Dabei werden hohe Korrelationen mit konstruktnahen Verfahren und geringe Korrelationen mit konstruktfernen Maßen als Hinweis auf *konvergente* und *diskriminante Validität* im Sinne von Campbell und Fiske (1959) interpretiert. Die Untersuchung der diskriminanten Validität ist von besonderem Interesse bei Verfahren, deren Gültigkeitsanspruch auf benachbarte, phänomenologisch z. T. überlappende Konstrukte (z. B. Angst- und Depressionsskalen) oder im Fall mehrdimensionaler Skalen auf die separate Erfassung von Subkonstrukten gerichtet ist (z. B. die *Positive and Negative Syndrome Scale PANSS*, die *Brief Psychiatric Rating Scale BPRS* oder das *Brief Symptom Inventory BSI*). Neben den inhaltlichen Gemeinsamkeiten oder Unterschieden der zu erfassenden Konstrukte spielen Variationen in der Erhebungsmethode (Selbst- vs. Fremdbeurteilung) eine wesentliche Rolle für das Ausmaß der beobachteten Übereinstimmung bzw. Diskordanz. Befunde hierzu liegen insbesondere für Angst- und Depressionsskalen vor. Validierungsstrategien zur systematischen Aufklärung von konstrukt- und methodenbedingten Varianzquellen (z. B. Angst und Depression, beurteilt mit jeweils mindestens einer Selbst- und einer Fremdbeurteilungsskala) nach dem Datenmodell der Multitrait-Multimethod-Matrix (Campbell & Fiske, 1959) werden selten angewandt.

Das für die Bewertung von Therapieeffekten maßgebliche Kriterium ist die *Behandlungssensitivität,* die in der nachgewiesenen Eignung eines Verfahrens für die Unterscheidung einer wirksamen von einer unwirksamen Therapie (vorzugsweise Placebo) besteht (Maier et al., 1990). Der Nachweis gilt als erbracht, wenn das Verfahren sich bereits bewährt hat bei der Darstellung der Effekte einer in der gleichen Indikation anerkannt wirksamen Therapie. Dies ist ein weiterer Grund für die Bevorzugung „klassischer" Skalen bei der Prüfung neuer Psychopharmaka. Dabei darf nicht übersehen werden, dass Skalen mitunter auf ein bestimmtes pharmakologisches Wirkungsprofil zugeschnitten sind und die Effekte anderer Substanzklassen möglicherweise nur unzulänglich erfassen.

Behandlungssensitivität setzt *Veränderungssensitivität* voraus, kann aber mit dieser nicht gleichgesetzt werden. Veränderungen eines Skalenwertes im zeitlichen Verlauf tragen nur dann zur Differenzierung von Behandlungen bei, wenn sie von Veränderungen in therapierelevanten Items getragen werden. Insofern bezieht sich das Kriterium der Behandlungssensitivität immer auf eine bestimmte Behandlung und kann nicht allgemein als Eigenschaft einer Skala definiert werden.

6. *Normen, Cut-Off-Werte*
   Normen liegen nur für wenige Verfahren vor, häufiger für Selbstbeurteilungsskalen (z. B. Bf-S, B-L oder BSI) als für Fremdbeurteilungsskalen, bei denen Normierungen – die für spezifische Patientengruppen erarbeitet werden müssten – zu den Ausnahmen zählen (z. B. die Normierung der PANSS an einer Stichprobe von Patienten mit Schizophrenie). Einfache *Cut-Off-Werte* werden häufiger angegeben, allerdings oft uneinheitlich, und auf unterschiedlichen Schweregradeinteilungen beruhend (z. B. verschiedene Cut-Off-Werte für die HAMD). Im Gegensatz zu den auf Konvention beruhenden Cut-Off-Werten, finden psychometrisch begründete Kriterien für die Bewertung von Einzelfallergebnissen (Standardmessfehler, individuelle kritische Differenz) kaum Beachtung.

   Veröffentlichte Studienergebnisse, die zumindest auf der Ebene der Gruppenbetrachtung als Referenzwerte dienen können, liegen für fast alle Skalen vor.

7. *Exemplarische Daten*
   Unter diesem, der Textdarstellung folgenden Gliederungspunkt werden für jede Skala ein oder mehrere Datenbeispiele – überwiegend Ergebnisse aus veröffentlichten Psychopharmakastudien – vorgestellt. Die Daten sollen insbesondere dem Leser, der mit der Skala noch keine Erfahrung hat, einen ersten Eindruck vermitteln, in welchem Wertebereich bei typischen Anwendungen die Skalenwerte zu erwarten sind. Es ist jedoch in keinem Fall beabsichtigt, mit den ausgewählten Daten Referenzwerte für eine bestimmte Anwendung anzubieten. Zu einer genaueren Einordnung der zitierten Daten in den Kontext der jeweiligen Studie muss auf die Originalliteratur verwiesen werden.

8. *Literatur*
   Eine Zusammenstellung der zitierten Literatur schließt die Darstellung ab.

Wie in den früheren Auflagen werden die Skalen im Wortlaut, wenn möglich in dem vom Autor der deutschprachigen Version vorgegebenen Layout, wiedergegeben. Für die PANSS war der Abdruck der Skala aus urheberrechtlichen Gründen nicht möglich, hier muss auf die Auflistung der Items im Text verwiesen werden. Aus Gründen des Skalenumfangs ist von der *Alzheimer's Disease Assessment Scale* (ADAS) nur der die Ergebnisse zusammenfassende Dokumentationsbogen abgedruckt.

Urheberrechtlich geschützte Skalen sind durch den Aufdruck „Muster" gekennzeichnet, sie sind über die am Ende des Buches angegebenen Bezugsquellen erhältlich – entweder in Papierform oder in Form einer Druckerlaubnis. Einige Skalen sind frei verfügbar (erkenntlich am fehlenden Muster-Aufdruck), sie können ohne Einschränkung kopiert werden oder von den angegebenen Adressen im Internet heruntergeladen werden. Bei Verwendung der Skala sollte jedoch die Quelle in jedem Falle zitiert werden.

Abschließend sei den Personen gedankt, die in verschiedenen Projektphasen an der Entstehung des Buches mitgearbeitet haben. Die Studierenden der Psychologie, Herr Sebastian Jentschke (Frankfurt/M.), Frau Carolin Knorr (Tübingen) und Frau Stefanie Hallmann (Berlin) sowie der Studierende der Kommunikationswissenschaften, Herr Stefan Reinecke (Düsseldorf) waren als PraktikantInnen an der Literaturrecherche und -verwaltung sowie an der inhaltlichen Auswertung beteiligt. Ihre engagierte und umsichtige Mitarbeit war eine große Hilfe. Prof. Dr. Peter Glanzmann (Mainz) hat für eine Reihe von Skalen Textentwürfe erstellt, die als Grundlage für die Endfassungen dienten und deren Fertigstellung wesentlich erleichterten. Für die bereitwillige Zurverfügungstellung seiner Sachkompetenz sei ihm herzlich gedankt.

Als Autor des Buches danke ich auch den Mitgliedern des Redaktionskomitees, Herrn Dr. Helmut Ott (Berlin), Herrn Dr. Klaus-Dieter Stoll (Nürnberg) und Frau Dipl.-Psych. Susanne Weidinger (Göttingen) für die Zusammenarbeit, insbesondere die Unterstützung bei kritischen Entscheidungsfragen der Skalenauswahl und nicht zuletzt Herrn Dr. Thomas Munz (Münster), der nicht nur durch seine Arbeit im Redaktionskomittee, sondern auch als Vorsitzender von CIPS in vielfältiger Weise zum Gelingen des Werkes beigetragen hat.

Berlin, April 2004 *Geerd Weyer*

Literatur

AMDP (Hrsg.). (2000). Das AMDP-System. Manual zur Dokumentation psychiatrischer Befunde (7., unveränderte Auflage). Göttingen: Hogrefe.

AMDP & CIPS (Eds.). (1990). Rating scales in psychiatry. European edition. Weinheim: Beltz Test.

American Psychiatric Association. (2000). Handbook of psychiatric measures. Washington, DC: APA.

Campbell, D.T. & Fiske, D.W. (1959). Convergent and discriminant validation by the multitrait-multimethod matrix. Psychological Bulletin, 56, 81–105.

Freyberger, H.J. & Möller, H.-J. (Hrsg.). (2004). Die AMDP-Module. Göttingen: Hogrefe.

Gutzmann, H., Kühl, K.-P. & Göhringer, K. (Hrsg. für die Arbeitsgemeinschaft für Gerontopsychiatrie der AMDP). (2000). Das AGP-System. Manual zur Dokumentation psychogeriatrischer Befunde (2., neu bearbeitete Auflage). Göttingen: Hogrefe.

Goy, W. (Ed.). (1976). ECDEU assessment manual for psychopharmacology. rev. ed. Rockville, MD: National Institute of Mental Health.

Lienert, G. A. (1969). Testaufbau und Testanalyse (3. Auflage). Weinheim: Beltz Test.

Maier, W., Albus, M. & Bech, P. (1990). Validitätskriterien für die Veränderungsmessung mit Ratingsskalen. In U. Baumann, E. Fähndrich, R.-D. Stieglitz & B. Woggon (Hrsg.), Veränderungsmessung in Psychiatrie und Klinischer Psychologie (S. 286–306). München: Profil.

Philipp, M. (1992). Psychometrie, Rating-Skalen, Evaluation. In P. Riederer, G. Laux & W. Pöldinger (Hrsg.), Neuro-Psychopharmaka, Bd. 1 (S. 131–159). Wien: Springer.

Riezen, H. v. & Segal, M. (1988). Comparative evaluation of rating scales for clinical psychopharmacology. Amsterdam: Elsevier.

Rost, J. (1996). Lehrbuch Testtheorie Testkonstruktion. Bern: Huber.

Sajatovic, M. & Ramirez, L. F. (2001). Rating scales in mental health. Hudson, OH: Lexi-Comp.

Stieglitz, R.-D., Baumann, U. & Freyberger, H. J. (Hrsg.). (2001). Psychodiagnostik in Klinischer Psychologie, Psychiatrie, Psychotherapie (2., überarbeitete und erweiterte Auflage). Stuttgart: Thieme.

Wirtz, M. & Caspar, F. (2002). Beurteilerübereinstimmung und Beurteilerreliabilität. Göttingen: Hogrefe.

Tabelle 1: Übersicht über die Skalen der fünf Auflagen des CIPS-Skalenbuchs und der Europa-Ausgabe von AMDP & CIPS

Skala	Vollständiger Name Autoren: *Original (deutsche Version)*	CIPS-Skalenbuch, 1. bis 5. Auflage					AMDP & CIPS[1]
		1977	1981	1986	1996	2004	1990
Allgemeine, störungsübergreifend einsetzbare Verfahren							
APDI	Adult Personal Data Inventory *NIMH[2] (CIPS)*	X	X				
Bf-S	Befindlichkeits-Skala *v. Zerssen*	X	X	X	X	X	X
B-L	Beschwerden-Liste *v. Zerssen*	X	X	X	X	X	X
BSI[3]	Brief Symptom Inventory *Derogatis (Franke)*					X	
CGI	Clinical Global Impressions *NIMH (CIPS)*	X	X	X	X	X	X
DOTES	Dosage Record and Treatment Emergent Symptom Scale *NIMH (CIPS)*	X	X				
EWL 60-S	Eigenschaftswörterliste, Form 60-S *Janke & Debus*			X	X		
EWL-K	Eigenschaftswörterliste, Form K *Janke & Debus*	X	X				
FBL-G	Freiburger Beschwerden-Liste-Gesamtform *Fahrenberg*	X	X	X			
FBL-W	Freiburger Beschwerden-Liste-Wiederholungsform *Fahrenberg*	X	X	X			
FSCL	Fischer Symptom Check List *Fischer-Cornelssen*		X	X			
FSUCL	Fischer Somatische Symptome oder Unerwünschte Effekte Check List *Fischer-Cornelssen*			X			
IMPS	Inpatient Multidimensional Psychiatric Scale *Lorr & Klett (Hiller, Zerssen, Mombour & Wittchen)*				X		
MAB	Medikamenten-Anamnesebogen *CIPS*			X			
MDBF	Mehrdimensionaler Befindlichkeitsfragebogen *Steyer, Schwenkmezger, Notz & Eid*					X	
NGI	Nurses' Global Impressions *NIMH (CIPS)*	X	X				
NOSIE	Nurses' Observation Scale for Inpatient Evaluation *Honigfeld, Gillis & Klett (CIPS)*	X	X	X	X		X

Tabelle 1 (Fortsetzung)

Skala	Vollständiger Name Autoren: *Original (deutsche Version)*	CIPS-Skalenbuch, 1. bis 5. Auflage					AMDP & CIPS[1]
		1977	1981	1986	1996	2004	1990
Allgemeine, störungsübergreifend einsetzbare Verfahren							
PAB	Patienten-Abschlussbogen *CIPS*			X			
PMR	Prior Medication Record *NIMH (CIPS)*	X	X				
POMS	Profile of Mood States *McNair, Lorr & Droppleman (Biehl, Dangel & Reiser)*		X				
PTR	Patient Termination Record *NIMH (CIPS)*	X	X				
SCL-90-R	Symptom Check List-90 Items-Revised *Derogatis (Franke)*	X	X	X	X		
SF-36	Short Form – 36 *Ware, Snow, Kosinski & Gandek (Bullinger & Kirchberger)*					X	
STESS	Subject's Treatment Emergent Symptom Scale *NIMH (CIPS)*	X	X				
TWIS	Treatment Emergent Symptoms Scale-Write-In *NIMH (CIPS)*	X	X				
WITT	Wittenborn Psychiatric Rating Scale *Wittenborn (CIPS)*	X	X				
Demenzielle Störungen							
ADAS	Alzheimer's Disease Assessment Scale *Rosen, Mohs & Davis (Ihl & Weyer)*				X	X	
B-ADL	Bayer-Activities of Daily Living Scale *Hindmarch, Lehfeld, de Jong & Erzigkeit*					X	
BCRS	Brief Cognitive Rating Scale *Reisberg, Schneck, Ferris, Schwartz & de Leon (Ihl & Frölich)*				X		
BEHAVE-AD	Behavioral Pathology in Alzheimer's Disease Rating Scale *Reisberg, Borenstein, Salob, Ferris, Franssen & Georgotas (Auer & Boetsch)*					X	
BGP	Beurteilungsskala für geriatrische Patienten *Kam, Mol & Wimmers (CIPS)*		X	X	X		
CDR	Clinical Dementia Rating Scale *Hughes, Berg, Danziger, Cohen & Martin (Alzheimer's Disease Research Center)*					X	
DMAS	Dementia Mood Assessment Scale *Sunderland, Alterman, Yount, Hill, Tariot, Newhouse, Mueller, Mellow & Cohen (Gutzmann, Kühl & Mayer)*					X	

Tabelle 1 (Fortsetzung)

Skala	Vollständiger Name Autoren: *Original (deutsche Version)*	CIPS-Skalenbuch, 1. bis 5. Auflage					AMDP & CIPS[1]
		1977	1981	1986	1996	2004	1990
Demenzielle Störungen							
FAST	Functional Assessment of Staging *Reisberg, Ferris, de Leon, Borenstein, Sinaiko & Buttinger (Ihl & Frölich)*				X		
GBS	Gottfries Brane Steen Scale *Gottfries, Brane & Steen (CIPS)*				X		
GDS (Reisberg)	Global Deterioration Scale *Reisberg, Ferris, de Leon & Crook (Ihl & Frölich)*				X	X	
MMST[4]	Mini Mental State Examination *Folstein, Folstein & McHugh (Kessler, Markowitsch & Denzler)*				X	X	
NAI	Nürnberger-Alters-Inventar *Oswald & Fleischmann*				X		
NOSGER	Nurses' Observation Scale for Geriatric Patients *Spiegel*				X	X	
PLUT	Plutchik Geriatric Rating Scale *Plutchik, Conte, Lieverman, Bakur, Grossman & Lehrman (CIPS)*	X	X				
SCAG	Sandoz Clinical Assessment-Geriatric *Shader, Harmatz & Salzman*		X	X	X		X
SKT	Syndrom Kurztest *Erzigkeit*				X		
Psychotische Störungen							
BPRS	Brief Psychiatric Rating Scale *Overall & Gorham (CIPS)*	X	X	X	X	X	X
CDSS-G	Calgary Depression Rating Scale for Schizophrenia *Addington, Addington & Schissel (Müller, Marx-Dannigkeit, Schlösser, Wetzel, Addington & Benkert)*					X	
FSCL-NL	Fischer Symptom Check List-Neuroleptika *Fischer-Cornelssen*			X			
PANSS	Positive and Negative Syndrome Scale *Kay, Fiszbein & Opler (Kay, Opler & Fiszbein)*					X	
PD-S	Paranoid-Depressivitäts-Skala *v. Zerssen*	X	X	X	X		X
SANS	Scale for the Assessment of Negative Symptoms *Andreasen (Ackenheil, Dieterle & Eben)*					X	
SAPS	Scale for the Assessment of Positive Symptoms *Andreasen (Andreasen & Black)*					X	

Tabelle 1 (Fortsetzung)

Skala	Vollständiger Name Autoren: *Original (deutsche Version)*	CIPS-Skalenbuch, 1. bis 5. Auflage					AMDP & CIPS[1]
		1977	1981	1986	1996	2004	1990
Psychotische Störungen							
SHAPS-D	Snaith-Hamilton-Pleasure Scale *Snaith, Hamilton, Morley, Humayan, Hargeaves & Trigwell (Franz, Lemke, Meyers, Ulferts, Puhl & Snaith)*					X	
SWN	Subjective Wellbeing under Neuroleptics *Naber, Moritz, Lambert, Pajonk, Holzbach Mass & Andresen*					X	
Affektive Störungen							
BDI	Beck-Depressions-Inventar *Beck, Ward, Mendelson, Mock & Erbaugh (Hautzinger, Bailer, Worall & Keller)*					X	
BRMAS	Bech-Rafaelsen-Manie-Skala *Bech, Rafaelsen, Kramp & Bolwig (CIPS)*				X	X	X
BRM(E)S[5]	Bech-Rafaelsen-Melancholie-Skala *Bech & Rafaelsen (Stieglitz, Smolka, Bech & Helmchen)*				X	X	X
D-S	Depressivitäts-Skala *v. Zerssen*	X	X	X	X		X
DSI	Depression Status Inventory *Zung (CIPS)*	X	X	X			
ESTA	Eppendorfer Stimmungs-Antriebs-Skala *Supprian*		X				
GDS (Yesavage)	Geriatric Depression Scale *Yesavage, Brink, Rose, Lum, Huang, Adey & Leirer (Gauggel, Schmidt & Didie)*					X	
HADS-D	Hospital Anxiety Depression Scale *Zigmont & Snaith (Herrmann, Buss & Snaith)*					X	
HAMD	Hamilton Depression Scale *Hamilton (CIPS)*	X	X	X	X	X	X
KUSTA	Kurz-Skala Stimmung/Aktivierung *Binz & Wendt*			X			X
MADRS	Montgomery Asberg Depression Scale *Montgomery & Asberg (Schmidtke, Fleckenstein, Moises & Beckmann)*				X	X	X
SDS	Self-Rating Depression Scale *Zung (CIPS)*	X	X	X	X		
TSD	Test zur Erfassung der Schwere einer Depression *Obermair, Rickels & Stoll*		X	X			

Tabelle 1 (Fortsetzung)

Skala	Vollständiger Name Autoren: *Original (deutsche Version)*	CIPS-Skalenbuch, 1. bis 5. Auflage 1977	1981	1986	1996	2004	AMDP & CIPS[1] 1990
Angst- und Zwangsstörungen							
ASI	Anxiety Status Inventory *Zung (CIPS)*	X	X	X	X		
EAS	Erlanger Angst Skala *Galster & Spörl*			X			
HAMA	Hamilton Anxiety Scale *Hamilton (CIPS)*	X	X	X	X	X	X
HZI-K	Hamburger Zwangsinventar-Kurzform *Klepsch, Zaworka, Hand, Lünenschloß & Jauernig*					X	
LSAS	Liebowitz Social Anxiety Scale *Liebowitz (Stangier & Heidenreich)*					X	
PAS	Panik- and Agoraphobie-Skala *Bandelow*					X	
SAS	Self-Rating Anxiety Scale *Zung (CIPS)*	X	X	X	X		
STAI	State-Trait-Anxiety Inventory *Spielberger, Gorsuch & Lushene (Laux, Glanzmann, Schaffner & Spielberger)*		X	X	X	X	X
Y-BOCS	Yale-Brown Obsessive Compulsive Scale *Goodman, Price, Rasmussen, Mazure, Fleischmann, Hill, Henninger & Charney (Büttner-Westphal & Hand)*					X	
Schlafstörungen							
ESS	Epworth Sleepiness Scale *Johns (Müller, Fulda, Eger, Wehrl, Liendl, Crönlein, Wimmer, Hein & Geissler)*					X	
PSQI	Pittsburgh Sleep Quality Index *Buysse, Reynolds, Monk, Bergman & Kupfer (Riemann & Backhaus)*					X	
SF-A/B	Schlaffragebogen A und B *Görtelmeyer*		X	X	X	X	
SSS	Stanford Sleepiness Scale *Hoddes, Zarcone, Smythe, Philipps & Dement (CIPS)*				X		
VIS-A/M	Visuelle Analogsskalen zur Erfassung von Schlafqualität *Ott, Oswald, Fichte & Sastre-y-Hernandez*		X	X	X	X	

Tabelle 1 (Fortsetzung)

Skala	Vollständiger Name Autoren: *Original (deutsche Version)*	CIPS-Skalenbuch, 1. bis 5. Auflage 1977	1981	1986	1996	2004	AMDP & CIPS[1] 1990
Schmerz							
HSAL	Hamburger Schmerz-Adjektiv-Liste *Hoppe*				X		
SES	Schmerzempfindungsskala *Geissner*					X	
Motorische Symptome							
AIMS	Abnormal Involuntary Movements Scale *NIMH (CIPS)*					X	
EPS	Extrapyramidal Symptoms Scale *Simpson & Angus (CIPS)*			X	X	X	
HAS	Hillside Akathisie Skala *Fleischhacker, Bergmann, Perovich & Pestreich*				X	X	
TDRS	Tardive Dyskinesia Rating Scale *Simpson, Lee, Zoubok & Gardos (CIPS)*			X	X	X	
Dokumentationssysteme							
AGP-System	Dokumentationssystem der Arbeitsgemeinschaft für Gerontopsychiatrie *AGP*	X	X	X	X		
AMDP-System[6]	Arbeitsgemeinschaft für Methodik und Dokumentation in der Psychiatrie; AMDP 4 (Psychischer Befund), AMDP 5 (Somatischer Befund). *AMDP*	X	X	X	X		X
Textbeitrag							
Dokumentation und Auswertung von unerwünschten Ereignissen *Kohnen, Fichte, Hofmann, Kastrup & Meng*					X		

Anmerkungen:

1 AMDP & CIPS (Eds.). (1990). Rating Scales in Psychiatry. European Edition. Weinheim: Beltz. Alle Skalen fünfsprachig: deutsch, englisch, französisch, italienisch und spanisch, ausgenommen SCAG (spanisch fehlt).
2 NIMH: National Institute of Mental Health, USA.
3 BSI: Kurzform der SCL-90-R
4 MMST: internationale Bezeichnung MMSE
5 BRM(E)S: bis zur 4. Auflage BRMES, in der 5. Auflage BRMS
6 AMDP: in der 1. Auflage noch unter dem Akronym AMP

Allgemeine, störungsübergreifend einsetzbare Verfahren

Bf-S

Befindlichkeits-Skala

Selbstbeurteilung

Originalversion: Zerssen (1976a)

1 Anwendungsbereich

Die Skala ist Bestandteil der klinischen Selbstbeurteilungsskalen (KSb-S; Zerssen & Koeller, 1976). Sie ist zur Erfassung der Befindlichkeit, auch in kurzen Zeitintervallen (< 1 Stunde), konzipiert und spiegelt Zustandsänderungen des momentanen subjektiven Befindens in einem Gesamtwert wider. Ursprünglich zur Erfassung zyklothymer Schwankungen zwischen den Extremen depressiver und manischer Verstimmung gedacht, umfasst sie jedoch wesentlich breiter und unspezifischer den gesamten Bereich normaler und pathologischer Befindlichkeitszustände.

Die bei Erwachsenen anwendbare Skala eignet sich für Längsschnittuntersuchungen an Patienten aller Diagnosegruppen und an gesunden Probanden. Zu den Anwendungsfeldern gehören u. a. Untersuchungen zu psychobiologischen Rhythmen, Stresseffekten und Behandlungswirkungen bei pharmakologischen oder psychologischen Interventionen.

2 Aufbau und Beschreibung

Die Befindlichkeits-Skala liegt in zwei Parallelformen vor (Bf-S und Bf-S'). Beide Formen bestehen aus jeweils 28 Gegensatzpaaren von Eigenschaftswörtern (z. B. „frisch-matt", „froh-schwermütig", „entspannt-gespannt", „zögernd-bestimmt"). Die Probanden sollen für jedes Gegensatzpaar entscheiden, welche Eigenschaft „ihrem *augenblicklichen* Zustand *eher* entspricht". Bei Entscheidungsschwierigkeiten besteht die Möglichkeit die Rubrik „weder-noch" anzukreuzen.

Die Bewertung erfolgt in Richtung „Depressivität" oder „Missbefindlichkeit", d. h. die Auswahl des negativen Pols eines Begriffspaares wird mit 2 Punkten bewertet, die Auswahl des positiven Pols mit 0 Punkten und für die Kategorie „weder-noch" wird 1 Punkt vergeben.

Der Gesamtskalenwert, der sich aus der Summe der 28 Punktwerte ergibt, gilt als quantitativer Indikator des augenblicklichen Befindlichkeitszustandes. Der Skalenwert variiert im Bereich von 0 bis zu 56 Punkten; hohe Werte stehen für beeinträchtigtes psychisches Allgemeinbefinden, niedrige Werte zeigen Wohlbefinden an.

3 Entwicklung

Hintergrund: Mit den Selbstbeurteilungsskalen des KSb-S-Systems, zu dem u. a. die Bf-S und die *Beschwerden-Liste* (B-L/B-L'; siehe Seite 11 in diesem Band) gehören, sollte ein Skalensystem zur Dokumentation des subjektiven Befundes bei psychiatrischen, aber auch bei allgemeinmedizinischen Patienten zur Verfügung gestellt werden, das als ökonomische Ergänzung klinischen Fremdbeurteilungsverfahren Verwendung finden kann. Der Bf-S war dabei ursprünglich die Rolle zugedacht, zyklothyme Stimmungsschwankungen bei Patienten mit affektiven Störungen zu objektivieren. Wegen der geringen Spezifität der Items in Bezug auf das angezielte Konstrukt wurde jedoch die Zielsetzung im Lauf der Entwicklung auf die Erfassung nosologisch unspezifischer Stimmungs- oder Befindlichkeitsveränderungen erweitert. Anregungen zur Entwicklung einer Eigenschaftswörterliste kamen von bereits existierenden amerikanischen Vorbildern (Lubin, 1965, 1967).

Skalenkonstruktion: Grundlage für die Skalenkonstruktion bildete eine umfangreiche Sammlung von Eigenschaftswörtern zur Beschreibung von Gemütszuständen depressiver Patienten, die aus Explorationsprotokollen, Krankengeschichten und Lehrbuchdarstellungen zusammengestellt und durch jeweils konträre Adjektive ergänzt worden waren. Nach den Kriterien der klassischen Testtheorie wurde aus diesem Itempool zunächst eine 66 Items umfassende Vorform der Skala entwickelt. Die Vorform wurde nach eingehender empirischer Überprüfung, u. a. unter Einsatz item- und faktorenanalytischer Methodik, auf diejenigen 56 Items verkürzt, die dann verteilt auf zwei parallele Kurzformen, die endgültige Version der Skala darstellen. Die beiden Parallelformen Bf-S und Bf-S' weisen sehr gute Item- und Testwert-Statistiken auf.

Eine ausführliche Darstellung der Skalenentwicklung findet sich im Allgemeinen Teil des Manuals der Klinischen Selbstbeurteilungs-Skalen (KSb-S, Zerssen & Koeller, 1976).

Versionen: Die Skala mit ihren Parallelformen liegt in einer Reihe von z. T. validierten Sprachversionen vor. Neben der deutschen Originalfassung sind englische, französische, italienische und spanische Übersetzungen in der Skalensammlung *Rating Scales for Psychiatry, European Edition* (AMDP & CIPS, 1990) wiedergegeben. Im Testmanual finden sich Hinweise auf tschechische, slowakische, russische und japanische Sprachversionen.

4 Hinweise zur Anwendung

Material zur Unterstützung der Anwendung: Die Bf-S/Bf-S' ist als Test mit Handanweisung und ausführlicher Dokumentation veröffentlicht (siehe *Bezugsquellen* im Anhang des Buches).

Voraussetzungen auf Seiten des Patienten/Probanden: Erwachsene (Alter: 20 bis 64 Jahre) mit einem Verbal-IQ von mindestens 80. Es liegen Hinweise vor, dass die Skala auch in einem weiteren Altersbereich (15 bis 79 Jahre) ihre Gültigkeit beibehält (Zerssen, 1986). Die Bereitschaft, das eigene Befinden anhand der Adjektive unverfälscht zu beschreiben, muss vorausgesetzt werden. Wegen der Durchsichtigkeit der Messabsicht, können Verfälschungstendenzen, z. B. Antworten im Sinne sozialer Erwünschtheit, nicht ausgeschlossen werden.

Voraussetzungen auf Seiten des Untersuchers: Die Untersuchung und die Auswertung können, nach Einweisung, von technischem Personal durchgeführt werden.

Bearbeitungsdauer: Die Testdauer für eine der beiden Parallelformen beträgt bei Gesunden mindesten 1 bis 3 Minuten und bei psychisch Kranken 1 bis 4, selten bis zu 10 oder mehr Minuten.

Zeitlicher Bezugsrahmen der Beurteilung: Die Beurteilung bezieht sich auf den Zeitpunkt der Testdurchführung („augenblicklicher" Zustand).

Durchführung: Bei der Durchführung der Untersuchung können entweder eine der beiden Parallelformen allein oder – zur Erhöhung der Zuverlässigkeit der Aussage – auch beide gleichzeitig (in beliebiger Reihenfolge) zum Einsatz kommen. Entgegen der Empfehlung des Testautors ist bei Wiederholungsuntersuchungen von einem Wechsel zwischen den Formen abzuraten. Der Anwendung von Parallelformen, die bei Leistungstests zur Verminderung von Übungs- bzw. Erinnerungseffekten sinnvoll sein kann, fehlt bei der Beurteilung von Verläufen der subjektiven Befindlichkeit die Begründungsgrundlage; Parallelformen stellen hier lediglich eine zusätzliche, vermeidbare Varianzquelle dar.

Nach den im Manual gegebenen Empfehlungen ist bei der Anwendung der *Befindlichkeits-Skala* der Einzelversuch gegenüber Gruppenuntersuchungen vorzuziehen. Die Untersuchung sollte – bei Gruppenuntersuchungen obligatorisch – unter Aufsicht eines Versuchsleiters stattfinden. Bei der Vorgabe des Fragebogens sollte zunächst der allgemeine Zweck des Tests erklärt werden, sodann die Instruktion laut vorgelesen, und die Versuchsteilnehmer aufgefordert werden, diese noch mal selber zu lesen. Die im Manual als selbstverständlich vorausgesetzte Verschleierung der Testabsicht ist bei der, durch die Iteminhalte gegebenen Offensichtlichkeit wenig plausibel. Instruktionsgemäß soll das Ankreuzen der Antwortalternativen ohne langes Überlegen erfolgen. Unmittelbar im Anschluss an das Ausfüllen des Tests wird dieser durchgesehen, um den Probanden auf ausgelassene oder unklare Antworten aufmerksam zu machen und entsprechende Korrekturen verlangen zu können. Andere Änderungen sollten jedoch nicht mehr vorgenommen werden.

Auswertung: Eine Auswertung entfällt bei 3 oder mehr fehlenden Angaben pro Fragebogen (d. h. missing data > 10 %). Sofern der jeweilige Fragebogen auswertbar ist, soll bei fehlenden Angaben der Punktwert 0, bei unklaren Angaben der jeweils höhere der in Frage kommenden Werte eingesetzt werden.

Der Testrohwert (Bf oder Bf') wird durch Addition der Itempunktwerte gebildet. Werden beide Formen gleichzeitig angewandt, ergibt sich der Testwert aus dem Mittelwert der Scores der Parallelformen: (Bf + Bf')/2. Für die Handauswertung steht eine Schablone zur Verfügung.

Die Testrohwerte können anhand von Normwerttabellen in Perzentilwerte, Standard-T- und Stanine-Werte transformiert werden.

5 Gütekriterien

Die Angaben in den folgenden Abschnitten beziehen sich auf das Testmanual zur *Befindlichkeits-Skala* (Zerssen, 1976a) und den allgemeinen Teil der Klinischen Selbstbeurteilungs-Skalen (KSb-S, Zerssen & Koeller, 1976). Die test- und item-statistischen Kennwerte beruhen auf einer Stichprobe von N = 1.761 Gesunden (Eichstichprobe) und einer Vergleichgruppe von N = 358 psychiatrischen Patienten bei Klinikaufnahme.

Objektivität

Durchführung und Auswertung sind standardisiert und insofern im psychometrischen Sinne objektiv. Die Objektivität der Interpretation der Skalenwerte wird durch die publizierten Normen unterstützt. Allerdings ist bei dem zeitlich fluktuierenden Befindlichkeits-Score der situative Kontext der Messung vorrangig zu beachten.

Reliabilität

Interne Konsistenz/Paralleltest-Reliabilität: Die interne Konsistenz der Parallelformen und der aus beiden Formen zusammengesetzten Gesamtskala liegt nach verschiedenen Schätzmethoden (Hoyt, Guttman), sowohl bei Gesunden als auch in der psychiatrischen Vergleichsgruppe, über .90. Insbesondere die für die Patientenstichprobe, nach allen Schätzungen mit .97 angegebenen Konsistenzkoeffizienten der Gesamtskala, sind als außerordentlich hoch einzuschätzen.

Die Trennschärfeindices der einzelnen Items variieren in der Gesundenstichprobe für die Form Bf-S zwischen r_{it} = .27 („sündig – rein") und r_{it} = .71 („elend – wohl") und für die Form Bf-S' zwischen r_{it} = .36 („schuldig – unschuldig") und r_{it} = .71 („fröhlich – traurig"). In der Patientenstichprobe sind die Trennschärfeindices der Items i. a. höher und erreichen Werte von r_{it} = .79 (Form Bf-S: „fröhlich – traurig"), bzw. r_{it} = .80 (Form Bf-S': „guter Dinge – trübsinnig").

Die Paralleltest-Reliabilität, geschätzt aus der Korrelation der Formen Bf-S und Bf-S' bei (praktisch) gleichzeitiger Anwendung in der Gesundenstichprobe, liegt bei $r_{ttBfBf'}$=.86. Für die Patientenstichprobe, liegt lediglich eine Schätzung nach eintägigem Testintervall vor. In dem so ermittelten, vergleichsweise niedrigen Reliabilitätskoeffizienten von $r_{ttBfBf'}$=.65 kommt neben der Versionsvarianz auch die Merkmalsfluktuation zum Ausdruck.

Weitere Reliabilitätsschätzungen nach der Testhalbierungsmethode (Odd-Even-Split, aufgewertet nach Spearman-Brown) ergaben für die Parallelformen und die Gesamtversion in den beiden Stichproben Reliabilitätskoeffizienten zwischen r_{ttSB} =.91 und r_{ttSB} =.97.

Retest-Reliabilität: Da durch die Skala kein habituelles Persönlichkeitsmerkmal erfasst werden soll, entspricht die, in Abhängigkeit von den Untersuchungsbedingungen, innerhalb weiter Grenzen variierende Wiederholungszuverlässigkeit der Erwartung.

Validität

Inhaltliche Validität/Konstruktvalidität: Inhaltlich umfasst die Bf-S/Bf'-S ein breites Spektrum von subjektiven Befindlichkeitszuständen. Obwohl die Itemsammlung primär auf die Charakterisierung depressiver Zustände ausgerichtet war, bezieht sich die Mehrzahl der Items auf Aspekte der subjektiven Befindlichkeit, die auch für die Beschreibung von Stimmungsschwankungen im

Normalbereich geeignet sind. So lassen sich jeweils mehrere Items den drei, in der Literatur (Schimmack, 1999) am häufigsten genannten Stimmungsdimensionen „Lust – Unlust" (Bsp. „gut gelaunt – verstimmt"), „Ruhe – Erregung" (Bsp. „entspannt – gespannt") und „Wachheit – Müdigkeit" (Bsp. „frisch – matt") zuordnen. Daneben enthält die Skala eine Anzahl von Items, die eher im psychopathologischen Bereich anzutreffende Erlebnisinhalte beschreiben und nur wenig zur Differenzierung von Befindlichkeitszuständen im psychischen Normalbereich beitragen (Bsp. „minderwertig – vollwertig", „nutzlos – unentbehrlich", „sündig – rein", „schuldig – unschuldig", „gut – böse", „lebensmüde – lebenslustig").

Die Rechtfertigung der Annahme, einer den Items zu Grunde liegenden breiten, allgemeinen Befindlichkeitsdimension („Mißbefinden–Wohlbefinden"), ergibt sich aus Faktorenanalysen, in denen sich die erste Hauptkomponente mit etwa 30 % Varianzaufklärung dominant von den folgenden 4 Hauptkomponenten (alle Eigenwerte >1) abhebt. Bei der Skala Bf-S ist das Markier-Eigenschaftspaar, sowohl bei der gesunden als auch bei der psychiatrischen Stichprobe, „elend – wohl"; bei der Skala Bf-S' ist es in der Gesundenstichprobe das Paar „fröhlich – traurig" und bei der psychiatrischen Stichprobe „guter Dinge – trübsinnig".

Die Nähe des mit der Skala erfassten Befindlichkeitskonstrukts zur Depressivität kommt in Faktorenanalysen der *Klinischen Selbstbeurteilungs-Skalen* auf Skalenebene zum Ausdruck, in denen die *Befindlichkeits-Skala* gemeinsam mit der *Depressivitäts-Skala* (D-S/D-S'; Zerssen, 1976b; CIPS, 1977) einen Faktor der „affektiven Gestörtheit" markiert.

Konvergente Validität: Mit globalen graphischen Selbsteinschätzungen des momentanen Stimmungszustandes korreliert die Bf-S/Bf-S' bei querschnittlicher Betrachtung mäßig ($.54 \leq r \leq .67$; französische Version; Bobon & Bobon-Schrod, 1974). Bei längsschnittlicher Betrachtung (3 depressive Patienten, 6 Messungen pro Tag über 17 bis 36 Tage) ergaben sich außerordentlich hohe intraindividuelle Korrelationen zwischen den Messwertreihen der Bf-S/Bf-S' (in beliebigem Wechsel) und einer globalen Befindlichkeitseinstufung ($.96 \leq r_p \leq .99$).

Im Testmanual finden sich weiterhin Angaben zu mäßigen bis sehr hohen Korrelationen der Skala mit verschiedenen Selbst- und Fremdbeurteilungsmaßen der Depressivität bei internmedizinischen und psychiatrischen Patienten.

Diskriminante Validität: Der Skalenwert variiert unabhängig von Maßen der kognitiven Leistungsfähigkeit und weist vernachlässigbare Korrelationen ($r \leq .19$) zur „Paranoid-Skala" auf (P-Skala der *Paranoid-Depressivitäts-Skala* PD-S/PD-S'; Zerssen, 1976c; CIPS, 1977), mit der eine konstruktferne psychopathologische Erlebnisdimension erfasst wird.

Diskriminante Validität in Bezug auf unterschiedliche Aspekte der Befindlichkeit kann auf Grund des Konstruktionsansatzes der Skala nicht erwartet werden. Korrelationen mit mehrdimensionalen Befindlichkeitsskalen, die zwischen verschiedenen Befindlichkeitsaspekten differenzieren, sind nicht bekannt.

Behandlungssensitivität: In einer Vielzahl von Studien konnten mit der Bf-S/Bf-S' bei psychiatrischen und nichtpsychiatrischen Patienten Verbesserungen des Allgemeinbefindens unter verschiedenen Therapien gezeigt werden (Aschoff & Braitinger, 1986; Brenner et al., 1988; Cziske et al., 1987; Laakmann et al., 1988; Loosen et al., 1976). Zur Darstellung von kurzfristigen Pharmakawirkungen bei gesunden Probanden, z. B. in Phase I-Studien der Medikamentenentwicklung, eignet sich die Skala ebenfalls.

6 Normen, Cut-Off-Werte

Die Normierung der Befindlichkeits-Skala wurde an einer repräsentativen Eichstichprobe erwachsener Bundesbürger vorgenommen ($N = 1.761$; Alter 20 bis 64 Jahre; Verbal-IQ ≥ 80). Es liegen globale und geschlechtsspezifische Normwerttabellen vor (Prozentränge, T-Werte, Stanine-Werte). Die Skalenrohwerte von Frauen liegen im Bevölkerungsdurchschnitt geringfügig über denen von Männern. Eine Altersabhängigkeit ist praktisch nicht gegeben.

Bei der Beurteilung eines individuellen Skalenwertes anhand der Normwerte ist der situative Kontext der Messung zu beachten. In Anbetracht der situationsabhängigen Variabilität der Befindlichkeit können die Normwerte nur als Anhaltswerte zur Lokalisation der momentanen Zustandslage im Vergleich zum (situativ nicht definierten) interindividuellen Durchschnitt dienen.

Es existieren keine allgemein akzeptierten Cut-Off-Werte für das Vorliegen einer klinisch manifesten depressiven Verstimmung. Im Manual wird vorgeschlagen, Stanine-Normwerte von 7 als „fraglich erhöht", von 8 als „deutlich erhöht" und von 9 als „stark erhöht" zu interpretieren.

7 Exemplarische Daten

Tabelle 1 gibt die Befindlichkeitsdaten von verschiedenen klinischen Gruppen wieder.

Tabelle 2 zeigt statistisch signifikante Verbesserungen in der Tagesbefindlichkeit von Insomniepatienten, während der Behandlung mit Trimipramin, und anschließend, unter Placebo, eine ebenfalls statistisch signifikante Rückbildung der Verbesserungen.

Bf-S – Tabelle 1: Mittelwerte (M) und Standardabweichungen (SD) der Befindlichkeits-Scores ((Bf + Bf')/2) für verschiedene psychiatrische Patientengruppen bei Klinikaufnahme und Entlassung (Datenquelle: Zerssen, 1976a)

Patientengruppe	N	Aufnahme		Entlassung	
		M	(SD)	M	(SD)
Diagnostisch heterogene psychiatrische Patienten	330	31.8	(13.8)	18.6	(14.7)
Schizophrene (Stichprobe I)	30	24.1	(15.3)	11.3	(12.6)
Schizophrene (Stichprobe II)	82	27.2	(14.8)	16.4	(13.8)
Neurotiker (Stichprobe I)	30	35.6	(12.2)	24.1	(15.6)
Neurotiker (Stichprobe II)	49	31.2	(14.9)	18.9	(14.2)
Endogen Depressive (Stichprobe I)	30	41.4	(12.0)	14.1	(15.2)
Endogen Depressive (Stichprobe II)	37	40.6	(12.2)	14.4	(14.8)

Bf-S – Tabelle 2: Befindlichkeits-Scores von 15 Patienten mit primärer Insomnie (nach DSM-III-R Kriterien) vor Behandlung (Tag 0), am Ende einer 4-wöchigen Behandlung mit Trimipramin (Tag 28) und während (Tag 33) und am Ende (Tag 42) einer nachfolgenden Behandlung mit Placebo (Datenquelle: Hohagen et al., 1994)

Bf-S-Kennwert	Tag 0	Tag 28	Tag 33	Tag 42
M	22.9	17.1	18.8	19.6
SD	10.7	10.7	10.9	12.9

8 Literatur

AMDP & CIPS (Eds.). (1990). Rating scales for psychiatry. European Edition. Weinheim. Beltz Test.

Aschoff, J.C. & Braitinger, S. (1986). Die Veränderung von subjektiver Befindlichkeit und körperlichen Beschwerden bei Multiple Sklerose-Patienten im Rahmen einer mehrwöchigen stationären Therapie. Nervenarzt, 57, 287–292.

Bobon, D.P. & Bobon-Schrod, H. (1974). Les listes d'adjectifs BS/BS' de Zerssen et la ligne de Scott. Deux auto-evaluations de l'humeur. Feuilles Psychiatriques Liège, 7, 492–508.

CIPS (Hrsg.). (1977). Internationale Skalen für Psychiatrie. Weinheim: Beltz Test.

Brenner, M., Haass, A., Jacobi, P. & Schimrigk, K. (1988). Intravenöse und orale Behandlung mit Amantadinsulfat bei der Parkinsonkrankheit. Nervenarzt, 59, 180–184.

Cziske, R., Jäckel, W. & Jacobi, E. (1987). Effekt eines Kurztrainingsprogramms zur Schmerzbewältigung bei Rheumapatienten während der Rehabilitation. Zeitschrift für Klinische Psychologie, 26, 115–123.

Hohagen, F., Fritsch Montero, R., Weiss, E., Lis, S., Schönbrunn, E.; Dressing, H.; Riemann, D. & Berger, M. (1994). Treatment of primary insomnia with trimipramine: An alternative to benzodiazepine hypnotics? European Archives of Psychiatry and Clinical Neuroscience, 244, 65–72.

Laakman, G., Blaschke, D., Hippius, H. & Schewe, S. (1988). Double-blind randomized trial of the benzodiazepine derivative metaclazepam as compared with placebo treatment of outpatients with anxiety syndromes. Pharmacopsychiatry, 21, 136–143.

Loosen, P. T., Merkel, U., & Amelung, U. (1976). Kombinierte Schlafentzugs-/Chlorimipramin-Behandlung endogener Depressionen. Arzneimittel-Forschung, 26, 1178–1179.

Lubin, B. (1965). Adjective check lists for measurement of depression. Archives of General Psychiatry, 12, 57–62.

Lubin, B. (1967). Manual for the Depression Adjective Check Lists. San Diego, CA: Educational and Industrial Testing Service.

Schimmack, U. (1999). Strukturmodelle der Stimmungen: Rückschau, Rundschau und Ausschau. Psychologische Rundschau, 50, 90–97.

Zerssen, D. v. (1976a). Die Befindlichkeits-Skala: Manual. Weinheim: Beltz Test.

Zerssen, D. v. (1976b). Depressivitäts-Skala: Manual. Weinheim: Beltz Test.

Zerssen, D. v. (1976c). Paranoid-Depressivitäts-Skala. Manual. Weinheim: Beltz Test.

Zerssen, D. v. (1986). Clinical Self-Rating Scales (CSRS) of the Munich Psychiatric Information System (PSYCHIS München). In N. Sartorius & T. A. Ban (Eds.), Assessment of depression (pp. 270–303). Berlin: Springer.

Zerssen, D. v. & Koeller, D.-M. (1976). Klinische Selbstbeurteilungs-Skalen (KSb-S) aus dem Münchener Psychiatrischen Informationssystem (PSYCHIS München). Allgemeiner Teil. Weinheim: Beltz Test.

Bf-S Bf ____________

Inst ____________ Stat ____________ Datum ____________ Wt ____________

I-Nr ____________ ICD-Nr ____________ Uhrzeit ______/______ Tz ____________

____________ V – IQ ____________

Ab hier vom Patienten auszufüllen:

Name ____________ Mädchenname ____________

Vorname ____________ Geburtsdatum ____________ Alter ______ Jahre

Beruf ____________ Geschlecht m/w

Im folgenden finden Sie eine Reihe von Eigenschaftspaaren. Bitte, entscheiden Sie – ohne lange zu überlegen – welche der beiden Eigenschaften Ihrem augenblicklichen Zustand am ehesten entspricht. Machen Sie in das Kästchen vor der eher zutreffenden Eigenschaft ein Kreuz. Nur wenn Sie sich gar nicht entscheiden können, machen Sie ein Kreuz in die Spalte „weder – noch". Lassen Sie keine Zeile aus.

Ich fühle mich jetzt:

	eher		eher		weder–noch
1.		frisch		matt	
2.		teilnahmslos		teilnahmsvoll	
3.		froh		schwermütig	
4.		erfolgreich		erfolglos	
5.		gereizt		friedlich	
6.		entschlußlos		entschlußfreudig	
7.		lustig		weinerlich	
8.		gutgelaunt		verstimmt	
9.		appetitlos		appetitfreudig	
10.		gesellig		zurückgezogen	
11.		minderwertig		vollwertig	
12.		entspannt		gespannt	
13.		glücklich		unglücklich	
14.		scheu		zugänglich	
15.		sündig		rein	
16.		sicher		bedroht	
17.		verlassen		umsorgt	
18.		ausgewogen		innerlich getrieben	
19.		selbstsicher		unsicher	
20.		elend		wohl	
21.		beweglich		starr	
22.		müde		ausgeruht	
23.		zögernd		bestimmt	
24.		ruhig		unruhig	
25.		schwunglos		schwungvoll	
26.		nutzlos		unentbehrlich	
27.		schwerfällig		lebhaft	
28.		überlegen		unterlegen	

Bf-S'

Bf ____

Inst ____ Stat ____ Datum ____ Wt ____

I-Nr ____ ICD-Nr ____ Uhrzeit ____/____ Tz ____

V – IQ ____

Ab hier vom Patienten auszufüllen:

Name ____ Mädchenname ____

Vorname ____ Geburtsdatum ____ Alter ____ Jahre

Beruf ____ Geschlecht m/w

Im Folgenden finden Sie eine Reihe von Eigenschaftspaaren. Bitte entscheiden Sie – ohne lange zu überlegen – welche der beiden Eigenschaften Ihrem augenblicklichen Zustand am ehesten entspricht. Machen Sie in das Kästchen vor der eher zutreffenden Eigenschaft ein Kreuz. Nur, wenn Sie sich gar nicht entscheiden können, machen Sie ein Kreuz in die Spalte „weder – noch". Lassen Sie keine Zeile aus.

Ich fühle mich jetzt:

	eher		eher		weder-noch
1.		aufgeschlossen		gehemmt	
2.		guter Dinge		trübsinnig	
3.		antriebslos		betriebsam	
4.		anfällig		robust	
5.		zielstrebig		ziellos	
6.		ernst		heiter	
7.		einfallsarm		einfallsreich	
8.		empfindlich		unempfindlich	
9.		pessimistisch		optimistisch	
10.		sorglos		grüblerisch	
11.		zerschlagen		munter	
12.		liebesfähig		liebesunfähig	
13.		schuldig		unschuldig	
14.		erschöpft		erholt	
15.		lebensmüde		lebenslustig	
16.		gut		böse	
17.		fröhlich		traurig	
18.		geliebt		ungeliebt	
19.		träge		aktiv	
20.		verschlossen		zugewandt	
21.		lebendig		leblos	
22.		temperamentvoll		lahm	
23.		aufmerksam		zerstreut	
24.		verzweifelt		hoffnungsvoll	
25.		zufrieden		unzufrieden	
26.		ängstlich		draufgängerisch	
27.		kraftvoll		kraftlos	
28.		ausgeglichen		rastlos	

B-L

Beschwerden-**L**iste

Selbstbeurteilung

Originalversion: Zerssen (1976a)

1 Anwendungsbereich

Die Beschwerden-Liste ist Bestandteil der klinischen Selbstbeurteilungsskalen (KSb-S; Zerssen & Koeller, 1976). Sie erfasst das Ausmaß subjektiver Beeinträchtigung durch (überwiegend) körperliche und Allgemeinbeschwerden. Die durch die Beschwerden reflektierte globale Beeinträchtigung wird in einem additiven Skalenwert ausgedrückt, der sich dementsprechend als Verlaufskriterium, u. a. für klinische oder ambulante, pharmakologische oder psychotherapeutische Behandlungsmaßnahmen eignet.

Häufig wird die B-L in Untersuchungen gleichzeitig mit der *Befindlichkeits-Skala* (Bf-S; siehe Seite 3 in diesem Band) verwendet. Sie eignet sich wie diese für Längsschnittuntersuchungen auch in kurzen Zeitintervallen.

2 Aufbau und Beschreibung

Die Beschwerden-Liste liegt vor in den Parallelformen B-L und B-L' mit je 24 Items sowie dem Ergänzungsbogen B-L° mit 17 Items. Jedes Item beinhaltet eine substantivisch formulierte Beschwerde (Bsp. „Schwindelgefühl", „Kreuz- oder Rückenschmerzen"), deren Vorhandensein und ggfs. Ausprägung auf einer vierstufigen Skala mit den Antwortkategorien „gar nicht" (0), „kaum" (1), „mäßig" (2), und „stark" (3) einzuschätzen ist. Die Instruktion zur Bearbeitung des Fragebogens lautet: „Ich leide unter folgenden Beschwerden".

Aus den Punktwerten der Ausprägungsgrade der Beschwerden kann je ein Summenscore für die Parallelformen B-L und B-L' sowie, bei simultaner Anwendung beider Formen ein gemittelter Gesamtscore als Gradmesser der Gesamtbeeinträchtigung berechnet werden (Bereich jeweils: 0 bis 72 Punkte).

Der Ergänzungsbogen B-L° ist zur inhaltlichen Vervollständigung der in den eigentlichen Testbogen B-L und B-L' enthaltenen Items gedacht. Die Antworten gehen nicht in den Skalenwert ein. Bei diesem Bogen besteht weiterhin die Möglichkeit, in 4 freien Zeilen zusätzliche Beschwerden einzutragen und entsprechend der gegebenen Antwortmöglichkeiten zu beurteilen. Die durchgehenden Zeilen unten auf dem Ergänzungsbogen (ohne Antwortskalierung) können vom Probanden dazu benutzt werden, weitere Beschwerden frei zu nennen.

3 Entwicklung

Hintergrund: Mit den Selbstbeurteilungsskalen des KSb-S-Systems, zu dem u. a. die B-L und die *Befindlichkeits-Skala* (Bf-S/Bf-S') gehören, sollte ein Skalensystem zur Dokumentation des subjektiven Befundes bei psychiatrischen, aber auch bei allgemeinmedizinischen Patienten zur Verfügung gestellt werden, das als ökonomische Ergänzung klinischen Fremdbeurteilungsverfahren Verwendung finden kann. Dabei sollte, im Unterschied zur Bf-S, die sich auf psychische Komponenten des Missbefindens richtet, mit der B-L eine schwerpunktmäßig in konkreten körperlichen Beschwerden zum Ausdruck kommende Beeinträchtigung des Allgemeinbefindens quantifiziert werden. Hintergrund des Ansatzes war die klinische Erfahrung, dass Patienten aller Diagnosegruppen, auch solche mit primär psychischen Störungen, häufig, und in erster Linie über körperliche und Allgemeinbeschwerden klagen.

Skalenkonstruktion: Ausgangspunkt der Skalenentwicklung war eine Liste häufig berichteter Beschwerden. Die Beschwerden-Liste erhielt ihre jetzt vorliegende Form, mit ihren Parallelversionen und dem Ergänzungsbogen, nach langjähriger klinischer Erprobung verschiedener Vorformen (Zerssen, 1971, 1973). Die beiden Parallelformen wurden nach den Kriterien der klassischen Testtheorie unter Einsatz item- und faktorenanalytischer Methodik konstruiert. Beide Formen, B-L und B-L' weisen sehr gute Item- und Testwert-Statistiken auf. Im Ergänzungsbogen B-L° wurden diejenigen Items gesammelt, die zwar den itemstatistischen Selektionskriterien zur Aufnahme in die Skala nicht genügten, aber inhaltlich dennoch als relevant erachtet wurden.

Eine ausführliche Darstellung der Skalenentwicklung findet sich im Allgemeinen Teil des Manuals der Klinischen Selbstbeurteilungs-Skalen (KSb-S, Zerssen & Koeller, 1976).

Versionen: Die Skala mit ihren Parallelformen liegt in einer Reihe von z. T. validierten Sprachversionen vor. Neben der deutschen Originalfassung sind englische, französische, italienische und spanische Übersetzungen in der Skalensammlung *Rating Scales for Psychiatry, European Edition* (AMDP & CIPS, 1990) wiedergegeben. Im Testmanual wird noch auf eine russische Sprachversion hingewiesen. Eine türkische Version wurde von Schwab und Tercanli (1987) erprobt.

Der mehrdimensionale *Gießener Beschwerdebogen* (GBB; Zenz, 1971; Brähler & Zenz, 1995) wurde aus dem gleichen Itempool entwickelt, der auch der B-L/B-L' zu Grunde liegt.

4 Hinweise zur Anwendung

Material zur Unterstützung der Anwendung: Die B-L/B-L' ist als Test mit Handanweisung und ausführlicher Dokumentation veröffentlicht (siehe *Bezugsquellen* im Anhang des Buches).

Voraussetzungen auf Seiten des Patienten/Probanden: Die Beschwerden-Liste kann bei Gesunden und körperlich wie psychisch Kranken im Alter zwischen 20 und 64 Jahren angewendet werden, sofern ein Verbal-IQ über 80 vorliegt. Bei entsprechender Motivation auf Seiten des Probanden können Verfälschungstendenzen bei der Selbstdarstellung im Fragebogen (Simulation oder Dissimulation) nicht ausgeschlossen werden.

Voraussetzungen auf Seiten des Untersuchers: Die Untersuchung und die Auswertung können, nach Einweisung, von technischem Personal durchgeführt werden.

Bearbeitungsdauer: Die Testdauer für eine der Parallelformen beträgt bei Gesunden meistens 1 bis 5 Minuten, in seltenen Fällen auch mehr. Bei psychisch Kranken liegt die Testdauer normalerweise bei 1 bis 7 Minuten, in einigen Fällen auch darüber.

Zeitlicher Bezugsrahmen der Beurteilung: In der Instruktion (s. oben) ist kein zeitlicher Bezugsrahmen der Beurteilung angeben. Die Bezugnahme auf einen definierten Beurteilungszeitraum ist jedoch, gerade für Wiederholungsuntersuchungen erforderlich.

Durchführung: Bei der Durchführung der Untersuchung können entweder eine der beiden Parallelformen allein oder – zur Erhöhung der Zuverlässigkeit der Aussage – auch beide gleichzeitig (in beliebiger Reihenfolge) zum Einsatz kommen. Entgegen der Empfehlung des Testautors ist bei Wiederholungsuntersuchungen von einem Wechsel zwischen den Formen abzuraten. Der Anwendung von Parallelformen, die bei Leistungstests zur Verminderung von Übungs- bzw. Erinnerungseffekten sinnvoll sein kann, fehlt bei der Beurteilung von Veränderungen im Beschwerdenscore die Begründungsgrundlage; Parallelformen stellen hier (wie auch bei der Bf-S/Bf-S', s. dort) lediglich eine zusätzliche, vermeidbare Varianzquelle dar.

Die Untersuchung kann im Einzel- und im Gruppenversuch durchgeführt werden.

Bei der Vorgabe des Fragebogens sollte zunächst der allgemeine Zweck des Tests erklärt werden, sodann die Instruktion laut vorgelesen, und die Versuchsteilnehmer aufgefordert werden, diese noch mal selber zu lesen. Unmittelbar im Anschluss an die Ausfüllung des Tests wird dieser durchgesehen, um den Probanden auf ausgelassene oder unklare Antworten aufmerksam zu machen und entsprechende Korrekturen verlangen zu können. Andere Änderungen sollten jedoch nicht mehr vorgenommen werden.

Auswertung: Von einer Auswertung ist abzusehen bei mehr als 10 % unvollständiger oder unklarer Antworten pro Parallelform (missing data

> 10 % der Items). Fragwürdig wird die Auswertung hinsichtlich der Interpretierbarkeit der Testergebnisse, wenn diese nicht mehr auf die vorliegenden Normwerte bezogen werden können. Das gilt für ein Alter unter 20 bzw. über 64 Jahren.

Sofern der Fragebogen auswertbar ist, wird bei fehlender Antwort für ein Item der Punktwert 0, bei unklarer Antwort der jeweils höhere der in Frage kommenden Werte eingesetzt.

Für die Beschwerden-Liste werden bei jeder der beiden Parallelformen B-L und B-L' die gewichteten Items zu einem Gesamt-Rohwert (Score B bei B-L; Score B' bei B-L') addiert, der die Gesamtbeeinträchtigung durch körperliche oder Allgemeinbeschwerden angibt. Bei simultaner Anwendung beider Parallelformen wird der Testwert als Mittelwert beider Formen bestimmt: (B + B')/2.

Die Testrohwerte können anhand von Normwerttabellen in Perzentilwerte, Standard-T- und Stanine-Werte transformiert werden.

5 Gütekriterien

Wenn nicht besonders kenntlich gemacht, beziehen sich die Angaben in den folgenden Abschnitten auf das Testmanual zur *Beschwerden-Liste* (Zerssen, 1976a) und den Allgemeinen Teil des Manuals des KSb-S-Systems (Zerssen & Koeller, 1976). Die test- und item-statistischen Kennwerte beruhen auf einer Stichprobe von N = 1.761 Gesunden (Eichstichprobe) und einer Vergleichgruppe von N = 379 psychiatrischen Patienten bei Klinikaufnahme.

Objektivität

Durchführung und Auswertung sind standardisiert und insofern im psychometrischen Sinne objektiv. Die Objektivität der Interpretation der Skalenwerte ist bei Bezug auf die publizierten Normen gegeben.

Reliabilität

Interne Konsistenz/Paralleltest-Reliabilität: Die interne Konsistenz der Parallelformen und der aus beiden Formen zusammengesetzten Gesamtskala liegt nach verschiedenen Schätzmethoden (Hoyt, Guttman) in der Gesundenstichprobe zwischen .87 und .94, in der psychiatrischen Vergleichsgruppe zwischen .88 und .96.

Die Trennschärfeindices der einzelnen Items variieren in der Gesundenstichprobe für die Form B-L zwischen $r_{it} = .32$ („Gewichtsabnahme“) und $r_{it} = .69$ („Innere Unruhe“) und für die Form B-L' zwischen $r_{it} = .32$ („Schluckauf“) und $r_{it} = .70$ („Rasche Erschöpfbarkeit“). In der Patientenstichprobe erreichen die Trennschärfeindices der Items vergleichbare oder z. T. auch geringfügig höhere Werte.

Die Paralleltest-Reliabilität, geschätzt aus der Korrelation der Formen B-L und B-L', bei (praktisch) gleichzeitiger Anwendung, liegt in der Gesundenstichprobe bei $r_{ttBB'} = .85$, in der Patientenstichprobe bei Klinikaufnahme bei $r_{ttBB'} = .88$ und bei Entlassung bei $r_{ttBB'} = .93$. Stieglitz et al. (1980) konnten die Angaben zur Paralleltest-Reliabilität durch Koeffizienten in der gleichen Größenordnung, in einer unabhängigen Studie, ebenfalls bei psychiatrischen Patienten bestätigen.

Weitere Reliabilitätsschätzungen nach der Testhalbierungsmethode (Odd-Even-Split, aufgewertet nach Spearman-Brown) ergaben für die Parallelformen und die Gesamtversion in den beiden Stichproben Reliabilitätskoeffizienten zwischen $r_{ttSB} = .90$ und $r_{ttSB} = .96$.

Retest-Reliabilität: Da die subjektive Beeinträchtigung durch Beschwerden über die Zeit variiert, ist keine hohe Wiederholungszuverlässigkeit zu erwarten. Die wegen der zwischenzeitlichen (im Durchschnitt mehrwöchigen) Behandlung nur eingeschränkt als Retest-Reliabilitätskoeffizienten zu interpretierenden Korrelationen der Skalenwerten der Patientenstichprobe bei Klinikaufnahme und Entlassung liegen für die Form B-L bei $r_{tt} = .54$ und für die Form B-L' bei $r_{tt} = .58$. Vergleichbare Kennwerte der Wiederholungszuverlässigkeit berichten Sieglitz et al. (1980).

Daten zur Retest-Reliabilität bei Gesunden liegen nicht vor.

Validität

Inhaltliche Validität/Konstruktvalidität: Inhaltliche Validität kann durch das breite Spektrum der vorgegebenen Beschwerden vorausgesetzt werden. Schwerpunktmäßig werden Allgemeinbeschwerden (z. B. „Schwächegefühl") sowie körperlich lokalisierbare (z. B. „Gelenk- oder Gliederschmerzen") und körpernahe Beschwerden (z. B. „Gleichgewichtsstörungen") angesprochen. Daneben kommen auch ausgesprochen psychische Beschwerden vor (z. B. „Angstgefühl", „trübe Gedanken").

In Faktorenanalysen auf Itemebene ergaben sich für beide Parallelformen jeweils sechs Hauptkomponenten mit Eigenwerten >1, wobei jeweils die erste mit nahezu 30 % Varianzaufklärung als eine generelle Tendenz zur Klagsamkeit über körperliche und Allgemeinbeschwerden interpretiert werden kann. Bei der Skala B-L ist „innere Unruhe" das Item mit der höchsten Faktorladung in der Gesundenstichprobe und „Schwächegefühl" in der psychiatrischen Stichprobe; bei der Skala B-L' ist „rasche Erschöpfbarkeit" das Markier-Item sowohl in der gesunden als auch in der psychiatrischen Stichprobe.

Für die Form B-L konnte die Eindimensionalität der Skala auch im Rahmen des Rasch-Modells nachgewiesen werden (Koloska et al., 1989). Faktorenanalytisch gebildete Subskalen zur differenzierten Darstellung des Beschwerdenbildes, haben sich auf Grund der Stichprobenabhängigkeit der Faktorenlösungen als kaum verallgemeinerbar erwiesen.

In Faktorenanalysen der *Klinischen Selbstbeurteilungs-Skalen* auf Skalenebene kennzeichnet die *Beschwerden-Liste* einen eigenständigen Faktor, der allenfalls mäßige Beziehungen zu einer Dimension der Depressivität, gekennzeichnet durch die *Depressivitäts-Skala* (D-S/D-S'; Zerssen, 1976b; CIPS, 1977) und die Befindlichkeits-Skala (Bf-S/Bf-S'; s. dort) aufweist.

Konvergente Validität: Korrelationen mit anderen Selbstbeurteilungs-Beschwerdenskalen sind nicht bekannt. Mit fremdbeurteilten vegetativen Symptomen (Skala VEGET des AMDP-Systems; AMDP, 1981) korreliert die B-L mäßig ($.47 \leq r \leq .51$; Mackert et al., 1991; Stieglitz, 2000). Konstruktverwandt, wenn auch auf überdauernde Persönlichkeitsmerkmale abzielend, sind Neurotizismus-Skalen, die ebenfalls hauptsächlich körperliche und Allgemeinbeschwerden abfragen. So wurden mit einer Vorform der *B-L* Korrelationen zu verschiedenen Neurotizismus-Skalen (z. B. MMQ-N, Eysenck, 1953; FPI-N, Fahrenberg et al., 1973) in einem Bereich von $r = .39$ bis $r = .70$. ermittelt.

Diskriminante Validität: Ebenso wie die Bf-S/Bf-S' (s. dort) ist die B-L/B-L' unabhängig von der verbalen Intelligenz und von der Tendenz zu paranoiden Erlebnisinhalten. Das Korrelationsmuster (einer Vorform der B-L) mit den Persönlichkeitsskalen des FPI kann ebenfalls im Sinne diskriminanter Validität interpretiert werden. Die Rangreihe der Korrelationskoeffizienten mit den neun FPI-Skalen entspricht mit $r_S = .94$ nahezu perfekt der Erwartung: Die niedrigste Korrelation wurde mit der konstruktfernen FPI-Skala „Dominanzstreben" ($r = .10$) gefunden, die höchste mit der konstruktnahen Skala „Nervosität" ($r = .62$) (Baumann, 1972).

Behandlungssensitivität: Die Skala hat sich in vielen Studien bei verschiedenen Patientengruppen unter unterschiedlichen Behandlungen und bei Beobachtungen des natürlichen Verlaufs als veränderungssensitiv (im Wochenbereich und längerfristig) erwiesen (Aschoff & Braitinger, 1986; Dilling et al., 1984; Keel et al., 1997; Schade, 1991; Schnider et al., 1996; s. auch Tabelle 1). Über die Differenzierungsfähigkeit der Skala im kontrollierten Behandlungsvergleich ist nur wenig bekannt. In einer von Stieglitz (2000) re-analysierten Studie zum Vergleich zweier einwöchiger Lichtbehandlungen bei depressiven Patienten (Mackert et al., 1991) wurden mit der B-L, wie auch mit der Fremdbeurteilungsskala VEGET, im Vergleich zu weiteren Selbst- und Fremdbeurteilungsskalen (u. a. HAMD, D-S, visuelle Analogskalen) nur geringe Effektstärken erreicht.

Zur Darstellung von kurzfristigen Pharmakawirkungen bei gesunden Probanden, z. B. in Phase I-Studien der Medikamentenentwicklung, eignet sich die Skala ebenfalls.

6 Normen, Cut-Off-Werte

Die Beschwerden-Liste wurde an einer repräsentativen Eichstichprobe erwachsener Deutscher normiert ($N = 1.761$; Alter 20 bis 64 Jahre; Verbal-IQ ≥ 80). Es liegen globale und geschlechtsspezifische Normwerttabellen vor (Prozentränge,

T-Werte, Stanine-Werte). Die Skalenrohwerte von Frauen liegen im Bevölkerungsdurchschnitt über denen von Männern. Die Korrelation mit dem Alter ist gering (r = .10) und rechtfertigt die Vernachlässigung von Altersnormen.

Es existieren keine allgemein akzeptierten Cut-Off-Werte zur Abgrenzung abnorm erhöhter Beschwerdenwerte. Im Manual wird vorgeschlagen, Stanine-Normwerte von 7 als „fraglich abnorm“ und darüber liegende als „sicher abnorm“ zu interpretieren.

7 Exemplarische Daten

B-L – Tabelle 1: Mittelwerte (M) und Standardabweichungen (SD) des Beschwerden-Sores ((B + B')/ 2) für verschiedene psychiatrische Patientengruppen bei Klinikaufnahme und Entlassung (Datenquelle: Zerssen, 1976a)

Patientengruppe	N	Aufnahme		Entlassung	
		M	(SD)	M	(SD)
Schizophrene	50	29.2	(15.6)	17.0	(14.6)
Neurotiker	50	33.8	(13.5)	28.7	(15.6)
Neurotisch Depressive	50	36.1	(12.6)	28.4	(14.9)
Endogen Depressive	50	35.1	(15.6)	20.6	(14.8)

8 Literatur

AMDP (1981). Das AMDP-System (4. Aufl.). Berlin: Springer.

AMDP & CIPS (Eds.). (1990). Rating scales for psychiatry. European Edition. Weinheim: Beltz Test.

Aschoff, J.C. & Braitinger, S. (1986). Die Veränderung von subjektiver Befindlichkeit und körperlichen Beschwerden bei Multiple Sklerose-Patienten im Rahmen einer mehrwöchigen stationären Therapie. Nervenarzt, 57, 287–292.

Baumann, U. (1972). Eine Kontrolluntersuchung zur Beschwerdenliste. Archiv für Psychiatrie und Nervenkrankheiten, 216, 153–161.

Baumann, U. & Stieglitz, R.-D. (1980). Ein Vergleich von vier Beschwerdenlisten. Archiv für Psychiatrie und Nervenkrankheiten, 229, 145–163.

Brähler, E. & Scheer, J.W. (1995). Der Gießener Beschwerdebogen. Handbuch, 2. überarbeitete und ergänzte Auflage. Bern: Huber.

CIPS (Hrsg.). (1977). Internationale Skalen für Psychiatrie. Weinheim: Beltz Test.

Dilling, H., Weyerer, S. & Castell, R. (1984). Psychische Erkrankungen in der Bevölkerung. Stuttgart: Enke.

Eysenck, H.J. (1953). Maudsley-Persönlichkeitsfragebogen (MMQ). Göttingen: Hogrefe.

Fahrenberg, J., Selg, H. & Hampel, R. (1973). Das Freiburger Persönlichkeitsinventar FPI. Handanweisung, 2. Auflage. Göttingen: Hogrefe.

Keel, P., Schmid, A. & Wirz, R. (1997). Langzeitverlauf nach Teilnahme an einem integrierten Behandlungsprogramm für therapieresistente Schmerzen am Bewegungsapparat. Der Schmerz, 11, 165–171.

Koloska, R., Rehm, J. & Fichter, M.M. (1989). Ist die Beschwerden-Liste valide? Diagnostica, 35, 248–259.

Mackert, A., Volz, H.-P., Stieglitz, R.-D. & Müller-Oerlinghausen, B. (1991). Phototherapie in non-seasonal depression. Biological Psychiatry, 29, 257–268.

Schade, F.-D. (1991). Die Wirksamkeit eines ambulanten Schmerzbewältigungstrainings für Rheumakranke im Rahmen einer Felderprobung. Zeitschrift für Klinische Psychologie, 20, 115–127.

Schnider, P., Auff, E., Aull, S., Lalouschek, W., Uhl, F. & Zeiler, K. (1996). Subjektive Beeinträchtigung durch körperliche und psychische Beschwerden im Langzeitverlauf nach transitorischen ischämischen Attacken oder „minor stroke". Rehabilitation, 35, 143–149.

Schwab, P. J., & Tercanli, S. (1987). Körperliche und seelische Symptome bei Migranten in der Bundesrepublik Deutschland. Erstellung und Anwendung einer türkischen Fassung der Beschwerdenliste von D. von Zerssen. Psychotherapie, Psychosomatik, Medizinische Psychologie, 37, 419–423.

Stieglitz, R.-D. (2000). Diagnostik und Klassifikation psychischer Störungen: Konzeptuelle und methodische Beiträge zur Evaluierung psychiatrischer Diagnostikansätze. Göttingen: Hogrefe.

Stieglitz, R.-D., Baumann, U., Tobien, H. & Zerssen, D. v. (1980). Zur Stichproben- und Zeitinvarianz von Testkennwerten einer Beschwerdenliste. Zeitschrift für experimentelle und angewandte Psychologie, 27, 631–654.

Zenz, H. (1971). Empirische Befunde über die Gießener Fassung einer Beschwerdenliste. Zeitschrift für Psychotherapie und Medizinische Psychologie, 21, 8–13.

Zerssen, D. v. (1971). Die Beschwerden-Liste als Test. Therapiewoche, 21, 1908–1914.

Zerssen, D. v. (1973). Beschwerdenskalen bei Depressionen. Therapiewoche, 46, 4426–4440.

Zerssen, D. v. (1976a). Die Beschwerden-Liste: Manual. Weinheim: Beltz Test.

Zerssen, D. v. (1976b). Depressivitäts-Skala: Manual. Weinheim: Beltz Test.

Zerssen, D. v. & Koeller, D.-M. (1976). Klinische Selbstbeurteilungs-Skalen (KSb-S) aus dem Münchener Psychiatrischen Informationssystem (PSYCHIS München). Allgemeiner Teil. Weinheim: Beltz Test.

B-L

B ____________________

Inst ____________ Stat ____________ Datum ____________ Wt ____________

I-Nr ____________ ICD-Nr ____________ Uhrzeit ______/______ Tz ____________

______________________________ V - IQ ____________

Ab hier vom Patienten auszufüllen:

Name ____________________ Mädchenname ____________________

Vorname ____________________ Geburtsdatum ____________ Alter ______ Jahre

Beruf ______________________________ Geschlecht m/w

Bitte, füllen Sie diese Beschwerdenliste sorgfältig aus. Machen Sie ein Kreuz in eine der vier Spalten rechts entsprechend der Stärke Ihrer Zustimmung bzw. Ablehnung! Beantworten Sie alle Punkte, lassen Sie keinen aus!

Ich leide unter folgenden Beschwerden:	stark	mäßig	kaum	gar nicht
1. Kloßgefühl, Engigkeit oder Würgen im Hals				
2. Kurzatmigkeit				
3. Schwächegefühl				
4. Schluckbeschwerden				
5. Stiche, Schmerzen oder Ziehen in der Brust				
6. Druck- oder Völlegefühl im Leib				
7. Mattigkeit				
8. Übelkeit				
9. Sodbrennen oder saures Aufstoßen				
10. Reizbarkeit				
11. Grübelei				
12. Starkes Schwitzen				
13. Kreuz- oder Rückenschmerzen				
14. Innere Unruhe				
15. Schweregefühl bzw. Müdigkeit in den Beinen				
16. Unruhe in den Beinen				
17. Überempfindlichkeit gegen Wärme				
18. Überempfindlichkeit gegen Kälte				
19. Übermäßiges Schlafbedürfnis				
20. Schlaflosigkeit				
21. Schwindelgefühl				
22. Zittern				
23. Nacken- oder Schulterschmerzen				
24. Gewichtsabnahme				

B-L' B' ______

Inst ______ Stat ______ Datum ______ Wt ______

I-Nr ______ ICD-Nr ______ Uhrzeit ______/______ Tz ______

V – IQ ______

Ab hier vom Patienten auszufüllen:

Name ______ Mädchenname ______

Vorname ______ Geburtsdatum ______ Alter ______ Jahre

Beruf ______ Geschlecht m/w

Bitte, füllen Sie diese Beschwerdenliste sorgfältig aus. Machen Sie ein Kreuz in eine der vier Spalten rechts entsprechend der Stärke Ihrer Zustimmung bzw. Ablehnung! Beantworten Sie alle Punkte, lassen Sie keinen aus!

Ich leide unter folgenden Beschwerden:	stark	mäßig	kaum	gar nicht
1. Kopfschmerzen bzw. Druck im Kopf oder Gesichtsschmerzen				
2. Müdigkeit				
3. Gleichgewichtsstörungen				
4. Anfallsweise Atemnot				
5. Erstickungsgefühl				
6. Neigung zum Weinen				
7. Appetitlosigkeit				
8. Schluckauf				
9. Herzklopfen, Herzjagen oder Herzstolpern				
10. Rasche Erschöpfbarkeit				
11. Angstgefühl				
12. Leibschmerzen (einschl. Magen- oder Unterleibsschmerzen)				
13. Verstopfung				
14. Energielosigkeit				
15. Gelenk- oder Gliederschmerzen				
16. Konzentrationsschwäche				
17. Kalte Füße				
18. Mangel an geschlechtlicher Erregbarkeit				
19. Leichtes Erröten				
20. Frieren				
21. Aufsteigende Hitze, Hitzewallungen				
22. Trübe Gedanken				
23. Innere Gespanntheit				
24. Taubheitsgefühl („Einschlafen", „Absterben", Brennen oder Kribbeln) in Händen und/oder Füßen				

B-L°

Inst ______ Stat ______ Datum ______ Wt ______

I-Nr ______ ICD-Nr ______ Uhrzeit ___/___ Tz ______

______ V – IQ ______

Ab hier vom Patienten auszufüllen:

Name ______ Mädchenname ______

Vorname ______ Geburtsdatum ______ Alter ___ Jahre

Beruf ______ Geschlecht m/w

Bitte, füllen Sie diese Beschwerdenliste sorgfältig aus. Machen Sie ein Kreuz in eine der vier Spalten rechts entsprechend der Stärke Ihrer Zustimmung bzw. Ablehnung! Beantworten Sie alle Punkte, lassen Sie keinen aus!

Ich leide unter folgenden Beschwerden:	stark	mäßig	kaum	gar nicht
1. Chronischer Husten				
2. Durchfall				
3. Störungen beim Wasserlassen				
4. Juckreiz				
5. Geschwollene Füße				
6. Blut im Stuhl				
7. Unverträglichkeit bestimmter Speisen				
8. Lebensmüdigkeit				
9. Sehstörungen				
10. Hautveränderungen				
11. Heißhunger				
12. Starker Durst				
13. Vergeßlichkeit				
14. Erbrechen				
15. Ohnmachtsanfälle oder andere Anfälle von Bewußtlosigkeit				
16. Berufliche oder private Sorgen				
17. Bei Frauen: Regelbeschwerden				
______				
______				
______				
______				

Darüber hinaus habe ich noch folgende Beschwerden:

______

______

______

 Best.-Nr. 04 077 04

BSI

Brief Symptom Inventory

Kurzform der SCL-90-R (Symptom-Checkliste 90 Items – Revised)
Selbstbeurteilung

Deutsche Version: Franke (2000)
Originalversion: Derogatis (1979, 1993)

1 Anwendungsbereich

Bei dem BSI handelt es sich um eine Kurzform der *Symptom-Checkliste SCL-90-R* (Derogatis, 1977, 1992; deutsch: Franke, 1995, 2002; CIPS, 1977), dem international am weitest verbreiteten mehrdimensionalen Selbstbeurteilungsinstrument zur Erfassung des psychischen Symptombildes bei Patienten mit körperlichen und psychischen Störungen. Auch das BSI wurde weltweit bereits in vielen Studien eingesetzt, vor allem in der HIV-Forschung, der Psycho-Onkologie, der Transplantationsmedizin und der Psychotherapieforschung. Das Verfahren eignet sich für die Beschreibung des Symptomprofils einzelner Patienten und für den Vergleich von Patientengruppen sowie für Wiederholungsuntersuchungen. Es ist daher grundsätzlich für die Verwendung in klinischen Studien, z. B. als Indikator der Wirksamkeit von Psychopharmaka geeignet. Allerdings sind die Erfahrungen mit dem BSI in diesem Bereich begrenzt, wie auch generell, im Vergleich zur Langform SCL-90-R, nur geringe Erfahrungen in der Anwendung bei psychiatrischen Patienten vorliegen.

2 Aufbau und Beschreibung

Das BSI besteht aus einer Liste von 53 Symptomen. Die Symptome sind sprachlich einfach formuliert und vermeiden psychopathologische Fachausdrücke, soweit diese nicht bereits Einzug in die Umgangssprache gehalten haben.

Zur Einschätzung des Grades der subjektiv erlebten Beeinträchtigung durch die vorgegebenen Symptome, steht jeweils eine 5-stufige Intensitätsskala mit den Antwortalternativen „überhaupt nicht“ (0), „ein wenig“ (1), „ziemlich“ (2), „stark“ (3) und „sehr stark“ (4) zur Verfügung. Neunundvierzig der 53 Symptome werden zu 9 primären klinischen Skalen zusammengefasst, 4 Symptome gehen lediglich in die Berechnung von 3 weiteren globalen Kennwerten des Ausmaßes psychischer Beeinträchtigung mit ein:

- *Skala 1: „Somatisierung (somatization)“* besteht aus 7 Symptomen und bezieht sich auf die psychische Belastung, die durch die Wahrnehmung körperlicher Dysfunktion entsteht (Bsp. Item 7: „Herz- oder Brustschmerzen“).
- *Skala 2: „Zwanghaftigkeit (obsessive-compulsive)“* besteht aus 6 Symptomen, die eng mit dem klinischen Syndrom der Zwanghaftigkeit zusammenhängen (Bsp. Item 26: „Der Zwang, wieder und wieder nachzukontrollieren was Sie tun“).
- *Skala 3: „Unsicherheit im Sozialkontakt (interpersonal sensitivity)“* besteht aus 4 Symptomen, die sich vorwiegend auf die Kommunikation mit anderen beziehen (Bsp. Item 42: „Starke Befangenheit im Umgang mit anderen“).
- *Skala 4: „Depressivität (depression)“* besteht aus 6 Symptomen, die somatische und kognitive Korrelate der Depression darstellen (Bsp. Item 17: „Schwermut“).
- *Skala 5: „Ängstlichkeit (anxiety)“* besteht aus 6 sehr heterogenen Symptomen, die von den klassischen Angstsymptomen ausschließlich die emotionale Komponente der Angst berücksichtigen; dazu kommen Symptome des Erschreckens und der Furcht (Bsp. Item 38: „Das Gefühl, gespannt oder aufgeregt zu sein“).
- *Skala 6: „Aggressivität/Feindseligkeit (anger/hostility)“* besteht aus 5 Symptomen der Reizbarkeit und Unausgeglichenheit bis hin zu starker Aggressivität mit feindseligen Aspekten (Bsp. Item 41: „Der Drang, Dinge zu zerbrechen oder zu zerschmettern“).

- *Skala 7: „Phobische Angst (phobic anxiety)"* besteht aus 5 Symptomen der Agoraphobie nach Marks (1969) (Bsp. Item 8: „Furcht auf offenen Plätzen oder auf der Straße").
- *Skala 8: „Paranoides Denken (paranoid ideation)"* besteht aus 5 Symptomen, die Misstrauen und Minderwertigkeitsgefühle bis hin zu starkem paranoidem Denken erfassen (Bsp. Item 24: „Das Gefühl, daß andere Sie beobachten oder über Sie reden").
- *Skala 9: „Psychotizismus (psychoticism)"* besteht aus 5 Symptomen, vom leichten Gefühl der zwischenmenschlichen Entfremdung bis hin zur dramatischen Evidenz psychotischer Episoden nach Eysenck und Eysenck (1976) (Bsp. Item 3: „Die Idee, daß irgend jemand Macht über ihre Gedanken hat").

Mit den 4 restlichen Symptomen, die keiner der 9 Skalen zugeordnet sind, werden a) Appetit, b) Einschlafschwierigkeiten, c) Gedanken an den Tod und an das Sterben und d) Schuldgefühle abgefragt.

Zusätzlich zu den Primärskalen werden noch 3 globale Kennwerte der subjektiven Beeinträchtigung durch Zusammenfassung aller 53 Symptome gebildet.

Zur Verrechnung der Itemantworten zu den Skalenwerten und den globalen Kennwerten siehe Abschnitt „Auswertung".

3 Entwicklung

Hintergrund: Das BSI wurde als Kurzform der SCL-90-R entwickelt, um eine zeitökonomische Alternative zu diesem bereits in unterschiedlichen Anwendungsfeldern bewährten, aber mit seinen 90 Items als zu lang empfundenen Instrument, verfügbar zu machen (Derogatis et al., 1983). Die SCL-90-R selbst, in der von Derogatis 1977 vorgestellten Fassung, ist das Resultat einer langjährigen Entwicklung, in der die Skalenstruktur und die Zuordnung der Symptome zu den Skalen mehrfach geändert wurden (Derogatis et al., 1973, 1974). Das ursprüngliche Ziel, ein ökonomisches Selbstbeschreibungsverfahren zu entwickeln, das, universell einsatzbar, die ganze Breite möglicher psychischer Symptome erfasst, blieb jedoch während der gesamten Entstehungsgeschichte unverändert.

Skalenkonstruktion: Ausgehend von klinisch als relevant erachteten psychologisch-psychiatrischen Konstrukten wurden die 9 Primärskalen des amerikanischen Originals der SCL-90-R im Wesentlichen faktorenanalytisch bestimmt. Bei der Konstruktion der Kurzversion BSI wurde, unter Beibehaltung der Struktur des Mutterinstruments, die Anzahl der Items von 90 auf 53 reduziert, in dem pro Skala nur die Items mit den höchsten Ladungen auf dem die jeweilige Skala definierenden Faktor beibehalten wurden. Nähere Angaben zu den Auswahlkriterien werden nicht gemacht. Die durch die Langform vorgegebene 9-faktorielle Struktur konnte allerdings für das BSI nur teilweise bestätigt werden (Derogatis & Melisaratos, 1983), wie auch die Dimensionalität der Langform selbst als problematisch angesehen werden muss (Cyr et al., 1985).

Bei den deutschsprachigen Versionen des BSI und der SCL-90-R handelt es sich um Übersetzungen der amerikanischen Originale, die an deutschen Gesunden- und Patientenstichproben psychometrisch evaluiert wurden.

Versionen: Vom BSI existieren, neben dem amerikanischen Original und der deutschen Fassung, zahlreiche weitere Sprachversionen. Im BSI-Manual wird u. a. auf französische, hebräische, italienische, polnische, spanische und türkische Versionen hingewiesen (Franke, 2000). Für die italienische Version liegen Normwerte für die ältere Allgemeinbevölkerung vor (De Leo et al., 1993).

Das deutschsprachige BSI ist auch in einer computergestützten Fassung verfügbar (s. *Bezugsquellen* im Anhang des Buches).

Die Langform SCL-90-R liegt ebenfalls in vielen Sprachversionen vor. Hinweise finden sich im deutschsprachigen Manual der SCL-90-R (Franke, 2002). Auch von der SCL-90-R existiert eine deutschsprachige Computerversion.

Die Vorgängerversionen SCL-90 (Derogatis et al., 1973, 1976) und HSCL (*Hopkins Symptom Check List*; Derogatis et al., 1974) sind vor allem wegen ihres seinerzeit häufigen Einsatzes in psychopharmakologischen Studien zu erwähnen.

4 Hinweise zur Anwendung

Material zur Unterstützung der Anwendung: Das BSI ist als Test veröffentlicht, mit Fragebogen, Auswertungsschema und Manual mit umfangreicher Literaturdokumentation (siehe *Bezugsquellen* im Anhang des Buches). Ein Computer-Auswerteprogramm ist ebenfalls erhältlich.

Voraussetzungen auf Seiten des Patienten/Probanden: Der Fragebogen ist bei Jugendlichen ab etwa 14 Jahren und Erwachsenen anwendbar. Wie bei allen Selbstbeschreibungsverfahren in Fragebogenform müssen Lesefähigkeit und ein gewisses Maß an Sprachverständnis vorausgesetzt werden. Als bzgl. der Messintention durchsichtiges Verfahren, ist das BSI anfällig gegenüber Verfälschungstendenzen. Es ist ungeeignet für Personen, bei denen angenommen werden muss, dass sie ihre Anworten im Sinne einer Leugnung oder Übertreibung der Symptome verfälschen.

Voraussetzungen auf Seiten des Untersuchers: Die Untersuchung und die Auswertung können von geschultem technischen Personal durchgeführt werden.

Bearbeitungsdauer: Üblicherweise dauert das Ausfüllen des Fragebogens 8 bis 10 Minuten. Für die Instruktion sind 1 bis 5 Minuten zu veranschlagen.

Zeitlicher Bezugsrahmen der Beurteilung: Das vom Patienten zu betrachtende Zeitfenster umfasst die vergangenen sieben Tage bis zum Zeitpunkt der Beantwortung des Fragebogens. Im Einzelfall ist eine Veränderung dieses Zeitfensters möglich, womit aber der Bezug zu den Normdaten verloren geht.

Durchführung: Die Anwendung des BSI erfolgt in der Regel als Einzeltest durch geschulte Testleiter, jedoch ist auch eine Anwendung in der Gruppe möglich. Das BSI wird als Forschungsinstrument vorgestellt; es wird auf die selbstverständliche Vertraulichkeit im Umgang mit den Ergebnissen hingewiesen. Die standardisierte Anweisung des BSI fordert auf, nicht jene Antwort zu geben, die den besten Eindruck machen könnte, und sie enthält eine moderate Tempo-Instruktion. Im Einzelfall kann es nötig sein, die Instruktionen vorzulesen und anhand des Beispiels die Verständlichkeit zu prüfen.

Das BSI soll vom Patienten selbstständig ausgefüllt werden. In Sonderfällen, z. B. bei erblindeten Patienten, ist es nötig, den Patienten mündlich zu befragen und seine Antworten zu protokollieren. Im Verlaufe einer solchen Untersuchung ist es wichtig, immer wieder auf die Abstufung der Belastung durch einzelne Symptome einzugehen.

Auswertung: Zur Auswertung des BSI werden zunächst die einzelnen Symptome den 9 Skalen nach folgendem Schema zugeordnet:

Skala	Items
1) Somatisierung	2, 7, 23, 29, 30, 33, 37
2) Zwanghaftigkeit	5, 15, 26, 27, 32, 36
3) Unsicherheit im Sozialkontakt	20, 21, 22, 42
4) Depressivität	9, 16, 17, 18, 35, 50
5) Ängstlichkeit	1, 12, 19, 38, 45, 49
6) Agressivität/Feindseligkeit	6, 13, 40, 41, 46
7) Phobische Angst	8, 28, 31, 43, 47
8) Paranoides Denken	4, 10, 24, 48, 51
9) Psychotizismus	3, 14, 34, 44, 53
Zusatzitems	11, 25, 39, 52

Für jede der 9 Skalen werden aus den numerisch kodierten (0 bis 4) Itemantworten drei Kennwerte berechnet:

a) Der *Summenwert S* = Summe der angekreuzten Werte; er kann je nach Anzahl der Symptome in einer Skala in der Spanne von zwischen 0 und 16 (4 Symptome) und zwischen 0 und 28 (7 Symptome) variieren.
b) Der *Skalenwert G* = Summe der angekreuzten Werte (GS) dividiert durch Anzahl der Symptome in der Skala (Bereich: 0 bis 4).
c) Die *Belastungstendenz P* = Anzahl der Symptome, bei denen eine Intensität > 0 angekreuzt wurde (Bereich: zwischen 0 bis 16 und 0 bis 28; s. oben).

Darüber hinaus werden die 3 folgenden globalen Kennwerte berechnet:

a) Der *GSI (Global Severity Index)* gilt als Maß der psychische *Gesamtbelastung* (mittlere Symptomintensität); er berechnet sich aus der Summe aller Itemscores (GS), dividiert durch die Anzahl (in der Regel 53) der beantworteten Items (Bereich: 0 bis 4).
b) Der Wert *PST (Positive Symptom Total)* gibt Auskunft über die *Anzahl* der symptomatischen Antworten, indem alle Itemantworten > 0 ausgezählt werden (Bereich: 0 bis 53).
c) Der *PSDI (Positive Symptom Distress Index)* misst die *Intensität* der Belastung in Bezug auf die symptomatisch beantworteten Items; er ergibt sich aus dem Quotienten GS/PST (Bereich: 0 bis 4).

Das BSI kann auch ausgewertet werden, wenn einzelne Werte fehlen, jedoch nicht mehr als 1 Item pro Skala. Die fehlenden Werte werden bei der Berechnung des Skalenwertes G und des globalen Kennwertes GSI durch entsprechende Reduktion des Divisors berücksichtigt (s. oben).

Schließlich können die so ermittelten Rohwerte anhand der Normwerttabellen in T-transformierte Werte überführt werden.

5 Gütekriterien

Objektivität

Durchführungs-, Auswertungs- und Interpretationsobjektivität sind durch den standardisierten Fragebogen, die numerische Auswertung und die Testnormwerte gewährleistet.

Reliabilität

Interne Konsistenz: Die interne Konsistenz (Cronbachs Alpha) wurde bisher bei drei deutschen Stichproben für die neun primären Skalen und den GSI (mittlere Symptomintensität) berechnet (Franke, 2000). Es handelte sich dabei um gesunde Erwachsene (N = 600), Studierende (N = 589) und Patienten mit chronischer Niereninsuffizienz (N = 529). Generell zeigt sich, dass die interne Konsistenz bei gesunden Erwachsenen bei allen neun Skalen am niedrigsten ist; sie variiert in dieser Stichprobe zwischen $\alpha = .39$ („Phobische Angst“) und $\alpha = .72$ („Zwanghaftigkeit“) und ist somit – auch bei Berücksichtigung der Kürze der Skalen – als unbefriedigend bis allenfalls mäßig zu bewerten. Lediglich bei den Patienten sind die Werte in einem Bereich von $.62 \leq \alpha \leq .86$ weit gehend akzeptabel. Die interne Konsistenz des globalen Index GSI hingegen ist in allen drei Stichproben mit $.91 \leq \alpha \leq .97$ als sehr gut zu bezeichnen.

Auch die Skalen der Langform SCL-90-R weisen in klinischen Stichproben höhere Werte der internen Konsistenz auf als in Stichproben gesunder Probanden, allerdings durchwegs auf einem höheren Niveau, im Vergleich zum BSI (Schmitz et al., 2000; psychosomatische und allgemeinmedizinische Patienten: $.78 \leq \alpha \leq .90$; Gesunde: $.62 \leq \alpha \leq .83$; Stieglitz, 2000; psychiatrische Patienten: $.74 \leq \alpha \leq .90$).

Retest-Reliabilität: Die Retest-Reliabilität (Retestintervall: 1 Woche) der BSI-Skalen beträgt für gesunde Erwachsene (N = 70) und Studierende (N = 50) nach Franke (2000) $.72 \leq r_{tt} \leq .93$ für die 9 Skalen und $89 \leq r_{tt} \leq .94$ für den globalen Index GSI.

Validität

Inhaltliche Validität/Konstruktvalidität: Mit den Symptomen des BSI wird ein weites Spektrum psychischer Beeinträchtigungen abgedeckt. Belege für die von der SCL-90-R übernommenen faktorielle Struktur der Symptome stehen allerdings für die deutsche Version BSI noch aus.

In Faktorenanalysen der deutschen SCL-90-R konnte die von Derogatis (1977) postulierte 9-faktorielle Struktur nicht repliziert werden (Franke, 1995; Rief et al., 1991; Schmitz et al., 2000; Stieglitz, 2000). Den im Einzelnen unterschiedlichen Faktorenlösungen ist ein varianzstarker (unrotierter) erster Faktor gemeinsam, der als eine den Symptomen zu Grunde liegende allgemeine Dimension der subjektiven psychischen Beeinträchtigung interpretiert werden kann.

Insgesamt liefern die faktorenanalytische Ergebnisse Argumente für die Verwendung der skalenübergreifenden globalen Kennwerte, während eine differenzierte Interpretation der Skalenwerte kritisch gesehen werden sollte. Wenn auch nicht empirisch gestützt, dürfte dies auch für das BSI gelten.

Konvergente Validität: Zur Beurteilung der konvergenten Validität des globalen Belastungskennwertes GSI und von einigen der Primärskalen des BSI können entfernt konstruktverwandte Skalen aus dem eigenschaftsdiagnostischen *Freiburger Persönlichkeitsinventar* (FPI-R; Fahrenberg et al., 1994) und dem *Essener Fragebogen zur Krankheitsverarbeitung* (EFK; Franke et al., 2000) herangezogen werden: Der GSI korreliert in der Stichprobe Studierender mäßig positiv mit den FPI-R-Skalen „Neurotizismus" (r=.63), „körperliche Beschwerden" (r=.51) und „Beanspruchung" (r=.41). Die Korrelationen der BSI-Skalen „Somatisierung", „Depressivität" und „Aggressivität" mit ähnlich oder gleich lautend ettiketierten Skalen des FPI-R (Studierende) oder des EFK (3 Patientengruppen: Niereninsuffizienz, HIV, Sehbeeinträchtigung) liegen im Bereich zwischen r=.23 („Aggressivität") und r=.68 („Depressivität).

Den übrigen BSI-Skalen stehen in den Vergleichsinstrumenten keine semantischen Entsprechungen gegenüber. Unerwartet ist der Befund, dass bedeutsame Zusammenhänge zwischen den BSI-Skalen und dem globalen Index GSI auf der einen Seite und der FPI-R-Skala „Gesundheitssorgen" fehlen.

Diskriminante Validität: Der globale Belastungskennwert GSI korreliert erwartungsgemäß nicht oder nur marginal mit krankheitsirrelevanten Persönlichkeitsdimensionen des FPI-R („Leistungsorientierung", „Soziale Orientierung", „Extraversion"). Dies gilt für die Primärskalen des BSI nur mit Einschränkungen; ein konsistentes differenzielles inhaltliches Zusammenhangsmuster ist nicht erkennbar.

Behandlungssensitivität: Während mit der Langform SCL-90-R – auch in der deutschen Fassung – Erfahrungen aus psychopharmakologischen Studien vorliegen, die ihre Behandlungssensitivität im Vergleich zu Placebo und zu aktiven Kontrollen belegen (Hasler et al., 2002; Möller et al., 2001; Volz et al., 2000), stehen entsprechende Erfahrungen mit der Kurzform BSI noch aus. Insbesondere der hochreliable Index der psychischen Gesamtbelastung GSI dürfte geeignet sein, subjektive Behandlungseffekte, in Ergänzung zu klinischen Fremdratings aufzuzeigen.

6 Normen, Cut-Off-Werte

Deutsche Normen für die 9 Skalen und die drei globalen Parameter (GSI, PST, PSDI) wurden getrennt für zwei Stichproben berechnet, deren eine aus Jugendlichen und Erwachsenen im Alter von 15 bis 80 besteht und die im Manual als „Erwachsene" ($N_1=600$) bezeichnet werden und deren andere aus Erwachsenen im Alter von 18 bis 54 Jahren besteht und die im Manual als „Studierende" ($N_2=589$) bezeichnet werden (Franke, 2000). In beiden Stichproben werden jeweils die Mittelwerte und T-Werte für die gesamte Stichprobe und die beiden Geschlechter getrennt dargestellt. Referenzwerte für Angstpatienten finden sich bei Geisheim et al. (2002).

Nach einem Vorschlag von Derogatis kann bei einem T-Wert ≥ 63 im GSI oder in mindestens zwei Primärskalen von einer klinisch auffälligen psychischen Belastung ausgegangen werden.

Für die untransformierten Skalenwerte G und den GSI werden im Manual als weitere Intepretationshilfen Vertrauensbereiche für Einzelmessungen und individuelle Testwertveränderungen, beide auf Schätzungen der Retest-Reliabilitäten beruhend, angeboten.

7 Exemplarische Daten

BSI – Tabelle 1: Mittelwerte (M) und Standardabweichungen (SD) für die 9 Skalen und die 3 Globalwerte des BSI in einer US-amerikanischen Stichprobe von stationären Psychiatriepatienten (Datenquelle: Franke, 2000)

Skala	Gesamt (N = 423)		Männer (N = 158)		Frauen (N = 265)	
	M	(SD)	M	(SD)	M	(SD)
1) Somatisierung	0.90	(0.89)	0.80	(0.86)	0.96	(0.91)
2) Zwanghaftigkeit	1.32	(1.05)	1.12	(1.00)	1.45	(1.07)
3) Unsicherheit im Sozialkontakt	1.29	(1.09)	0.94	(0.95)	1.49	(1.11)
4) Depressivität	1.52	(1.21)	1.26	(1.15)	1.68	(1.22)
5) Ängstlichkeit	1.49	(1.14)	1.20	(1.03)	1.66	(1.16)
6) Aggressivität/Feindseligkeit	0.87	(0.92)	0.71	(0.75)	0.96	(1.00)
7) Phobische Angst	0.92	(1.07)	0.71	(0.97)	1.05	(1.10)
8) Paranoides denken	1.10	(0.99)	0.95	(0.87)	1.20	(1.05)
9) Psychotizismus	1.09	(0.96)	0.90	(0.88)	1.21	(0.99)
GSI	1.19	(0.86)	0.97	(0.78)	1.31	(0.88)
PSDI	1.99	(0.76)	1.86	(0.74)	2.07	(0.76)
PST	28.15	(14.13)	24.44	(14.20)	30.35	(13.64)

BSI – Tabelle 2: Mittelwerte (M) und Standardabweichungen (SD) für die 9 Skalen und die 3 Globalwerte des BSI in der deutschen Normstichprobe Erwachsener (Datenquelle: Franke, 2000)

Skala	Gesamt (N = 600)		Männer (N = 300)		Frauen (N = 300)	
	M	(SD)	M	(SD)	M	(SD)
1) Somatisierung	0.27	(0.32)	0.23	(0.31)	0.32	(0.33)
2) Zwanghaftigkeit	0.52	(0.44)	0.50	(0.46)	0.54	(0.43)
3) Unsicherheit im Sozialkontakt	0.42	(0.43)	0.35	(0.40)	0.49	(0.45)
4) Depressivität	0.28	(0.37)	0.24	(0.32)	0.33	(0.40)
5) Ängstlichkeit	0.34	(0.34)	0.29	(0.31)	0.39	(0.36)
6) Aggressivität/Feindseligkeit	0.33	(0.34)	0.29	(0.35)	0.37	(0.33)
7) Phobische Angst	0.15	(0.24)	0.14	(0.23)	0.16	(0.25)
8) Paranoides denken	0.34	(0.39)	0.33	(0.40)	0.34	(0.38)
9) Psychotizismus	0.19	(0.28)	0.19	(0.28)	0.19	(0.27)
GSI	0.31	(0.23)	0.28	(0.23)	0.35	(0.23)
PSDI	1.19	(0.30)	1.18	(0.33)	1.21	(0.27)
PST	13.20	(8.13)	11.90	(8.10)	14.50	(8.00)

8 Literatur

CIPS (Hrsg.). (1977). Internationale Skalen für Psychiatrie. Weinheim: Beltz Test.

Cyr, J. J., McKenna-Foley, J. M. & Peacok, E. (1985). Factor structure of the SCL-90-R: Is there one? Journal of Personality Assessment, 49, 571–578.

De Leo, D., Frisoni, G. B., Rozzini, R. & Trabucchi, M. (1993). Italian community norms for the Brief Symptom Inventory in the elderly. British Journal of Clinical Psychology, 32, 209–213.

Derogatis, L. R. (1975). Brief Symptom Inventory. Baltimore, MD: Johns Hopkins University School of Medicine, Clinical Psychometric Research.

Derogatis, L. R. (1977). SCL-90-R, administration, scoring & procedures manual-I for the R(evised) version. Baltimore, MD: Johns Hopkins University School of Medicine, Clinical Psychometric Research.

Derogatis, L. R. (1992). SCL-90-R, administration, scoring & procedures manual-II for the R(evised) version and other instruments of the Psychopathology Rating Scale Series. Townson: Clinical Psychometric Research.

Derogatis, L. R. (1993). Brief Symptom Inventory (BSI), administration, scoring, and procedures manual, third edition. Minneapolis: National Computer Services.

Derogatis, L. R., Lipman, R. S. & Covi, L. (1973). SCL-90: An outpatient psychiatric rating scale – preliminary report. Psychopharmacology Bulletin, 9, 13–28.

Derogatis, L. R., Lipman, R. S. & Covi, L. (1976). SCL-90: Self-Report Symptom Inventory. In W. Guy (Ed.), EDCEU assessment manual for psychopharmacology (pp. 313–331). Rockville, MD: National Institute of Mental Health.

Derogatis, L. R., Lipman, R. S., Rickels, K., Uhlenhuth, E. H. & Covi, L. (1974). The Hopkins Symptom Cheklist (HSCL): A self-report symptom inventory. Behavioural Science, 19, 1–15.

Derogatis, L. R. & Melisaratos, N. (1983). The Brief Symptom Inventory: An introductory report. Psychological Medicine, 13, 595–605.

Eysenck, H. J. & Eysenck, S. B. G. (1976). Psychoticism as a dimension of personality. London: Hodder & Stoughton.

Fahrenberg, J., Hampel, R. & Selg, H. (1994). Das Freiburger Persönlichkeitsinventar FPI. Revidierte Fassung FPI-R und teilweise geänderte Fassung FPI-A1. Handanweisung (6. Aufl.). Göttingen: Hogrefe.

Franke, G. H. (1995). SCL-90-R. Die Symptom-Checkliste von Derogatis – Deutsche Version – Manual. Göttingen: Beltz Test.

Franke, G. H. (2000). Brief Symptom lnventory von L. R. Derogatis (Kurzform der SCL-90-R) – Deutsche Version – Manual. Göttingen: Beltz Test.

Franke, G. H. (2002). SCL-90-R. Die Symptom-Checkliste von Derogatis – Deutsche Version – Manual (2., rev. u. erw. Aufl.). Göttingen: Beltz Test.

Franke, G. H., Mähner, N., Reimer, J., Spangemacher, B. & Esser, J. (2000). Erste Überprüfung des Essener Fragebogens zur Krankheitsverarbeitung (EFK) an sehbeeinträchtigten Patienten. Zeitschrift für Differentielle und Diagnostische Psychologie, 21, 166–172.

Geisheim, C., Hahlweg, K., Fiegenbaum, W., Frank, M., Schröder, B., & Witzleben, I. v. (2002). Das Brief Symptom Inventory (BSI) als Instrument zur Qualitätssicherung in der Psychotherapie. Diagnostica, 48, 28–36.

Hasler, G., Scnyder, U., Klaghofer, R. & Angst, J. (2002). Treatment of depressive disorders with and without medication – A naturalistic study. Pharmacopsychiatry, 35, 235–238.

Marks, I. (1969). Fears and phobias. New York, NY: Academic Press.

Möller, H. J., Volz, H. P., Reimann, I. W. & Stoll, K. D. (2001). Opipramol for the treatment of generalized anxiety disorder: A placebo-controlled trial including an alprazolam-treated group. Journal of Clinical Pharmacology, 21, 59–65.

Rief, W., Greitemeyer, M. & Fichter, M. M. (1991). Kurzberichte über neue diagnostische Verfahren. Die Symptom-Checkliste SCL-90-R: Überprüfung an 900 psychosomatischen Patienten. Diagnostica, 37, 58–65.

Schmitz, N., Hartkamp, N., Kruse, J., Franke, G. H., Reister, G. & Tress, W. (2000). The Symptom Check-List-90-R (SCL-90-R): A German validation study. Quality of Life Research, 9, 185–193.

Stieglitz, R.-D. (2000). Diagnostik und Klassifikation psychischer Störungen: Konzeptuelle und methodische Beiträge zur Evaluierung psychiatrischer Diagnostikansätze. Göttingen: Hogrefe.

Volz, H.-P., Möller, H.-J., Reimann, I. & Stoll, K.-D. (2000). Opipramol for the treatment of somatoform disorders: Results from a placebo-controlled trial. European Neuropsychopharmacology, 10, 211–217.

Codenummer / Name: ....

Geschlecht: ❑ männlich ❑ weiblich

Bildungsstand: ❑ Haupt-/Realschule ❑ Abitur ❑ Student/in ❑ abgeschl. Studium ❑ unbekannt

Alter: ....

Datum: ....

BSI

BSI - Sie finden nachstehend eine Liste von Problemen und Beschwerden, die man manchmal hat. Bitte lesen Sie jede Frage einzeln sorgfältig durch und entscheiden Sie, wie stark Sie durch diese Beschwerden gestört oder bedrängt worden sind, und zwar **während der vergangenen sieben Tage bis heute.** Überlegen Sie bitte nicht erst, welche Antwort „den besten Eindruck" machen könnte, sondern antworten Sie so, wie es für Sie persönlich zutrifft. Machen Sie bitte hinter jeder Frage ein Kreuz bei der für Sie am besten zutreffenden Antwort.

Bitte beantworten Sie jede Frage!

überhaupt nicht	ein wenig	ziemlich	stark	sehr stark
0	1	2	3	4

Wie sehr litten Sie in den letzten sieben Tagen unter ...	
1. Nervosität oder innerem Zittern	0 1 2 3 4
2. Ohnmachts- und Schwindelgefühlen	0 1 2 3 4
3. der Idee, daß irgend jemand Macht über Ihre Gedanken hat	0 1 2 3 4
4. dem Gefühl, daß andere an den meisten Ihrer Schwierigkeiten Schuld sind	0 1 2 3 4
5. Gedächtnisschwierigkeiten	0 1 2 3 4
6. dem Gefühl, leicht reizbar oder verärgerbar zu sein	0 1 2 3 4
7. Herz- oder Brustschmerzen	0 1 2 3 4
8. Furcht auf offenen Plätzen oder auf der Straße	0 1 2 3 4
9. Gedanken, sich das Leben zu nehmen	0 1 2 3 4
10. dem Gefühl, daß man den meisten Menschen nicht trauen kann	0 1 2 3 4
11. schlechtem Appetit	0 1 2 3 4
12. plötzlichem Erschrecken ohne Grund	0 1 2 3 4
13. Gefühlsausbrüchen, denen gegenüber Sie machtlos waren	0 1 2 3 4
14. Einsamkeitsgefühlen, selbst wenn Sie in Gesellschaft sind	0 1 2 3 4
15. dem Gefühl, daß es Ihnen schwerfällt, etwas anzufangen	0 1 2 3 4
16. Einsamkeitsgefühlen	0 1 2 3 4
17. Schwermut	0 1 2 3 4
18. dem Gefühl, sich für nichts zu interessieren	0 1 2 3 4
19. Furchtsamkeit	0 1 2 3 4
20. Verletzlichkeit in Gefühlsdingen	0 1 2 3 4
21. dem Gefühl, daß die Leute unfreundlich sind oder Sie nicht leiden können	0 1 2 3 4
22. Minderwertigkeitsgefühlen gegenüber anderen	0 1 2 3 4

überhaupt nicht	ein wenig	ziemlich	stark	sehr stark
0	1	2	3	4

Wie sehr litten Sie in den letzten sieben Tagen unter ...	
23. Übelkeit oder Magenverstimmung	0 1 2 3 4
24. dem Gefühl, daß andere Sie beobachten oder über Sie reden	0 1 2 3 4
25. Einschlafschwierigkeiten	0 1 2 3 4
26. dem Zwang, wieder und wieder nachzukontrollieren, was Sie tun	0 1 2 3 4
27. Schwierigkeiten, sich zu entscheiden	0 1 2 3 4
28. Furcht vor Fahrten in Bus, Straßenbahn, U-Bahn oder Zug	0 1 2 3 4
29. Schwierigkeiten beim Atmen	0 1 2 3 4
30. Hitzewallungen oder Kälteschauern	0 1 2 3 4
31. der Notwendigkeit, bestimmte Dinge, Orte oder Tätigkeiten zu meiden, weil Sie durch diese erschreckt werden	0 1 2 3 4
32. Leere im Kopf	0 1 2 3 4
33. Taubheit oder Kribbeln in einzelnen Körperteilen	0 1 2 3 4
34. dem Gefühl, daß Sie für Ihre Sünden bestraft werden sollten	0 1 2 3 4
35. einem Gefühl der Hoffnungslosigkeit angesichts der Zukunft	0 1 2 3 4
36. Konzentrationsschwierigkeiten	0 1 2 3 4
37. Schwächegefühl in einzelnen Körperteilen	0 1 2 3 4
38. dem Gefühl, gespannt oder aufgeregt zu sein	0 1 2 3 4
39. Gedanken an den Tod und ans Sterben	0 1 2 3 4
40. dem Drang, jemanden zu schlagen, zu verletzen oder ihm Schmerz zuzufügen	0 1 2 3 4
41. dem Drang, Dinge zu zerbrechen oder zu zerschmettern	0 1 2 3 4
42. starker Befangenheit im Umgang mit anderen	0 1 2 3 4
43. Abneigung gegen Menschenmengen, z. B. beim Einkaufen oder im Kino	0 1 2 3 4
44. dem Eindruck, sich einer anderen Person nie so richtig nahe fühlen zu können	0 1 2 3 4
45. Schreck- oder Panikanfällen	0 1 2 3 4
46. der Neigung, immer wieder in Erörterungen und Auseinandersetzungen zu geraten	0 1 2 3 4
47. Nervosität, wenn Sie allein gelassen werden	0 1 2 3 4
48. mangelnder Anerkennung Ihrer Leistungen durch andere	0 1 2 3 4
49. so starker Ruhelosigkeit, daß Sie nicht stillsitzen können	0 1 2 3 4
50. dem Gefühl, wertlos zu sein	0 1 2 3 4
51. dem Gefühl, daß die Leute Sie ausnutzen, wenn Sie es zulassen würden	0 1 2 3 4
52. Schuldgefühlen	0 1 2 3 4
53. dem Gedanken, daß irgendetwas mit Ihrem Verstand nicht in Ordnung ist	0 1 2 3 4

Codenummer / Name: ....

Geschlecht: ❑ männlich ❑ weiblich

Bildungsstand: ❑ Haupt-/Realschule ❑ Abitur ❑ Student/in ❑ abgeschl. Studium ❑ unbekannt

Alter: ....

Datum: ....

BSI

Auswertungsschema

Anleitung

Tragen Sie skalenweise die Itemwerte in die dafür vorgesehenen Felder ein. Addieren Sie dann die Itemwerte je Skala und tragen Sie diesen Wert in der Spalte „Summe der Itemwerte" (S_1 bis S_{10}) ein. Teilen Sie diesen Wert durch die Anzahl der Items der jeweiligen Skala und tragen Sie das Ergebnis in der Spalte „Skalenwert" (G_1 bis G_9) ein. Hat der Patient ein oder mehrere Items nicht beantwortet (missing data), so muß der Teiler der jeweiligen Skala um die Anzahl der missing data reduziert werden. Zählen Sie dann für jede Skala die Items, bei denen der Patient eine Belastung zeigt (Itemwert größer Null) und tragen Sie diese Anzahl in der Spalte „Anzahl Items größer Null" (P_1 bis P_{10}) ein.

Zur Berechnung der Globalen Kennwerte addieren Sie zunächst die Summen der Itemwerte S_1 bis S_{10} und tragen das Ergebnis in die Felder GS ein. Teilen Sie dann GS durch die Anzahl der (beantworteten) Items des Tests (53 - Anzahl missing data); das Ergebnis ist der Globale Kennwert *GSI*. Addieren Sie dann die Anzahl der Items, bei denen der Patient eine Belastung zeigt (P_1 bis P_{10}). Diese Summe ergibt den Globalen Kennwert *PST*; tragen Sie ihn in die entsprechenden Felder ein. Teilen Sie nun den Wert GS durch den Wert PST, um den dritten Globalen Kennwert *PSDI* zu erhalten.
In die Spalte „T-Werte" können Sie die in den Tabellen nachgeschlagenen T-Werte eintragen.

	Items	Summe Itemwerte	÷	Anzahl Items	=	Skalenwert	Anzahl Items größer Null	T-Werte
Skala 1: *Somatisierung*	2, 7, 23, 29, 30, 33, 37	S_1	÷	7*	=	G_1	P_1	T_1
Skala 2: *Zwanghaftigkeit*	5, 15, 26, 27, 32, 36	S_2	÷	6*	=	G_2	P_2	T_2
Skala 3: *Unsicherheit im Sozialkontakt*	20, 21, 22, 42	S_3	÷	4*	=	G_3	P_3	T_3
Skala 4: *Depressivität*	9, 16, 17, 18, 35, 50	S_4	÷	6*	=	G_4	P_4	T_4
Skala 5: *Ängstlichkeit*	1, 12, 19, 38, 45, 49	S_5	÷	6*	=	G_5	P_5	T_5
Skala 6: *Aggressivität / Feindseligkeit*	6, 13, 40, 41, 46	S_6	÷	5*	=	G_6	P_6	T_6
Skala 7: *Phobische Angst*	8, 28, 31, 43, 47	S_7	÷	5*	=	G_7	P_7	T_7
Skala 8: *Paranoides Denken*	4, 10, 24, 48, 51	S_8	÷	5*	=	G_8	P_8	T_8
Skala 9: *Psychotizismus*	3, 14, 34, 44, 53	S_9	÷	5*	=	G_9	P_9	T_9
Zusatzitems	11, 25, 39, 52	S_{10}					P_{10}	
Globale Kennwerte:	$GS = \sum_{i=1}^{10} S_i$; $GSI = \frac{GS}{(53 - \text{Anz. missing data})}$	Summe GS	÷	53*	=	GSI	Summe PST	T_{GSI} ; T_{PST}
	$PST = \sum_{i=1}^{10} P_i$; $PSDI = \frac{GS}{PST}$	GS	÷	PST	=	PSDI		T_{PSDI}

(*: jeweils Anzahl missing data der Skala abziehen)

Idee: Dr. Gabriele H. Franke – Gestaltung und Satz: Ralf Barthke-Franke (r@bc)

CGI

Clinical **G**lobal **I**mpressions

Klinisches Globalurteil

Fremdbeurteilung

Deutsche Version: AMDP und CIPS (1990), CIPS (1977, 1996)
Originalversion: National Institute of Mental Health (1970, 1976)

1 Anwendungsbereich

Die *Clinical Global Impressions* Skalen (CGI) dienen der Bewertung des Erfolgs psychopharmakologischer Behandlungen durch die Globalbeurteilung eines Klinikers. Beurteilt werden die Schwere der Erkrankung, die Zustandsänderung über die Zeit sowie die therapeutische Wirksamkeit und die unerwünschten Wirkungen einer Behandlung. Neben störungsspezifischen Syndromskalen finden die Globalurteile – insbesondere das Veränderungsurteil – in nahezu allen klinischen Studien mit Psychopharmaka Verwendung als Outcomekriterien. Vorausgesetzt wird dabei, dass im Gegensatz zu mehr elaborierten Beurteilungsskalen, mit denen auch geringfügige Behandlungseffekte abgebildet werden können, in den Globalurteilen nur robuste, klinisch relevante Effekte zum Ausdruck kommen.

U. a. wird die Verwendung der CGI-Skalen (z. T. in abgewandelter Form; s. unten) in Richtlinien für Studien zur Prüfung der Wirksamkeit von anxiolytischen, antidepressiven, antipsychotischen und antidementiven pharmakologischen Behandlungen empfohlen (Amaducci et al., 1989; Angst et al., 1989, 1991, 1993).

2 Aufbau und Beschreibung

Die CGI besteht aus 3 Items (bzw. 4 Skalen), die einzeln bewertet werden; ein zusammenfassender Score ist nicht vorgesehen. Mit Item 1 wird der Schweregrad der Krankheit beurteilt, mit Item 2 die Zustandsänderung seit Beginn der Studie (Baseline). Dem Schweregradurteil steht eine 7-stufige Antwortskala zur Verfügung, mit den Kategorien 1 = „Patient ist überhaupt nicht krank", 2 = „... Grenzfall psychiatrischer Erkrankung", 3 = „... nur leicht krank", 4 = „... mäßig krank", 5 = „... deutlich krank", 6 = „... schwer krank" und 7 = „... gehört zu den extrem schwer Kranken"; die Zustandsänderung wird ebenfalls auf einer 7-stufigen, aber bipolaren Skala beurteilt mit den Kategorien 1 = „Zustand ist sehr viel schlechter", 2 = „... viel schlechter", 3 = „... etwas schlechter", 4 = „... unverändert", 5 = „... nur wenig besser", 6 = „... viel besser" und 7 = „... sehr viel besser".

Mit Item 3 soll ein „Wirksamkeits-Index" ermittelt werden, der den therapeutischen Effekt der medikamentösen Behandlung, bereinigt um unerwünschte Wirkungen der Behandlung angibt. In der hier vorliegenden Form der CGI werden die beiden ursprünglich in Kombination beurteilten Aspekte (CIPS, 1977) separat, auf jeweils 4-stufigen Skalen eingeschätzt (erstmals in AMDP & CIPS, 1990). Mit Item 3.1 soll die therapeutische Wirksamkeit beurteilt werden (1 = „sehr gut", 2 = „mäßig", 3 = „gering" und 4 = „Zustand unverändert oder verschlechtert"), mit Item 3.2 die Beeinträchtigung des Patienten durch unerwünschte Wirkungen (1 = „keine", 2 = „... nicht wesentlich", 3 = „... wesentlich", 4 = „überwiegen die therapeutische Wirksamkeit").

Bei allen 4 Skalen ist eine weitere Rubrik 0 = „nicht beurteilbar" vorgesehen, die bei der Erstbeurteilung eines Patienten für die Items 2, 3.1 und 3.2 anzukreuzen ist.

3 Entwicklung

Hintergrund: Die CGI wurde in der 60er Jahren des vorigen Jahrhunderts im Rahmen eines amerikanischen Schizophrenieprojekts (*PRB Collaborative Schizophrenia Studies*) entwickelt, mit dem Ziel einer Nutzen-Risiko-Bewertung medikamentöser Behandlungen. Nach der Aufnahme in das *Assessment Manual for Psychopharmacology* der *Early Clinical Drug Evaluation Unit* (ECDEU) des *National Institute of Mental Health* (NIMH, 1970) und einer 1976 vorgenommenen Revision (NIMH, 1976) entwickelte sich das Instrument zum Standard für klinische Globalskalen in allen Bereichen der psychopharmakologischen Forschung. Das ursprüngliche Ziel der Nutzen-Risiko-Bewertung (Item 3) ist dabei allerdings in den Hintergrund getreten, zu Gunsten der voraussetzungsärmeren globalen Bewertung der Zustandsänderung (Item 2).

Skalenkonstruktion: Auf Grund der nur einzeln bewerteten Items sind die üblichen Kriterien einer psychometrischen Skalenkonstruktion nicht anwendbar. Die Kriterien, die für die Festlegung der Skalenstufen innerhalb der Items maßgeblich waren, sind nicht bekannt.

Versionen: Die CGI ist in einer nahezu unübersehbaren Anzahl von Sprachversionen weltweit verfügbar.

Die deutsche Fassung (CIPS, 1996) unterscheidet sich von der Originalversion durch die Aufteilung von Item 3 („Wirksamkeits-Index") in 2 separate Skalen (s. oben). Auf die Berechnung eines sich aus der Kombination der Urteile für therapeutische Wirksamkeit und unerwünschte Wirkungen ergebenden Scores für den Wirksamkeits-Index wird verzichtet. Der deutschen Version entsprechende Fassungen in englisch, französisch, italienisch und spanisch sind in der Skalensammlung *Rating Scales for Psychiatry, European Edition* (AMDP & CIPS, 1990) wiedergegeben.

Die CGI kommt in zahlreichen Variationen, z. T. unter eigenen Bezeichnungen vor. Eine Selbstbeurteilungsversion (nur Item 2) wird mitunter durch die Bezeichnung PGI (Patient's Global Impression) gekennzeichnet.

Mit dem Ziel, das Globalurteil der Zustandsänderung (Item 2: *Clinical Global Impression of Change* CGIC) zu präzisieren, sind im Bereich der klinischen Demenzforschung verschiedene Vorschläge zur Standardisierung der Beurteilungsgrundlagen erarbeitet worden. U. a. wurden die für die Beurteilung zulässigen Informationsquellen spezifiziert, z. B. auf das klinische Interview mit dem Patienten eingeschränkt (CIBIC: *Clinical Interview Based Impression of Change*) oder eine dritte Person als zusätzliche Informationsquelle gefordert (CIBIC-plus) und bei beiden Vorgehensweisen der Zugang zu allen anderen Quellen der Information ausgeschlossen. Verschiedene, im Grad der Strukturierung variierende Richtlinien für die Durchführung der Interviews wurden ebenfalls vorgeschlagen. Übersichten über die in Studien mit Antidementiva gebräuchlichen CGI-Derivate geben Schneider und Olin (1996), Reisberg et al. (1997) und Oremus et al. (2000), eine kritische Diskussion aus Sicht der pharmazeutischen Industrie sowie ein Verfahrensvorschlag (CIBIC-M) findet sich bei Meya et al. (1994). Weiterhin existieren z. T. erheblich modifizierte Versionen zur Anwendung bei bipolaren affektiven Störungen (CGI-BP; Spearing et al., 1997; Grunze et al., 2003; Vieta et al., 2003) und bei schizophrenen Störungen (CGI-SCH; Haro et al., 2003).

4 Hinweise zur Anwendung

Material zur Unterstützung der Anwendung: Außer dem Dokumentationsbogen (siehe *Bezugsquellen* im Anhang des Buches) liegen für die Standardversion der CGI keine weiteren Unterlagen vor. Für spezielle, in Demenzstudien anwendbare Varianten, sind Durchführungsanleitungen bei den jeweiligen Autoren bzw. Institutionen erhältlich.

Voraussetzungen auf Seiten des Patienten: Patienten aller Diagnosegruppen und jeden Alters können mit den CGI-Skalen beurteilt werden.

Voraussetzungen auf Seiten des Untersuchers: Die Globalbeurteilung erfordert umfangreiche klinische Erfahrung. Ein Rater-Training, das sich auf die Vermittlung der Beurteilungsgrundlagen (Symptombild) und die Erläuterung der Skalierung konzentriert, für das Vorgehen bei der Informationserhebung aber allenfalls Rahmenbedingungen setzt, ist dringend zu empfehlen.

Bearbeitungsdauer: Wegen der nicht spezifizierten Modalitäten der Informationsgewinnung können keine Angaben zum Zeitbedarf der Untersuchung gemacht werden. Die reine Ausfüllzeit des Dokumentationsbogens beträgt 1 bis 2 Minuten.

Für die demenzspezifischen Varianten liegen Angaben zur Durchführungsdauer des Interviews vor; sie variieren je nach Verfahren zwischen 10 und 45 Minuten.

Zeitlicher Bezugsrahmen der Beurteilung: Die Beurteilung des Schweregrades (Item 1) bezieht sich auf die Woche vor dem gegenwärtigen Zeitpunkt. Dies gilt auch für die beiden Skalen von Item 3 (Wirksamkeits-Index), nicht jedoch für Item 2: Zur Globalbeurteilung der Zustandsänderung ist die Zeitspanne seit Beginn der jeweiligen Behandlung (Baseline) zu berücksichtigen. Auch bei wiederholter Beurteilung im Verlauf einer Studie ist die Zustandsänderung jeweils auf die Baseline zu beziehen, nicht auf das vorausgegangene Urteil.

Durchführung: Die Items zur Beurteilung des Schweregrades, der Zustandsänderung und der therapeutischen Wirksamkeit können einzeln oder gemeinsam verwendet werden. In der Originalveröffentlichung (NIMH, 1976) wird die gemeinsame Anwendung empfohlen, ausgenommen bei Studienbeginn, wo lediglich der Schweregrad beurteilt werden kann. In neueren Studien wird meist nur die globale Zustandsänderung (Item 2) beurteilt, seltener ist die Kombination mit dem Schweregradurteil (Item 1). Der Versuch, den Anteil der Medikamentenwirkung an der globalen Zustandsänderung zu beurteilen (Item 3), wird kaum noch unternommen.

Zur Durchführung der Untersuchungen auf denen die Beurteilung beruht, werden für die Standard-CGI-Version keine Angaben gemacht, lediglich der Bezugsrahmen der Beurteilung ist in den Instruktionen zu den Items festgelegt. Danach ist der Schweregrad der Erkrankung (Item 1) auf der Basis der gesamten Erfahrung des Untersuchers mit der jeweils speziellen Patientengruppe (nicht allen psychisch Kranken) einzuschätzen. Bei der Globalbeurteilung der Zustandsänderung (Item 2) sollen alle Veränderungen im Krankheitsbild des Patienten seit Studienbeginn, ob behandlungsbedingt oder nicht, berücksichtigt werden. Veränderungen, die nach Meinung des Beurteilers allein der Wirkung des verabreichten Medikamentes zuzuschreiben sind sollen in Item 3 beurteilt werden.

Die genannten Festlegungungen wurden mit der NIMH-Version von 1976 eingeführt.

Auswertung: Jedes Item wird separat bewertet. Eine weitergehende Auswertung entfällt.

5 Gütekriterien

Objektivität

Die lediglich quantitativ, ohne inhaltlichen Bezug definierten Skalen lassen dem Beurteiler bei der Informationserhebung und der Einstufung großen Spielraum. Die Objektivität der Durchführung und der Beurteilung können jeweils spezifisch für bestimmte Patientenpopulationen durch Strukturierung der Untersuchungssituation, z. B. durch Interviewleitfäden und Schulung der Beurteiler erhöht werden. Nach den Angaben von Stieglitz (2000) können hierbei Intraclass-Korrelationskoeffizienten der Beurteilerübereinstimmung von ICC > .90 erreicht werden. Allerdings widerspricht ein hoher Strukturierungsgrad der Informationserhebung dem Konzept des Globalurteils, das sich gerade durch seine Offenheit für alle der Wahrnehmung des Beurteilers zugänglichen Aspekte des Symptombildes von den inhaltlich definierten Syndromskalen abhebt.

In einer Untersuchung von Dahlke et al. (1992), in der Ärzte und Mitarbeiter aus dem Pflegebereich, alle ohne spezielles Training, 12 Demenzpatienten beurteilten, ergaben sich geringe bis mäßige Korrelationen (Pearson Produkt-Moment Korrelationskoeffizienten) zwischen den Urteilen von jeweils zwei Ratern: für Item 1 (Schweregrad) $r = .66$ (2 Ärzte) und $r = .41$ (Arzt/Pfleger), für Item 2 (Zustandsänderung) $r = .51$ (2 Ärzte) und $r = .35$ (Arzt/Pfleger). Wegen der geringen Fallzahlen weisen die Korrelationskoeffizienten weite Konfidenzintervalle auf.

Für CIBIC-plus-Ratings (Zustandsänderung, beurteilt nach Video-Aufnahmen von Patienten- und Informanten-Interviews) von acht Alzheimer-Patienten berichten Boothby et al. (1995) Intraclass-Korrelationskoeffizienten der Beurteilerübereinstimmung von ICC = .72 und .82, wenn das Informanteninterview an erster Stelle gezeigt worden war und von ICC = .66 und .69, bei umgekehrter Reihenfolge der Darbietung.

Die Auswertungsobjektivität ist trivial, ebenso die Interpretationsobjektivität, wenn sie nicht über die mit der verbalen Etikettierung der Urteilskategorien gegebene Interpretation hinausgeht.

Reliabilität

Interne Konsistenz: Nicht anwendbar. Es gibt keinen aus Einzelkomponenten (Items) zusammengesetzten Skalenwert.

Retest-Reliabilität: In der Untersuchung von Dahlke et al. (1992) wurde für Item 1 die Retest-Reliabilität über einen Zeitraum von acht Wochen (N = 12 Patienten) mit $r_{tt} = .65$ bestimmt.

Beneke und Rasmus (1992) ermittelten anhand der Daten aus drei klinischen Studien (schizophrene Patienten, depressive Patienten und Angstpatienten; Gesamt N = 175) Retest-Reliabilitätskoeffizienten (Kendall Tau) über verschiedene (nicht spezifizierte) Intervalle innerhalb eins Gesamtzeitraumes von acht Wochen im Bereich von $r_{tt\tau} = .20$ bis .81 für Item 1, von $r_{tt\tau} = .15$ bis .78 für Item 2, von $r_{tt\tau} = .21$ bis .78 für Item 3.1 (Therapeutische Wirksamkeit) und von $r_{tt\tau} = .32$ bis .80 für Item 3.2 (Unerwünschte Wirkungen).

Für Ratings der Zustandsänderung in Alzheimerstudien mit formal dem CGI-Item 2 entsprechenden Globalskalen (CIBI oder CGIC) werden, auch bei vorgeschaltetem Ratertraining, eher geringe, allenfalls mäßige Retest-Reliabilitäten berichtet: z. B., $r_{tt} = .44$ und .59, in verschiedenen Studienphasen für jeweils auf die Baseline bezogene Einschätzungen in zweiwöchigem Abstand (Knopman et al., 1994).

Validität

Inhaltliche Validität/Konstruktvalidität: Das Konzept der inhaltlichen Validität ist auf die abstrakt-quantitativ definierten CGI-Skalen nicht anwendbar. Inhaltliche Bezüge sind in den Skalen selbst nicht vorgegeben, sie werden erst durch den Beurteiler im jeweiligen Beurteilungskontext hergestellt.

Dahlke et al. zeigten in ihrer Untersuchung (1992; s. auch Dahlke & Lohaus, 1992), dass die Beurteilung des Schweregrades der Erkrankung von Demenzpatienten durch 37 Ärzte in wesentlichen Teilen durch anerkannte diagnostische Kriterien (DSM-III-R) bestimmt war (bis zu 60 % erklärte Varianz), während dies für die Beurteilung der Zustandsänderung in nur sehr viel geringerem Maße zutraf (maximal 37 % erklärte Varianz).

Über ähnliche Befunde berichten Leon et al. (1993) bei nach DSM-III-R diagnostizierten Patienten mit Panikattacken und Depression: Es wurden systematische Beziehungen zwischen CGI-Skalen und der klinischen Symptomatik gefunden; diese ergaben sich in erster Linie zum globalen Schweregradurteil, weniger zum Urteil der Zustandsänderung.

Die Abhängigkeit der Beurteilungskriterien von der jeweiligen Beurteilergruppe wird in den Befunden von Dahlke et al. (1992) und Claus et al. (1998) zum globalen Veränderungsurteil deutlich: In der Studie von Dahlke et al. stützten die Ärzte ihr Urteil hauptsächlich auf Veränderungen in der klinischen Psychopathologie, die Pflegedienstmitarbeiter auf Veränderungen im Pflegeaufwand. Claus et al. fanden (ebenfalls bei Demenzpatienten), dass Ärzte schwerpunktmäßig die kognitiven Veränderungen beurteilten, während Angehörige sich eher an Veränderungen im Verhalten und in der funktionalen Kompetenz orientierten.

Die Operationalisierung der quantitativen Konstrukte des Schweregrades, der Zustandsänderung und der therapeutischen Wirksamkeit durch die CGI-Skalen kritisieren Beneke und Rasmus (1992): U. a. werden qualitative Sprünge in der Itemskalierung (Wechsel von quantitativem Absoluturteil zu Vergleichsurteil zwischen den Stufen 6 und 7 bei Item 1, ähnliche Skalierungssprünge bei den beiden Skalen von Item 3), unklare, z. T. logisch und empirisch nicht konsistente Beziehungen zwischen den Skalen und die fehlende Beurteilungsgrundlage für die in Item 3 verlangte Partialbetrachtung des Medikamenteneffekts bemängelt. Die Autoren raten von der gemeinsamen Verwendung der 3 Items in klinischen Studien ab und empfehlen, zur Vermeidung inkonsistenter Bewertungen, das Globalurteil der Zustandsänderung (Item 2) zur alleinigen Verwendung.

Konvergente Validität: Korrelationen des global beurteilten Schweregrades mit syndromalen Schweregradskalen streuen in weiten Bereichen, weitgehend unabhängig von der verwendeten Syndromskala und der beurteilten Patientenpopulation.

Auch für das globale Veränderungsurteil werden sehr unterschiedlich ausgeprägte Korrelationen zu Veränderungsmaßen gleichen oder anderen Typs (direktes Veränderungsmaß – Differenzwert zweier Zustandsmessungen; Globalmaß – additive Syndromskala) berichtet. Knopman et al. (1994) fanden in der Placebogruppe (N = 125) einer 30-Wochen-Alzheimerstudie mit Tacrin folgende Korrelationen zwischen dem auf einem Patienteninterview beruhenden klinischen Globalurteil der Zustandsänderung (CIBI, formal CGI Item 2 entsprechend) und weiteren in der Studie eingesetzten Skalen: r = .91 mit dem *Final Clinical Consensus Assessment* (FCCA, direktes klinisches Veränderungsurteil, gleicher Beurteiler wie CIBI, Patienten- plus Informanteninterview), r = .31 mit dem *Caregiver's Clinical Global Impression of Change* (CCGIC, direktes Veränderungsurteil einer Betreuungsperson), r = .42 mit der *Global Deterioriation Scale* (GDS, s. S. 119; Differenzwert, globale Schweregradskala), r = –.39 mit der *Mini-Mental State Examination* (MMSE, s. S. 125; Differenzwert, Summenscore der kognitiven Leistungsfähigkeit), r = .33 mit der *Alzheimer's Disease Assessment Scale* (ADAS-Cog, s. S. 65; Differenzwert, Summenscore der kognitiver Beeinträchtigung) und r = –.23 mit der *Progressive Deterioration Scale* (PDS, DeJong et al., 1989; Differenzwert, Summenscore der Alltags-Funktionstüchtigkeit). Alle Korrelationen weisen in die erwartete Richtung, sind aber mit Ausnahme der Korrelation zwischen den beiden globalen Veränderungsurteilen des gleichen Beurteilers gering.

Wesentlich höhere Korrelationen (Spearman Rang-Korrelationskoeffizienten) des CGI-Veränderungsurteils mit Differenzwerten klinischer Skalen wurden in einer europäischen Studie gefunden, z. B. r_s = .93 mit MMSE und ADAS-Cog (Kørner et al., 1996).

Diskriminante Validität: Wegen der Konzeption der CGI-Skalen als Gobalmaße, in die alle Aspekte des jeweiligen Krankheitsbildes eingehen sollen, sind Aussagen zur diskriminanten Validität nicht sinnvoll. Lediglich bzgl. der Differenzierung von medikamentenbedingten (Item 3.1) und globalen Veränderungen (Item 2) wäre diskriminante Validität zu fordern; hierzu liegen jedoch keine Befunde vor.

Behandlungssensitivität: Die globale Schweregradskala und die Globalskala der Zustandsänderung haben sich in einer Vielzahl von Studien in allen Bereichen der Psychopharmakologie als geeignet erwiesen Behandlungsunterschiede abzubilden.

In Antidepressivastudien werden mit beiden Globalskalen vergleichbare Differenzierungsleistungen zu Placebo erreicht wie mit der *Hamilton Depression Scale* (HAMD, s. S. 261) und der *Montgomery-Asberg Depression Rating Scale* (MADRS, s. S. 271) (Khan et al., 2002; s. auch Tabelle 1).

Nach einer Literaturübersicht älterer Nootropikastudien (1970–1980) erwies sich die CGI als das Instrument, mit dem weitaus am häufigsten (in 14 von 17 Fällen) Behandlungseffekte im Placebovergleich gesichert werden konnten (Lehmann, 1984). Auffällig ist, dass in neueren Studien, in denen strukuriertere Versionen des Globalurteils eingesetzt werden, geringere Besserungsraten, aber nicht notwendigerweise geringere Verum-Placebo-Differenzen dokumentiert werden als mit der unstrukturierten Standard-CGI (s. Tabelle 2).

6 Normen, Cut-Off-Werte

Normen, wie auch Cut-Off-Werte sind durch die Skalenstufen selbst definiert. In klinischen Studien wird als Einschlusskriterium häufig ein Schweregradurteil von mindestens 3 = „leicht krank", mitunter auch 4 = „mäßig krank" verlangt.

Bzgl. der Interpretation des Veränderungsurteils besteht weit gehender Konsens, dass alle Grade einer von einem erfahrenen Kliniker wahrgenommenen Verbesserung (3 = „wenig besser", 2 = „viel besser", 1 = „sehr viel besser") in der Einzelfallbeurteilung als klinisch relevant zu werten sind. Problematisch ist dagegen die Ausweitung dieser Interpretation auf statistisch signifikante Behandlungseffekte im Gruppenvergleich, die nicht notwendigerweise klinische Relevanz beanspruchen dürfen.

7 Exemplarische Daten

Die in Tabelle 1 präsentierten Daten entstammen einer multizentrischen, randomisierten Doppelblindstudie, in der Patienten mit bipolarer Depression während einer depressiven Episode mit einer stimmungs-stabilisierenden (anti-epileptischen) Substanz behandelt wurden. Statistisch signifikante Behandlungseffekte konnten dosisabhängig im Vergleich zu Placebo durch globale Verbesserungen (CGI Item 1 und Item 2) sowie in den Depressionsskalen HAMD und MADRS gezeigt werden (s. auch MADRS – Tabelle 1). Die zusammenfassende Präsentation von CGI-Daten mittels konventioneller Deskriptivstatistiken (Mittelwert und Standardabweichung) ist wegen der groben Abstufung und geringen Variationsbreite der Skalen nur wenig anschaulich, aber in vielen Publikationen üblich.

CGI – Tabelle 1: Veränderung im Schweregrad (CGI Item 1: Differenz zum Ausgangswert) und direktes Veränderungsurteil (CGI Item 2) nach 7 Wochen Behandlung mit einer von zwei Dosierungen Lamotrigin oder Placebo bei Patienten mit Bipolar I Störung während einer Episode einer Major Depression (nach DSM-IV Kriterien). Dargestellt sind Mittelwerte (M) und Standardabweichungen (SD). (Datenquelle: Calabrese et al., 1999)

Score	Placebo (N = 65)		Lamotrigin 50 mg/d (N = 64)		Lamotrigin 200 mg/d (N = 63)	
	M	(SD)	M	(SD)	M	(SD)
CGI–1: Schweregrad						
Ausgangswert	4.4	(0.7)	4.4	(0.7)	4.4	(0.8)
Diff. Woche 7	–0.7	(1.1)	–1.0	(1.4)	–1.2	(1.4)
CGI–2: Zustandsänderung						
Woche 7	3.3	(1.2)	3.0	(1.5)	2.6	(1.3)

Tabelle 2 zeigt die prozentuale Verteilung von globalen Veränderungsurteilen anhand von zwei beispielhaft ausgewählten Studien. In einer europäischen (deutschsprachigen) Studie mit EGb 761 (Ginkgo-Biloba) wurde die CGI-Standardversion (Item 2), ohne die Informationserhebung einschränkende Bedingungen zur Beurteilung der Veränderung verwendet, in einer amerikanischen Tacrin-Studie war das Patienteninterview (mit Hinweisen zu den zu explorierenden Symptombereichen) alleinige Grundlage der Beurteilung (CIBI). Die Besserungsraten (Rating 1 bis 3) in beiden Studien unterscheiden sich erheblich (EGb 761 vs. Placebo: 73 % und 55 %; Tacrin vs. Placebo: 41 % und 19 %), die Unterschiede der jeweiligen aktiven Behandlung zu Placebo bewegen sich in der gleichen Größenordnung, beide sind statistisch signifikant (EGb 761 vs. Placebo: 18 % Differenz; Tacrin vs. Placebo: 22 % Differenz). Ähnliche Unterschiede im allgemeinen Besserungsniveau finden sich auch zwischen anderen Studien, die sich bzgl. der Informationsgrundlage und des Strukturiertheitsgrades des Globalurteils unterscheiden (CGI ohne Restriktion: Kanowski et al., 1988; Weyer et al., 1996. CGI-Derivate mit verschiedenen Restriktionen: Corey-Bloom et al., 1998; Rogers et al., 1998).

CGI – Tabelle 2: Beispiele für die Verteilung von Globalurteilen der Zustandsänderung (relative Häufigkeiten), a) ohne Beschränkung der Beurteilungsgrundlage (CGI Item 2) und, b) Beurteilungsgrundlage beschränkt auf Patienteninterview (CIBI):
a) Patienten mit Demenz vom Alzheimer-Typ oder Multiinfarkt-Demenz nach 24 Wochen Behandlung mit EGb 761 (Ginkgo Biloba Extrakt) oder Placebo (Datenquelle: Kanowski et al., 1996)
b) Patienten mit Demenz vom Alzheimer-Typ nach 30 Wochen Behandlung mit Tacrin oder Placebo (Datenquelle: Knapp et al., 1994)

Rating	a) CGI Item 2		b) CIBI	
	EGb 761 (N=79)	Placebo (N=77)	Tacrin (N=66)	Placebo (N=125)
1 sehr viel besser	3	1	0	0
2 viel besser	29	16	8	6
3 nur wenig besser	41	38	33	13
4 unverändert	28	30	38	43
5 etwas schlechter	0	14	18	29
6 viel schlechter	0	1	3	9
7 sehr viel schlechter	0	0	0	0
Gesamt	100	100	100	100

8 Literatur

Amaducci, L., Angst, J., Bech, P., Benkert, O., Bruinvels, J., Engel, R.R., Gottfries, C.G., Hippius, H., Levy, R., Lingjaerde, O., Lopez-Igor Jr., J.J., Orgogozo, J.M., Pull, C., Saletu, B., Stoll, K.D. & Woggon, B. (1989). Report on the Third Consensus Conference on the Methodology of Clinical Trials of „Nootropics“, Munich, June 1989: Report of the Consensus Committee. Pharmacopsychiatry, 23, 171–175.

AMDP & CIPS. (Eds.). (1990). Rating scales for psychiatry: European edition. Weinheim: Beltz Test.

Angst, J., Ansseau, M., Bech, P., Engel, R.R., Hippius, H., Lader, M., Lecrubier, Y., Lingjaerde, O., Paes de Sousa, M., Rossi, A., Rüther, E., Saletu, B., Stefanis, C.N., Stoll, K.D., Westenberg, H.G.M. & Woggon, B. (1993). Report on the Fourth Consensus Conference on the Methodology of Clinical Trials with Anxiolytic Drugs. Pharmacopsychiatry, 26, 1–5.

Angst, J., Bech, P., Bobon, D., Engel, R., Hippius, H., Janzen, G.J., Lecrubier, Y., Lingjaerde, O., Möller, H.-J., Montgomery, St., Paes de Sousa, M., Rossi, A., Saletu, B., Sedvall, G., Stefanis, C.N., Stoll, K.D. & Woggon, B. (1991). Report on the Third Consensus Conference on the Methodology of Clinical Trials with Antipsychotic Drugs. Pharmacopsychiatry, 24, 149–152.

Angst, J., Bech, P., Boyer, P., Bruinvels, J., Engel, R., Helmchen, H., Hippius, H., Lingjaerde, O., Racagni, G., Saletu, B., Sedvall, G., Silverstone, J.T., Stefanis, C.N., Stoll, K. & Woggon, B. (1989). Consensus Conference on the Methodology of Clinical Trials of Antidepressants, Zurich, march 1988: Report of the Consensus Committee. Pharmacopsychiatry, 22, 3–7.

Beneke, M. & Rasmus, W. (1992). „Clinical Global Impressions“ (ECDEU): Some critical comments. Pharmacopsychiatry, 25, 172–176.

Boothby, H., Mann, A.H. & Barker, A. (1995). Factors determining interrater agreement with rating global change in dementia: The CIBIC-plus. International Journal of Geriatric Psychiatry, 10, 1037–1045.

Calabrese, J.R., Bowden, C.L., Sachs, G.S., Ascher, J.A., Monoghan, E., Rudd, G.D., for the

Lamictal 602 Study Group. (1999). A double-blind placebo-controlled study of lamotrigine monotherapy in outpatients with bipolar I depression. Journal of Clinical Psychiatry, 60, 79–88.

CIPS. (Hrsg.). (1977). Internationale Skalen für Psychiatrie. Weinheim: Beltz Test.

CIPS. (Hrsg.). (1996). Internationale Skalen für Psychiatrie (4., überarbeitete und erweiterte Auflage). Göttingen: Beltz Test.

Claus, J. J., Teunisse, S., Walstra, G. J. M. & van Gool, W. M. (1998). Determinants of global clinical change assessments in patients with early Alzheimer's disease. Dementia and Geriatric Cognitive Disorders, 9, 157–163.

Corey-Bloom, J., Anand, R. & Veach, J. (1998). A randomized trial evaluating the efficacy and safety of ENA 713 (rivastigmine tartrate), a new cholinesterase inhibitor, in patients with mild to moderately severe Alzheimer's disease. International Journal of Geriatric Psychopharmacology, 1, 55–65.

Dahlke, F. & Lohaus, A. (1992). Das klinische Globalurteil bei dementiellen Erkrankungen: Eine geeignete Zielgröße für klinische Prüfungen? In J. Oldigs-Kerber & J. P. Leonard (Hrsg.), Pharmakapsychologie: Experimentelle und klinische Aspekte (S. 394–409). Jena: Gustav Fischer.

Dahlke, F., Lohaus, A. & Gutzmann, H. (1992). Reliability and clinical concepts underlying global judgments in dementia: Implications for clinical research. Psychopharmacology Bulletin, 28, 425–432.

DeJong, R., Osterlund, O. W. & Roy, G. W. (1989). Measurement of quality of life changes in patients with Alzheimer's disease. Clinical Therapeutics, 11, 545–554.

Grunze, H., Langosch, J., Born, C., Schaub, G. & Walden, J. (2003). Levetiracetam in the treatment of acute mania: An open add-on study with an on-off-on design. Journal of Clinical Psychiatry, 64, 781–784.

Haro, J. M., Kamath, S. A., Ochoa, S., Novick, D., Rele, K., Fargas, A., Rodriguez, M. J., Rele, R., Orta, J., Kharbeng, A., Araya, S., Gervin, M., Alonso, J., Mavreas, V., Lavrentzou, E., Liontos, N., Gregor, K. & Jones, P. B. (2003). The Clinical Global Impression-Schizophrenia Scale: A simple instrument to measure the diversity of symptoms present in schizophrenia. Acta Psychiatrica Scandinavica, 1007 (Suppl. 416), 16–23.

Kanowski, S., Fischhof, P., Hiersemenzel, R., Röhmel, J. & Kern, U. (1988). Wirksamkeitsnachweis von Nootropika am Beispiel von Nimodipin: Ein Beitrag zur Entwicklung geeigneter klinischer Prüfmodelle. Zeitschrift für Gerontopsychologie und -psychiatrie, 1, 35–44.

Kanowski, S., Herrmann, W. M., Stephan, K., Wierich, W. & Hörr, R. (1996). Proof of efficacy of the ginkgo biloba special extract EGb 761 in outpatients suffering from mild to moderate primary degenerative dementia of the Alzheimer type or multi-infarct dementia. Pharmacopsychiatry, 29, 47–56.

Khan, A., Khan, S. R., Shankles, E. B. & Polissar, N. L. (2002). Relative sensitivity of the Montgomery-Asberg Depression Rating Scale, the Hamilton Depression rating scale and the Clinical Global Impressions rating scale in antidepressant clinical trials. International Clinical Psychopharmacology, 17, 281–285.

Knapp, M. J., Knopman, D. S., Solomon, P. R., Pendlebury, W. W., Davis, C. S. & Gracon, S. I. (1994). A 30-week randomized controlled trial of high-dose tacrine in patients with Alzheimer's disease. Journal of the American Medical Association, 271, 985–991.

Knopman, D. S., Knapp, M. J., Gracon, S. I. & Davis, C. S. (1994). The Clinician Interview-Based Impression (CIBI): A clinician's global change rating in Alzheimer's disease. Neurology, 44, 2315–2321.

Kørner, A., Lauritzen, L. & Bech, P. (1996). A psychometric evaluation of dementia rating scales. European Psychiatry, 11, 185–191.

Lehmann, E. (1984). Practicable and valid approach to evaluate the efficacy of nootropic drugs by means of rating scales. Pharmacopsychiatry, 17, 71–75.

Leon, A. C., Shear, M. K., Klerman, G. L., Portera, L., Rosenbaum, J. F. & Goldberg, I. (1993). A comparison of symptom determinants of patient and clinician global ratings in patients with panic disorder and depression. Journal of Clinical Psychopharmacology, 13, 327–331.

Meya, U., Raschig, A., Siegfried, K. & Wannenmacher, W. (1994). Primary outcome measures in dementia drug trials: Modified clinical interview-based impression of change (CIBIC-M). International Journal of Methods in Psychiatric Research, 4, 189–192.

National Institute of Mental Health. (1970). 12–CGI. Clinical Global Impressions. In W. Guy & R. R. Bonato (Eds.), Manual for the ECDEU assessment battery. 2. rev. ed. (pp. 12–1 – 12–6). Chevy Chase, MD: NIMH.

National Institute of Mental Health (1976). 028 CGI. Clinical Global Impressions. In W. Guy (Ed.), ECDEU assessment manual for psychopharmacology. rev. ed. (pp. 218–222). Rockville, MD: NIMH.

Oremus, M., Perrault, A., Demers, L. & Wolfson, C. (2000). Review of outcome measurement instruments in Alzheimer's disease drug trials: Psychometric properties of global scales. Journal of Geriatric Psychiatry and Neurology, 13, 197–205.

Reisberg, B., Schneider, L., Doody, R., Anand, R., Feldman, H., Haraguchi, H., Kumar, R., Lucca, U., Mangone, C.A., Mohr, E., Morris, J. C., Rogers, S. & Sawada, T. (1997). Clinical global measures of dementia: Position paper from the International Working Group on Harmonization of Dementia Drug Guidelines. Alzheimer Disease and Associated Disorders, 11 (suppl. 3), 8–18.

Rogers, S. L., Farlow, M. R., Doody, R. S., Mohs, R. & Friedhoff, L. T. (1998). A 24-week, double-blind, placebo-controlled trial of donepezil in patients with Alzheimer's disease. Neurology, 50, 1222–1230.

Schneider, L. S. & Olin, J. T. (1996). Clinical Global Impressions in Alzheimer's clinical trials. International Psychogeriatrics, 8, 277–288.

Spearing, M. K., Post, R. M., Leverich, G. S., Brandt, D. & Nolen, W. (1997). Modification of the Clinical Global Impressions (CGI) scale for use in bipolar illness (BP): The CGI-BP. Psychiatry Research, 73, 159–171.

Stieglitz, R.-D. (2000). Diagnostik und Klassifikation psychischer Störungen: Konzeptuelle und methodische Beiträge zur Evaluierung psychiatrischer Diagnostikansätze. Göttingen: Hogrefe.

Vieta. E., Goikolea, J. M., Olivares, J. M., González-Pinto, A., Rodriguez, A., Colom, F., Comes, M., Torrent, C. & Sanchez-Moreno, J. (2003). 1-year follow-up patients treated with risperidone and topiramate for a manic episode. Journal of Clinical Psychiatry, 64, 834– 839.

Weyer, G., Erzigkeit, H., Hadler, D. & Kubicki, S. (1996). Efficacy and safety of idebenone in the long-term treatment of Alzheimer's disease: A double-blind, placebo controlled multicentre study. Human Psychopharmacology, 11, 53–65.

CIPS Collegium Internationale Psychiatriae Scalarum

CGI

Clinical Global Impressions

Fragen 2 und 3 müssen bei Erstbewertungen ausgeklammert werden, indem man 0 (nicht beurteilbar) ankreuzt.

1. Schweregrad der Krankheit	2. Gesamtbeurteilung der Zustandsänderung
Ziehen Sie Ihren gesamten Erfahrungsschatz an dieser Art von Kranken in Betracht, und geben Sie an, wie hoch Sie den jetzigen Grad der seelischen Erkrankung des Patienten einschätzen.	Beurteilen Sie dabei die Zustandsänderung insgesamt, also nicht nur das Ergebnis der Medikamentenbehandlung. Bitte vergleichen Sie den jetzigen Zustand des Patienten mit dem zu Beginn der Studie, und geben Sie an, inwieweit sich das Krankheitsbild des Patienten geändert hat.
[0] Nicht beurteilbar.	[0] Nicht beurteilbar.
[1] Patient ist überhaupt nicht krank.	[1] Zustand ist sehr viel besser.
[2] Patient ist ein Grenzfall psychiatrischer Erkrankung.	[2] Zustand ist viel besser.
[3] Patient ist nur leicht krank.	[3] Zustand ist nur wenig besser.
[4] Patient ist mäßig krank.	[4] Zustand ist unverändert.
[5] Patient ist deutlich krank.	[5] Zustand ist etwas schlechter.
[6] Patient ist schwer krank.	[6] Zustand ist viel schlechter.
[7] Patient gehört zu den extrem schwer Kranken.	[7] Zustand ist sehr viel schlechter.

3. Wirksamkeits-Index
Bitte beurteilen Sie das Verhältnis von therapeutischem Effekt und auftretenden Nebenwirkungen.

3.1 Therapeutische Wirksamkeit (gewünschte Arzneiwirkungen)	3.2 Unerwünschte Wirkungen (Therapie-Risiken)
[0] Nicht beurteilbar.	[0] Nicht beurteilbar.
[1] Sehr gut – Umfassende Besserung. Vollständige oder fast vollständige Remission aller Symptome.	[1] Keine.
[2] Mäßig – Deutliche Besserung. Teilweise	[2] Beeinträchtigen den Patienten nicht wesentlich.
[3] Gering – Leichte Besserung. Eine weitere Behandlung des Patienten ist dennoch nötig.	[3] Beeinträchtigen den Patienten wesentlich.
[4] Zustand unverändert oder verschlechtert.	[4] Überwiegen die therapeutische Wirksamkeit.

MDBF

Der Mehrdimenionale Befindlichkeitsfragebogen

Selbstbeurteilung

Originalversion: Steyer, Schwenkmezger, Notz und Eid (1997)

1 Anwendungsbereich

Der MDBF ist ein Selbstbeschreibungsverfahren zur Erfassung der aktuellen psychischen Befindlichkeit oder Stimmungslage in drei globalen Dimensionen. Der Fragebogen ist bei Jugendlichen und Erwachsenen anwendbar. Er eignet sich grundsätzlich für alle Fragestellungen, bei denen es auf eine wiederholte ökonomische, aber dennoch reliable Erfassung der aktuellen Befindlichkeit ankommt, z. B. in der Psychopharmakologie, der Gesundheitspsychologie, bei der Therapieevaluation und in verschiedenen Bereichen der psychologischen Grundlagenforschung (Emotionspsychologie, Bio- und Neuropsychologie). Allerdings ist die empirische Basis für die Bewertung der Eignung des Verfahrens in den verschiedenen Anwendungsfeldern noch schmal.

2 Aufbau und Beschreibung

Der MDBF beinhaltet die 3 bipolaren Skalen „Gute Stimmung – Schlechte Stimmung" (GS), „Wachheit – Müdigkeit" (WM) und „Ruhe – Unruhe" (RU). Die Skalen werden aus jeweils 8 Adjektiven (Items) gebildet, je 4 zur Kennzeichnung eines der beiden gegensätzlichen Pole (z. B. GS: „zufrieden", „unwohl"; WM: „ausgeruht", „müde"; RU: „gelassen"; „nervös"). Der Proband soll den Grad des Zutreffens eines jeden Adjektivs auf seine gegenwärtige Stimmungslage auf einer 5-stufigen numerischen Intensitätsskala (1 bis 5) mit den verbal verankerten Endpunkten „überhaupt nicht" (1) und „sehr" (5) einschätzen.

Durch die bzgl. der Polung symetrisch verteilten Items sind sowohl Antworttendenzen im Sinne der Akquieszenz (Zustimmungstendenz) neutralisiert, als auch empirisch fundierte Aussagen zur Polarität von Stimmungsdimensionen (unipolar vs. bipolar) möglich.

Die Summenwerte der 3 Skalen liegen zwischen 8 und 40 Punkten. Hohe Skalenwerte weisen in Richtung des jeweils erstgenannten Pols. Die den entgegengesetzten Pol kennzeichnenden Items werden vor der Summenbildung invertiert.

Aus jeweils 4 Adjektiven (je zwei in gegensätzlicher Richtung) einer Skala werden die Kurzformen A und B gebildet, deren Werte zwischen 4 und 20 Punkten variieren.

3 Entwicklung

Hintergrund: Der MDBF entstand im Rahmen eines Forschungsprojekts, in dem testtheoretische Modelle zur simultanen Messung von latenten „States" und „Traits" entwickelt und im Bereich der Messung emotionaler Befindlichkeiten erprobt werden sollten (Steyer et al., 1991). Unter Befindlichkeit oder Stimmungslage verstehen die Autoren einen fluktuierenden psychischen Zustand, der hinsichtlich seiner zeitlichen Stabilität eine Mittelstellung zwischen den schneller veränderlichen Gefühlen einerseits und den stabileren Motiven und überdauernden Persönlichkeitseigenschaften anderseits einnimmt. Ein weiteres abgrenzendes Merkmal gegenüber Gefühlen wird im fehlenden Bezug zu spezifischen, kognitiv repräsentierten Objekten (z. B. Personen, Ereignisse) gesehen; im Gegensatz zu Motiven fehlt der Befindlichkeit die Zielgerichtetheit (Intentionalität) (Steyer et al., 1997).

Skalenkonstruktion: Auf der Grundlage von 12 deutschsprachigen Befindlichkeitsfragebogen (9 Adjektivlisten, 3 Polaritätenprofile) wurde durch Expertenrating nach einem vorgegebenen Kriterienkatalog eine Auswahl von 85 dem Befindlichkeitskonzept der Autoren entsprechenden Items getroffen. Ausgeschlossen wurden dabei Items, die offenes Verhalten, stabile Eigenschaften oder einen körperlichen Zustand bezeichnen; weiterhin ausgeschlossen wurden wenig gebräuchliche, mehrdeutige, bewertende oder auf bestimmte Situationen Bezug nehmende Items.

Die rationale Itemvorauswahl wurde anschließend empirisch auf ihre Eignung zur Befindlichkeitsmessung untersucht. Dabei wurden durch Faktorenanalysen zunächst die 3 den MDBF-Skalen zu Grunde liegenden Dimensionen ermittelt, sodann innerhalb der vorläufigen Skalen weitere Itemselektionen nach itemmetrischen Gesichtspunkten (Faktorladung, Schwierigkeit, Trennschärfe) durchgeführt und die resultierenden Skalen nach den Methoden der klassischen Testtheorie und der Latent-State-Trait-Theorie überprüft.

In der Erstfassung entfielen 16 Items auf die Skala „Gute vs. Schlechte Stimmung" und je 8 Items auf die beiden übrigen Skalen (Steyer et al., 1994). Im Zuge einer Revision wurde die Skalenlänge einheitlich auf 8 Items pro Skala festgelegt (Steyer et al., 1997).

Versionen: Der MDBF liegt in einer Langform (8 Items pro Skala) und 2 parallelen Kurzversionen A und B mit jeweils 4 Items pro Skala vor.

4 Hinweise zur Anwendung

Material zur Unterstützung der Anwendung: Der MDBF ist als Test mit Handanweisung und ausführlicher Dokumentation veröffentlicht (siehe *Bezugsquellen* im Anhang des Buches). Im Fragebogen sind die Items der beiden Kurzformen in Spalten (links A, rechts B) angeordnet (s. unten), so dass diese wahlweise jeweils einzeln (Kurzform A oder B) oder auch gemeinsam als Langform verwendet werden können. Separate Fragebogen für die Kurzformen A und B liegen ebenfalls vor.

Voraussetzungen auf Seiten des Patienten/Probanden: Jugendliche und Erwachsene, die in der Lage sind, ihr Befinden wahrzunehmen und deren Sprachverständnis ausreicht um die Bedeutung der Adjektive zu erfassen sowie die Instruktion zu verstehen. Bei der gegebenen Durchsichtigkeit der Messintention, muss beim Probanden die Bereitschaft, das eigene Befinden anhand der Adjektive unverfälscht zu beschreiben, vorausgesetzt werden.

Voraussetzungen auf Seiten des Untersuchers: Die Untersuchung und die Auswertung können, nach Einweisung, von technischem Personal durchgeführt werden.

Bearbeitungsdauer: Für die Beantwortung der Langform werden etwa 4 bis 8 Minuten benötigt, für die Kurzformen etwa 3 bis 6 Minuten.

Zeitlicher Bezugsrahmen der Beurteilung: Die Beurteilung bezieht sich normalerweise auf den Zeitpunkt der Testdurchführung („augenblickliche" Stimmung). Die Autoren weisen auf die Möglichkeit hin, durch Aggregation der Skalenwerte über verschiedene Messgelegenheiten hinweg, ein Maß der habituellen Befindlichkeit zu gewinnen. Als Alternative bietet sich eine Abwandlung der Instruktion an, in der an Stelle der *augenblicklichen Stimmung* auf die *Stimmung im Allgemeinen* Bezug genommen wird.

Durchführung: Der Test kann in Einzel- und Gruppenuntersuchungen eingesetzt werden. Ein ausführliche Instruktion ist auf der Vorderseite des Fragebogens abgedruckt.

Auswertung: Die 3 Skalenwerte werden durch Addition der Itemwerte, bei Beachtung der Polung, gebildet.

		A	B
Skala GS	pos.: neg.:	1, 8 4,11	14, 21 16, 18
Skala WM	pos.: neg.:	2, 10 5, 7	17, 20 13, 23
Skala RU	pos.: neg.:	6, 12 3, 9	24, 15 19, 22

Die voranstehende Übersicht gibt die Zuordnung der Items zu den Skalen und den Kurzformen wieder. Die negativ formulierten Items sind vor der Summenbildung nach der Formel $X_{inv} = 6 - X$ zu invertieren.

Es steht eine Auswertungsschablone zur Verfügung, bei der die Inversionen bereits berücksichtigt sind. Hier müssen die angekreuzten Werte nur noch addiert werden.

5 Gütekriterien

Soweit nicht anders kenntlich gemacht, beziehen sich die Angaben in den folgenden Abschnitten auf die Handanweisung zum MDBF (Steyer et al., 1997). Die dort wiedergegebenen Daten beruhen auf einer Analysestichprobe von N = 503 Normalpersonen, die an 4 Zeitpunkten in jeweils dreiwöchigem Abstand mit dem MDBF und anderen Selbstbeurteilungsverfahren untersucht worden waren.

Objektivität

Durchführung und Auswertung des MDBF sind standardisiert und insoweit objektiv. Die Objektivität der Interpretation der Skalenwerte wird durch die publizierten Normen unterstützt, wobei jedoch der jeweilige situative Kontext der Messung vorrangig zu beachten ist.

Reliabilität

Interne Konsistenz/Paralleltest-Reliabilität: Schätzungen der internen Konsistenz nach Cronbachs Alpha liegen für die Langformen der Skalen GS und WM an allen vier Messzeitpunkten über $\alpha = .90$ ($.91 \leq \alpha \leq .94$) und für die Skala RU zwischen $\alpha = .86$ und $\alpha = .91$. Für die Kurzformen sind die Konsistenzkoeffizienten entsprechend niedriger ($.73 \leq \alpha \leq .91$), aber in Anbetracht der Kürze der Skalen noch immer in einem sehr zufriedenstellenden Bereich.

Die Trennschärfekoeffizienten (korrigierte Item-Skalenwert-Korrelationen) der einzelnen Items sind durchweg hoch, d. h. alle Items tragen in hohem Maß zur Messung der betreffenden Befindlichkeit bei.

Die Paralleltest-Reliabilitäten (Kurzform A vs. Kurzform B) variieren zwischen $r_{ttAB} = .81$ und $r_{ttAB} = .93$, die auf die Langformen erweiterten Schätzungen nach Spearman-Brown liegen zwischen $r_{ttSB} = .85$ und $r_{ttSB} = .94$.

Retest-Reliabilität: Erwartungsgemäß sind die Retest-Reliabilitäten der Befindlichkeitsskalen gering: Sie liegen für die Langformen zwischen $r_{tt} = .22$ und $r_{tt} = .51$ und für die Kurzformen zwischen $r_{tt} = .19$ und $r_{tt} = .47$, ohne erkennbare Tendenz zu geringeren Stabilitätswerten mit zunehmenden Retest-Intervall (3 bis 9 Wochen).

Weitere, im Rahmen der Latent-State-Trait-Theorie bestimmte Reliabilitätskennwerte, insbesondere die stets höheren Werte der Messgelegenheitsspezifität im Vergleich zur Personspezifität belegen ebenfalls die Eignung der Skalen zur reliablen Erfassung von zeitlich fluktuierenden Zuständen.

Validität

Inhaltliche Validität/Konstruktvalidität: Durch die Auswahl der Items nach definierten Kriterien für Befindlichkeit kann dem Fragebogen inhaltliche Validität unterstellt werden.

In Faktorenanalysen der Item-Interkorrelationen konnten die 3 Befindlichkeitsdimensionen zu allen 4 Messzeitpunkten repliziert werden, allerdings zeichnete sich jeweils noch ein vierter Faktor ab, auf dem die Items aller Skalen, entsprechend ihrer Polungsrichtung, positive oder negative Ladungen aufweisen. Dieser Faktor kann als Zustimmungstendenz bei positiven Items, bzw. Ablehnungstendenz bei negativen Items interpretiert werden. Ein die Skalenwerte verzerrender Einfluss der Antworttendenz kann wegen der Gleichverteilung der positiv und negativ formulierten Items ausgeschlossen werden.

Das mit den Skalen des MDBF operationalisierte Strukturmodell des Stimmungserlebens, das von drei in der Regel zwar korrelierenden, aber durch unterschiedliche situative Bedingungen spezifisch beeinflussbaren Dimensionen („Lust – Unlust", „Erregung – Ruhe", „Wachheit – Müdigkeit") ausgeht, hat in der psychologischen Stimmungsforschung breite empirische Unterstützung erfahren (Schimmack, 1999).

Neben den dreidimensionalen Strukturmodellen werden noch eindimensionale Modelle und solche mit höherer Dimensionalität diskutiert. Bei ersteren wird das Stimmungserleben auf die bipolare Dimension „Lust – Unlust" („Wohlbefinden – Mißbefinden") reduziert (Operationalisierungsbeispiel: Befindlichkeits-Skala, Bf-S/Bf-S'; von Zerssen; s. dort). Letztere sind durch eine größere Anzahl unipolarer Skalen zur Erfassung spezifischer Stimmungsqualitäten charakterisiert (z. B.: „Aktiviertheit", Desaktiviertheit", „Müdigkeit", „Konzentriertheit", siehe Eigenschaftswörterliste EWL; Janke & Debus, 1978; EWL 60-K, CIPS, 1977; EWL 60-S; CIPS, 1996).

Konvergente Validität: Korrelationen des MDBF mit Verfahren mit der gleichen Messintention sind nicht bekannt. Anhaltspunkte für konvergente Validität ergeben sich aus erwartungsgemäßen Korrelationen mit Skalen zur Erfassung positiver und negativer Tagesereignisse (*daily hassles, daily uplifts*; Lazarus & Cohen, 1977; deutsch: Filipp et al., 1980) sowie mit Trait-Skalen der Befindlichkeit aus dem *Freiburger Persönlichkeitsinventar* (FPI-R; Fahrenberg et al., 1984) und dem *Mood Survey* (Underwood & Froming, 1980; deutsch: Bohner et al., 1989). Den genannten Skalen ist eine gewisse Nähe zum Konstrukt des Wohl- bzw. Missbefindens gemeinsam.

Die Korrelationen der Skala GS „Gute- – Schlechte Stimmung" mit positiven Tagesereignissen liegen zwischen $r = .32$ und $r = .35$, die mit negativen Tagesereignissen zwischen $r = -.26$ und $r = -.36$. Der über 4 Messgelegenheiten aggregierte Skalenwert GS korreliert mit $r = .61$ mit der Skala „Lebenszufriedenheit" des FPI-R und mit $r = .60$ mit dem Skalenwert des habituellen Wohlbefindens aus dem *Mood Survey*.

Diskriminante Validität: Die Korrelationen der beiden übrigen MDBF-Skalen RU „Ruhe – Unruhe" und WM „Wachheit – Müdigkeit" mit den oben genannten Skalen sind im Sinne diskriminanter Validität durchweg geringer als die für die Skala GS „Gute Stimmung – Schlechte Stimmung" gefundenen. Weitere Belege zur diskriminanten Validität stehen aus.

Behandlungssensitivität: Auf Grund ihrer inhaltlichen Konzeption und ihrer psychometrischen Eigenschaften erscheinen die Skalen des MDBF geeignet, subjektive Effekte von Psychopharmaka in relevanten Bereichen abzubilden. Entsprechende Erfahrungen liegen noch nicht vor, jedoch ist die Veränderungssensitivität der Skalen belegt: Unter akutem psychischen Stress (Freies Sprechen und Kopfrechnen vor Publikum) fanden Kirschbaum et al. (1999) statistisch signifikante Anstiege im Skalenwert „Wachheit – Müdigkeit" und Abnahmen im Skalenwert „Ruhe – Unruhe". Wahrgenommene Behandlungserfolge bei Patienten zeigten sich in verbesserten Befindlichkeitsskalenwerten von Angehörigen (Romero & Wenz, 2002; s. Tabelle 1).

6 Normen, Cut-Off-Werte

Die im Manual angegebenen Prozentrangwerte können nur als Anhaltspunkte zur Beurteilung der situativ fluktuierenden Befindlichkeit dienen.

Cut-Off-Werte für klinische Auffälligkeit liegen nicht vor. Die Skalen sind nicht an klinischen Gruppen validiert.

7 Exemplarische Daten

In einer unkontrollierten Studie im Prä-Post-Design wurden die Effekte einer kombinierten pharmakologischen und psychologischen Therapie (Selbst-Erhaltungs-Therapie) bei zwei Gruppen von Demenzpatienten untersucht. Bei den Patienten fand sich eine klinisch relevante Abnahme der Depressivität und anderer psychopathologischer Symptome. Bei den betreuenden Angehörigen zeigte sich ebenfalls eine positive Wirkung der Behandlung auf das mit dem MDBF erfasste psychische Befinden durch statistisch signifikante Anstiege in den (positiv gepolten) Skalenwerten „Wachheit – Müdigkeit" und „Ruhe – Unruhe". In der Skala „Gute – Schlechte Stimmung" wurde ein statistisch signifikanter positiver Effekt nur bei Angehörigen der Patienten mit fronto-temporaler Lobärdegeneration gefunden (Tabelle 1).

MDBF – Tabelle 1: MDBF-Scores von Angehörigen vor und nach Behandlung der von ihnen betreuten Demenzpatienten. Dargestellt sind Mittelwerte (M) und Standardabweichungen (SD). (Datenquelle: Romero & Wenz, 2002)

MDBF-Score[a]		Angehörige von Patienten mit			
		Alzheimer-Demenz (N = 28)		Fronto-temporaler Lobärdegeneration (N = 13)	
		Aufnahme	Entlassung	Aufnahme	Entlassung
Gute – Schlechte Stimmung	M	28.4	29.8	27.3	31.3
	SD	7.6	9.6	9.2	7.0
Wachheit – Müdigkeit	M	26.1	30.6	25.4	30.6
	SD	8.2	8.9	10.1	8.1
Ruhe – Unruhe	M	25.6	30.7	25.4	31.4
	SD	8.2	7.2	8.9	7.5

a = Höhere Skalenwerte bedeuten bessere Befindlichkeit.

8 Literatur

Bohner, G., Schwarz, N. & Hormuth, S.E. (1989). Die Stimmungs-Skala. Vorstellung und Validierung einer deutschen Version des „Mood-Survey“ von Underwood und Froming. Diagnostica, 34, 135–148.

CIPS (Hrsg.). (1977). Internationale Skalen für Psychiatrie. Weinheim: Beltz Test.

CIPS (Hrsg.). (1996). Internationale Skalen für Psychiatrie (4., überarbeitete und erweiterte Aufl.). Göttingen: Beltz Test.

Fahrenberg, J., Hampel, R. & Selg, H. (1984). Das Freiburger Persönlichkeitsinventar (FPI und FPI-R). Handbuch (4. Aufl.). Göttingen: Hogrefe.

Filipp, S.H., Ahammer, I., Angleitner, A. & Olbrich, E. (1980). Eine Untersuchung zu inter- und intra-individuellen Differenzen in der Wahrnehmung und Verarbeitung von subjektiv erlebten Persönlichkeitsveränderungen (Forschungsbericht Nr. 11 aus dem Projekt Entwicklungspsychologie des Erwachsenenalters). Trier: Universität Trier, Fachbereich I – Psychologie.

Janke, W. & Debus, G. (1978). Die Eigenschaftswörterliste EWL. Handanweisung. Göttingen: Hogrefe.

Kirschbaum, C., Kudielka, B.M., Gaab, J., Schommer, N.C. & Hellhammer, D. (1999). Impact of gender, menstrual cycle phase, and oral contraceptives on the activity of the hypothalamus-pituitary-adrenal axis. Psychosomatic Medicine, 61, 154–162.

Lazarus, R.S. & Cohen, J.B. (1977). Coping questionnaire. The hassles scale. The uplift scale. Unpublished paper. Berkeley: University of California.

Romero, B. & Wenz, M. (2002). Konzept und Wirksamkeit eines Behandlungsprogrammes für Demenzkranke und deren Angehörige. Ergebnisse aus dem Alzheimer Therapiezentrum Bad Aibling. Zeitschrift für Gerontologie und Geriatrie, 35, 118–128.

Schimmack, U. (1999). Strukturmodelle der Stimmungen: Rückschau, Rundschau und Ausschau. Psychologische Rundschau, 50, 90–97.

Steyer, R., Schwenkmezger, P., Eid, M. & Notz, P. (1991). Befindlichkeitsmessung und Latent-State-Trait-Modelle. Arbeitsbericht zum DFG-Projekt „Ste 411/3–1“. Unveröffentlichtes Manuskript, Universität Trier.

Steyer, R., Schwenkmezger, P., Notz, P. & Eid, M. (1994). Testtheoretische Analysen des Mehrdimensionalen Befindlichkeitsfragebogen (MDBF). Diagnostica, 40, 320–328.

Steyer, R., Schwenkmezger, P., Notz, P. & Eid, M. (1997). Der Mehrdimensionale Befindlichkeitsfragebogen (MDBF). Handanweisung. Göttingen: Hogrefe.

Underwood, B. & Froming, J. (1980). The mood survey: A personality measure of happy and sad moods. Journal of Personality Assessment, 44, 404–414.

MDBF

Code/ Name: ____________

Datum: ________ Alter: ________ Jahre

Geschlecht: w ○ m ○

Instruktion

Im folgenden finden Sie eine **Liste von Wörtern, die verschiedene Stimmungen beschreiben**.

Bitte gehen Sie die Wörter der Liste nacheinander durch und kreuzen Sie bei **jedem Wort** das Kästchen an, das die **augenblickliche** Stärke Ihrer Stimmung am besten beschreibt.

Ein Beispiel:

Im Moment fühle ich mich

	überhaupt nicht 1	2	3	4	sehr 5
wohl	○	○	○	○	○

Angenommen, Sie würden sich momentan äußerst wohl fühlen, dann würden Sie den Kreis unter Ziffer 5 ankreuzen

Im Moment fühle ich mich

	überhaupt nicht 1	2	3	4	sehr 5
wohl	○	○	○	○	☒

Bitte beachten Sie dabei folgende Punkte:

- In der Liste sind mehrere Adjektive enthalten, die möglicherweise dieselbe oder eine ähnliche Stimmung beschreiben. Lassen Sie sich dadurch nicht verwirren, und **geben Sie Ihre Antwort bei jedem Adjektiv unabhängig davon, wie Sie bei einem anderen Adjektiv geantwortet haben.**
- Beurteilen Sie nur, wie Sie sich **augenblicklich** fühlen, nicht wie Sie sich im allgemeinen oder gelegentlich fühlen.
- Wenn Ihnen die Antwort schwerfallen sollte, geben Sie die Antwort, die am **ehesten** zutrifft.

Geben Sie bitte bei **jedem** Wort ein Urteil ab und lassen Sie keines der Wörter aus.

MDBF-Langform

Datum und Uhrzeit [ ]

Im Moment fühle ich mich	überhaupt nicht 1	2	3	4	sehr 5
1. zufrieden	○	○	○	○	○
2. ausgeruht	○	○	○	○	○
3. ruhelos	○	○	○	○	○
4. schlecht	○	○	○	○	○
5. schlapp	○	○	○	○	○
6. gelassen	○	○	○	○	○
7. müde	○	○	○	○	○
8. gut	○	○	○	○	○
9. unruhig	○	○	○	○	○
10. munter	○	○	○	○	○
11. unwohl	○	○	○	○	○
12. entspannt	○	○	○	○	○
	überhaupt nicht				sehr

Datum und Uhrzeit [ ]

Im Moment fühle ich mich	überhaupt nicht 1	2	3	4	sehr 5
13. schläfrig	○	○	○	○	○
14. wohl	○	○	○	○	○
15. ausgeglichen	○	○	○	○	○
16. unglücklich	○	○	○	○	○
17. wach	○	○	○	○	○
18. unzufrieden	○	○	○	○	○
19. angespannt	○	○	○	○	○
20. frisch	○	○	○	○	○
21. glücklich	○	○	○	○	○
22. nervös	○	○	○	○	○
23. ermattet	○	○	○	○	○
24. ruhig	○	○	○	○	○
	überhaupt nicht				sehr

GS	WM	RU
[ ]	[ ]	[ ]

SF-36

Short Form-36

Fragebogen zum Gesundheitszustand
Selbstbeurteilung (auch als Fremdbeurteilungsversion verfügbar)

Deutsche Version: Bullinger und Kirchberger (1998)
Originalversion: Ware, Snow, Kosinski und Gandek (1993)

1 Anwendungsbereich

Der SF-36 Fragebogen zum Gesundheitszustand (amerikanisches Original: *Short-Form-36 Health Survey*) ist ein Selbstbeschreibungsverfahren zur Messung der gesundheitsbezogenen Lebensqualität aus der Sicht der Betroffenen. Das Verfahren ist krankheitsübergreifend konzipiert und kann insofern bei einer Vielzahl von Fragestellungen, bei Patienten aller Diagnosegruppen, hauptsächlich im ambulanten Bereich sowie bei Nicht-Patienten, unabhängig vom Gesundheitszustand eingesetzt werden.

Das Konstrukt der gesundheitsbezogenen Lebensqualität oder der subjektiven Gesundheit findet seit einigen Jahren zunehmend Beachtung bei Planung und Bewertung von gesundheitspolitischen Maßnahmen, wobei der SF-36 zu den international mit am häufigsten eingesetzten Standardverfahren gehört. In klinischen Studien zur Evaluation von pharmakologischen und nicht-pharmakologischen Therapien bei selektierten Patientengruppen, konkurriert der SF-36 als krankheitsübergreifendes (generisches) Instrument mit den dort bevorzugten krankheitsspezifischen Verfahren (Chassany et al., 2002; Testa & Simonson, 1996). Speziell bei psychiatrischen Erkrankungen sind die Erfahrungen mit dem (deutschen) SF-36 noch begrenzt.

2 Aufbau und Beschreibung

Die 36 Items des Fragebogens werden in 11 thematischen Blöcken (zwischen 1 und 10 Items) dargeboten. Innerhalb der Blöcke wird jeweils eine einheitliche Antwortskalierung eingehalten. Zwischen den Blöcken variiert die Skalierung sowohl bzgl. der Anzahl der Skalenstufen als auch bzgl. der Urteilsdimensionen: Es kommen einfache Binärantworten vor („ja – nein"), 5- und 6-stufige Häufigkeitsskalierungen („immer – meistens – (ziemlich oft) – manchmal – selten – nie") und 3-, 5- und 6-stufige Intensitätsskalierungen („überhaupt nicht" bis „stark", bzw. „sehr", oder „keine Schmerzen" bis „sehr stark"); darüber hinaus gibt es noch weitere Varianten, wie Vergleichsurteile zu früher (5 Stufen: „viel besser" bis „viel schlechter") und graduierte Urteile der Zustimmung zu Ich-Aussagen (5 Stufen: „trifft ganz zu" bis „trifft überhaupt nicht zu"). Der Minimalscore ist bei allen Items mit 1 kodiert, der Maximalscore kann je nach Anzahl der Antwortkategorien mit 2, 3, 5 oder 6 kodiert sein.

Aus 35 der insgesamt 36 Items werden, z. T. blockübergreifend, die folgenden 8 Skalen gebildet:

1. *Körperliche Funktionsfähigkeit* (10 Items; z. B. Nr. 3a: Einschränkung durch derzeitigen Gesundheitszustand bei … „anstrengende Tätigkeiten, z. B. schnell laufen, schwere Gegenstände heben, anstrengenden Sport treiben.")
2. *Körperliche Rollenfunktion* (4 Items; z. B. Nr. 4a: Schwierigkeiten in den vergangenen 4 Wochen durch körperliche Gesundheit bei Arbeit oder anderen Tätigkeiten. „Ich konnte nicht so lange wie üblich tätig sein.")
3. *Körperliche Schmerzen* (2 Items; Bsp. 7: „Wie stark waren Ihre Schmerzen in den vergangenen 4 Wochen?")
4. *Allgemeine Gesundheitswahrnehmung* (5 Items; z. B. Nr. 1: „Wie würden Sie Ihren Gesundheitszustand im Allgemeinen beschreiben?")
5. *Vitalität* (4 Items; z. B. Nr. 9a: Befinden, gegenwärtig und in den vergangenen 4 Wochen, wie oft … „voller Schwung?")
6. *Soziale Funktionsfähigkeit* (2 Items; z. B. Nr. 6: „Wie sehr haben Ihre körperliche Gesundheit oder seelische Probleme in den vergangenen

4 Wochen Ihre normalen Kontakte zu Familienangehörigen, Freunden, Nachbarn oder zum Bekanntenkreis beeinträchtigt?")
7. *Emotionale Rollenfunktion* (3 Items; z. B. Nr. 5a: Schwierigkeiten in den vergangenen 4 Wochen auf Grund seelischer Probleme bei Arbeit oder anderen Tätigkeiten. „Ich konnte nicht so lange wie üblich tätig sein.")
8. *Psychisches Wohlbefinden* (5 Items; z. B. Nr. 9b: Befinden, gegenwärtig und in den vergangenen 4 Wochen, wie oft ... „sehr nervös.")

Ein Item, die Frage nach der Veränderung des Gesundheitszustandes im Vergleich zum vergangenen Jahr (Item Nr. 2), geht in keine Skala ein und wird separat gewertet.

Alle Skalen sind positiv gepolt, d. h. hohe Skalenwerte stehen für gute subjektive Gesundheit. Die Skalenrohwerte ergeben sich aus der Summe der entsprechenden Itemscores, z. T. nach Inversion der Skalierungsrichtung. Die 8 Skalen können weiter zusammengefasst werden zu zwei Faktorscores, die als Kennwerte für „psychische Gesundheit" und „körperliche Gesundheit" gelten (s. Abschnitt „Auswertung").

3 Entwicklung

Hintergrund: Das Konzept der gesundheitsbezogenen Lebensqualität gründet auf der umfassenden Definition von Gesundheit der Welt-Gesundheits-Organisation (*World Health Organization WHO*, 1948), in der körperliche, psychische und soziale Aspekte des Wohlbefindens thematisiert werden. Zu den frühen Versuchen, das Konzept zu operationalisieren und für Evaluationszwecke nutzbar zu machen, gehört die amerikanische *Medical Outcomes Study* (MOS) zur Bewertung der Leistung von Versicherungssystemen (Tarlov et al., 1983). Im Rahmen dieses Projekts wurden verschiedene Verfahren erprobt, mit denen aus Patientensicht relevante Gesundheitsaspekte erfasst werden sollten. Der SF-36 ist die nach langjähriger Entwicklungsarbeit entstandene und in Hinblick auf Verständlichkeit, Akzeptanz und Anwendungsökonomie optimierte Kurzform eines in der *Medical Outcomes Study* verwendeten Fragebogens.

Skalenkonstruktion: Der Auswahl der Items des amerikanischen SF-36 lagen sowohl theoretische Überlegungen als auch Ergebnisse von Experten- und Patientenbefragungen zu Grunde. Bei der Formulierung der Fragen wurde auf eine möglichst verhaltensnahe Operationalisierung der angezielten Konstrukte geachtet. Die endgültige, jetzt vorliegende Form der Skalen wurde unter Einsatz pfadanalytischer, faktorenanalytischer und itemanalytischer Methoden nach den Kriterien der klassischen Testtheorie entwickelt und an verschiedenen Patientengruppen bzgl. ihrer psychometrischen Eigenschaften und Validität überprüft (Ware & Sherbourne, 1992; McHorney et al., 1993, 1994).

Die deutsche Version des SF-36 wurde nach den Richtlinien zur Übersetzung, psychometrischen Überprüfung und Normierung der *International Quality of Life Assessment Group* (IQOLA; Aaronson et al., 1992; Ware & Gandek, 1998) aus dem amerikanischen Original entwickelt. Hierbei wurde in einem mehrstufigen Prozess von Übersetzungen und Rückübersetzungen, mit zwischengeschalteten Qualitätsratings zunächst eine deutschsprachige Pilotversion erstellt, die dann auf Verständlichkeit und Akzeptanz und hinsichtlich methodischer Aspekte der Antwortskalierung getestet und nochmals überarbeitet wurde. Die resultierende, im Manual beschriebene Version 1.0 wurde umfangreichen psychometrischen Prüfungen unterzogen und an einer repräsentativen Stichprobe der deutschen Bevölkerung normiert (Bullinger, 1995, 1996; Bullinger et al., 1995).

Versionen: Nach den Richtlinien der IQOLA-Projektgruppe übersetzte und validierte Versionen des SF-36 liegen z. Zt. in ca. 15 Sprachen vor.

Mit einer 12 Items umfassende Kurzform (SF-12) des Fragebogens können die beiden Faktorscores (psychische und körperliche Gesundheit) mit hinlänglicher Genauigkeit reproduziert werden (Ware et al., 1994). Zur Ermittlung der 8 Skalenwerte eignet sich der nur 1 oder 2 Items pro Skala enthaltende SF-12 nicht.

Von beiden Versionen, dem SF-36 und dem SF-12 liegen neben dem Fragebogen zur Selbstbeschreibung auch Fassungen zur Durchführung in Interviewform oder als Fremdbeurteilung vor. Alle Formen werden mit Instruktionen für einen vierwöchigen oder einen einwöchigen Beurteilungszeitrahmen angeboten.

Eine neuere, aus England stammende Weiterentwicklung für gesundheitsökonomische Fragestellungen, der Index SF-6D (Brazier et al., 2002) liegt auch in einer deutschen Fassung vor und wurde bereits im Bundesgesundheitssurvey eingesetzt (Böhmer et al., 2001).

4 Hinweise zur Anwendung

Material zur Unterstützung der Anwendung: Das Verfahren ist als Test veröffentlicht, mit Fragebogen (SF-36 und SF-12: Selbstbeurteilung, Interviewform und Fremdbeurteilung) und Handanweisung sowie Diskette mit Normdaten und Auswertungsprogrammen (siehe *Bezugsquellen* im Anhang des Buches).

Voraussetzungen auf Seiten des Patienten/Probanden: Der Fragebogen ist bei Jugendlichen ab etwa 14 Jahren und Erwachsenen bis ins höchste Lebensalter anwendbar. Wie bei allen Selbstbeschreibungsverfahren in Fragebogenform müssen Lesefähigkeit und ein gewisses Maß an Sprachverständnis vorausgesetzt werden. Bei älteren, sehr jungen oder intellektuell eingeschränkten Personen kann die Vorgabe in Interviewform angezeigt sein. Nach Angabe der Autoren muss nicht mit systematischen Unterschieden zu den mit der selbstauszufüllenden Fragebogenform gewonnenen Ergebnissen gerechnet werden. Dies gilt nicht für die Erhebung im Fremdbeurteilungsmodus, deren Vorteil in der Unabhängigkeit von der Kommunikationsfähigkeit des Patienten liegt, die aber als eigenständige Informationsquelle zu werten ist und den Selbstbericht des Patienten allenfalls ergänzen, keinesfalls jedoch ersetzen kann.

Voraussetzungen auf Seiten des Untersuchers: Die bereits mehrfach erfolgte Anwendung des Fragebogens in z. T. breit angelegten brieflichen Erhebungen (z. B. Bouchet et al., 2000; Radoschewski & Bellach, 1999) belegen seine Verständlichkeit und Unabhängigkeit von der Beteiligung eines Testleiters. Angaben zu Schulungserfordernissen für den Untersucher bei Anwendung der Interview- oder der Fremdbeurteilungsform werden im Handbuch nicht gemacht. Durch die standardisierten Fragen dürfte sich der Trainingsaufwand in Grenzen halten.

Für die Auswertung ist eine technische Einweisung und Schulung erforderlich.

Bearbeitungsdauer: Die Bearbeitungszeit des SF-36-Fragebogens beträgt zwischen 7 und 15 Minuten mit einem Mittelwert von 10 Minuten (SF-12: < 5 Minuten). Bei älteren Probanden muss mit längeren Bearbeitungszeiten gerechnet werden. Für die Bearbeitungsdauer der Interview- und der Fremdbeurteilungsform liegen keine Angaben vor.

Zeitlicher Bezugsrahmen der Beurteilung: In der Standardversion umfasst der Beurteilungszeitraum vier Wochen, in der „Akutversion" eine Woche.

Durchführung: Die Fragebogenuntersuchung kann im Einzel- oder im Gruppenversuch oder sogar brieflich (s. oben) durchgeführt werden. Wenn immer möglich, sollte auf ein vollständiges Ausfüllen des Fragebogens geachtet werden. Bei Verwendung der Interviewform ist die Einzeluntersuchung selbstverständlich.

Auswertung: Die Zuordnung der Items zu den 8 Skalen ergibt sich aus nachstehender Übersicht. Die Items der Kurzform SF-12 sind kursiv

Skala	Items	Bereich
1. Körperliche Funktionsfähigkeit	3a, *3b*, 3c, *3d*, 3e, 3f, 3g, 3h, 3i, 3j	10–30
2. Körperliche Rollenfunktion	4a, *4b*, *4c*, 4d	4–8
3. Körperliche Schmerzen	7**, *8***	2–12
4. Allgemeine Gesundheit	*1***, 11a, 11b*, 11c, 11d*	5–25
5. Vitalität	9a*, *9e**, 9g, 9i	4–24
6. Soziale Funktionsfähigkeit	6*, *10*	2–10
7. Emotionale Rollenfunktion	5a, *5b*, 5c	3–6
8. Psychisches Wohlbefinden	9b, 9c, *9d**, *9f*, 9h*	5–30

gesetzt. Vor der Addition der Itemscores zu den Skalenrohwerten sind folgende durch Sterne gekennzeichneten Besonderheiten zu beachten, die im Testmanual detailliert beschrieben sind: 7 in Richtung schlechte Gesundheit gepolte Items (*) sind zu invertieren, 3 Items (**) werden zusätzlich „rekalibriert" um äquidistante Skalenstufen zu erhalten, wobei die Kodierung von Item 8 in Abhängigkeit von der Beantwortung von Item 7 vorgenommen wird. Bis zu 50 % fehlende Werte werden pro Skala toleriert und ggf. durch den entsprechenden Skalenmittelwert ersetzt.

In einem weiteren Schritt werden die unterschiedliche Bereiche umfassenden Skalen vereinheitlicht zu Skalen gleicher Spannweite von 0 bis 100. Die nach der Formel

$$Y_{trans} = ((Y_{roh} - \text{Minimum der Rohwerteskala}) / \text{Spannweite der Rohwerteskala}) \times 100$$

transformierten Skalenwerte können als prozentuale Anteile vom Maximalwert der betreffenden Skala interpretiert werden.

Das separat gewertete Item 2 wird nicht transformiert.

Zusätzlich können noch die beiden Faktorscores für „körperliche Gesundheit" und „psychische Gesundheit" ermittelt werden. Hierzu wird für jeden der beiden Faktorscores die mit den skalenspezifischen Faktorscore-Koeffizienten gewichtete Summe der zuvor z-standardisierten 8 Skalenwerte gebildet. Die bei der Standardisierung $((Y_{trans} - M)/SD)$ verwendeten Mittelwerte *(M)* und Standardabweichungen *(SD)* sowie die Faktorscore-Koeffizienten wurden an der amerikanischen Normstichprobe gewonnen (Ware et al., 1994) und für die deutsche Version des SF-36 übernommen (Bullinger & Kirchberger, 1998). Im letzten Schritt werden die so berechneten Kennwerte in eine T-Skala mit dem Mittelwert 50 und der Standardabweichung 10 überführt *(Kennwert x 10 + 50)*.

Für die Berechnung der Faktorscores für die Kurzform SF-12 werden ebenfalls amerikanische Standardisierungsdaten und Faktorscore-Koeffizienten verwendet.

Bei der Komplexität der Auswertung ist, mehr noch als bei anderen multidimensionalen Skalen, die Verwendung des verfügbaren Computerprogramms ratsam.

5 Gütekriterien

Die folgenden Abschnitte zu psychometrischen Eigenschaften beziehen sich, wenn nicht anders kenntlich gemacht, auf die im Manual zur Fragebogenversion des deutschsprachigen SF-36 präsentierten Daten, die an der repräsentativen Normstichprobe (N = 2.914) und mehreren Gesunden- und Patientenstichproben (N = 110 bis 375) erhoben wurden. Angaben zur Interview- und zur Fremdbeurteilungsform sowie zur Kurzversion SF-12 liegen nur in geringem Umfang vor.

Objektivität

Durchführungs-, Auswertungs- und Interpretationsobjektivität sind durch den standardisierten Fragebogen, den eindeutig festgelegten Auswertungsalgorithmus und die Testnormwerte gegeben.

Reliabilität

Interne Konsistenz: In der Normstichprobe variiert die interne Konsistenz (Cronbachs Alpha) der Skalen zwischen $\alpha = .74$ („Soziale Funktionsfähigkeit", 2 Items) und $\alpha = .94$ („Körperliche Funktionsfähigkeit", 10 Items). Für die verschiedenen Patientenstichproben werden i. a. geringere Konsistenzkoeffizienten berichtet; sie liegen zwischen $\alpha = .57$ („Allgemeine Gesundheitswahrnehmung", 5 Items; Hypertoniker) und $\alpha = .93$ („Körperliche Funktionsfähigkeit"; Rückenschmerzpatienten, Herzklappen-Patienten). Der Wertebereich entspricht dem des amerikanischen Originals (McHorney et al., 1994; Ware et al., 1995) und wurde auch in multilingualen europäischen Studien bestätigt (z. B. Pongratz et al., 2002). Überwiegend liegen die berichteten Konsistenzkoeffizienten über dem Wert von $\alpha = .70$ und sind somit, von Ausnahmen (am häufigsten „Allgemeine Gesundheitswahrnehmung") abgesehen, für Gruppenvergleiche ausreichend.

Retest-Reliabilität: Obwohl laut Manual geprüft, liegen hierzu keine Angaben vor.

Validität

Inhaltliche Validität/Konstruktvalidität: Die wesentlichen Komponenten des Konstrukts der gesundheitsbezogenen Lebensqualität, das psychische Befinden, die körperliche Verfassung und soziale Beziehungen sowie die Funktionsfähigkeit im Alltag (Bullinger, 1994) sind im SF-36 in unterschiedlicher Breite repräsentiert. So sind zur Erfassung von Beeinträchtigungen in sozialen Funktionen nur 2 Items vorgesehen, Fragen nach dem Schlaf, dem Appetit und der Sexualität fehlen gänzlich, obwohl bei den meisten Gesundheitsstörungen beeinträchtigt und von den Betroffenen als wichtig erlebt. (Fragen zur Sexualität mögen vermieden worden sein, um die Akzeptanz des Fragebogens nicht zu gefährden.)

Die Mehrzahl der Fragen ist auf psychisch oder körperlich bedingte Einschränkungen der Funktionsfähigkeit gerichtet, wobei vom Betroffenen das Ausmaß der Einschränkungen zu beurteilen ist, aber nicht deren Wichtigkeit für das eigenen Leben.

Konsequenterweise beschränken die Autorinnen den Validitätsanspruch des Verfahrens auf das Konstrukt der subjektiven Gesundheit, an Stelle des umfassenderen Konstrukts der Lebensqualität, das eine Wertung der verschiedenen gesundheitlichen Aspekte impliziert.

Für die Validität des SF-36 in Bezug auf das Konstrukt der subjektiven Gesundheit sprechen u. a., erwartungsgemäße Unterschiede im Profil der 8 Skalenwerte zwischen Gesunden und verschiedenen Patientengruppen, die Abhängigkeit der Skalenwerte von sozio-demografischen Merkmalen (geringere Skalenwerte bei Frauen, älteren Personen und Personen niedriger Sozialschichten) und die positive Beziehung zur Häufigkeit von Arztbesuchen und zurückliegenden Krankheiten (Radoschewski & Bellach, 1999).

Die in Hauptkomponentenanalysen des amerikanischen Originals auf Skalenebene gefundene zweidimensionale Struktur, mit einer psychischen und einer körperlichen Komponente der subjektiven Gesundheit (Ware et al., 1995), konnte in Studien in 9 weiteren Ländern mit verschiedenen Sprachversionen (darunter deutsch) im Wesentlichen bestätigt werden (Ware et al., 1998). Den Analysen lagen die Daten der meist repräsentativen Normstichproben in den entsprechenden Ländern zu Grunde. Die zweidimensionale Struktur kann nach den Ergebnissen einer Studie mit Patienten mit amyotropher Lateralsklerose (Pongratz et al., 2002) allerdings nicht bei allen Patientenpopulationen vorausgesetzt werden.

Konvergente Validität: Mäßige bis hohe Korrelationen mit inhaltsverwandten Skalen einer deutschen Version des *Nottingham Health Profile* (NHP; Hunt et al., 1981; deutsch: Kohlmann et al., 1997) demonstrieren konvergente Validität. Die engsten Zusammenhänge wurden in einer Stichprobe von Rückenschmerzpatienten bei folgenden Skalen gefunden: SF-36-Körperliche Funktionsfähigkeit vs. NHP-Körperliche Aktivität: r=.78; SF-36-Psychisches Wohlbefinden vs. NHP-Emotionale Reaktionen": r=.74; SF-36-Vitalität vs. NHP-Energie/Mobilität: r=.69. Bei Gesunden sind die Korrelationen geringer.

Diskriminante Validität: Auf Itemebene ergeben sich Belege für diskriminante Validität durch höhere Korrelationen der Items mit ihrer eigenen Skala (part-whole-korrigierte Trennschärfekoeffizienten) im Vergleich zu den Korrelationen mit jeder der anderen SF-36-Skalen. In der Normstichprobe wird dieses Kriterium nur für die Skala „Psychisches Wohlbefinden" nicht erreicht. In den untersuchten Patientenstichproben sind es jeweils einzelne andere Skalen, am häufigsten „Allgemeine Gesundheitswahrnehmung", deren Items das Kriterium der diskriminanten Validität nicht erfüllen.

Auf Skalenebene kann wieder das Korrelationsmuster mit den NHP-Skalen herangezogen werden, das im Sinne diskriminanter Validität der SF-36-Skalen interpretierbar ist. Skalenpaare aus beiden Inventaren, deren Etikettierung auf divergente Inhalte hinweist, korrelieren geringer – wenn auch z. T. nur geringfügig – als inhaltsverwandte Skalenpaare.

Behandlungssensitivität: Der SF-36 hat sich in vielen Beobachtungs- und Interventionsstudien, überwiegend im Bereich der somatischen Medizin als geeignet erwiesen, sowohl Veränderungen im Verlauf als auch Unterschiede zwischen Behandlungen darzustellen (Spilker, 1996).

Die Erfahrungen mit dem SF-36 als Outcomekriterium in klinischen Studien im psychiatrischen Bereich zeigen, dass sich mit dem Verfahren Effekte psychopharmakologischer Behandlungen darstellen lassen, die in traditionellen Syndromskalen nicht zum Ausdruck kommen (Philipp et al., 1999; Rush et al., 2000; Souetre et al., 1996; Walker et al., 1995; s. auch Tabelle 2).

6 Normen, Cut-Off-Werte

Für die 8 Skalen und die beiden übergeordneten Faktorscores liegen an einer bevölkerungsrepräsentativen Stichprobe (N = 2.914, 14 bis > 70 Jahre, alte und neue Bundesländer) 1994 gewonnene Normen vor. Die Normwertetabellen (Mittelwerte, Standardabweichungen, Quartile, Minima, Maxima) sind nach Geschlecht und Alter sowie unabhängig davon, nach selbstberichteten Krankheiten gegliedert. Referenzwerte für Patientengruppen mit verschiedenen klinisch diagnostizierten somatischen Erkrankungen liegen ebenfalls vor.

Die Angabe von Cut-Off-Werten ist bei Skalen der gesundheitsbezogenen Lebensqualität nicht gebräuchlich.

Hilfreich für die Interpretation individueller Scores sind die im Manual angegebenen Vertrauensbereiche für Einzelwerte (allerdings auf Reliabilitätsschätzungen aus amerikanischen Studien beruhend), die es bei (ungeprüft) vorausgesetzter Übertragbarkeit gestatten, die Bedeutsamkeit von individuellen Unterschieden oder von Abweichungen von der Referenzgruppe zu bewerten.

7 Exemplarische Daten

Tabelle 1 gibt einen Ausschnitt aus den umfangreichen deutschen Normwerttabellen wieder. Dargestellt sind die Daten der repräsentativen Gesamtstichprobe und einer Untergruppe von Personen, die im Begleitfragebogen keine akuten oder chronischen Erkrankungen angegeben hatten. Bemerkenswert ist, dass auch in dieser Untergruppe, die Mittelwerte in den Skalen „Vitalität", „Psychisches Wohlbefinden" und „Allgemeine Gesundheitswahrnehmung" weit hinter den uneingeschränkte Gesundheit anzeigenden Maximalwerten von 100 zurückbleiben.

Die in Tabelle 2 gezeigten Daten entstammen einer in Kanada durchgeführten offenen, unkontrollierten Studie mit Moclobemid bei Patienten mit Major Depression. (Gesamt N = 651). Die mit dem SF-36 gewonnenen Ergebnisse beruhen auf einer Teilstichprobe der englischsprachigen Patienten, die übrigen englischsprachigen und alle französischsprachigen Patienten füllten einen psychopathologie-bezogenen Gesundheitheitsfragebogen aus *(General Health Questionnaire, GHQ)*. Mit Ausnahme der Skala „Körperliche Funktionsfähigkeit" zeigten sich in allen Skalen des SF-36 statistisch signifikante Verbesserungen nach 8-wöchiger Behandlung. Am ausgeprägtesten waren die Verbesserungen in den Skalen „Emotionale Rollenfunktion" (88 %), „Soziale Funktionsfähigkeit" (55 %) und „Psychisches Wohlbefinden"

SF-36 – Tabelle 1: Mittelwerte (M) und Standardabweichungen (SD) der SF-36-Skalen in der repräsentativen Gesamtnormstichprobe und in der Untergruppe ohne selbstberichtete Erkrankung (Datenquelle: Bullinger & Kirchberger, 1998)

SF-36-Skala	Normstichprobe					
	Gesamt			Ohne selbstberichtete Erkrankung		
	N	M	(SD)	N	M	(SD)
1. Körperliche Funktionsfähigkeit	2.886	85.7	(22.1)	915	96.6	(10.0)
2. Körperliche Rollenfunktion	2.856	83.7	(31.7)	912	96.9	(13.9)
3. Körperliche Schmerzen	2.905	79.1	(27.4)	917	94.6	(15.0)
4. Allgemeine Gesundheit	2.859	68.1	(20.2)	906	79.9	(13.7)
5. Vitalität	2.876	63.3	(18.5)	913	71.9	(14.3)
6. Soziale Funktionsfähigkeit	2.911	88.8	(18.4)	918	94.7	(12.3)
7. Emotionale Rollenfunktion	2.855	90.4	(25.6)	909	96.9	(14.3)
8. Psychisches Wohlbefinden	2.871	73.9	(16.4)	913	79.2	(13.1)

(45 %). Den Verbesserungen im psychischen Wohlbefinden entsprachen die mit dem GHQ gefundenen psychopathologie-bezogenen Gesundheitsverbesserungen: 41 % bei den englischsprachigen, 45 % bei den französischsprachigen Patienten.

Ergebnisse einer deutschsprachigen Studie weisen auf der übergeordneten Faktorscore-Ebene ebenfalls auf positive Effekte antipressiver Behandlung, insbesondere auf die psychische Komponente der subjektiven Gesundheit hin (Philipp et al., 1999: Hypericum vs. Imipramin vs. Placebo).

SF-36 – Tabelle 2: Ausgangswerte und Verbesserungen in den SF-36 Skalen von Patienten mit Major Depression nach 8 Wochen Behandlung mit Moclobemid (N = 207) (Datenquelle: Walker et al., 1995)

SF-36-Skala	Ausgangswert		Woche 8		
	M	(SD)	M	(SD)	Verbesserung %
1. Körperliche Funktionsfähigkeit	69.0	(27.8)	74.2	(28.9)	8
2. Körperliche Rollenfunktion	45.5	(43.2)	52.5	(43.8)	15
3. Körperliche Schmerzen	61.0	(29.0)	64.4	(30.3)	6
4. Allgemeine Gesundheit	48.6	(22.1)	55.0	(23.1)	13
5. Vitalität	31.4	(26.4)	39.8	(26.9)	27
6. Soziale Funktionsfähigkeit	37.1	(26.8)	56.3	(30.7)	52
7. Emotionale Rollenfunktion	25.1	(35.9)	47.3	(44.2)	88
8. Psychisches Wohlbefinden	36.2	(23.4)	52.3	(27.0)	45

8 Literatur

Aaronson, N. K., Acquadro, C., Alonso, J., Apalone, G., Bucquet, D. & Bullinger, M. (1992). International Quality of Life Assessment (IQOLA) Project. Quality of Life Research, 1, 349–351.

Böhmer, S., Kohlmann, T. & Bellach, B.-M. (2001). Gesundheitsökonomischer Indexwert SF-6D versus Einzelskalen des SF-36: Ergebnisse des Bundesgesundheitssurvey. Gesundheitswesen, 63, A8.

Bouchet, C., Guillemin, F., Paul-Dauphin, A. & Briancon, S. (2000). Selection of quality-of-life measures for a prevention trial: A psychometric analysis. Controlled Clinical Trials, 21, 30–43.

Brazier, J., Roberts, J. & Deverill, M. (2002). The estimation of a preference-based measure of health from the SF-36. Journal of Health Economics, 21, 271–292.

Bullinger, M. (1994). Lebensqualität – ein neues Bewertungskriterium für den Therapieerfolg. In E. Pöppel, M. Bullinger & U. Härtel (Hrsg.), Kurzlehrbuch der Medizinischen Psychologie (S. 369–376). Weinheim: VCH Edition Medizin.

Bullinger, M. (1995). German translation and psychometric testing of the SF-36 Health Survey: Preliminary results from the IQOLA Project. Social Science and Medicine, 41, 1359–1366.

Bullinger, M. (1996). Erfassung der gesundheitsbezogenen Lebensqualität mit dem SF-36 Health Survey. Rehabilitation, 35, XVII–XXVII.

Bullinger, M. & Kirchberger, I. (1998). SF-36 Fragebogen zum Gesundheitszustand. Handanweisung. Göttingen: Hogrefe.

Bullinger, M., Kirchberger, I. & Ware, J. (1995). Der deutsche SF-36 Health Survey. Übersetzung und psychometrische Testung eines krankheitsübergreifenden Instruments zur Erfassung der gesundheitsbezogenen Lebensqualität. Zeitschrift für Gesundheitswissenschaften, 3, 21–36.

Chassany, O., Sagnier, P., Marquis, P., Fullerton, S. & Aaronson, N. for the European Regulatory Issues on Quality of Life Assessment

(ERIQA) Group. (2002). Patient-reported outcomes: The example of health-related quality of life – A European guidance document for the improved integration of the health-related quality of life assessment in the drug regulatory process. Drug Information Journal, 36, 209–238.

Hunt, S. M., McKenna, S. P., McEwen, J., Williams, J. & Papp, E. (1981). The Nottingham Health Profile: Subjective health and medical consultations. Social Science and Medicine, 15A, 221–229.

Kohlmann, T., Bullinger, M. & Raspe, H. H. (1997). Die deutsche Form des Nottingham Health Profiles – Skalenstruktur, Reliabilität und Validität. Zeitschrift für Sozial- und Präventivmedizin, 42, 175–185.

McHorney, C. A., Ware, J. E., Lu, J. F. R. & Sherbourne, C. D. (1994). The MOS 36-item Short-Form Health Survey (SF-36): III. Tests of data quality, scaling assumptions and reliabilty across diverse patient groups. Medical Care, 32, 32–40.

McHorney, C. A., Ware, J. E. & Raczek, A. E. (1993). The MOS 36-item Short-Form Health Survey (SF-36): II. Psychometric and clinical tests of validity in measuring physical and mental health constructs. Medical Care, 31, 247–261.

Philipp, M., Kohnen, R. & Hiller, K.-O. (1999). Hypericum extract versus imipramine or placebo in patients with moderate depression: Randomised multicentre study of treatment for eight weeks. British Medical Journal, 319, 1534–1538.

Pongratz, D., Zierz, S., Fischer, W., Jenkinson, C., Fitzpatrick, R., Peto, V., Swash, M. und die ALS-HPS Steering Group (2002). Validität und Reliabilität der deutschen Fassung des SF-36 bei Patienten mit amyotropher Lateralsklerose. Nervenheilkunde, 21, 432–437.

Radoschewski, M. & Bellach, B.-M. (1999). Der SF-36 im Bundes-Gesundheits-Survey: Möglichkeiten und Anforderungen der Nutzung auf der Bevölkerungsebene. Gesundheitswesen, 61 (Sonderheft 2), S191-S199.

Rush, A. J., George, M. S., Sackeim, H. A., Marangell, L. B., Husain, M. M., Giller, C., Nahas, Z., Haines, S., Simpson Jr., R. K. & Goodman, R. (2000). Vagus nerve stimulation (VNS) for treatment-resistant depressions: A multicenter study. Biological Psychiatry, 47, 276–286.

Souetre, E., Martin, P., Lozet, H. & Monteban, H. (1996). Quality of life in depressed patients: Comparison of fluoxetine and major tricyclic antidepressants. International Clinical Psychopharmacology, 11, 45–52.

Spilker, B. (Ed.). (1996). Quality of life and pharmacoeconomics in clinical trials. Philadelphia: Lippincott-Raven.

Tarlov, A. R, Ware J. E. Jr, Greenfield, S., Nelson, E. C., Perrin E. &, Zubkoff, M. (1983). The Medical Outcomes Study: An application of methods for monitoring the results of medical care. Journal of the American Medical Association, 262, 925–930.

Testa, M. & Simonson, D. C. (1996). Assessment of quality-of-life outcomes. New England Journal of Medicine, 334, 835–840.

Walker, V., Streiner, D., Novosel, S., Rocchi, A., Levine, M. & Dean, D. (1995). Health-related quality of life in patients with major depression who are treated with moclobemide. Journal of Clinical Psychopharmacology, 15 (Suppl 2), 60S–67S.

Ware, J. E. & Gandek, B. for the IQOLA Project (1998). Overview of the SF-36 Health Survey and the International Quality of Life (IQOLA) Project. Journal of Clinical Epidemiology, 51, 903–912.

Ware, J. E., Kosinski, M., Bayliss, M. S., McHorney, C. A., Rogers, W. H. & Raczeck, A. (1995). Comparison of scoring and statistical analysis of SF-36 Health Profile and summary measures: Summary of results from the Medical Outcomes Study. Medical Care, 33 (Suppl.), AS264–AS279.

Ware, J. E., Kosinski, M., Gandek, B., Aaronson, N. K., Apolone, G., Bech, P., Brazier, J., Bullinger, M., Kaasa, S., Leplège, A., Prieto, L. & Sullivan, M. (1998). The factor-structure of the SF-36 Health Survey in 10 countries: Results from the IQOLA Project. Journal of Clinical Epidemiology, 51, 1159–1165.

Ware, J. E., Kosinski, M. & Keller, S. D. (1994). The SF-36 physical and mental health summary scales: A user's manual. Boston, MA: New England Medical Center, The Health Institute.

Ware, J.E. & Sherbourne, C.D. (1992). The MOS 36-item Short-Form Health Survey (SF-36): I. Conceptual framework and item selection. Medical Care, 30, 473–483.

Ware, J. E., Snow, K. K., Kosinski, M. & Gandek, B. (1993). SF-36 Health Survey manual and interpretation guide. Boston, MA: New England Medical Center, The Health Institute.

World Health Organization. (1948). World Health Organization. Basic documents. Genf: WHO.

Monika Bullinger und Inge Kirchberger

Fragebogen zum Allgemeinen Gesundheitszustand SF 36

Selbstbeurteilungsbogen | Zeitfenster 4 Wochen

In diesem Fragebogen geht es um die Beurteilung Ihres Gesundheitszustandes. Der Bogen ermöglicht es, im Zeitverlauf nachzuvollziehen, wie Sie sich fühlen und wie Sie im Alltag zurechtkommen.

Bitte beantworten Sie jede der (grau unterlegten) Fragen, indem Sie bei den Antwortmöglichkeiten die Zahl ankreuzen, die am besten auf Sie zutrifft.

		Ausgezeichnet	Sehr gut	Gut	Weniger gut	Schlecht
1.	Wie würden Sie Ihren Gesundheitszustand im allgemeinen beschreiben?	1	2	3	4	5

		Derzeit viel besser	Derzeit etwas besser	Etwa wie vor einem Jahr	Derzeit etwas schlechter	Derzeit viel schlechter
2.	*Im Vergleich zum vergangenen Jahr,* wie würden Sie Ihren derzeitigen Gesundheitszustand beschreiben?	1	2	3	4	5

	Im folgenden sind einige Tätigkeiten beschrieben, die Sie vielleicht an einem normalen Tag ausüben.			
3.	*Sind Sie durch Ihren derzeitigen Gesundheitszustand* bei diesen Tätigkeiten *eingeschränkt?* Wenn ja, wie stark?	Ja, stark eingeschränkt	Ja, etwas eingeschränkt	Nein, überhaupt nicht eingeschränkt
3.a	**anstrengende Tätigkeiten,** z.B. schnell laufen, schwere Gegenstände heben, anstrengenden Sport treiben?	1	2	3
3.b	**mittelschwere Tätigkeiten,** z.B. einen Tisch verschieben, staubsaugen, kegeln, Golf spielen	1	2	3
3.c	Einkaufstaschen heben oder tragen	1	2	3
3.d	**mehrere** Treppenabsätze steigen	1	2	3
3.e	**einen** Treppenabsatz steigen	1	2	3
3.f	sich beugen, knien, bücken	1	2	3
3.g	**mehr als 1 Kilometer** zu Fuß gehen	1	2	3
3.h	**mehrere** Straßenkreuzungen weit zu Fuß gehen	1	2	3
3.i	**eine** Straßenkreuzung weit zu Fuß gehen	1	2	3
3.j	sich baden oder anziehen	1	2	3

Hatten Sie *in den vergangenen 4 Wochen aufgrund Ihrer* ***körperlichen*** *Gesundheit* irgendwelche Schwierigkeiten bei der Arbeit oder anderen alltäglichen Tätigkeiten im Beruf bzw. zu Hause?	Ja	Nein
4.a Ich konnte nicht **so lange** wie üblich tätig sein	1	2
4.b Ich habe **weniger geschafft** als ich wollte	1	2
4.c Ich konnte **nur bestimmte Dinge** tun	1	2
4.d Ich hatte **Schwierigkeiten** bei der Ausführung	1	2

Hatten Sie *in den vergangenen 4 Wochen aufgrund* ***seelischer*** *Probleme* irgendwelche Schwierigkeiten bei der Arbeit oder anderen alltäglichen Tätigkeiten im Beruf bzw. zu Hause (z.B. weil Sie sich niedergeschlagen oder ängstlich fühlten)?	Ja	Nein
5.a Ich konnte nicht **so lange** wie üblich tätig sein	1	2
5.b Ich habe **weniger geschafft** als ich wollte	1	2
5.c Ich konnte nicht so **sorgfältig** wie üblich arbeiten	1	2

	Überhaupt nicht	Etwas	Mäßig	Ziemlich	Sehr
6. Wie sehr haben Ihre körperliche Gesundheit oder seelischen Probleme in den *vergangenen 4 Wochen* Ihre normalen Kontakte zu Familienangehörigen, Freunden, Nachbarn oder zum Bekanntenkreis beeinträchtigt?	1	2	3	4	5

	Keine Schmerzen	Sehr leicht	Leicht	Mäßig	Stark	Sehr stark
7. Wie stark waren Ihre Schmerzen in den *vergangenen 4 Wochen?*	1	2	3	4	5	6

	Überhaupt nicht	Ein bißchen	Mäßig	Ziemlich	Sehr
8. Inwieweit haben die Schmerzen Sie in den *vergangenen 4 Wochen* bei der Ausübung Ihrer Alltagstätigkeiten zu Hause und im Beruf behindert?	1	2	3	4	5

In diesen Fragen geht es darum, wie Sie sich fühlen und wie es Ihnen *in den vergangenen 4 Wochen* gegangen ist. (Bitte kreuzen Sie in jeder Zeile die Zahl an, die Ihrem Befinden am ehesten entspricht). Wie oft waren Sie *in den vergangenen 4 Wochen*	Immer	Meistens	Ziemlich oft	Manch-mal	Selten	Nie
9.a … voller Schwung?	1	2	3	4	5	6
9.b … sehr nervös?	1	2	3	4	5	6
9.c … so niedergeschlagen, daß Sie nichts aufheitern konnte?	1	2	3	4	5	6
9.d … ruhig und gelassen?	1	2	3	4	5	6
9.e … voller Energie?	1	2	3	4	5	6
9.f … entmutigt und traurig?	1	2	3	4	5	6
9.g … erschöpft?	1	2	3	4	5	6
9.h … glücklich?	1	2	3	4	5	6
9.i … müde?	1	2	3	4	5	6

	Immer	Meistens	Manchmal	Selten	Nie
10. Wie häufig haben Ihre körperliche Gesundheit oder seelischen Probleme in den *vergangenen 4 Wochen* Ihre Kontakte zu anderen Menschen (Besuche bei Freunden, Verwandten usw.) beeinträchtigt?	1	2	3	4	5

Inwieweit trifft *jede* der folgenden Aussagen auf Sie zu?	trifft ganz zu	trifft weitgehend zu	weiß nicht	trifft weitgehend nicht zu	trifft überhaupt nicht zu
11.a Ich scheine etwas leichter als andere krank zu werden	1	2	3	4	5
11.b Ich bin genauso gesund wie alle anderen, die ich kenne	1	2	3	4	5
11.c Ich erwarte, daß meine Gesundheit nachläßt	1	2	3	4	5
11.d Ich erfreue mich ausgezeichneter Gesundheit	1	2	3	4	5

Vielen Dank.

Demenzielle Störungen

ADAS

Alzheimer's **D**isease **A**ssessment **S**cale

Fremdbeurteilung

Kognitiver Leistungstest

Deutsche Bearbeitung: Ihl und Weyer (1993); Weyer, Ihl und Schambach (1992)
Originalversion: Rosen, Mohs und Davis (1984)

1 Anwendungsbereich

Die ADAS ist eine Beurteilungsskala, die zur Einschätzung des Schweregrades kognitiver und nichtkognitiver Demenzsymptome von Alzheimer-Patienten entwickelt wurde. Sie ist auch bei Patienten mit anderen Demenzen mit vergleichbarer Symptomatik anwendbar. Die Beurteilung stützt sich z. T. auf kurze neuropsychologische Leistungsprüfungen, z. T. auf Befragung des Patienten und eines Angehörigen sowie auf Verhaltensbeobachtung. Haupteinsatzgebiete sind Therapiestudien und Verlaufsbeobachtungen bei Demenzpatienten. Die ADAS – insbesondere der kognitive Teil – gilt derzeit international als Standardverfahren zur Evaluation der Wirksamkeit von Antidementiva in klinischen Studien. Ihr Einsatz als Zielvariable zur Messung kognitiver Effekte wird in einschlägigen Richtlinen empfohlen (z. B. Arbeitskreis „Klinische Forschung Demenz", 1991; CPMP, 1997; Ferris et al. 1997; Leber, 1990).

Die ADAS eignet sich nicht zur Diagnose spezifischer Demenzformen, sie ermöglicht aber die Abgrenzung eines Demenzsyndroms vom Normalbereich sowie eine differenzierte Beschreibung des Symptommusters bei Patienten mit einem Demenzsyndrom.

2 Aufbau und Beschreibung

Die Skala umfasst insgesamt 21 Items, mit denen Defizite in kognitiven Leistungen (11 Items) und demenztypische Symptome bzw. Verhaltensauffälligkeiten im nichtkognitiven Bereich (10 Items) beurteilt werden. Zu den Items des kognitiven Bereichs gehören Prüfungen des Gedächtnisses (freie Reproduktion, Wiedererkennen, Erinnern an Prüfungsanweisung), der Orientierung, des Vorstellungsvermögens und verschiedener praktischer Fähigkeiten (Benennen, Zeichnen, Anweisungen befolgen) sowie Beurteilungen von Sprachproduktion und Sprachverständnis. Für die Gedächtnisprüfungen „freie Reproduktion" und „Wiedererkennen" liegen jeweils Wortlisten in 5 Parallelversionen (A–E) vor. Im nichtkognitiven Teil werden motorische, affektive und psychotische Symptome, Veränderungen im Appetit, Ablenkbarkeit und Kooperation beurteilt.

Zur Beurteilung der Ausprägung der Beeinträchtigung steht für die 10 nichtkognitiven Items sowie für 8 der kognitiven Testaufgaben eine 6-stufige Skala von 0 bis 5 zur Verfügung, wobei 0 die Abwesenheit eines Symptoms bzw. einer Störung bezeichnet, 1 sehr leichte, 2 leichte, 3 mäßige, 4 mäßig schwere und 5 schwere Symptomausprägungen bedeuten. Die Skalenstufen werden weiterhin durch verbale Verankerungen präzisiert oder, bei den Testaufgaben durch die Anzahl der Fehler operationalisiert. Bei den Gedächtnisprüfungen (Item 1 und 7) und der Orientierungsaufgabe (Item 2) wird die Anzahl der Fehler direkt gewertet, ohne Überführung in die 6-stufige Beurteilungsskala.

Die Zusammenfassung der Items zu Skalenwerten orientiert sich an deren Zuordung zu einem kognitiven und einem nichtkognitiven Beurteilungsbereich. Zur kognitiven Skala (ADAS-K; international *ADAS-Cog*) zählen alle Leistungsaufgaben (Items 1 bis 8) sowie die Beurteilungen der Sprache (Items 19 bis 21). Der maximale Skalenwert von 70 Punkten zeigt die größtmögliche kognitive Beeinträchtigung an. Die restlichen Items (9 bis 18) bilden die nichtkognitive Skala (ADAS-NK; international *ADAS-Noncog*), mit einem Maximalwert von 50 Punkten für die stärkste Ausprägung der nicht-kognitiven Symptomatik.

Ein Gesamtsummenscore (ADASUM; Maximalwert 120), der gelegentlich zur Globalbeschreibung des Ausmaßes der demenziellen Beeinträchtigung gebildet wird, kann wegen der unterschiedlichen Verlaufsentwicklung kognitiver und nichtkognitiver Symptome für Therapiestudien und andere längsschnittliche Untersuchungen nicht empfohlen werden. Differenziertere Subskalenwerte (jeweils drei aus dem kognitiven und aus dem nichtkognitiven Bereich) werden selten benutzt.

3 Entwicklung

Hintergrund: Die ADAS wurde mit dem Ziel entwickelt, die Wirksamkeit von pharmakologischen Behandlungen bei Demenz vom Alzheimer-Typ zu prüfen. Umfassender als mit der *Mini-Mental State Examination* (MMSE; Folstein et al., 1975) und spezifischer als mit der *Sandoz Clinical Assessment Geriatric Scale* (SCAG; Shader et al., 1974) sollten alle wesentlichen, für Alzheimer-Patienten typischen kognitiven und nichtkognitiven Defizite und Symptome über einen weiten Bereich von Schweregraden abgebildet werden um Behandlungseffekte differenziert darstellen zu können (Mohs et al., 1983; Rosen et al., 1984).

Skalenkonstruktion: Ausgehend von einer Sammlung von 40 Items (17 Aufgaben und Beurteilungen kognitiver Funktionen, 23 Beurteilungen nichtkognitiver Symptome) wurden diejenigen ausgewählt, die bei Alzheimer-Patienten bzgl. der Beurteiler-Übereinstimmung und der Retest-Reliabilität die günstigsten Kennwerte aufwiesen (Rosen et al., 1984). Die aus dem Auswahlprozess resultierende 21-Item-Version ist die Grundlage zahlreicher Sprachadaptationen, u. a. der deutschen Version.

Die deutsche Version wurde aus zwei, in mehreren Studien unabhängig voneinander erprobten Vorläuferversionen entwickelt. Bei der Konstruktion der Wortlisten für die Gedächtnisprüfungen (Item 1 und 7) wurde auf psycholinguistische Parallelität der Serien A bis E geachtet. Unterschiede zum amerikanischen Original bestehen in der Reihenfolge der Items, die den Erfordernissen der Untersuchungsdurchführung angepasst wurde, in der Anzahl der Durchgänge der beiden Gedächtnisprüfungen (Reduktion von drei auf einen; vgl. Mattes, 1997) und in der Verwendung von Bildkarten an Stelle von realen Spielzeugobjekten bei Item 6 („Benennen von Fingern und Gegenständen"). Darüber hinaus wurden Instruktionen und Beurteilungshinweise präzisiert. Die Itemscores und Summenscores entsprechen denen des amerikanischen Originals.

Eine ausführliche Darstellung der Entwicklung der deutschen ADAS findet sich im Testmanual (Ihl & Weyer, 1993).

Versionen: Von der ADAS liegen Adaptationen in den meisten europäischen und in einigen außereuropäischen Sprachen vor, wobei z. T. – wie auch in der deutschen Version – über das Original hinausgehende Standardisierungen realisiert worden sind, z. B. in der italienischen Version (Fioravanti, 1996; Inzitari et al. 1999), der französischen GRECO-Version (Puel & Hugonot-Diener, 1996) und der spanischen NORMACODEM-Version (Pena-Casanova et al., 1997).

Eine englischsprachige standardisierte Version (SADAS), mit im Vergleich zur Originalversion vorteilhaften Kennwerten der Objektivität und Reliabilität wurde in Kanada erarbeitet (Standish et al., 1996).

Keine der verschiedenen Standardisierungsbemühungen konnte sich bisher international als verbindlich durchsetzen. Dies gilt auch für inhaltliche Verbesserungsvorschläge, wie z. B. die empirisch begründete Zuordnung des derzeit noch in der nicht-kognitiven Skala verrechneten Items „Konzentration/Ablenkbarkeit" (Item 17) zur kognitiven Skala (Mohs, 1996) oder die Erweiterung der kognitiven Skala durch zusätzliche Testaufgaben zur Erhöhung ihrer Sensitivität für leichte Demenzformen, u. a. einen Durchstreichtest, ein Labyrinthtest oder eine Gedächtnisprüfung mit verzögerter Reproduktion (Mohs et al., 1997).

4 Hinweise zur Anwendung

Material zur Unterstützung der Anwendung: Die ADAS ist als Test veröffentlicht (siehe *Bezugsquellen* im Anhang des Buches). Folgende für die Untersuchung benötigte Testunterlagen stehen zur

Verfügung: Manual mit Durchführungsanweisung, Dokumentations- und Auswertungsbogen, Wortkarten für die beiden Gedächtnisprüfungen (jeweils fünf Parallelversionen A bis E für Wiederholungsuntersuchungen), Bildkarten für Item 6 (Benennen von Fingern und Gegenständen) sowie Zeichenvorlagen (Item 4).

Für die Auswertung ist ein Computerprogramm erhältlich.

Voraussetzungen auf Seiten des Patienten/Probanden: Die ADAS kann bei Patienten mit über einen weiten Bereich von Schweregraden streuenden Demenzsymptomen eingesetzt werden. Nicht mehr vorhandenes Instruktionsverständnis und fehlende Motivation zur Bearbeitung der Aufgaben begrenzen den Einsatz bei Patienten mit sehr schwer ausgeprägter Demenz.

Voraussetzungen auf Seiten des Untersuchers: Die Anwendung der ADAS setzt beim Untersucher Erfahrung im Umgang mit psychologischen Testverfahren und mit Demenzpatienten voraus. Beim Einsatz in klinischen Studien wird ein Rater-Training dringend empfohlen.

Bearbeitungsdauer: Die Durchführungsdauer des Testteils beträgt bei Patienten mit leichter bis mittelschwerer Demenz etwa 30 bis 45 Minuten. Für das Interview sind weitere 10 bis 15 Minuten zu veranschlagen.

Zeitlicher Bezugsrahmen der Beurteilung: Mit den Aufgaben des Testteils wird der aktuelle Stand der Leistungsbeeinträchtigung des Patienten beurteilt. Der Beurteilungszeitraum des Interviews umfasst die vorausgegangene Woche.

Durchführung: Durchführungstechnisch werden drei Teile der ADAS unterschieden: a) ein aktiver Testteil, der acht standardisierte Aufgaben zur Prüfung der aktuellen Leistungsbeeinträchtigung des Patienten (Item 1 bis 8) sowie die Beurteilung des Tremors umfasst (Item 9 „Tremor“ wird ebenfalls zum aktiven Testteil gerechnet, da auch hier eine aktive Mitwirkung des Patienten erforderlich ist), b) ein aus 7 Items bestehendes Interviewteil, in dem der Patient und ein Informant nach dem Vorhandensein und der Ausprägung von demenztypischen psychopathologischen Symptomen zu befragen sind (Item 10 bis 16) und c) 5 Items zur Verhaltensbeobachtung während der Untersuchung, davon drei zu sprachlichen Beeinträchtigungen und zwei zu motivationalen und Konzentrationsdefiziten (Item 17 bis 21).

Die im Manual enthaltenen Durchführungsanweisungen sind zu beachten; Instruktionen für die Leistungsaufgaben des aktiven Testteils sollten möglichst wörtlich gegeben werden. Im anschließenden halbstrukturierten Interview werden alle im Testbogen (Leitfaden) vorgegebenen Symptome exploriert, wobei zur möglichst objektiven Beurteilung der Symptomausprägung die Angaben des Patienten und eines Angehörigen (oder eines geeigneten Informanten) zu berücksichtigen sind. Zur Beurteilung der Items 17 bis 21 (Sprache, Konzentration, Kooperation) muss der Untersucher seine Aufmerksamkeit während der gesamten Untersuchung auf die entsprechenden Verhaltensäußerungen des Patienten richten.

Bei Bedarf – z. B. in klinischen Studien – kann sich die Durchführung auf den kognitiven oder den nicht-kognitiven Teil der ADAS beschränken. Bei der Durchführung des kognitiven Teils allein entfällt, bei sonst gleichem Vorgehen das Patienten- und Angehörigeninterview.

Auswertung: Die Auswertung besteht in der Addition der entsprechenden Itemscores zu den Skalenwerten ADAS-K und ADAS-NK. Wenn gewünscht, können ein Gesamtsummenscore (ADASUM) sowie jeweils drei Subskalenwerte aus dem kognitiven und dem nichtkognitiven Bereich gebildet werden (siehe Auswertungsblatt, S. 75).

Vor der Summenbildung sollte bei den Items des kognitiven Bereichs die Überführung der Fehleranzahl in die entsprechende Kategorie der 6-stufigen Schweregradskala überprüft werden.

5 Gütekriterien

Objektivität

In der Originalveröffentlichung (Rosen et al., 1984) werden keine oder nur vage Angaben zu wesentlichen, die Objektivität der Beurteilung bestimmenden Aspekten gemacht (Testmaterial, Bedingungen der Testvorgabe, Durchführung des

Interviews, Schulung der Untersucher). Die berichteten Intraclass-Korrelationskoeffizienten der Beurteilerübereinstimmung weisen aber auf einen hohen Objektivitätsgrad der Beurteilungen hin: ICC = .99 für den kognitiven Score und ICC = .95 für den nichtkognitven Score (N = 27 Alzheimer-Patienten, 2 Beurteiler). Bei der Beurteilung gesunder Probanden (N = 26, 2 Beurteiler) lagen die Koeffizienten geringfügig niedriger: ICC = .97 für den kognitiven Score und ICC = .83 für den nichtkognitven Score.

Für die deutsche Version der ADAS liegen Ergebnisse aus video-gestützten Ratertrainings in klinischen Studien vor. Yekrangi-Hartmann et al. (1999) berichten über während des Trainings erzielte Verbesserungen der Beurteilerübereinstimmung im kognitiven Score ADAS-K von ICC = .81 auf ICC = .88 und bei einem zweiten Patientenvideo von ICC = .91 auf ICC = .97. Weyer, Gammel et al. (1993) erreichten nach einem Ratertraining eine Beurteilerübereinstimmung von ICC = .95 für den kognitiven Score ADAS-K. Angaben für den nicht-kognitiven Score der deutschen Skala liegen nicht vor.

Der Objektivität der Interpretation der Skalenwerte kommen die inzwischen, überwiegend aus klinischen Studien veröffentlichten Vergleichsdaten zugute.

Reliabilität

Interne Konsistenz: Daten zur internen Konsistenz der Originalversion sind nicht bekannt. Für die deutsche Version liegen die Koeffizienten der internen Konsistenz (Cronbachs Alpha) der kognitiven Skala ADAS-K im Bereich zwischen $\alpha = .61$ (N = 101, Patienten mit vaskulärer oder Alzheimer-Demenz) und $\alpha = .81$ (N = 440, Alzheimer-Patienten), die der nicht-kognitiven Skala ADAS-NK in denselben Stichproben zwischen $\alpha = .75$ und $\alpha = .83$ (Weyer, Ihl et al., 1993; Weyer et al., 1997).

Retest-Reliabilität: Die in der Originalveröffentlichung berichteten Koeffizienten der Wiederholungsstabilität (Spearman-Rangkorrelationen) nach ein- bis zweimonatigem Retestintervall liegen bei $r_{ttS} = .92$ für den kognitiven Score und $r_{ttS} = .59$ für den nichtkognitiven Score (Alzheimer-Patienten). Aus mehrmals in 6-wöchigem Abstand wiederholten Untersuchungen (N = 117, Alzheimer-Patienten, Placebo-Behandlung) ergaben sich im zeitlichen Verlauf nur geringfügig von $r_{tt} = .91$ (6 Wochen) auf $r_{tt} = .86$ (30 Wochen) abfallende Stabilitätskoeffizienten (Talwalker et al., 1996).

Die mit der deutschen Version ermittelten Retest-Reliabilitätskoeffizienten (1 bis 4 Wochen) liegen für die kognitive Skala ADAS-K bei $r_{tt} = .88$ (N = 191, Patienten mit vaskulärer oder Alzheimer-Demenz) und $r_{tt} = .93$ (N = 440, Alzheimer-Patienten), für die nicht-kognitive Skala ADAS-NK bei $r_{tt} = .97$ (Weyer et al., 1997, 2000).

Validität

Inhaltliche Validität/Konstruktvalidität: Mit der kognitiven Skala werden die wesentlichen kognitiven Symptome einer Demenz vom Alzheimer Typ erfasst, ausgenommen Störungen der Aufmerksamkeit und Konzentration.

Der progrediente Verlauf einer Demenz vom Alzheimer Typ kann mit dem kognitiven Score beschrieben werden. Der kognitive Abbau beträgt im Mittel 9 bis 11 Punkte pro Jahr (Stern et al., 1994) mit deutlicher Abhängigkeit vom Demenzstadium: Bei leichter und sehr schwerer Demenz verläuft der Abbau im Einjahresintervall langsamer (im Mittel 5.8 bzw. 4.9 Punkte) als bei mäßiger und schwerer Demenz (im Mittel 10.1 bzw. 13.3 Punkte; Schmeidler et al.1998). Der schweregradabhängige Verlauf bildet sich in allen Items der kognitiven Skala ab (Schmeidler et al., 1998; Doraiswamy et al., 2001).

Die dimensionale Struktur der mit der kognitiven Skala erfassten Symptomatik lässt sich nach den Faktorenalysen von Kim et al. (1994) und Talwalker et al. (1996) übereinstimmend durch drei korrelierte Faktoren ($.52 \leq r \leq .63$), „Gedächtnis", „Sprache" und „Praxis" beschreiben. Eine varianzstarke erste Hauptkomponente, die hohen Faktoreninterkorrelationen und der für alle Items gleichartige Verlauf rechtfertigen dennoch den Gesamtscore der kognitiven Skala.

Die nicht-kognitive Skala wird bzgl. ihrer inhaltlichen Validität kritisiert, einmal wegen der nicht-demenzspezifischen Items „Tremor" und „Appetit", zum anderen wegen des zwar demenzspezifischen, aber eher dem kognitiven Bereich zugehörigen Items „Konzentration/Ablenkbarkeit" (Reisberg et al., 1996). Mit den übrigen Items wird ein zentraler Ausschnitt, jedoch nicht das gesamte Spektrum der nicht-kognitiven Symptomatik einer Demenz vom Alzheimer Typ erfasst.

Bezüglich ihrer Verlaufscharakteristik unterscheiden sich die Items der nicht-kognitiven Skala von denen der kognitiven Skala, indem sie keine Progredienz, sondern ein eher episodisches Auftreten einzelner Symptome anzeigen (Green et al., 1999).

Die kognitive und die nicht-kognitive Skala der deutschen Version korrelieren mit r = .67, markieren aber in einer, auf Skalenebene gemeinsam mit anderen Demenzskalen durchgeführten Faktorenanalyse deutlich separierbare Dimensionen der kognitiven und der nicht-kognitiven Symptomatik (Weyer et al., 1997).

Konvergente Validität: Substantielle Korrelationen mit inhaltsverwandten Skalen belegen die konvergente Validität der kognitiven Skala, z. B. liegen die Korrelationen der deutschen Version ADAS-K mit dem *Mini Mental Status Test* (MMST, siehe Seite 128 in diesem Band) zwischen r = –.61 und r = –.81 oder mit dem *SKT* (Erzigkeit, 1989) zwischen r = .75 und r = .82 (Ihl et al., 1992; Weyer, Ihl et al., 1993; Weyer et al., 1997). Mit dem klinischen Globalurteil des Schweregrades (CGI) wurde eine Korrelation von r = .67 gefunden (Weyer, Ihl et al., 1993).

Der nichtkognitive Score ADAS-NK korreliert u. a. mit Subskalen *der Nurses' Observation Scale for Geriatric Patients* (NOSGER, siehe Seite 136 in diesem Band), die auf Teilbereiche der auch mit der ADAS erfassten nicht-kognitiven Symptomatik abzielen, z. B. „Stimmung" (r = .69) oder „Störendes Verhalten" (r = .51; Weyer et al., 1997). Mit dem Schweregradurteil CGI ergab sich eine Korrelation von r = .46 (Weyer, Ihl et al., 1993).

Diskriminante Validität: Als Hinweis auf diskriminante Validität der kognitiven und der nicht-kognitiven ADAS-Skala in Bezug auf die beiden unterscheidbaren Symptombereiche kann die in Längsschnittstudien nachgwiesene unterschiedliche Verlaufsentwicklung der beiden Scores angesehen werden (Mohs, 1996). Weiterhin sind die beiden Scores fakorenalytisch separaten, wenn auch korrelierenden Dimensionen zugeordnet. ADAS-K, MMST und SKT markieren gemeinsam die kognitive Dimension mit Faktorenladungen von von .88, –.91 und .90, bei gleichzeitig geringfügigen Ladungen von .07, .17 und .14 der nicht-kognitiven Dimension. Komplementär hierzu kennzeichnen die Scores ADAS-NK, NOSGER-„Stimmung" und NOSGER-„Störendes Verhalten" die nicht-kognitive Dimension durch hohe Ladungen von .67, .90 und .89, bei vergleichsweise geringen Ladungen von .28, –.10 und –.21 der kognitiven Dimension (Weyer et al., 1997).

Behandlungssensitivität: Der kognitive ADAS-Score hat sich in vielen Studien mit verschiedenartigen Antidementiva (*cognition enhancers, Nootropika*) als behandlungssensitiv erwiesen, wenn auch die mittleren Unterschiede im Placebovergleich, selten mehr als 3 Punke betrugen. In den Prüfungen von allen bisher zugelassenen Cholinesterasehemmern diente die kognitive ADAS-Skala als Hauptzielkriterium zum Nachweis symptomatischer Besserung oder verzögerter Progression kognitiver Defizite (z. B. Corey-Bloom et al., 1998; Knapp et al., 1994; Rogers et al., 1998). Für die zur Therapieevaluation weniger häufig benutzte nicht-kognitive Skala sind die Ergebnisse uneinheitlich.

6 Normen, Cut-Off-Werte

Weder für das amerikanische Original, noch für die deutsche Version existieren Normen auf der Grundlage von Eichstichproben. Doch liegen Vergleichsdaten von unterschiedlichen Stichproben und aus zahlreiche Studien vor. Referenzwerte für die Items der amerikanischen kognitiven Skala, basierend auf einer umfangreichen Stichprobe (N = 1.648) von Alzheimer-Patienten einer klinischen Studie, gegliedert nach Schweregrad, Alter, Geschlecht und Bildungsstand, werden von Doraiswamy et al. (1997) berichtet. Für einige Items wurde eine geringe Alters- und Bildungsabhängigkeit festgestellt. Von der gleichen Stichprobe liegen nach Schweregraden geschichtete Veränderungswerte über 26 Wochen vor (Doraiswamy et al., 2001). Veränderungswerte der kognitiven Items im Einjahresintervall, ebenfalls geschichtet nach Schweregraden, geben Schmeidler et al. (1998) für Alzheimer-Patienten an (N = 151).

Für die deutsche Version sind im Manual Referenzwerte für alle Items (ADAS-K und ADAS-NK) von zwei Patientenstichproben (N = 49, Alzheimer-Patienten; N = 101, Alzheimer-Patienten oder Multiinfarktpatienten) und von zwei Kontrollstichproben (N = 47, gesunde Altersprobanden; N = 106, unselektierte Altersprobanden) angegeben.

Nach MMST- bzw. SKT-Scores geschichtete Item- und Skalenwerte von 440 Alzheimer-Patienten einer multizentrischen klinischen Studie sind in den Tabellen 1 und 2 dargestellt.

ADAS – Tabelle 1: Item- und Skalenmittelwerte (Standardabweichungen in Klammern) von Alzheimer-Patienten nach MMST-Schweregrad (Datenquelle: Skalenwerte aus Weyer et al., 1997; Itemwerte aus der gleichen Studie, unveröffentlicht)

ADAS Skala/Items	MMST-Schweregrad	
	24–18 leicht (N = 166)	17–10 mäßig (N = 274)
Kognitiver Teil		
1. Freie Reproduktion	6.48 (1.48)	6.62 (1.40)
2. Orientierung	2.11 (1.38)	3.91 (1.34)
3. Vorstellungsvermögen	1.12 (0.91)	2.37 (1.07)
4. Zeichnen	1.51 (0.95)	2.34 (1.10)
5. Anweisungen	1.84 (0.98)	2.43 (0.84)
6. Benennen	1.01 (0.75)	2.20 (0.93)
7. Wort Wiedererkennen	6.95 (1.92)	7.74 (1.71)
8. Prüfungsanweisung erinnern	3.46 (1.61)	2.97 (1.52)
19. Sprachausdruck	1.10 (1.17)	2.29 (1.17)
20. Sprachverständnis	1.45 (1.17)	2.35 (1.12)
21. Wortfindungsstörungen	1.58 (1.22)	2.49 (1.20)
ADAS-K Gesamt	28.61 (6.27)	37.70 (8.06)
Nicht-kognitiver Teil		
9. Tremor	1.02 (0.96)	1.71 (0.98)
10. Umherlaufen	0.75 (0.96)	1.78 (1.22)
11. Motor. Unruhe	1.46 (1.08)	1.96 (1.07)
12. Weinen	0.74 (0.91)	1.13 (1.21)
13. Depressive Verstimmung	1.12 (0.93)	1.41 (1.20)
14. Wahn	0.22 (0.76)	0.37 (0.93)
16. Halluzinationen	0.05 (0.35)	0.16 (0.46)
17. Appetit	0.45 (0.77)	1.44 (1.21)
18. Konzentration	2.28 (1.16)	2.99 (1.08)
19. Mangelnde Kooperation	1.30 (1.20)	2.39 (1.29)
ADAS-NK Gesamt	9.38 (4.86)	15.34 (6.84)

MMST-Schichten unterscheiden sich in allen Mittelwerten, ausgenommem, „Freie Reproduktion“, „Prüfungsanweisung erinnern“ und „Wahn“ (t-Test, p = 0.05, zweiseitig).

Als verbindlich anerkannte Cut-Off-Werte liegen nicht vor. Höhere Werte als 10 Punkte in der kognitiven Skala ADAS-K sind jedoch auffällig und sprechen für das Vorliegen einer kognitiven Beeinträchtigung; höhere Werte als 3 Punkte in der nicht-kognitiven Skala ADAS-NK sind bei unausgelesenen Altersprobanden selten.

Auf Grund der vorliegenden Reliabilitätsschätzungen darf im Individualfall erst eine beobachtete Differenz zwischen zwei Messungen von mindestens 7 Punkten für den kognitiven Score und von mindestens 3 Punkten für den nicht-kognitiven Score als über den Messfehlerbereich hinausgehende Veränderung angesehen werden (Weyer et al., 1997).

ADAS – Tabelle 2: Item- und Skalenmittelwerte (Standardabweichungen in Klammern) von Alzheimer-Patienten nach SKT-Schweregrad (Datenquelle: Skalenwerte aus Weyer et al., 1997; Itemwerte aus der gleichen Studie, unveröffentlicht)

ADAS Item/Skala	SKT-Schweregrad			
	9–13 leicht (N = 70)	14–18 mittelschwer (N = 135)	19–23 schwer (N = 67)	24–27 sehr schwer (N = 68)
Kognitiver Teil				
1. Freie Reproduktion	6.31[a] (1.30)	6.33[a] (1.22)	6.56[a] (1.49)	7.34[b] (1.57)
2. Orientierung	1.99[a] (1.16)	2.65[b] (1.51)	3.69[c] (1.30)	4.53[d] (1.53)
3. Vorstellungsvermögen	0.89[a] (0.71)	1.43[b] (0.95)	2.41[c] (1.03)	2.63[c] (1.21)
4. Zeichnen	1.11[a] (0.91)	1.54[b] (0.89)	2.34[c] (0.86)	3.16[d] (1.02)
5. Anweisungen	1.50[a] (0.85)	2.11[b] (0.93)	2.49[c] (0.80)	2.46[c] (0.95)
6. Benennen	0.71[a] (0.51)	1.33[b] (0.82)	2.08[c] (0.83)	2.84[d] (0.92)
7. Wort Wiedererkennen	6.09[a] (1.70)	7.04[b] (1.58)	7.75[c] (1.61)	8.85[d] (1.74)
8. Prüfungsanweisung erinnern	2.61[a] (2.18)	3.14[a] (1.52)	3.10[a] (1.31)	3.90[b] (1.25)
19. Sprachausdruck	1.10[a] (0.93)	1.30[a] (1.23)	2.15[b] (1.13)	2.93[c] (1.21)
20. Sprachverständnis	1.01[a] (1.03)	1.67[b] (1.15)	2.32[c] (0.98)	2.91[d] (1.12)
21. Wortfindungsstörungen	1.26[a] (1.07)	1.78[b] (1.23)	2.50[c] (1.06)	2.90[c] (1.33)
ADAS-K Gesamt	24.59[a] (5.08)	30.33[b] (6.30)	37.38[c] (5.92)	44.44[d] (6.12)
Nicht-kognitiver Teil				
9. Tremor	0.84[a] (0.69)	1.28[b] (1.05)	1.68[c] (0.98)	1.85[c] (1.05)
10. Umherlaufen	0.44[a] (0.83)	1.04[b] (1.05)	1.78[c] (1.16)	2.12[c] (1.25)
11. Motor. Unruhe	0.99[a] (1.01)	1.70[b] (1.04)	2.04[c] (1.079)	2.07[c] (0.97)
12. Weinen	0.57[a] (0.67)	0.81[a] (0.88)	1.13[a] (1.17)	1.40[a] (1.55)
13. Depressive Verstimmung	1.04[a] (0.82)	1.10[a] (0.88)	1.38[a] (1.10)	1.74[a] (1.61)
14. Wahn	0.07[a] (0.49)	0.30[a] (0.79)	0.35[a] (0.94)	0.50[a] (1.06)
16. Halluzinationen	0.00[a] (0.00)	0.09[a] (0.40)	0.16[a] (0.47)	0.21[a] (0.56)
17. Appetit	0.31[a] (0.50)	0.89[b] (1.04)	1.63[c] (1.19)	0.79[d] (1.23)
18. Konzentration	1.64[a] (0.90)	2.48[b] (1.15)	3.07[c] (0.95)	3.44[c] (0.97)
19. Mangelnde Kooperation	0.70[a] (0.97)	1.59[b] (1.24)	2.41[c] (1.13)	3.00[d] (1.25)
ADAS-NK Gesamt	6.61[a] (3.75)	11.27[b] (5.69)	15.63[c] (6.25)	17.12[d] (6.68)

Mit unterschiedlichen Symbolen ([a b c d]) gekennzeichnete Mittelwerte zeigen Unterschiede der angrenzenden SKT-Schichten an (Scheffé Test, $p < 0.05$, zweiseitig).

7 Exemplarische Daten

Bei den in Tabelle 1 und 2 dargestellten Daten handelt es sich um die Baselinewerte von 440 Patienten einer klinischen Studie: Haupteinschlusskriterien waren: Diagnose einer Demenz vom (wahrscheinlichen) Alzheimer Typ nach DSM-III-R und NINCDS/ADRDA-Kriterien, MMST zwischen 10 und 24 Punkten, SKT ≥ 9 Punkte und ADAS-Gesamtwert (ADASUM) ≥ 20.

Die Mehrzahl der Items und die Skalenwerte ADAS-K und ADAS-NK differenzieren sowohl zwischen den nach MMST- als auch nach SKT-Werten stratifizierten Gruppen. Die kognitiven Items „Orientierung“, „Zeichnen“, „Benennen“ und „Sprachverständnis“ sowie das nominell nicht-kognitive Item „Mangelnde Kooperation“ zeigen eine schrittweise Verschlechterung über alle Stufen der SKT-Klassifikation.

8 Literatur

Arbeitskreis „Klinische Forschung Demenz“ (1991). Empfehlungen zur klinischen Prüfung von Arzneimitteln in der Indikation dementieller Erkrankungen. Nervenarzt, 62, 256–259.

Committee for Proprietary Medicinal Products (CPMP). (1997). Note for guidance on medicinal products in the treatment of Alzheimer's disease. London: European Agency for the Evaluation of Medicinal Products (EMEA).

Corey-Bloom, J., Anand, R. & Veach, J. (1998). A randomized trial evaluating the efficacy and safety of ENA 713 (rivastigmine tartrate), a new cholinesterase inhibitor, in patients with mild to moderately severe Alzheimer's disease. International Journal of Geriatric Psychopharmacology, 1, 55–65.

Doraiswamy, P. M., Bieber, F., Kaiser, L., Connors, B. S., Krishnan, K. R., Reuning-Scherer, J. & Gulanski, B. (1997). Memory, language, and praxis in Alzheimer's disease: Norms for outpatient clinical trial populations. Psychopharmacology Bulletin, 33, 123–128.

Doraiswamy, P. M., Kaiser, L., Bieber, F. & Garman, R. L. (2001). The Alzheimer's Disease Assessment Scale: Evaluation of psychometric properties and patterns of cognitive decline in multicenter clinical trials of mild to moderate Alzheimer's disease. Alzheimer Disease and Associated Disorders, 15, 174–183.

Erzigkeit, H. (1989). SKT: Ein Kurztest zur Erfassung von Gedächtnis- und Aufmerksamkeitsstörungen. Weinheim: Beltz Test.

Ferris, S. H., Lucca, U., Mohs, R., Dubois, B., Wesnes, K., Erzigkeit, H., Geldmacher, D. & Bodick, N. (1997). Objective psychometric tests in clinical trials of dementia drugs: Position paper from the International Working Group on Harmonization of Dementia Drug Guidelines. Alzheimer Disease and Associated Disorders, 11 (Suppl. 3), 34–38.

Fioravanti, M. (1996). ADAS Alzheimer's Disease Assessment Scale: Versione italiana. Manuale. Firenze: Organizzazzioni Speciali.

Folstein, M. F., Folstein, S. E. & McHugh, P. R. (1975). „Mini-Mental State“. A practical method for grading the cognitive state of patients for the clinician. Journal of Psychiatric Research, 12, 189–198.

Green, C. R., Marin, D. B., Mohs, R. C., Schmeidler, J., Aryan, M., Fine, E. & Davis, K. L. (1999). The impact of behavioral impairment of functional ability in Alzheimer's disease. International Journal of Geriatric Psychiatry, 14, 307–316.

Ihl, R., Frölich, L., Dierks, T., Martin, E.-M. & Maurer, K. (1992). Differential validity of psychometric tests in dementia of the Alzheimer type. Psychiatry Research, 44, 93–106.

Ihl, R. & Weyer, G. (1993). Alzheimer's Disease Assessment Scale (ADAS). Deutschsprachige Bearbeitung. Manual. Weinheim: Beltz Test.

Inzitari, D., Rossi, R., Lammassa, M., Mugnai, S. & Bianci, C. (1999). Validity of different linguistic versions of the Alzheimer's Disease Assessment Scale in an international multicentre Alzheimer's disease trial. Dementia and Geriatric Cognitive Disorders, 10, 269–277.

Kim, Y. S., Nibbelink, D.W. & Overall, J. E. (1994). Factor structure and reliability of the Alzheimer's Disease Assessment Scale (ADAS) in a multicenter trial with linopirdine. Journal of Geriatric Psychiatry Neurology, 7, 74–83.

Knapp, M. J., Knopman, D. S., Solomon, P. R., Pendlebury, W. W., Davis, C. S. & Gracon, S. I. (1994). A 30-week randomized controlled trial of high-dose tacrine in patients with Alzheimer's disease. Journal of the American Medical Association, 271, 985–991.

Leber, P. (1990). Guidelines for the clinical evaluation of antidementia drugs. First draft. Rockville, MD: U.S. Food and Drug Administration.

Mattes, J. A. (1997). Can the sensitivity of the Alzheimer's Disease Assessment Scale be increased? American Journal of Psychiatry, 5, 258–260.

Mohs, R. C. (1996). The Alzheimer's Disease Assessment Scale. International Psychogeriatrics, 8, 195–203.

Mohs, R. C., Knopman, D., Peterson, R. C., Ferris, S. H., Ernesto, C., Grundman, M., Sano, M., Bieliauskas, L., Geldmacher, D., Clark, C. & Thal, L. J. (1997). Development of cognitive instruments for use in clinical trials of antidementia drugs: Additions to the Alzheimer's Disease Assessment Scale that broaden its scope. Alzheimer Disease and Associated Disorders, 11 (Suppl. 2), S13-S21.

Mohs, R. C., Rosen, W. G. & Davis, K. L. (1983). The Alzheimer's Disease Asssessment Scale: An instrument for assessing treatment efficacy. Psychopharmacology Bulletin, 19, 448–450.

Pena-Casanova, J., Aguilar, M., Santacruz, P., Bertran-Serra, I., Hernandez, G., Sol, J. M., Pujol, A. & Blesa, R. (1997). Adaptación y normalización espanolas de la Alzheimer's Disease Assessment Scale (ADAS) (NORMACODEM) (II). Neurologia, 12, 69–77.

Puel, M. & Hugonot-Diener, L. (1996). Présentation de l'adaptation en langue francaise par le groupe GRECO, d'une échelle d'évaluation cognitive utilisée dans les démences du type Alzheimer. La Presse Médicale, 25, 1028–1032.

Reisberg, B., Auer, S. R., Monteiro, I., Boksay, I. & Sclan, S. G. (1996). Behavioral disturbances of dementia: An overview of phenomenology and methodologic concerns. International Psychogeriatrics, 8 (Suppl. 2), 169–182.

Rogers, S. L., Farlow, M. R., Doody, R. S., Mohs, R. & Friedhoff, L. T. (1998). A 24-week, double-blind, placebo-controlled trial of donepezil in patients with Alzheimer's disease. Neurology, 50, 1222–1230.

Rosen, W. G., Mohs, R. C. & Davis, K. L. (1984). A new rating scale for Alzheimer's disease. American Journal of Psychiatry, 141, 1356–1364.

Schmeidler, J., Mohs, R. C. & Aryan, M. (1998). Relationship of disease severity to decline on specific cognitive and functional measures in Alzheimer's disease. Alzheimer Disease and Associated Disorders, 12, 146–151.

Shader, R. I., Harmatz, J. S. & Salzman, C. (1974). A new scale for clinical assessment on geriatric populations: SANDOZ Clinical Assessment – Geriatric (SCAG). Journal of the American Geriatric Society, 22, 107–113.

Standish, T. I., Molloy, D. W., Bedard, M., Layne, E. C., Murray, E. A. & Strang, D. (1996). Improved reliability of the Standardized Alzheimer's Disease Assessment Scale (SADAS) compared with the Alzheimer's Disease Assessment Scale (ADAS). Journal of the American Geriatric Society, 44, 712–716.

Stern, R. G., Mohs, R. C., Davidson, M., Schmeidler, J., Silverman, J., Kramer-Ginsberg, E., Searcy, T., Bierer, L. & Davis, K. L. (1994). A longitudinal study of Alzheimer's disease: Measurement, rate, and predictors of cognitive deterioration. American Journal of Psychiatry, 151, 390–396.

Talwalker, S., Overall, J. E., Srirama, M. K. & Gracon, S. I. (1996). Cardinal features of cognitive dysfunction in Alzheimer's disease: A factor-analytic study of the Alzheimer's Disease Assessment Scale. Journal of Geriatric Psychiatry and Neurology, 9, 39–46.

Weyer, G., Erzigkeit, H., Kanowski, S., Ihl, R. & Hadler, D. (1997). Alzheimer's Disease Assessment Scale: Reliability and validity in a multicenter clinical trial. International Psychogeriatrics, 9, 123–138.

Weyer, G., Eul, A., Milde, K., Wierich, W. & Herrmann, W. M. (2000). Cyclandelate in the treatment of patients with mild to moderate primary degenerative dementia of the Alzheimer type or vascular dementia: Experience from a placebo controlled multi-center study. Pharmacopsychiatry, 33, 89–97.

Weyer, G., Gammel, G., Obermair, W. & Bergener, M. (1993). Rater training with the German Alzheimer's Disease Assessment Scale (ADAS) and estimation of interrater reliability (abstract). Sixth Congress of the International Psychogeriatric Association in Berlin 1993: Volume of Abstracts.

Weyer, G., Ihl, R., Mohs, R. C., Schambach, M., Denkel, A. & Kaiser-Kehl, H. (1993). Validierungsuntersuchungen zu einer deutschen Version der Alzheimer's Disease Assessment Scale ADAS. Zeitschrift für Gerontopsychologie und -psychiatrie, 6, 67–87.

Weyer, G., Ihl, R. & Schambach, M. (1992). Alzheimer's Disease Assessment Scale (ADAS). Deutsche Bearbeitung. Dokumentationsbogen und Testmaterial. Weinheim: Beltz Test.

Yekrangi-Hartmann, C., Bernhardt, T. & Baltissen, R. (1999). Trainingsmaßnahmen zur Verbesserung der Interrater-Reliabilität in einer Alzheimer-Studie. Zeitschrift für Gerontopsychologie und -psychiatrie, 12, 143–155.

ADAS-Auswertung — Form A

Name, Vorname ______________________ (Initialen) Alter __________ Geschlecht __________

Datum ______________________ Prüfer ______________________

Item/Summenscore (max. Score)	Score		Subskalen (optional)	
1. Freie Reprodukt. (10)	☐☐	G		
7. Wort-Wiedererk. (12)	☐☐	G	Gedächtnis:	
Summe: Gedächtnis (22)	☐☐		Σ G (22)	☐☐
2. Orientierung (8)	☐	O/P		
3. Vorstellungsverm. (5)	☐	O/P		
4. Abzeichnen (5)	☐	O/P	Orientierung/ Praxie:	
5. Anweisungen (5)	☐	O/P		
6. Benennen (5)	☐	O/P	Σ O/P (28)	☐☐
8. Erinn. Prüf. anweis. (5)	☐			
19. Sprachausdruck (5)	☐	S		
20. Sprachverständnis (5)	☐	S	Sprache:	
21. Wortfind. störungen (5)	☐	S	Σ S (15)	☐☐
Summe: Kognitive Items außer Gedächtnis (48)	☐☐			
Gesamt: Kognitiver Bereich K (70)	☐☐			
9. Tremor (5)	☐	M		
10. Umherlaufen (5)	☐	M	Motorik:	
11. Motor. Unruhe (5)	☐	M	Σ M (15)	☐☐
12. Weinen (5)	☐	D	Depressivität:	
13. Depress. Verstimmung (5)	☐	D	Σ D (10)	☐☐
14. Wahn (5)	☐	P	Psychotische Symptome:	
15. Halluzinationen (5)	☐	P	Σ P (10)	☐☐
16. Appetit (5)	☐		Konzentration/ Kooperation:	
17. Konzentr./Ablenkbarkeit (5)	☐	K/K		
18. Mangelnde Koop. (5)	☐	K/K	Σ K/K (10)	☐☐
Gesamt: Nichtkognitiver Bereich NK (50)	☐☐			
Gesamtscore ADASUM (120)	☐☐☐			

B-ADL

Bayer-**A**ctivities of **D**aily **L**iving Scale

Fremdbeurteilung

Deutsche Version: Hindmarch, Lehfeld, de Jong und Erzigkeit (1999)
Englische Version: Hindmarch, Lehfeld, de Jong und Erzigkeit (1998)

1 Anwendungsbereich

Die B-ADL ist eine Fremdbeurteilungsskala zur Einschätzung des Ausmaßes von Problemen im Alltagsverhalten von Patienten mit leichter kognitiver Beeinträchtigung oder leicht- bis mittelgradiger Demenz. Die Anwendung bei Patienten mit schwerer Demenzausprägung ist bislang nicht erprobt. Die Beurteilungen können von Angehörigen des Patienten, ggf. von Pflegepersonal, vorgenommen werden. Speziell für den Einsatz in internationalen klinischen Studien wurde die Skala in mehreren europäischen Sprachen parallel entwickelt. Auf Grund ihrer Konzeption ist die Skala zur Verlaufsbeschreibungen und Therapieevaluation geeignet, doch liegen bislang noch keine einschlägigen Studienergebnisse vor. Ein weiteres Anwendungsfeld sehen die Autoren in der Früherkennung von demenzverdächtigen Entwicklungen.

2 Aufbau und Beschreibung

Geht man von der gebräuchlichen Unterscheidung von basalen Alltagskompetenzen, sog. *Activities of Daily Living* (ADL), und komplexen, instrumentellen Alltagsaktivitäten, *Instrumental Activities of Daily Living* (IADL) aus, so ist die B-ADL, auf Grund ihrer Iteminhalte in erster Linie als IADL-Skala anzusehen.

Die B-ADL besteht aus 25 Fragen (Items), die sich auf Alltagsaktivitäten beziehen, mit denen die zu beurteilende Person möglicherweise Schwierigkeiten hat. Mit den beiden ersten Fragen werden Schwierigkeiten bei der Bewältigung des Alltags allgemein bewertet, die Items 3 bis 20 fragen nach Schwierigkeiten mit jeweils einer konkreten Aktivität (z. B. „sich an einer Unterhaltung beteiligen“, „Geld richtig abzählen“). Die restlichen Items (21 bis 25) beziehen sich auf kognitive Fähigkeiten, die für die Bewältigung von Alltagsaktivitäten wichtig sind (z. B. „zwei Dinge gleichzeitig tun“, „eine Aufgabe unter Druck ausführen“).

Jedes Item wird bezüglich der Häufigkeit des Auftretens der betreffenden Schwierigkeit auf einer 10-Punkte-Skala bewertet, wobei die Punktwerte 1 für „nie“ und 10 für „immer“ stehen. Ähnlich einer Analogskala sind lediglich die beiden Extrempole der Skala verbal verankert. Zwei weitere Antwortkategorien „entfällt“ und „weiß nicht“ stehen für nicht zutreffende Fragen bzw. fehlende Information zur Verfügung.

Der Gesamtwert für das Ausmaß der Beeinträchtigung in Alltagskompetenzen ergibt sich aus dem Mittelwert aller Items, für die Urteile auf der 10-stufigen Häufigkeitsskala vorliegen (Minimalwert = 1.00, Maximalwert = 10.00).

3 Entwicklung

Hintergrund: Der Beurteilung von Alltagskompetenzen wird in der neueren Demenzforschung, sowohl unter diagnostischen Gesichtspunkten als auch im Hinblick auf die Bewertung von Behandlungsergebnissen, großes Gewicht beigemessen. Konzeptuelle und methodische Mängel der verfügbaren ADL- und IADL-Skalen, insbesondere deren grobe Skalierung und Abhängigkeit vom Geschlecht oder vom kulturellen Umfeld der zu Beurteilenden, bildeten den Hintergrund für die Entwicklung der B-ADL. Im Rahmen eines breit angelegten internationalen Forschungsprojekts wurde versucht, ein ökonomisches, in internationalen klinischen Studien verwendbares Instrument zu entwickeln, mit dem mit hinreichender Sensitivität Veränderungen im alltagsrelevanten Verhalten in frühen Demenzstadien abgebildet werden können (Hindmarch et al., 1998).

Skalenkonstruktion: Ausgehend von einer umfangreichen englischsprachigen Sammlung von ADL- und IADL-Items wurden diejenigen ausgewählt, die sich in mehreren Feldstudien als störungsgradabhängig erwiesen hatten. Nach dem Ausscheiden von geschlechts- und kulturspezifischen Items blieben 21 Fragen übrig, die statistischen, klinischen und inhaltlichen Kriterien genügten. Sie bilden, ergänzt durch 4 weitere, aus anderer Quelle stammenden Items, die vorliegende 25-Item-Skala (Hindmarch et al., 1998).

Aus der im Original englischsprachigen Skala wurden in mehreren, Hin- und Rückübersetzungen und empirische Überprüfungen umfassenden Schritten äquivalente Sprachversionen in deutsch, französisch und spanisch abgeleitet. Die deutsche Version wurde dann gemeinsam mit der englischen und spanischen Version bezüglich ihrer psychometrischen Eigenschaften in einer multinationalen europäischen Studie untersucht (Erzigkeit et al., 2001).

Versionen: Die B-ADL liegt gegenwärtig in einer Fremdbeurteilungsversion vor. Eine Selbstbeschreibungsversion befindet sich in der Entwicklung.

Neben den Ergebnissen aus der europäischen Validierungsstudie (Erzigkeit et al., 2001), an der Untersuchungszentren in England, Spanien und Deutschland beteiligt waren, liegen erste Erfahrungen mit einer griechischen Übersetzung der B-ADL ebenfalls in publizierter Form vor (Lehfeld et al., 2002). Weitere Erprobungen der Skala wurden in Russland, Polen, Südafrika, Brasilien sowie einer Reihe spanischsprachiger Länder in Süd- und Mittelamerika durchgeführt.

Aus dem Itempool, der der B-ADL zu Grunde lag, wurde eine weitere Fremdbeurteilungsskala mit ähnlichem Anspruch, die *Activities of Daily Living-International Scale* (ADL-IS) entwickelt (Reisberg et al., 2001). Die ADL-IS umfasst 40 auf einer 5-stufigen Skala bewertete Items. Sie liegt in englischer und in deutscher Sprache vor.

4 Hinweise zur Anwendung

Material zur Unterstützung der Anwendung: Der B-ADL-Fragebogen enthält eine kurze Instruktion für die Bearbeitung. Weiterhin sind eine Handanweisung und ein Item-Manual bei der folgenden Adresse erhältlich: Geromed GmbH, Cadolzburgerstr. 6, 91074 Herzogenaurach (Tel.: 0 91 32/78 08 18).

Voraussetzungen auf Seiten des Patienten/Probanden: Hauptsächliche Zielgruppe sind selbstständig lebende Patienten mit leichtem kognitiven Abbau oder leichter bis mittelgradiger Demenz. Für Patienten, die in Pflegeheimen leben oder die auf Grund körperlicher Erkrankungen nicht in der Lage sind, die meisten der beurteilten Aktivitäten auszuführen, ist die Skala weniger geeignet.

Voraussetzungen auf Seiten des Untersuchers: Als Beurteiler kommen Personen in Frage, die durch häufigen Kontakt hinreichend genaue Kenntnis vom Verhalten des Patienten in seiner alltäglichen Umgebung haben, z. B. Ehepartner, Angehörige oder Pflegepersonen.

Bearbeitungsdauer: Entsprechend den praktischen Erfahrungen, die vor allem aus Gedächtnissprechstunden vorliegen, beträgt die Bearbeitungszeit etwa 5 bis 10 Minuten. Der Zeitbedarf für die der Beurteilung zu Grunde liegenden Beobachtungen kann nicht spezifiziert werden.

Zeitlicher Bezugsrahmen der Beurteilung: Zum Beurteilungszeitraum werden keine expliziten Angaben gemacht. Entsprechende Festlegungen müssen jedoch getroffen werden, wenn die Skala in Wiederholungsuntersuchungen zur Beschreibung von Veränderungen über die Zeit eingesetzt werden soll.

Durchführung: entfällt (siehe *Bearbeitungsdauer*).

Auswertung: In den Gesamtwert der Skala gehen nur die Items ein, für die Beurteilungen auf der 10-Punkte-Skala abgegeben wurden. Die Anzahl der ausgewerteten Items wird durch die Bildung des Mittelwertes über die gültigen Item-Urteile berücksichtigt. Der Mittelwert sollte auf 2 Dezimalstellen gerundet werden.

Entsprechend den Angaben in der Handanweisung sollte die B-ADL nur dann ausgewertet werden, wenn mindestens 18 Items mit Werten zwischen 1 und 10 beurteilt worden sind. Ansonsten kann das Gesamtergebnis nicht mit ausreichender Sicherheit interpretiert werden. In den bisherigen Untersuchungen lag der Anteil der mit „nicht zutreffend“ oder „weiß nicht“ beantworteten Items jeweils deutlich unter 5 %.

5 Gütekriterien

Die in diesem Abschnitt referierten Daten beziehen sich im Wesentlichen auf eine Validierungsstudie, die in drei europäischen Ländern (England, Deutschland, Spanien) an 1.433 Alterspatienten (davon 325 in Deutschland) mit sehr leichter bis mittelschwerer kognitiver Beeinträchtigung durchgeführt wurde (Erzigkeit et al., 2001). Daten aus anderen Quellen sind kenntlich gemacht.

Objektivität

Zur Objektivität im Sinne der Beurteilerübereinstimmung ergaben sich für die B-ADL-Einschätzungen durch Angehörige, Pflegepersonal und Arzt Korrelationen zwischen $r=.75$ und $r=.83$ (Bart, 2000).

Reliabilität

Interne Konsistenz: Die Skala ist in allen drei Sprachversionen durch eine sehr hohe interne Konsistenz (Cronbachs Alpha) gekennzeichnet: $\alpha=.99$ für die deutsche und die englische, $\alpha=.98$ für die spanische Version.

Für die griechische Version ergab sich ebenfalls ein Wert von $\alpha=.99$ (Lehfeld et al., 2002).

Retest-Reliabilität: Hierzu liegen noch keine Angaben vor.

Validität

Inhaltliche Validität/Konstruktvalidität: In der B-ADL sind alle für beginnende Demenzen relevanten ADL/IADL-Bereiche repräsentiert. Die Skala ist somit inhaltlich valide.

Faktorenanalytische Ergebnisse belegen die Eindimensionalität der Skala und des ihr unterliegenden Konstrukts „Schwierigkeiten mit Alltagstätigkeiten“.

Mit zunehmendem Schweregrad eines Demenzsyndroms sind zunehmende Probleme im Alltagsverhalten zu erwarten. Die B-ADL bildet die mit der *Global Deterioration Scale* (GDS, siehe Seite 119 in diesem Band) operationalisierten Demenzstadien 1 bis 5 (kein bis mäßig schwerer kognitiver Abbau) durch von Stadium zu Stadium signifikant zunehmende Skalenwerte ab und trennt zuverlässig Patienten mit manifestem kognitiven Abbau (GDS-Stadien 4 und 5) von nicht bis kognitiv leicht beeinträchtigten Patienten (GDS-Stadien 1 bis 3).

Weiterhin fanden sich – vermutlich vermittelt über einen höheren Betreuungsaufwand – statistisch signifikante Zusammenhänge zwischen den mit der B-ADL bei Demenzpatienten festgestellten Beeinträchtigungen der Alltagsaktivitäten und der Depressivität und sozialen Isolation ihrer pflegenden Angehörigen (Schwarz, 2001).

Konvergente Validität: Veröffentlichte Daten zum Vergleich mit inhaltsverwandten Verfahren liegen nicht vor.

Diskriminante Validität: Geringfügige bzw. Null-Korrelationen einer 20-Item-Vorform der Skala mit der *Hamilton Depressionsskala* (HAMD, siehe Seite 261 in diesem Band), dem Alter und der Bildung können als Hinweise auf diskriminante Validität interpretiert werden (Lehfeld & Erzigkeit, 2000). Für die Fremdbeurteilungen anhand der Endversion der Skala durch Angehörige, Pflegepersonal und Arzt fanden sich äußerst geringe Korrelationen ($-.08 \leq r \leq .14$) zwischen den B-ADL-Gesamtwerten und der depressiven Symptomatik des Patienten, die mittels des *Neuropsychiatrischen Inventars* (NPI nach Cummings, 1997) erfasst wurde (Bart, 2000).

Behandlungssensitivität: Es liegen bislang keine Ergebnisse aus Therapiestudien vor. Die feine Graduierung der Skala, ihre Reliabilität und ihr Ansprechen auch auf sehr leichte Demenzgrade lassen erwarten, dass sie sich zur Darstellung von Behandlungseffekten eignet.

6 Normen, Cut-Off-Werte

Normen liegen nicht vor.

Basierend auf den Ergebnissen der europäischen Validierungsstudie (Erzigkeit et al., 2001) geben die Autoren in der Handanweisung folgende Hinweise zur Interpretation des B-ADL-Gesamtwerts:

1.0 bis 2.0: keine Schwierigkeiten bei der Bewältigung des Alltags
2.1 bis 5.0: fragliche Schwierigkeiten bei der Bewältigung des Alltags
5.1 bis 10: deutliche Schwierigkeiten bei der Bewältigung des Alltags

Leider werden Cut-Off-Werte aus den durchgeführten ROC-Analysen (*Receiver Operating Characteristic*) nicht mitgeteilt.

7 Exemplarische Daten

B-ADL – Tabelle 1: B-ADL-Mittelwerte (M), Standardabweichungen (SD) und 95 % Konfidenzintervalle des Mittelwerts (CI 95 %) für Patienten der Schweregrade 1 bis 5 der *Global Deterioration Scale* (GDS) nach Reisberg et al. (1982). Den Berechnungen liegen die Ergebnisse der deutschen Stichprobe aus der Validierungsstudie von Erzigkeit et al. (2001) zu Grunde.

GDS-Stadium	N	M	SD	CI 95 %
1	69	1.44	1.43	1.10–1.79
2	60	2.72	1.41	2.36–3.09
3	75	4.19	1.88	3.75–4.62
4	59	6.19	1.82	5.72–6.67
5	57	8.36	1.35	8.00–8.72

8 Literatur

Bart, L. (2000). Vergleich von Selbst- und Fremdbeurteilungen der Alltagskompetenzen von Patienten mit leichter bis mittelgradiger Demenz. Diplomarbeit im Fach Psychologie am Lehrstuhl I der Universität Erlangen-Nürnberg.

Cummings, J. L. (1997). The Neuropsychiatric Inventory: Assessing psychopathology in dementia patients. Neurology, 48 (suppl. 6), S10–S16.

Erzigkeit, H., Lehfeld, H., Pena-Casanova, J., Bieber, F., Yekrangi-Hartmann, C., Rupp, M., Rappard, F., Arnold, F. & Hindmarch, I. (2001). The Bayer-Activities of Daily Living Scale (B-ADL): Results from a validation study in three European countries. Dementia and Geriatric Cognitive Disorders, 12, 348–358.

Hindmarch, I., Lehfeld, H., de Jong, P. & Erzigkeit, H. (1998). The Bayer Activities of Daily Living Scale (B-ADL). Dementia and Geriatric Cognitive Disorders, 9 (suppl. 2), 20–26.

Hindmarch, I., Lehfeld, H., de Jong, P. & Erzigkeit, H. (1999). Die Bayer ADL Skala (B-ADL): Ein Instrument zur Beurteilung der frühen Demenz. In B. Vellas & L. J. Fitten (Hrsg.), Demenz vom Alzheimer Typ. Forschung und Praxis. Vol. 2. Deutsche Fassung (pp. 146–154). New York: Springer.

Lehfeld, H. & Erzigkeit, H. (2000). Beeinträchtigung der Alltagsaktivitäten (ADL) und der kognitiven Leistungsfähigkeit in unterschiedlichen Demenzstadien: Ein Vergleich von ADL-Fremdbeurteilungsskalen, ADL-Selbsteinschätzungen und einem psychometrischen Leistungstest. Fortschritte der Neurologie Psychiatrie, 68, 262–269.

Lehfeld, H., Tzimos, A., Pittas, I., Angelou, A., Tsolaki, M. & Erzigkeit, H. (2002). New results indicating the validity of the Greek versions of the SKT and the B-ADL Scale. In M. Kosta-Tsolaki (Ed.), Πρακτικα. 2° Πανελληνιο Διεπιστημονικό Συνεδριο Νοσου Alzheimer

& Συναφών Διαταραχών. Thessaloniki: University Studio Press.

Reisberg, B., Ferris, S. H., De Leon, M. J. & Crook, T. (1982). The Global Deterioration Scale for the assessment of primary degenerative dementia. American Journal of Psychiatry, 139, 1136–1139.

Reisberg, B., Finkel, S., Overall, J., Kanowski, S., Hindmarch, I., Poon, L., Bergener, M. & Erzigkeit, H. (Steering Committee) (2001). The Alzheimer's Disease Activities of Daily Living International Scale (ADL-IS). International Psychogeriatrics, 13, 163–181.

Schwarz, L. (2001). Depressivität und Beeinträchtigung des allgemeinen Gesundheitszustands bei Angehörigen von Patienten mit leichter bis mittelschwerer Demenz. Diplomarbeit im Fach Psychologie am Lehrstuhl I der Universität Erlangen-Nürnberg.

B-ADL-SKALA

Skala zur Einschätzung der Alltagskompetenz

Fremdeinschätzung

In den folgenden Fragen geht es um Alltagsaktivitäten, mit denen die Person, über die Sie befragt werden, möglicherweise Schwierigkeiten hat. Bitte geben Sie an, wie oft Schwierigkeiten auftreten, indem Sie einen Strich durch den entsprechenden Kreis ziehen, wie hier abgebildet:

	entfällt	weiß nicht	Punkte
nie ① ② ③ ④ ⑤ ⑥ ⑦ ⑧ ⑨ ⑩ immer			

Je größer die Zahl ist, um so mehr Schwierigkeiten hat die Person mit der betreffenden Aktivität. Wenn nie Schwierigkeiten auftreten, markieren Sie bitte die 1, wenn immer Schwierigkeiten auftreten, die 10. Wenn eine Frage aus irgendeinem Grund auf die Person nicht zutrifft, kreuzen Sie bitte das Kästchen "entfällt" an. Wenn Sie sich nicht sicher sind, kreuzen Sie bitte das Kästchen "weiß nicht" an. Wenn Sie Probleme haben, eine Frage zu verstehen, bitten Sie um Hilfe. Bitte Schreiben Sie nicht in das Kästchen "Punkte".

Name der Person, über die Sie befragt werden

Alter der Person, über die Sie befragt werden

Geschlecht der Person, über die Sie befragt werden

Datum

Hat die Person Schwierigkeiten ...

			entfällt	weiß nicht	Punkte
1.	... mit ihren Alltagstätigkeiten zurechtzukommen?	nie 1 2 3 4 5 6 7 8 9 10 immer			
2.	... für sich selbst zu sorgen?	nie 1 2 3 4 5 6 7 8 9 10 immer			
3.	... selbst und ohne Aufsicht ihre Medikamente zu nehmen?	nie 1 2 3 4 5 6 7 8 9 10 immer			
4.	... mit der Körperpflege?	nie 1 2 3 4 5 6 7 8 9 10 immer			
5.	... wichtige Verabredungen einzuhalten oder Termine zu beachten?	nie 1 2 3 4 5 6 7 8 9 10 immer			
6.	... sich auf's Lesen zu konzentrieren?	nie 1 2 3 4 5 6 7 8 9 10 immer			
7.	... zu beschreiben, was sie gerade gesehen oder gehört hat?	nie 1 2 3 4 5 6 7 8 9 10 immer			
8.	... sich an einer Unterhaltung zu beteiligen?	nie 1 2 3 4 5 6 7 8 9 10 immer			
9.	... ein Telefon zu benutzen?	nie 1 2 3 4 5 6 7 8 9 10 immer			
10.	... eine Nachricht für jemanden entgegenzunehmen?	nie 1 2 3 4 5 6 7 8 9 10 immer			
11.	... spazierenzugehen, ohne sich zu verlaufen?	nie 1 2 3 4 5 6 7 8 9 10 immer			
12.	... Einkäufe zu machen?	nie 1 2 3 4 5 6 7 8 9 10 immer			
13.	... Essen zuzubereiten?	nie 1 2 3 4 5 6 7 8 9 10 immer			
14.	... Geld richtig abzuzählen?	nie 1 2 3 4 5 6 7 8 9 10 immer			
15.	... ihre finanziellen Angelegenheiten selbst zu regeln?	nie 1 2 3 4 5 6 7 8 9 10 immer			
16.	... jemandem, der nach dem Weg fragt, Auskunft zu geben?	nie 1 2 3 4 5 6 7 8 9 10 immer			
17.	... Haushaltsgeräte zu benutzen?	nie 1 2 3 4 5 6 7 8 9 10 immer			
18.	... sich an einem unbekannten Ort zurechtzufinden?	nie 1 2 3 4 5 6 7 8 9 10 immer			
19.	... Verkehrsmittel selbständig zu benutzen?	nie 1 2 3 4 5 6 7 8 9 10 immer			
20.	... ihre Freizeitaktivitäten auszuüben?	nie 1 2 3 4 5 6 7 8 9 10 immer			
21.	... eine angefangene Tätigkeit nach kurzer Unterbrechung fortzusetzen?	nie 1 2 3 4 5 6 7 8 9 10 immer			
22.	... zwei Dinge gleichzeitig zu tun?	nie 1 2 3 4 5 6 7 8 9 10 immer			
23.	... mit ungewohnten Situationen fertig zu werden?	nie 1 2 3 4 5 6 7 8 9 10 immer			
24.	... ihren täglichen Aktivitäten nachzugehen, ohne daß größere Mißgeschicke passieren?	nie 1 2 3 4 5 6 7 8 9 10 immer			
25.	... eine Aufgabe unter Druck auszuführen?	nie 1 2 3 4 5 6 7 8 9 10 immer			

BEHAVE-AD

Behavioral Pathology in **A**lzheimer's **D**isease Rating Scale

Fremdbeurteilung

Deutsche Version: Auer und Boetsch (2003)
Originalversion: Reisberg, Borenstein, Salob, Ferris, Franssen und Georgotas (1987)

1 Anwendungsbereich

Die BEHAVE-AD ist eine Fremdbeurteilungsskala zur Erfassung von Verhaltensstörungen und psychopathologischen Symptomen bei Patienten mit Alzheimer Demenz. Sie ist keine allgemeine Psychopathologie-Skala und sie ist nicht zur Diagnosestellung geeignet. Mit der Skala kann sowohl die im Verlauf einer Alzheimerschen Demenz typischerweise auftretende psychopathologische Symptomatik differenziert beschrieben als auch deren globaler Schweregrad eingeschätzt werden. Die der Beurteilung zu Grunde liegenden Informationen werden in einem Interview mit einer Bezugsperson des Patienten erhoben. U. a. existiert auch eine Skalenvariante, die sich auf vom Patienten selbst gewonnene Information stützt (E-BEHAVE-AD, siehe Abschnitt *Versionen*).

Die BEHAVE-AD eignet sich für den Einsatz in klinischen Studien, in denen die Wirksamkeit psychotherapeutischer oder pharmakologischer Behandlungen in Bezug auf die Verhaltenssymptomatik separat von Effekten im kognitiven Bereich beurteilt werden soll. Ein weiteres Anwendungsfeld sind Beobachtungsstudien zu Verbreitung und Verlauf von nicht-kognitiven psychopathologischen Störungen bei Demenzen, speziell vom Alzheimer Typ.

2 Aufbau und Beschreibung

Die Skala besteht aus 25 Items, mit denen charakteristische Verhaltenssymptome einer Alzheimer Demenz beurteilt werden. Die Symptome sind einer von 7 Kategorien zugeordnet (siehe nachstehende Übersicht). Jedes Symptom wird auf einer 4-stufigen Intensitätsskala beurteilt, wobei 0 für „nicht vorhanden", 1 für „vorhanden", 2 für „vorhanden, im Allgemeinen mit einer emotionalen Komponente" und 3 für „vorhanden, im Allgemeinen mit einer emotionalen und einer physischen Komponente" stehen (Reisberg, Auer, Monteiro et al., 1996). Die einzelnen Skalenstufen sind bei allen Items durch entsprechende Symptombeschreibungen operationalisiert.

Die Summe der Item-Urteile innerhalb der Kategorien gibt den Schweregrad der entsprechenden Symptomatik an; der Summenwert über alle

Kategorie	Anzahl der Items	Bereich
A Paranoide Ideen und Wahnvorstellungen	7	0–21
B Halluzinationen	5	0–15
C Aktivitätsstörungen	3	0–9
D Aggressivität	3	0–9
E Störungen des Tag/Nacht Rhythmus	1	0–3
F Affektive Störungen	2	0–6
G Ängste und Phobien	4	0–12
Gesamt	25	0–75

Kategorien steht für das Gesamtausmaß der psychopathologischen Symptomatik.

Zusätzlich zur differenzierten Beurteilung der Symptomatik enthält die BEHAVE-AD noch eine 4-stufige Globalskala (0 bis 3), die eine zusammenfassende Beurteilung der durch die Verhaltensstörungen verursachten Belastung für die Betreuungsperson sowie die Gefährlichkeit der Symptomatik für den Patienten ermöglicht.

3 Entwicklung

Hintergrund: Die BEHAVE-AD war das erste Instrument, das spezifisch zur Erfassung der für eine Alzheimer Demenz charakteristischen Verhaltenssymptome konstruiert wurde. Die zur Zeit der Publikation der Skala (1987) verfügbaren Skalen beschränkten sich entweder nur auf einen Teilbereich der psychopathologischen Symptomatik (z. B. die *Geriatric Depression Scale GDS*) oder richteten sich nicht gezielt auf die für eine Alzheimer Demenz spezifischen Symptome (z. B. die *Brief Psychiatric Rating Scale BPRS* (vgl. die beiden Skalen auf Seite 245 und Seite 143 in diesem Band). Ein hauptsächliches Ziel der Skalenentwicklung war es, die psychopathologische Symptomatik separat von kognitiven Symptomen zu erfassen, um eine Konfundierung der beiden bzgl. des Verlaufs und der Therapierbarkeit unterschiedlichen Symptombereiche bei der Bewertung von Behandlungsstudien auszuschließen. Einen knappen Überblick über den Hintergrund der Skalenentwicklung geben Reisberg, Auer und Monteiro (1996).

Skalenkonstruktion: Die in die Skala eingehenden Symptome wurden in einer Studie der Krankenakten von 57 Alzheimer-Patienten identifiziert und nach inhaltlichen Gesichtspunkten gruppiert (Reisberg et al., 1987). In einer nachfolgenden prospektiven Studie mit 120 Patienten wurde die Symptomauswahl mit nur zwei Ausnahmen bestätigt: 23 der 25 BEHAVE-AD-Symptome kamen bei allen Patienten in einem oder mehreren Demenzstadien vor, ausgenommen Berührungs- und Geruchshalluzinationen (Reisberg et al., 1989). Für die Skalierung der Symptome wurde eine Graduierung nach der Intensität gewählt. Der Intensitätsskalierung wurde der Vorzug vor einer Häufigkeitsskalierung gegeben, vor allem wegen ihres für den Kliniker offensichtlicheren Bezugs zum Behandlungsbedarf (Reisberg et al., 1992; Reisberg, Auer, Monteiro et al., 1996).

Versionen: In einer neueren Version der Skala wurde die Intensitätsskalierung der Symptome durch eine zusätzliche Häufigkeitsskalierung ergänzt, um die Differenzierungsfähigkeit der Beurteilungen zu erhöhen (Monteiro et al., 2001). Bei dieser Skalenvariante, der BEHAVE-AD-FW (FW steht für *frequency-weighted*), werden die Intensitätsurteile noch durch die Häufigkeit des Auftretens gewichtet. Hierzu steht für jedes Item eine 4-stufige Skala zur Verfügung mit den Ausprägungen „einmal" (1), „alle paar Tage" (2), „täglich" (3) und „mehr als einmal täglich" (4). Die Symptombewertung ergibt sich aus der Multiplikation des Intensitätsgrades mit dem Häufigkeitswert. Durch diese Gewichtung ergibt sich eine Erweiterung des Wertebereichs der Skala von 0 bis zu einem Maximalwert von 300 Punkten.

Monteiro et al. berichten für die erweiterte Skala zufriedenstellende Kennwerte der Beurteilerübereinstimmung ($.69 \leq ICC \leq .98$), die im Bereich der für die ursprüngliche Skalenversion berichteten Kennwerte liegen (s. unten).

Die deutsche Übersetzung der BEHAVE-AD-FW ist in diesem Buch abgedruckt. Mit Ausnahme der zusätzlichen Häufigkeitseinstufung zu jedem Item, ist die Skala identisch mit der BEHAVE-AD.

Eine weitere Variante der Skala, die E-BEHAVE-AD (E steht für *empirical*) stützt sich bzgl. der Informationsgewinnung auf ein klinisches Interview mit dem Patienten selbst (Auer et al., 1996). Bei dieser Skala entfällt die im klinischen Interview nicht beurteilbare Kategorie E „Störungen des Tag/Nacht-Rhythmus". In den anderen 6 Kategorien wurde die Anzahl der Items zum Teil reduziert und deren Formulierung an die geänderte Untersuchungssituation angepasst. Die E-BEHAVE-AD besteht aus 12 Items, die bei 4-stufiger Skalierung (0 bis 3), summiert einen maximalen Skalenwert von 36 Punkten ergeben.

Für die Übereinstimmung zweier Beurteiler wird ein Intraclass-Korrelationskoeffizient von ICC = .97 angegeben, die Korrelation des Gesamtskalenwertes mit dem Gesamtwert der BEHAVE-AD (Angehörigeninformation) beträgt r = .51, die ebenfalls mäßigen Korrelationen der Summenwerte der 6 gemeinsamen Kategorien variieren zwischen r = .37 und r = .44 (Auer et al., 1996).

Auch die E-BEHAVE-AD ist in einer deutschen Übersetzung verfügbar vor (abgedruckt in Auer & Boetsch, 2003).

4 Hinweise zur Anwendung

Material zur Unterstützung der Anwendung: Außer dem Dokumentationsbogen ist kein Material verfügbar (siehe *Bezugsquellen* im Anhang des Buches).

Voraussetzungen auf Seiten des Patienten/Probanden: Die Skala wurde speziell für Patienten mit Demenz vom Alzheimer Typ entwickelt. Sie kann wegen der weit gehend überlappenden Symptomatik auch bei Patienten mit vaskulärer Demenz eingesetzt werden. Es muss eine Bezugsperson zur Verfügung stehen, die die zur Beurteilung erforderlichen Auskünfte geben kann.

Voraussetzungen auf Seiten des Untersuchers: Von den Autoren werden hierzu keine Angaben gemacht, doch sollte Vertrautheit mit der psychopathologischen Symptomatik bei Demenzen vorausgesetzt werden.

Bearbeitungsdauer: Keine Angaben. Nach klinischer Erfahrung ist mit einem Zeitbedarf von etwa 20 Minuten für die Durchführung des Informanteninterviews zu rechnen.

Zeitlicher Bezugsrahmen der Beurteilung: Die Beurteilung sollte sich auf die zurückliegenden zwei Wochen beziehen.

Durchführung: Es sollten alle im Fragebogen enthaltenen Symptome exploriert werden. Anweisungen oder Richtlinien zur Durchführung des Interviews liegen nicht vor.

Auswertung: Die Auswertung besteht in der Addition der entsprechenden Item-Urteile innerhalb der Symptomkategorien. Bei Bedarf kann ein Gesamtskalenwert gebildet werden, der sich aus der Summe der Kategorienwerte ergibt.

5 Gütekriterien

Untersuchungen zur Objektivität und Reliabilität liegen für die deutsche Version bisher nicht vor.

Objektivität

Durch die operationalisierten Skalenstufen sind die Bedingungen für eine objektive Beurteilung gegeben. Fehlerquellen können sich aus der möglicherweise unterschiedlichen Bewertung der Symptome durch den Informanten und den Interviewer ergeben.

Als Maße der Beurteilerübereinstimmung werden für den Gesamtskalenwert aus mehreren amerikanischen und einer französischen Studie hohe bis sehr hohe Intraclass-Korrelationskoeffizienten berichtet, die im Bereich von ICC = .90 (Monteiro et al., 2001) bis ICC = .96 (Sclan et al., 1996) liegen. Für die Skalenwerte der verschiedenen Symptomkategorien werden für die Beurteilerübereinstimmung Werte im Bereich zwischen ICC = .65 („Ängste und Phobien") und ICC = .99 („Paranoide Ideen und Wahnvorstellungen") angegeben (beide Werte aus Sclan et al., 1996).

Reliabilität

Interne Konsistenz: Hierzu wurden keine Untersuchungen durchgeführt. Wegen der Heterogenität der mit der BEHAVE-AD erfassten psychopathologischen Phänomene bzgl. ihrer Häufigkeit sowie des Zeitpunktes und der Dauer des Auftretens ist keine hohe interne Konsistenz der Gesamtskala zu erwarten.

Retest-Reliabilität: Hinweise auf die Kurzzeitstabilität des Skalengesamtwertes finden sich in einer Studie von Monteiro et al. (1998), in der die Übereinstimmung der Beurteilungen auf Grund von Informanteninterviews, zuerst per Telefon und in wenigen Tagen Abstand durch einem zweiten Interviewer in direktem Kontakt durchgeführt, untersucht wurde. Es ergab sich ein Intraclass-Korrelationskoeffizient von ICC = .94, der sowohl die Kurzzeitstabilität der beurteilten Symptome als auch die Übereinstimmung zwischen den Beurteilern ausweist.

Validität

Inhaltliche Validität/Konstruktvalidität: Inhaltliche Validität des Verfahrens ist durch die umfassende und gleichzeitig spezifische Repräsentation von Verhaltensauffälligkeiten und psychopathologischen Symptomen bei Alzheimer Demenz gegeben.

Die BEHAVE-AD bildet den vom fortschreitenden Abbau kognitiver Funktionen abweichenden nicht-linearen Verlauf der nicht-kognitiven Symptomatik ab. Dies wurde in querschnittlichen Untersuchungen anhand der Auftretenshäufigkeit und Ausprägung der mit der BEHAVE-AD erfassten Symptomkategorien bei Alzheimer-Patienten verschiedener GDS-Stadien (*Global Deterioration Scale*; siehe Seite 119 in diesem Band) gezeigt (Kofler et al., 1990; Reisberg et al., 1989; Sclan et al., 1996). Übereinstimmend wurde die stärkste Symptomausprägung vor dem letzten GDS-Stadium, das den weitest fortgeschrittenen kognitiven und funktionalen Abbau anzeigt, beobachtet (siehe auch Tabelle 1). Auch in einer deutschen Zwei-Jahres-Längsschnittstudie wurde sowohl das Auftreten als auch das Abklingen von Symptomen im Beobachtungszeitraum gefunden (Haupt et al., 2000). Die zeitlich stabilsten Störungen gehörten zur Symptomkategorie „Aktivitätsstörungen". Wie in den Querschnittstudien, waren Symptome aus dieser Kategorie gleichzeitig die am häufigsten beobachteten.

Für die mit der BEHAVE-AD erfassten nicht-kognitiven Symptome wurde kein Zusammenhang mit neuropathologischen Zeichen einer Demenz gefunden (Sweet et al., 2000).

Konvergente Validität: In der bereits erwähnten Untersuchung von Auer et al. (1996) werden mäßige Korrelationen zwischen den auf Angehörigenaussagen und Patientenaussagen beruhenden Skalenversionen (BEHAVE-AD vs. E-BEHAVE-AD) berichtet (siehe Abschnitt *Versionen*). Dies deutet – bei zwar grundsätzlich gleichgerichteter Tendenz – auf z. T. unterschiedliche Wahrnehmungen von Symptomen gleichen Inhalts auf Seiten der Patienten und der Angehörigen hin. Korrelationen mit validitätsverwandten Verfahren, die sich auf die gleiche Informationsquelle (Angehörigenaussagen) stützen, sind nicht bekannt.

Diskriminante Validität: Der Anspruch der BEHAVE-AD, einen vom kognitiven Abbau unabhängigen Symptombereich zu erfassen, wird durch die unterschiedliche Verlaufscharakteristik der BEHAVE-AD Skalenwerte und verschiedener kognitiver Maße (u. a. *Mini-Mental State Examination MMSE*) über verschiedene Demenzstadien unterstützt. Während sich die Testleistungen mit ansteigendem GDS-Stadium kontinuierlich verringern, zeigt die BEHAVE-AD-Symptomatik einen Gipfel in Stadium 6 oder früher (Kofler et al., 1990; Sclan et al., 1996; siehe auch Tabelle 1).

Behandlungssensitivität: Die BEHAVE-AD hat sich in Interventionsstudien mit unterschiedlichen Psychopharmaka im Prä-Post-Vergleich und im Vergleich zu Placebo als behandlungssensitiv erwiesen (De Deyn et al., 1999; Katz et al., 1999; Levy et al., 1994; Negron & Reichman, 2000; Spigset et al., 2000).

6 Normen, Cut-Off-Werte

Normen und als verbindlich akzeptierte Cut-Off-Werte liegen nicht vor. Als Einschlusskriterium für klinische Studien werden mitunter ein Gesamtskalenwert von mindestens 8 Punkten und ein Globalrating von mindestens 1 („geringfügig störend für Betreuungsperson oder in geringem Maße für den Patienten gefährlich") definiert (De Deyn et al., 1999; Katz et al., 1999).

Angaben zu Symptomhäufigkeiten in Form von Prävalenzen bei Studienaufnahme oder Inzidenzen im Studienverlauf finden sich bei Reisberg et al. (1987, 1989), für deutsche bzw. österreichische Stichproben bei Haupt et al. (2000) und Kofler et al. (1990). Homma (1996) vergleicht europäische, U.S.-amerikanische und japanische Häufigkeitsdaten.

7 Exemplarische Daten

Die in Tabelle 1 dargestellten Daten beruhen auf einer amerikanischen Stichprobe von Alzheimer-Patienten. Die Mittelwerte der Symptomskalen (Kategorienwerte und Gesamtwert) zeigen einen kurvi-linearen Verlauf über die GDS-Stadien 4 bis 7, mit einem Gipfel in Stadium 6, ausgenommen „Ängste und Phobien" sowie „Paranoide Ideen und Wahnvorstellungen", die ihre stärkste Ausprägung bereits in Stadium 5 erreichen. Im Gegensatz dazu verringern sich die MMSE-Mittelwerte mit fortschreitendem GDS-Stadium bis hin zu nicht mehr messbaren Testleistungen in Stadium 7. Bezüglich der Verlaufscharakteristik prinzipiell vergleichbare Daten wurden mit einer deutschen Version der BEHAVE-AD gewonnen (Kofler et al. 1990), wenn auch mit deutlich höheren Mittelwerten der Gesamtskala in frühen GDS-Stadien: 13.5 (GDS-4), 14.7 (GDS-5), 12.5 (GDS-6) und 2.0 (GDS-7).

BEHAVE-AD – Tabelle 1: BEHAVE-AD und MMSE. Mittelwerte und Standardabweichungen (in Klammern) von 142 Alzheimer-Patienten (Diagnose nach DSM-III-R und NINCDS/ADRDA Kriterien) nach GDS-Stadium (Datenquelle: Sclan et al., 1996)

Skala	GDS-Stadium 4 (N = 40)		5 (N = 40)		6 (N = 40)		7 (N = 22)	
BEHAVE-AD Kategorie								
Paranoide Ideen und Wahnvorstellungen	0.95	(1.95)	3.15	(3.34)	2.00	(2.46)	0.45	(0.21)
Halluzinationen	0.37	(1.05)	0.49	(1.36)	0.92	(1.48)	0.10	(0.09)
Aktivitätsstörungen	0.57	(0.78)	1.66	(1.28)	2.72	(2.28)	0.73	(1.42)
Aggressivität	1.00	(1.71)	1.37	(1.77)	2.72	(2.65)	1.32	(2.06)
Störungen des Tag/Nacht-Rhythmus	0.17	(0.38)	0.37	(0.58)	0.44	(0.88)	0.27	(0.70)
Affektive Störungen	0.67	(0.97)	1.00	(0.97)	1.05	(1.17)	0.14	(0.35)
Ängste und Phobien	1.17	(1.47)	1.85	(1.60)	1.36	(1.88)	0.00	(0.00)
BEHAVE-AD Gesamt	5.12	(5.80)	9.67	(5.83)	11.17	(8.38)	2.64	(3.26)
MMSE	20.15	(3.49)	14.30	(3.90)	5.90	(4.88)	0.00	(0.00)

8 Literatur

Auer, S. & Boetsch, T. (2003). Erfassung von Verhaltensstörungen. In H. Hampel, F. Padberg & H.-J. Möller (Hrsg.), Alzheimer Demenz: Klinische Verläufe, diagnostische Möglichkeiten (S. 149–173). Stuttgart: Wissenschaftliche Verlagsgesellschaft.

Auer, S. R., Monteiro, I. M. & Reisberg, B. (1996). The Empirical Behavior Pathology in Alzheimer's Disease (E-BEHAVE-AD) Rating Scale: International Psychogeriatrics, 8, 247–266.

De Deyn, P. P., Rabheru, K., Rasmussen, A., Bocksberger, J. P., Dautzenberg, P. L. J., Erikson, S. & Lawlor, B. A. (1999). A randomized trial of risperidone, placebo, and haloperidol for behavioral symptoms of dementia. Neurology, 53, 946–955.

Haupt, M., Kurz, A. & Jänner, M. (2000). A 2-year follow-up of behavioural and psychological symptoms in Alzheimer's disease. Dementia and Geriatric Cognitive Disorders, 11, 147–152.

Homma, A. (1996). Parameters considered in multinational clinical drug trials. International Psychogeriatrics, 8 (Suppl 2), 165–167.

Katz, I. R., Jeste, D. V., Mintzer, J. E., Clyde, C., Napolitano, J. & Brecher, M. (1999). Comparison of risperidone and placebo for psychosis and behavioral disturbances associated with dementia: A randomized, double-blind trial. Journal of Clinical Psychiatry, 60, 107–115.

Kofler, B., Erhart, C., Erhart, P. & Harrer, G. (1990). Ein Vergleich zwischen 2 Skalen (Hamilton-Depressionsskala und Behave-AD von Reisberg) zur Beurteilung der nicht-kognitiven

Symptomatik bei der Demenz vom Alzheimer Typ. Zeitschrift für Gerontopsychologie und -psychiatrie, 3, 53–60.

Levy, M. A., Burgio, L. D., Sweet, R., Bonino, P., Janosky, J. & Perel, J. (1994). A trial of buspirone for the control of disruptive behaviors in community-dwelling patients with dementia. International Journal of Geriatric Psychiatry, 9, 841–848.

Monteiro, I. M., Boksay, I., Auer, S. R., Torossian, C., Ferris, S. H. & Reisberg, B. (2001). Addition of a frequency-weighted score to the Behavioral Pathology in Alzheimer's Disease Rating Scale: The BEHAVE-AD-FW: Methodology and reliability. European Psychiatry, 16 (Suppl. 1), 5s–24s.

Monteiro, I. M., Boksay, I., Auer, S. R., Torossian, C., Sinaiko, E. & Reisberg, B. (1998). The reliability of routine clinical instruments for the assessment of Alzheimer's disease administered by telephone. Geriatric Psychiatry and Neurology, 11, 18–24.

Negron, A. E. & Reichmann, W. E. (2000). Risperidone in the treatment of patients with Alzheimer's disease with negative symptoms. International Psychogeriatrics, 12, 527–536.

Reisberg, B., Auer, S. R. & Monteiro, I. (1996). Behavioral Pathology in Alzheimer's Disease (BEHAVE-AD) Rating Scale. International Psychogeriatrics, 8 (Suppl. 3), 301–308.

Reisberg, B., Auer, S. R., Monteiro, I., Boksay, I. & Sclan, S.G. (1996). Behavioral disturbances of dementia: An overview of phenomenology and methodologic concerns. International Psychogeriatrics, 8 (Suppl. 2), 169–182.

Reisberg, B., Borenstein, J., Salob, S. P., Ferris, S. H., Franssen, E. & Georgotas, A. (1987). Behavioral symptoms in Alzheimer's disease: Phenomenology and treatment. Journal of Clinical Psychiatry, 48 (Suppl.), 9–15.

Reisberg, B., Ferris, S. H., Torossian, C., Kluger, A. & Monteiro, I. (1992). Pharmacologic treatment of Alzheimer's disease: A methodologic critique based upon current knowledge of symptomatology and relevance for drug trials. International Psychogeriatrics, 4 (Suppl. 1), 9–42.

Reisberg, B., Franssen, E., Sclan, S. G., Kluger, A. & Ferris, S. H. (1989). Stage specific incidence of potentially remediable behavioral symptoms in aging and Alzheimer's disease: A study of 120 patients using the BEHAVE-AD. Bulletin of Clinical Neurosciences, 54, 95–112.

Sclan, S. G., Saillon, A., Franssen, E., Hugonot-Diener, L. & Reisberg, B. (1996). The Behavior Pathology in Alzheimer's Disease Rating Scale (BEHAVE-AD): Reliability and analysis of symptom category scores. International Journal of Geriatric Psychiatry, 11, 819–830.

Spigset, O., Wilhelmsson, C., Mjörndal, T. & Erikson, S. (2000). Serotonin 5-HT_{2A} receptor binding in platelets from patients with Alzheimer's disease or vascular dementia. International Psychogeriatrics, 12, 537–545.

Sweet, R. A., Hamilton, R. L., Lopez, O. L., Klunk, W. E., Wisniewsky, S. R., Kaufer, D. I., Healy, M. T. & DeKosky, S. T. (2000). Psychotic symptoms in Alzheimer's disease are not associated with more severe neuropathologic features. International Psychogeriatrics, 12, 547–558.

CIPS Collegium Internationale Psychiatriae Scalarum

BEHAVE-AD (-FW)

Behavioral Pathology in Alzheimer's Disease Rating Scale
Frequency Weighted Severity Scale

Die Skala basiert auf Informationen, die der Kliniker in einem Interview von Betreuungspersonen erhält.

Teil 1: Symptomatologie

(Symptomatologie der letzten 2 Wochen, sollte kein anderer Zeitraum definiert worden sein).

Kurzinstruktion: Geben Sie den höchsten Schweregrad des jeweiligen Symptoms an (0 bis 3);

Beurteilen Sie die Häufigkeit der schwersten Ausprägung des Symptoms (0 bis 4).
Eine Häufigkeitsbeurteilung von 3 oder 4 ist nur dann gerechtfertigt, wenn die höchste Schweregradbeurteilung des Symptoms täglich vorkommt.

Jede Symptomkategorie (A bis G) wird unabhängig voneinander beurteilt.

A. Paranoide Ideen und Wahnvorstellungen
(eine Wahnvorstellung ist eine falsche Vorstellung, keine Missidentifikation)

1. Der Patient glaubt, dass ihm Sachen gestohlen werden.

- [0] nicht vorhanden
- [1] Patient glaubt, dass jemand Gegenstände versteckt
- [2] Patient glaubt, dass jemand in seine Wohnung kommt und Gegenstände versteckt oder stiehlt
- [3] Patient spricht mit diesen imaginären Menschen oder hört ihnen zu

Häufigkeit:
(1) einmal ☐ (2) alle paar Tage ☐ (3) täglich ☐ (4) mehr als einmal täglich ☐
Schweregrad x Häufigkeit = ☐ ☐

2. Der Patient glaubt, dass sein eigenes Zuhause nicht sein Zuhause ist.

- [0] nicht vorhanden
- [1] Patient ist überzeugt, dass der Ort, an dem er wohnt, nicht sein Zuhause ist (z. B. packt seine Sachen, um „nach Hause" zu gehen. Bittet, „nach Hause" gebracht zu werden)
- [2] versucht, die Wohnung zu verlassen, um „nach Hause" zu gehen
- [3] Patient wird gewalttätig, wenn er daran gehindert wird, die Wohnung zu verlassen

Häufigkeit:
(1) einmal ☐ (2) alle paar Tage ☐ (3) täglich ☐ (4) mehr als einmal täglich ☐
Schweregrad x Häufigkeit = ☐ ☐

3. Der Patient glaubt, dass die Betreuungsperson (z. B. Ehepartner) ein Schwindler (Lügner, Eindringling) ist.

- [0] nicht vorhanden
- [1] Patient ist überzeugt, dass die Betreuungsperson ein Schwindler ist
- [2] ärgerliche Reaktionen gegen die Betreuungsperson, weil sie für einen Schwindler gehalten wird
- [3] Patient wird der Betreuungsperson gegenüber gewalttätig, weil er sie für einen Schwindler hält

Häufigkeit:
(1) einmal ☐ (2) alle paar Tage ☐ (3) täglich ☐ (4) mehr als einmal täglich ☐
Schweregrad x Häufigkeit = ☐ ☐

CIPS Collegium Internationale Psychiatriae Scalarum

BEHAVE-AD (-FW)

Behavioral Pathology in Alzheimer's Disease Rating Scale
Frequency Weighted Severity Scale

4. Wahnvorstellung, abgeschoben zu werden (z. B. in ein Pflegeheim).

- [0] nicht vorhanden
- [1] Patient ist der Betreuungsperson gegenüber misstrauisch und glaubt, dass diese ihn verlassen wird oder die Einweisung in ein Pflegeheim plant (z. B. am Telefon)
- [2] Patient beschuldigt die Betreuungsperson, sich gegen ihn zu verschwören, mit dem Ziel ihn zu verlassen
- [3] schuldigt Betreuungsperson an, dass sie ihn bald verlassen wird oder in ein Pflegeheim einweisen wird

Häufigkeit:
(1) einmal ☐ (2) alle paar Tage ☐ (3) täglich ☐ (4) mehr als einmal täglich ☐
Schweregrad x Häufigkeit = ☐ ☐

5. Wahnvorstellung der Untreue (soziale und/oder sexuelle Untreue).

- [0] nicht vorhanden
- [1] Überzeugung, dass der Ehepartner, die Kinder oder andere Betreuungspersonen untreu sind
- [2] Ärger gegenüber den Personen, die als untreu erlebt werden
- [3] Gewalttätigkeit gegenüber den Personen aufgrund ihren unterstellter Untreue

Häufigkeit:
(1) einmal ☐ (2) alle paar Tage ☐ (3) täglich ☐ (4) mehr als einmal täglich ☐
Schweregrad x Häufigkeit = ☐ ☐

6. Misstrauische/paranoide Verhaltensweisen (andere als oben bereits beschrieben).

- [0] nicht vorhanden
- [1] misstrauisch (z. B. versteckt Gegenstände, die er/sie später nicht mehr findet)
- [2] paranoid (d. h. feste Überzeugung des Misstrauens und/oder Ärger als Resultat des Misstrauens)
- [3] Gewalttätigkeit aufgrund des Misstrauens

Häufigkeit:
(1) einmal ☐ (2) alle paar Tage ☐ (3) täglich ☐ (4) mehr als einmal täglich ☐
Schweregrad x Häufigkeit = ☐ ☐

Nicht aufgelistet:
Beschreibung des Verhaltens:

7. Andere (nicht paranoide) Wahnvorstellungen, die oben noch nicht beschrieben wurden.

- [0] nicht vorhanden
- [1] Patient hat Wahnvorstellungen
- [2] verbale oder emotionale Reaktionen auf die Wahnvorstellungen
- [3] körperliche Reaktionen oder Gewalttätigkeit aufgrund der Wahnvorstellungen

Häufigkeit:
(1) einmal ☐ (2) alle paar Tage ☐ (3) täglich ☐ (4) mehr als einmal täglich ☐
Schweregrad x Häufigkeit = ☐ ☐

Nicht aufgelistet:
Beschreibung des Verhaltens:

2

CIPS Collegium Internationale Psychiatriae Scalarum

BEHAVE-AD (-FW)

Behavioral Pathology in Alzheimer's Disease Rating Scale
Frequency Weighted Severity Scale

B. Halluzinationen

8. Visuelle Halluzinationen.
- 0 nicht vorhanden
- 1 vage: nicht deutlich vorhanden
- 2 deutliche Halluzinationen von Objekten oder Personen (z. B. Patient sieht andere Menschen bei Tisch)
- 3 verbale, körperliche oder emotionale Reaktionen auf die Halluzinationen

Häufigkeit:
(1) einmal ☐ (2) alle paar Tage ☐ (3) täglich ☐ (4) mehr als einmal täglich ☐
Schweregrad x Häufigkeit = ☐ ☐

9. Akustische Halluzinationen.
- 0 nicht vorhanden
- 1 vage: nicht deutlich vorhanden
- 2 deutliche Halluzinationen von Worten oder Sätzen
- 3 verbale, körperliche oder emotionale Reaktionen auf die Halluzinationen

Häufigkeit:
(1) einmal ☐ (2) alle paar Tage ☐ (3) täglich ☐ (4) mehr als einmal täglich ☐
Schweregrad x Häufigkeit = ☐ ☐

10. Geruchshalluzinationen.
- 0 nicht vorhanden
- 1 vage: nicht deutlich vorhanden
- 2 deutlich vorhanden
- 3 verbale, körperliche oder emotionale Reaktionen auf die Halluzinationen

Häufigkeit:
(1) einmal ☐ (2) alle paar Tage ☐ (3) täglich ☐ (4) mehr als einmal täglich ☐
Schweregrad x Häufigkeit = ☐ ☐

11. Berührungshalluzinationen.
- 0 nicht vorhanden
- 1 vage: nicht deutlich vorhanden
- 2 deutlich vorhanden
- 3 verbale, körperliche oder emotionale Reaktionen auf die Halluzinationen

Häufigkeit:
(1) einmal ☐ (2) alle paar Tage ☐ (3) täglich ☐ (4) mehr als einmal täglich ☐
Schweregrad x Häufigkeit = ☐ ☐

CIPS Collegium Internationale Psychiatriae Scalarum

BEHAVE-AD (-FW)

Behavioral Pathology in Alzheimer's Disease Rating Scale
Frequency Weighted Severity Scale

12. Andere Halluzinationen.
- [0] nicht vorhanden
- [1] vage: nicht deutlich vorhanden
- [2] deutlich vorhanden
- [3] verbale, körperliche oder emotionale Reaktionen auf die Halluzinationen

Häufigkeit:
(1) einmal ☐ (2) alle paar Tage ☐ (3) täglich ☐ (4) mehr als einmal täglich ☐
Schweregrad x Häufigkeit = ☐ ☐

Nicht aufgelistet:
Beschreibung des Verhaltens:

C. Aktivitätsstörungen

13. Wandern, weg von zu Hause oder von der Betreuungsperson.
- [0] nicht vorhanden
- [1] Patient wandert, muss jedoch nicht eingeschränkt werden
- [2] Betreuungsperson muss Patienten in seinen Aktivitäten einschränken
- [3] verbale, körperliche oder emotionale Reaktionen auf Einschränkungen durch den Betreuer

Häufigkeit:
(1) einmal ☐ (2) alle paar Tage ☐ (3) täglich ☐ (4) mehr als einmal täglich ☐
Schweregrad x Häufigkeit = ☐ ☐

14. Planlose Aktivitäten (kognitive Abulie).
- [0] nicht vorhanden
- [1] wiederholte planlose Aktivitäten (z. B. Öffnen und Schließen der Handtasche, Ein- und Auspacken von Kleidung, wiederholtes An- und Ausziehen, Öffnen und Schließen von Schubladen, ständiges Wiederholen von Forderungen und Fragen)
- [2] Umhergehen oder andere planlose Aktivitäten, die eine Einschränkung erfordern
- [3] körperliche Verletzungen aufgrund der wiederholten planlosen Aktivitäten

Häufigkeit:
(1) einmal ☐ (2) alle paar Tage ☐ (3) täglich ☐ (4) mehr als einmal täglich ☐
Schweregrad x Häufigkeit = ☐ ☐

15. Unangemessene Aktivitäten.
- [0] nicht vorhanden
- [1] unangemessene Aktivitäten (z. B. Sammeln und Verstecken von Gegenständen an ungewöhnlichen Plätzen wie z. B. Kleidung im Mülleimer oder leere Teller im Ofen, unangemessenes Sexualverhalten, wie z. B. unangemessenes Entkleiden)
- [2] Betreuungsperson muss Patienten in seinen Aktivitäten einschränken
- [3] wenn der Patient in seinen Aktivitäten eingeschränkt wird, wird er ärgerlich oder gewalttätig

Häufigkeit:
(1) einmal ☐ (2) alle paar Tage ☐ (3) täglich ☐ (4) mehr als einmal täglich ☐
Schweregrad x Häufigkeit = ☐ ☐

CIPS Collegium Internationale Psychiatriae Scalarum

BEHAVE-AD (-FW)

Behavioral Pathology in Alzheimer's Disease Rating Scale
Frequency Weighted Severity Scale

D. Aggressivität

16. Verbale Ausbrüche.

[0] nicht vorhanden
[1] vorhanden (ungewohnter Gebrauch von Schimpfwörter)
[2] vorhanden und von Ärger begleitet
[3] vorhanden, von Ärger begleitet und eindeutig auf andere Personen gerichtet

Häufigkeit:
(1) einmal ☐ (2) alle paar Tage ☐ (3) täglich ☐ (4) mehr als einmal täglich ☐
Schweregrad x Häufigkeit = ☐ ☐

17. Körperliche Gewaltandrohung und/oder Gewalttätigkeit.

[0] nicht vorhanden
[1] drohendes Verhalten
[2] körperliche Gewalttätigkeit
[3] heftige Gewalttätigkeit

Häufigkeit:
(1) einmal ☐ (2) alle paar Tage ☐ (3) täglich ☐ (4) mehr als einmal täglich ☐
Schweregrad x Häufigkeit = ☐ ☐

18. Agitiertheit (Verhaltensweisen, die oben noch nicht erwähnt wurden).
(z. B. non-verbaler Ärger; weigert sich zu baden, sich anzuziehen, weiterzugehen, Medizin einzunehmen, Hyperventilation)

[0] nicht vorhanden
[1] vorhanden
[2] Agitiertheit mit emotionaler Komponente
[3] Agitiertheit mit emotionaler und körperlicher Komponente

Häufigkeit:
(1) einmal ☐ (2) alle paar Tage ☐ (3) täglich ☐ (4) mehr als einmal täglich ☐
Schweregrad x Häufigkeit = ☐ ☐

E. Störungen des Tag/Nacht-Rhythmus

19. Tag/Nacht-Rhythmus-Störungen.

[0] nicht vorhanden
[1] häufiges Erwachen während der Nacht
[2] 50 bis 75 % der früheren Schlafmenge bei Nacht
[3] völlige Aufhebung des Schlaf/Wach-Rhythmus (d. h. weniger als 50 % der normalen Schlafmenge in der Nacht)

Häufigkeit:
(1) einmal ☐ (2) alle paar Tage ☐ (3) täglich ☐ (4) mehr als einmal täglich ☐
Schweregrad x Häufigkeit = ☐ ☐

CIPS Collegium Internationale Psychiatriae Scalarum

BEHAVE-AD (-FW)

Behavioral Pathology in Alzheimer's Disease Rating Scale
Frequency Weighted Severity Scale

F. Affektive Störungen

20. Weinerlichkeit.
- [0] nicht vorhanden
- [1] vorhanden
- [2] vorhanden und begleitet von deutlich affektiver Komponente
- [3] vorhanden mit affektiven und körperlichen Begleiterscheinungen (z. B. Händeringen)

Häufigkeit:
(1) einmal ☐ (2) alle paar Tage ☐ (3) täglich ☐ (4) mehr als einmal täglich ☐
Schweregrad x Häufigkeit = ☐ ☐

21. Depressive Stimmung (andere als erwähnt).
- [0] nicht vorhanden
- [1] vorhanden (z. B. gelegentliche Äußerungen wie „ich wünschte, ich wäre tot" oder „ich fühle mich wertlos" ohne eindeutige affektive Beteiligung)
- [2] vorhanden mit eindeutigen Begleitsymptomen (z. B. Todesgedanken)
- [3] vorhanden mit emotionalen und körperlichen Begleitsymptomen (z. B. Suizidverhalten)

Häufigkeit:
(1) einmal ☐ (2) alle paar Tage ☐ (3) täglich ☐ (4) mehr als einmal täglich ☐
Schweregrad x Häufigkeit = ☐ ☐

Nicht aufgelistet:
Beschreibung des Verhaltens:

G. Ängste und Phobien

22. Angst vor bevorstehenden Ereignissen (Godot-Syndrome).
- [0] nicht vorhanden
- [1] vorhanden mit wiederholtem Fragen und/oder anderen Aktivitäten in Bezug auf bevorstehende Termine und/oder Ereignisse
- [2] vorhanden und störend für die Betreuungsperson(en)
- [3] vorhanden und für die Betreuungsperson(en) nicht tolerierbar

Häufigkeit:
(1) einmal ☐ (2) alle paar Tage ☐ (3) täglich ☐ (4) mehr als einmal täglich ☐
Schweregrad x Häufigkeit = ☐ ☐

CIPS Collegium Internationale Psychiatriae Scalarum

BEHAVE-AD (-FW)

Behavioral Pathology in Alzheimer's Disease Rating Scale
Frequency Weighted Severity Scale

23. Weitere Ängste.
(z. B. bezüglich Geld, der Zukunft, von Zuhause fort zu sein, der Gesundheit, des Gedächtnisses usw.; oder generalisierte Angst wie z. B. die Auffassung, alles sei schrecklich).

- [0] nicht vorhanden
- [1] vorhanden
- [2] vorhanden und störend für die Betreuungsperson(en)
- [3] vorhanden und für die Betreuungsperson(en) nicht tolerierbar

Häufigkeit:
(1) einmal ☐ (2) alle paar Tage ☐ (3) täglich ☐ (4) mehr als einmal täglich ☐
Schweregrad x Häufigkeit = ☐ ☐

Nicht aufgelistet:
Beschreibung des Verhaltens:

24. Angst, alleine gelassen zu werden.

- [0] nicht vorhanden
- [1] vorhanden: Patient äußert Angst, alleine gelassen zu werden
- [2] die Ängstlichkeit des Patienten erreicht ein Ausmaß, dass der Betreuer spezifische Vorkehrungen treffen muss
- [3] der Patient kann aufgrund seiner Ängstlichkeit nicht alleine gelassen werden.

Häufigkeit:
(1) einmal ☐ (2) alle paar Tage ☐ (3) täglich ☐ (4) mehr als einmal täglich ☐
Schweregrad x Häufigkeit = ☐ ☐

25. Pbobien (z. B. Angst vor Menschenansammlungen, Reisen, Dunkelheit, Menschen/Fremden, Baden, etc.).

- [0] nicht vorhanden
- [1] vorhanden
- [2] Phobien erreichen ein Ausmaß, dass die Betreuungsperson eingreifen muss
- [3] Phobien erreichen ein Ausmaß, dass die Aktivitäten des Patienten eingeschränkt werden müssen

Häufigkeit:
(1) einmal ☐ (2) alle paar Tage ☐ (3) täglich ☐ (4) mehr als einmal täglich ☐
Schweregrad x Häufigkeit = ☐ ☐

Nicht aufgelistet
Beschreibung des Verhaltens:

CIPS Collegium Internationale Psychiatriae Scalarum

BEHAVE-AD (-FW)

Behavioral Pathology in Alzheimer's Disease Rating Scale
Frequency Weighted Severity Scale

Teil 2: Globale Beurteilung

In Bezug auf die oben genannten Symptome, sind diese so stark, dass sie:
- [0] weder die Betreuungsperson stören noch gefährlich für den Patienten sind
- [1] die Betreuungsperson geringfügig stören oder in geringem Maße für den Patienten gefährlich sind
- [2] die Betreuungsperson mäßig stören oder mäßig gefährlich für den Patienten sind
- [3] für die Betreuungsperson schwer störend oder für den Patienten stark gefährdend sind

Das Symptom, das den Betreuer am meisten belastet
„In Bezug auf die genannten Symptome: welches stellt das größte Problem für Sie oder andere Betreuer dar?"
(Mehr als ein Symptom kann genannt werden, eine Hierarchie der Symptome sollte jedoch angegeben werden).

____

____

Summenwert der eingehenden Kategorien

Kategorie	**Schweregrad**	**Schweregrad x Häufigkeit**
A:	☐☐	☐☐
B:	☐☐	☐☐
C:	☐	☐☐
D:	☐	☐☐
E:	☐	☐☐
F:	☐	☐☐
G:	☐	☐☐
Gesamt:	☐☐☐	☐☐☐

8

CDR

Clinical **D**ementia **R**ating

Fremdbeurteilung

Deutsche Bearbeitung: Alzheimer's Disease Research Center, Washington University School of Medicine, St. Louis, MO, USA (2001)
Originalversion: Hughes, Berg, Danziger, Cohen und Martin (1982); Morris (1993)

1 Anwendungsbereich

Das CDR ist eine Globalskala zur Einschätzung des Schweregrades einer Demenz. Mit dem Globalwert, der die Beurteilungen von insgesamt sechs Funktionsbereichen zusammenfasst, wird das Stadium des kognitiven Abbaus markiert. Die Skala dient auch zur Abgrenzung einer kognitiven Störung vom altersgemäß normalen kognitiven Funktionsniveau. Für sehr schwere, fortgeschrittene Demenzstadien sieht die Skala keine Differenzierung vor. Ursprünglich für Forschungszwecke entwickelt, wird das Instrument auch in der klinischen Praxis zur Untersuchung von Patienten bei Verdacht auf eine Demenz und zur Therapieplanung verwendet. Im Rahmen klinischer Studien wird das CDR zur Definition und Selektion von Studienpopulationen und – meist unter Benutzung eines modifizierten Gesamtwertes – zur Verlaufskontrolle eingesetzt. Das CDR gehört zu den für klinische Studien zum Nachweis der Wirksamkeit von Antidementiva empfohlenen Globalmaßen (Reisberg et al., 1997).

2 Aufbau und Beschreibung

Mit dem CDR wird auf der Grundlage eines halbstrukturierten klinischen Interviews mit dem Patienten und einem Informanten (z. B. einem Familienmitglied) das Ausmaß der Beeinträchtigung in folgenden 6 Bereichen beurteilt: „Gedächtnis", „Orientierungsvermögen", „Urteilsvermögen und Problemlösung", „Leben in der Gemeinschaft", „Haushalt und Hobbys" und „Körperpflege".

Der Grad der Beeinträchtigung in jedem dieser Bereiche (ausgenommen „Körperpflege") wird auf einer 5-stufigen Skala eingeschätzt, wobei 0 für keine, 0.5 für fragliche, 1 für leichte, 2 für mäßige und 3 für schwere Beeinträchtigung stehen. Der Halbschritt 0.5 = „fraglich" ist bei der Beurteilung des Bereichs „Körperpflege" nicht vorgesehen, so dass hier nur eine 4-Punkte-Skala zur Verfügung steht. Deskriptive Verankerungen der Skalenstufen unterstützen die Beurteilung in jedem der Bereiche. Die Bereiche sollten möglichst unabhängig voneinander beurteilt werden und in die Beurteilung sollten nur Funktionsbeeinträchtigungen eingehen, die auf kognitive Einbußen und nicht auf andere, z. B. körperliche Zustandsverschlechterungen zurückzuführen sind.

Durch das Layout der Skala im Format einer Tabelle, in der die Beurteilungsbereiche die Zeilen und die Skalenstufen die Spalten bilden, fällt jedes der 6 Einzelurteile in eine bestimmte Tabellenzelle („Box"). Für die Integration der 6 Einzelbewertungen in ein Globalurteil, das die gleichen 5 Skalenstufen wie die Einzelurteile umfasst (0 und 0.5 für keine bzw. fragliche Beeinträchtigung, 1, 2 und 3 für leichte, mäßige, und schwere Beeinträchtigung) wird ein Algorithmus angegeben (s. *Auswertung*). Alternativ zu dem Globalwert des CDR kann aus der Summe der Einzelurteile ein Gesamtwert der Beeinträchtigung („Sum of Boxes", CDR-SB) mit dem Maximalwert von 18.0 Punkten gebildet werden.

3 Entwicklung

Hintergrund: Das CDR wurde im Rahmen eines Forschungsprojektes *(Memory and Aging Project)* am *Alzheimer's Disease Research Center (ADRC)* der *Washington University School of Medicine, St. Louis, MO, USA* entwickelt. Ziel der Forschergruppe war es, ein klinisches Instrument zur Verfügung zustellen, mit dem man in für Verlaufsstudien hinreichender Genauigkeit den Schweregrad einer Demenz einstufen kann. Die verfügbaren psychometrischen Tests und Verhaltensbeurteilungen wurden für diesen Zweck als entweder zu eng fokussiert oder zu wenig spezifisch angesehen. Als Alternative zu beiden Ansätzen wurde ein klinisches Globalmaß gewählt, in das psychometrische Aspekte (kognitive Leistungen des Patienten) und Verhaltensbeurteilungen eingehen (Hughes et al., 1982; Berg, 1988a).

Skalenkonstruktion: Die Auswahl der 6 Beurteilungsbereiche orientierte sich an den in dem gleichen Forschungsprojekt des ADRC entwickelten *„Research Criteria for the Diagnosis of Senile Dementia of the Alzheimer Type“*, die weit gehend übereinstimmen mit den diagnostischen Kriterien für „wahrscheinliche Alzheimer Erkrankung (NINCDS/ADRDA-Kriterien, McKhann et al., 1984) und den DSM III-Kriterien (APA, 1980) für „primär degenerative Demenz vom Alzheimer-Typ“ (Berg, 1988b). Die gewählte Skalierung wurde in Studien zur Beurteilerübereinstimmung überprüft und ausgehend von der Erstfassung (Hughes et al., 1982) bezüglich der verbalen Verankerungen geringfügig modifiziert (Berg, 1984). Die Verbesserungen betreffen vor allem die präzisere Fassung der Kategorie „fragliche Demenz“ (0.5) und die schärfere Unterscheidung der Kategorien „mäßige“ und „schwere Demenz“. Insgesamt unterscheidet sich die heute verwendete Form (Morris, 1993) nur unwesentlich von den früheren Versionen.

Versionen: Autorisierte Übersetzungen des CDR in z. Zt. etwa ein Dutzend Sprachen stehen im Internet unter folgender Adresse zur Verfügung: http://www.adrc.wustl.edu.

Eine Erweiterung der Skala um 2 Stufen (4 = „profound impairment“, 5 = „terminal impairment“) wurde für Patienten mit Demenzen im Spätstadium vorgeschlagen und validiert (Dooneief et al., 1996).

4 Hinweise zur Anwendung

Material zur Unterstützung der Anwendung: Zur Skala liegen standardisierte Leitfäden zur Durchführung des Interviews mit dem Informanten und dem Patienten vor („Fragebogen zur klinischen Einschätzung des Schweregrades einer Demenz“). Weiterhin stehen ein Computerprogramm zur Ermittlung des Globalwertes (CDR-Stadium) sowie umfangreiches Trainingsmaterial in englischer Sprache zur Verfügung. Skala und unterstützendes Material sind frei verfügbar und über die oben angegebene Internetadresse oder über *adrcedu@abraxas.wustl.edu* zugänglich.

Voraussetzungen auf Seiten des Patienten/Probanden: Es werden keine besonderen Voraussetzungen genannt, die auf Seiten des Patienten erfüllt sein sollten. Im Gegensatz zu kognitiven Leistungstests (z. B. MMSE) kann die Beurteilung weit gehend unabhängig vom kulturellen Hintergrund und vom Ausbildungsstand des Patienten durchgeführt werden. Wichtig ist, dass außer dem Patienten noch eine weitere Person als Informationsquelle zur Verfügung steht.

Voraussetzungen auf Seiten des Untersuchers: Bei der Anwendung des CDR müssen Informationen aus verschiedenen Quellen (Patient und Informant) gewonnen, bewertet und zu einem klinischen Urteil verdichtet werden. Dies setzt klinische Erfahrung und eine spezifische Schulung voraus. Standardisiertes Trainingsmaterial ist vorhanden (s. o.).

Bearbeitungsdauer: Für die Durchführung der Interviews (Patient und Informant) sind insgesamt etwa 40 Minuten zu veranschlagen.

Zeitlicher Bezugsrahmen der Beurteilung: Ein standardmäßig zu berücksichtigender Beurteilungszeitraum wird nicht angegeben. In vielen Studien wird der Beurteilungszeitraum auf einen Monat festgelegt.

Durchführung: Die Interviews mit dem Patienten und dem Informanten sollten am gleichen Untersuchungstermin, aber getrennt voneinander durchgeführt werden. Der Informant sollte zuerst befragt werden, damit dessen Angaben für die nachfolgende Befragung des Patienten zur Verfügung stehen.

Bei Entscheidungsschwierigkeiten in der Beurteilung soll der jeweils höhere Schweregrad gewählt werden. Bei der Beurteilung sollen nur Beeinträchtigungen auf Grund kognitiver Einbußen berücksichtigt werden, andere Faktoren, z. B. körperliche Behinderungen oder Erkrankungen sollen nicht in die Beurteilung eingehen.

Auswertung: Es können zwei unterschiedliche Gesamtwerte gebildet werden, ein Globalwert (CDR, Demenzstadium) oder ein Summenwert (CDR-SB, „Sum of Boxes").

Algorithmus zur Ermittlung des CDR-Globalwerts:

Gedächtnis ist der primäre Beurteilungsbereich, alle anderen sind sekundär.
- CDR-Score = der Gedächtnis-Score, wenn in mindestens 3 sekundären Bereichen der gleiche Score wie für Gedächtnis vergeben wurde oder wenn 3 sekundäre Scores in eine Richtung und die 2 verbleibenden sekundären Scores in die entgegengesetzte Richtung vom Gedächtnis-Score abweichen.
- CDR-Score = der mehrheitlich vergebene Score, wenn in mindestens 3 sekundären Bereichen ein kleinerer oder größerer Score als der Gedächtnis-Score vergeben wurde.
- CDR = 1, wenn Gedächtnis-Score = 0.5 und mindestens 3 sekundäre Scores ≥ 1.
- Wenn Gedächtnis-Score = 0.5, kann CDR-Score nicht 0 sein.
- Wenn Gedächtnis-Score = 0, ist CDR-Score = 0; ausgenommen es gibt 2 oder mehr sekundäre Scores = 0.5, dann ist CDR-Score = 0.5.

Zur Ermittlung des Summenwertes CDR-SB werden die Scores der 6 Bereiche addiert.

5 Gütekriterien

Objektivität

Durch den Bezug auf unabhängige Informationsquellen (Patient und Informant) soll ein objektives Bild von den Fähigkeiten und vom Verhalten des Patienten gewonnen werden. Der Leitfaden für die Durchführung des halbstrukturierten Interviews und die deskriptive Verankerung der Skalenstufen tragen zur Reduktion der Beurteilervarianz bei. Durch Schulung der Beurteiler anhand des standardisierten Trainingsmaterials kann die Objektivität der Durchführung und Bewertung noch verbessert werden.

Dies wurde in mehreren Studien durch überwiegend zufriedenstellende bis sehr gute Maße der Beurteiler-Übereinstimmung belegt. Morris et al. (1997) berichten über Ergebnisse eines Rater-Trainings mit unerfahrenen und erfahrenen Beurteilern verschiedener Berufsgruppen (N = 86, u. a. Psychiater, Neurologen, Psychometriker, Pfleger, Sozialarbeiter). Während des Trainings beurteilte jeder Teilnehmer 3 Videoaufnahmen von CDR-Interviews. Die Übereinstimmung mit einem Standard-Rating betrug 74 % für die unerfahrenen, 83 % für die erfahrenen Beurteiler. In anschließenden Test-Ratings verbesserten sich die unerfahrenen Beurteiler auf 78 bis 85 % Übereinstimmung mit dem Standard, die erfahrenen Beurteiler verblieben im Bereich von 82 bis 87 % Übereinstimmung. Generell nahm der Grad der Übereinstimmung mit anwachsendem CDR-Stadium zu, von 66 % bei Stadium 0 bis 97 % bei Stadium 3. Unterschiede zwischen den Berufsgruppen waren nicht festzustellen.

Rockwood et al. (2000) verwendeten den angemesseneren, zufällige Übereinstimmungen berücksichtigenden Kappa-Koeffizienten in einer multi-zentrischen Studie (12 Beurteiler; 4 Videos, Stadien 0, 0.5, 1 und 2) und fanden nach einmaligem Training eine Beurteiler-Übereinstimmungen im Summenwert („Sum of Boxes") zwischen $\kappa = .33$ (Stadium 0.5) und $\kappa = .88$ (Stadium 2).

In weiteren Studien wurde die Übereinstimmung von Arzturteilen ($.75 \leq \kappa \leq .94$; Burke et al., 1988), von Pflegepersonal- und Arzturteilen ($\kappa = .75$; McCulla et al., 1989) und von Beurteilungen nach Telefoninterview durch Psychiater und Forschungsassistenten ($\kappa = .91$ für demente Patienten, $\kappa = 1.00$ für Normalgesunde; Summers et al., 1990) untersucht.

In einer mehrsprachigen internationalen Studie, in der auch die deutsche Version des CDR zum Einsatz kam, ergab sich eine sehr hohe Beurteiler-Übereinstimmung innerhalb der Studienzentren und mäßige bis gute Übereinstimmungswerte zwischen den Zentren (O'Connor et al., 1996).

Die Auswertung ist durch eindeutige Regeln zur Ermittlung des Global-Scores und des additiven Gesamtwertes CDR-SB objektiv. Dies gilt auch für die durch die Skalenstufen vorgegebene Interpretation.

Reliabilität

Interne Konsistenz: Der komplexe Algorithmus des CDR-Globalwertes schließt die Bestimmung der internen Konsistenz aus. Untersuchungen zur internen Konsistenz der additiven Skala CDR-SB („Sum of Boxes") sind nicht bekannt.

Retest-Reliabilität: Hierzu liegen keine Angaben vor.

Validität

Inhaltliche Validität/Konstruktvalidität: Mit Ausnahme von spezifischen Störungen kognitiver Funktionen (z. B. Aphasie, Apraxie, Agnosie) decken die 6 Bereiche des CDR das Spektrum der diagnostischen Kriterien nach DSM für ein Demenzsyndrom ab.

Für die Konstruktvalidität des CDR sprechen Longitudinalstudien, in denen der progressive Verlauf der Alzheimer-Demenz und die in höheren Schweregraden geringere Überlebenswahrscheinlichkeit mithilfe der CDR-Stadien dargestellt werden konnten (Berg et al., 1988, 1992; Dooneief et al., 1996; Galasko et al., 1995). Der durchschnittliche jährliche Anstieg des CDR-SB Summenscores von unbehandelten Alzheimer-Patienten leichten bis mittleren Schweregrades wird auf 2.4 Punkte (Berg et al., 1992), von placebobehandelten Patienten auf 1.8 Punkte (McLendon & Doraiswamy, 1999) geschätzt.

Neuropathologische Befunde belegen ebenfalls die Validität des Verfahrens (Morris et al., 1988, Wolf et al., 2000).

Konvergente Validität: Korrelationen mittlerer Höhe mit verschiedenen, auf Teilaspekte der demenziellen Symptomatik zielenden Maßen werden aus mehreren Studien berichtet, z. B. r = .60 mit der *Blessed Dementia Rating Scale*, r = –.51 mit einer ADL-Skala oder r = .57 mit dem *Blessed Information and Memory Test* (Dooneief et al., 1996). Juva et al. (1994) berichten Kappa-Koeffizienten der Übereinstimmung zwischen CDR-Ratings einerseits und klassifizierten MMSE-Scores und ADL-Scores andererseits von κ = .33 (MMSE) und κ = .45 (ADL). Die Übereinstimmung mit einem auf DSM-III-R Kriterien beruhenden Schweregrad-Rating betrug κ = .56.

Diskriminante Validität: Wegen der Konzeption des CDR als Gobalmaß, in das alle Aspekte eines Demenz-Syndroms eingehen sollen, sind Aussagen zur diskriminanten Validität nicht sinnvoll.

Behandlungssensitivität: Die Behandlungssensitivität der 18-Punkte-Skala (CDR-SB) wurde in Studien mit cholinesterase-hemmenden Substanzen vs. Placebo bei Alzheimer-Patienten demonstriert (z. B. Burns et al., 1999; Homma et al., 2000; Imbimbo et al., 2000).

6 Normen, Cut-Off-Werte

Normen im testheoretischen Sinn liegen nicht vor. Vergleichsdaten einer finnischen Zufallsstichprobe von 75-, 80- und 85-Jährigen der *Helsinki Aging Study* (Juva et al., 1995) sind in Tabelle 1 wiedergegeben.

Definitionsgemäß liegt der Cut-Off-Wert des Gobal-CDR bei ≥ 1 Punkten. In der o. g. finnischen Studie wird für diesen Cut-Off-Wert eine Sensitivität von 92 % und eine Spezifität von 94 % angegeben.

7 Exemplarische Daten

CDR – Tabelle 1: Verteilung von CDR-Scores einer Zufallsstichprobe von 75-, 80- und 85-jährigen Einwohnern von Helsinki, Finnland (Datenquelle: Juva et al., 1995)

	CDR-Stadium					
	0	0.5	1	2	3	Gesamt
N	388	150	46	40	32	656
%	59	23	7	6	5	100

8 Literatur

American Psychiatric Association (1980). Diagnostic and statistical manual of mental disorders, 3rd edition. Washington, DC: APA.

Berg, L. (1988a). Clinical Dementia Rating (CDR). Psychopharmacology Bulletin, 24, 637–639.

Berg, L. (1988b). Mild senile dementia of the Alzheimer type: Diagnostic criteria and natural history. The Mount Sinai Journal of Medicine, 55, 87–96.

Berg, L. (1984). Clinical Dementia Rating (correspondence). British Journal of Psychiatry, 145, 339.

Berg, L., Miller, J. P., Bary, J., Rubin, E. H., Morris, J. C. & Figiel, G. (1992). Mild senile dementia of the Alzheimer type: 4. Evaluation of intervention. Annals of Neurology, 31, 242–249.

Berg, L., Miller, J. P., Storandt, M., Duchek, J., Morris, J. C., Rubin, E. H., Burke, W. J. & Coben, L. A. (1988). Mild senile dementia of the Alzheimer type: 2. Longitudinal assessment. Annals of Neurology, 23, 477–484.

Burns, A., Rossor, M., Hecker, J., Gauthier, S., Petit, H., Möller, H. J., Roger, S. L. & Friedhoff, L. T. (1999). The effects of donepezil in Alzheimer's disease: Results from a multinational trial. Dementia and Geriatric Cognitive Disorders, 10, 237–244.

Burke, W. J., Miller, J. P., Rubin, E. H., Morris, J. C., Coben, L. A., Duchek, J. Wittels, I. G. & Berg, L. (1988). Reliability of the Washington University Clinical Dementia Rating. Archives of Neurology, 45, 477–488.

Dooneief, G., Marder, K., Tang, M.-X. & Stern, Y. (1996). The Clinical Dementia Rating scale: Community-based validation of „profound" and „terminal" stages. Neurology, 46, 1746–1749.

Galasko, D., Edland, S. D., Morris, J. C., Clark, Mohs, R. & Koss, E. (1995). The Consortium to Establish a Registry for Alzheimer's Disease (CERAD). Part IX. Clinical milestones in patients with Alzheimer's disease followed over 3 years. Neurology, 45, 1451–1455.

Homma, A., Takeda, M., Imai, Y., Ukada, F., Hasegawa, K., Kameyama, M. & Nishimura, T. (2000). Clinical efficacy and safety of donepezil on cognitive and global function in patients with Alzheimer's disease: A 24-week, multicenter, double-blind, placebo-controlled study in Japan. Dementia and Geriatric Cognitive Disorders, 11, 299–313.

Hughes, C. P., Berg, L., Danziger, W. L., Cohen, L. A. & Martin, R. L. (1982). A new clinical scale for the staging of dementia. British Journal of Psychiatry, 140, 566–572.

Imbimbo, B. P., Troetel, W. M., Martelli, P. & Luccelli, F. (2000). A 6-month, double-blind, placebo-controlled trial of eptastigmine in Alzheimer's disease. Dementia and Geriatric Cognitive Disorders, 11, 17–24.

Juva, K., Sulkava, R., Erkinjuntii, T., Ylikoski, R., Valvanne, J. & Tilvis, R. (1994). Staging the severity of dementia: Comparison of clinical (CDR, DSM-III-R), functional (ADL, IADL) and cognitive (MMSE) scales. Acta Neurologica Scandinavica, 90, 293–298.

Juva, K., Sulkava, R., Erkinjuntii, T., Ylikoski, R., Valvanne, J. & Tilvis, R. (1995). Usefulness of the Clinical Dementia Rating Scale in the screening for dementia. International Psychogeriatrics, 7, 17–24.

McCulla, M. M., Coats, M., Van Fleet, N., Duchek, J., Grant, E. & Morris, J. C. (1989). Reliability of clinical nurse specialists in the staging of dementia. Archives of Neurology, 46, 1210–1211.

McKhann, G., Drachman, D., Folstein, M., Katzman, R., Price, D. & Stadlan, E. M. (1984). Clinical diagnosis of Alzheimer's disease: Report of the NINCDS/ADRDA Work Group under the auspices of the Deparment of Health and Human Services Task Force on Alzheimer's disease. Neurology, 34, 939–944.

McLendon, B. M. & Doraiswamy, P. M. (1999). Defining meaningful change in Alzheimer's disease trials: The donepezil experience. Journal of Geriatric Psychiatry and Neurology, 12, 39–48.

Morris, J. C. (1993). The Clinical Dementia Rating (CDR): Current version and scoring rules. Neurology, 43, 2412–2414.

Morris, J. C., Ernesto, C., Schafer, K., Coates, M., Leon, S., Sano, M., Thal, L. J., Woodbury, P. & the Alzheimer's Disease Cooperative Study (1997). Clinical Dementia Rating training and reliability in multicenter studies: The Alzheimer's Disease Cooperative Study experience. Neurology, 48, 1508–1510.

Morris, J. C., McKeel D.W. Jr., Fulling, K., Torack, R.M. & Berg, L. (1988). Validation of clinical diagnostic criteria for Alzheimer's disease. Annals of Neurology, 24, 17–22.

O'Connor, D.W., Blessed, G., Cooper, B., Jonker, C., Morris, J. C., Presnell, I. B., Ames, D., Kay, D.W., Bickel, H., Schäufele, M., Wind, A., Coats, M. & Berg, L. (1996). Cross-national interrater reliability of dementia diagnosis in the elderly and factors associated with disagreement. Neurology, 47, 1194–1199.

Reisberg, B., Schneider, L., Doody, R., Anand, R., Feldman, H., Haraguchi, H., Kumar, R., Lucca, U., Mangone, C. A., Mohr, E., Morris, J. C., Rogers, S. & Sawada, T. (1997). Clinical global measures of dementia: Position paper from the International Working Group on Harmonization of Dementia Drug Guidelines. Alzheimer Disease and Associated Disorders, 11 (suppl. 3), 8–18.

Rockwood, K., Strang, D., MacKnight, C., Downer, R. & Morris, J. C. (2000). Interrater reliability of the Clinical Dementia Rating in a multicenter trial. Journal of the American Geriatrics Society, 48, 558–559.

Summers, W. K., DeBoynton, V., Marsh, G. M. & Majowski, L.V. (1990). Comparison of seven psychometric instruments used for evaluation of treatment effect in Alzheimer's dementia. Neuroepidemiology, 9, 193–207.

Wolf, H., Grunwald, M., Kruggel, F., Riedel-Heller, S. G., Angerhöfer, S., Hojjatoslami, A., Hensel, A., Arendt, T. & Gertz, H. J. (2001). Hippocampal volume discriminates between normal cognition; questionable and mild dementia in the elderly. Neurobiology of Aging, 22, 177–186.

Clinical Dementia Rating Scale (CDR)

Klinische Einschätzung des Schweregrades einer Demenz					
	Beeinträchtigung				
	Keine CDR = 0	**Fraglich CDR = 0.5**	**Leicht CDR = 1**	**Mäßig CDR = 2**	**Schwer CDR = 3**
Gedächtnis	– Kein Gedächtnisverlust oder – leichte, nicht ständig auftretende Vergesslichkeit	– Beständige leichte Vergesslichkeit; – teilweise Erinnerung an Ereignisse; – „gutartige“ Vergesslichkeit	– Mäßiger Gedächtnisverlust; – auffälliger bei kurz zurückliegenden Ereignissen; – Defekt beeinträchtigt Alltagsaktivitäten	– Schwerer Gedächtnisverlust; – nur sehr gut Gelerntes wird behalten, – neue Informationen gehen schnell wieder verloren	– Schwerer Gedächtnisverlust; – es bleiben nur Fragmente
Orientierungsvermögen	– vollständig orientiert	– vollständig orientiert, – nur leichte Schwierigkeiten mit Zeitzusammenhängen	– Mäßige Schwierigkeiten mit Zeitzusammenhängen; – am Untersuchungsort räumlich orientiert; – kann woanders Probleme mit der geographischen Orientierung haben	– Große Schwierigkeiten mit Zeitzusammenhängen; – normalerweise keine zeitliche Orientierung, – oft auch keine räumliche	– Ist nur zur eigenen Person orientiert
Urteilsvermögen und Problemlösung	– Löst alltägliche Probleme und bewältigt geschäftliche und finanzielle Angelegenheiten gut; – Urteilsvermögen verglichen mit früherer Leistungsfähigkeit gut	– Leicht beeinträchtigt beim Lösen von Problemen und beim Beurteilen von Ähnlichkeiten und Unterschieden	– Mäßige Schwierigkeiten bei der Bewältigung von Problemen und im Beurteilen von Ähnlichkeiten und Unterschieden; – soziale Urteilsfähigkeit normalerweise beeinträchtigt	– Stark beeinträchtigt bei der Bewältigung von Problemen und im Beurteilen von Ähnlichkeiten und Unterschieden; – soziale Urteilsfähigkeit normalerweise beeinträchtigt	– Unfähig etwas zu beurteilen oder Probleme zu bewältigen
Leben in der Gemeinschaft	– Normale Leistungsfähigkeit und Selbständigkeit bei der Arbeit, beim Einkaufen, in ehrenamtlichen Tätigkeiten und bei Aktivitäten mit anderen	– Leichte Beeinträchtigung dieser Aktivitäten	– Kann bei diesen Aktivitäten nicht selbstständig etwas leisten, auch wenn er diese zum Teil noch ausübt; erscheint bei flüchtiger Betrachtung normal	– Gibt nicht vor, außerhalb von zu Hause selbstständig leistungstungsfähig zu sein – Erscheint nach außen gesund genug, um sie/ihn zu Festlichkeiten außerhalb von zu Hause mitzunehmen	– Erscheint nach außen zu krank, um sie/ihn zu Festlichkeiten außerhalb von zu Hause mitzunehmen

Klinische Einschätzung des Schweregrades einer Demenz					
	Beeinträchtigung				
	Keine CDR = 0	**Fraglich CDR = 0.5**	**Leicht CDR = 1**	**Mäßig CDR = 2**	**Schwer CDR = 3**
Haushalt und Hobbys	– Das Leben zu Hause, Hobbys und intellektuelle Interessen sind gut erhalten	– Das Leben zu Hause, Hobbys und intellektuelle Interessen sind ein wenig beeinträchtigt	– Leichte aber eindeutige Beeinträchtigung der Leistungsfähigkeit zu Hause; – schwierigere Aufgaben werden nicht mehr ausgeführt; – kompliziertere Hobbys und Interessen werden aufgegeben	– Nur einfache Aufgaben werden aufrechterhalten; – stark eingeschränkte Interessen, schlecht aufrechterhalten	– Keine nennenswerte Leistungsfähigkeit zu Hause
Körperpflege	– Vollständig in der Lage, sich um sich selbst zu kümmern		– Muss aufgefordert werden	– Benötigt Hilfe beim Anziehen, bei der Körperpflege, bei der Aufbewahrung persönlicher Gegenstände	– Benötigt viel Hilfe bei der Körperpflege; – häufig inkontinent

Bewerten Sie nur die Verschlechterung im Vergleich zum früheren Zustand, die auf kognitive Beeinträchtigung zurückzuführen ist, nicht die Beeinträchtigung aus anderen Gründen.

DMAS

Dementia **M**ood **A**ssessment **S**cale

Fremdbeurteilung

Deutsche Bearbeitung: Gutzmann, Kühl und Mayer (in Druck)
Originalversion: Sunderland, Alterman, Yount, Hill, Tariot, Newhouse, Mueller, Mellow und Cohen (1988a)

1 Anwendungsbereich

Die DMAS ist eine Fremdbeurteilungsskala zur Einschätzung des Schweregrades depressiver Symptome von Patienten mit Demenzen, vornehmlich leichten bis mittleren Schweregrades. Die Anwendung bei Patienten mit fortgeschrittenem kognitiven Abbau ist durch die krankheitsbedingten Verständnisprobleme begrenzt. Ursprünglich konzipiert für den Einsatz bei stationären Patienten, kann die Skala auch zur Beurteilung depressiver Symptome von ambulanten Patienten eingesetzt werden. Die DMAS ist kein Diagnoseinstrument. Die Skala eignet sich zur Verlaufsbeschreibung, doch ist die Grundlage zur Bewertung ihrer Veränderungssensitivität bislang noch relativ schmal (Perrault et al., 2000).

2 Aufbau und Beschreibung

Die amerikanische Originalversion besteht aus zwei separat bewerteten Teilen: die ersten 17 Items beziehen sich auf depressive Symptome (DMAS 17), mit den restlichen 7 Items werden verschiedene Demenzsymptome erfasst (DMAS 18 bis 24).

In der deutschen Version der DMAS sind nur die 17 Items, die die Depressionsskala bilden, enthalten. Die Items beziehen sich mehrheitlich auf depressionstypische Aspekte der Affektivität und des Verhaltens (z. B.: Hoffnungs-/Hilflosigkeit, zielgerichtete motorische Aktivität) und – wegen ihrer geringen Spezifität bei älteren Patienten – nur zu einem geringen Anteil auf körperliche Symptome (z. B.: Schlafstörungen).

Jedes der 17 Symptome wird bezüglich des Schweregrades auf einer 7-stufigen Skala (0 bis 6) beurteilt, wobei 0 = „normal" für das Fehlen des betreffenden Symptoms steht. Die weiteren verbalisierten Kategorien sind jeweils nochmals 2-stufig graduiert: 1 und 2 = „leicht", 3 und 4 = „mäßig", 5 und 6 = „schwer". Zur Eingrenzung des Interpretationsspielraums werden die verbalisierten Schweregradstufen durch Beispiele erläutert. Weiterhin sind jedem Item Beschreibungen des betreffenden Symptoms sowie Hinweise zur Exploration vorangestellt. Beurteilungsgrundlage sind neben den Aussagen des Patienten in einem halbstrukturierten Interview, beobachtetes Verhalten während des Interviews und Berichte von Bezugspersonen oder Pflegepersonal.

Der Skalenwert für das Ausmaß der depressiven Verstimmung ergibt sich aus der Summe der Beurteilungen über alle Items (Maximalwert = 102 Punkte).

3 Entwicklung

Hintergrund: Die Beurteilung depressiver Verstimmungen bei älteren kognitiv beeinträchtigten Patienten ist auf Grund der begrenzten Einsichtsfähigkeit der Patienten und der altersgemäß zu bewertenden körperlichen Symptomatik erschwert. Mit der Entwicklung der DMAS in einer Arbeitsgruppe am *National Institute of Mental Health* (NIMH, Bethesda, MA, USA) wurde versucht der Beurteilungsproblematik bei dieser Population Rechnung zu tragen, indem der Schwerpunkt der Beurteilung auf beobachtbare affektive und sich im Verhalten äußernde Symptome gelegt wurde, bei weitgehendem Verzicht auf die Bewertung körperlicher Symptome. Weiterhin sollte die Beurteilungsgrundlage durch Einbeziehung der Information von Dritten (Pflegepersonal, Angehörige) verbreitert werden.

Skalenkonstruktion: Die Skala wurde auf Grund klinischer Erwägungen entwickelt, die Berücksichtigung teststatistischer Gesichtspunkte bei Itemselektion und Skalenbildung ist nicht dokumentiert.

Die DMAS basiert auf der *Hamilton Depression Rating Scale* (HAMD; siehe Seite 261 in diesem Band), von der einige Items übernommen, aber umformuliert oder erweitert, andere, insbesondere die Mehrzahl der sich auf somatische Symptome beziehenden Items ausgeschlossen wurden. Z. B. wurde das komplexe HAMD-Item „Depressive Stimmung" aufgelöst in eine Reihe von separaten Beurteilungen: „Hoffnungs-/Hilflosigkeit", „Fähigkeit, Freude zu empfinden", „depressives Erscheinungsbild" und „Selbstwertgefühl", oder das HAMD-Item „Agitiertheit" wurde in eine emotionale und eine Verhaltenskomponente zerlegt („Reizbarkeit" und „Physische Erregung"), um den unterschiedlichen Manifestationen depressiver Phänomene bei Patienten mit kognitiven und physischen Funktionseinbußen gerecht zu werden.

Insgesamt 24 Items wurden in die DMAS aufgenommen, von denen 17 die Depressionsskala bilden. Die deutsche Version besteht in der Übersetzung bzw. Bearbeitung dieser 17 Items (DMAS 17), inklusive der Hinweise zur Durchführung des Interviews und zur Beurteilung der einzelnen Items („Erweiterte Operationalisierung").

Versionen: Neben dem amerikanischen Original (Sunderland et al., 1988a) und der deutschen Version ist eine veröffentlichte französische Version bekannt (Camus et al., 1995). Weitere Sprachversionen sind in Gebrauch (z. B. tschechisch, slowakisch), aber in der Literatur nicht dokumentiert.

4 Hinweise zur Anwendung

Material zur Unterstützung der Anwendung: Die Skala liegt als Fragebogen mit Hinweisen zur Anwendung („Erweiterte Operationalisierung") vor (siehe *Bezugsquellen* im Anhang des Buches).

Voraussetzungen auf Seiten des Patienten/Probanden: Auf Seiten des Patienten wird Kooperationsbereitschaft und Verständnis für die Fragen des Interviewers vorausgesetzt. Dies begrenzt den Einsatz der Skala bei schwergradig dementen Patienten. Weitere Begrenzungen können sich bei ambulanten Patienten ergeben, wenn keine zuverlässigen Beobachtungen von Informanten (Angehörigen) zur Verfügung stehen. Bei stationären Patienten dürfte eine ausreichend breite Beurteilungsgrundlage durch die Beobachtungen des Pflegepersonals gegeben sein (Sunderland et al., 1988b).

Voraussetzungen auf Seiten des Untersuchers: Die Beurteilung sollte von einem geschulten Interviewer („trained interviewer", Sunderland & Minichiello, 1996) unter Einbeziehung aller Informationsquellen (Patienteninterview, direkte Beobachtung, Pflegepersonal, Angehörige) vorgenommen werden. Nähere Angaben zu Qualifikationsmerkmalen des Beurteilers oder zu Schulungsmaßnahmen werden nicht gemacht.

Für den Einsatz in klinischen Studien erscheint wegen der Komplexität der zu beurteilenden Phänomene – trotz der weit gehenden Operationalisierung des Erhebungsinstruments – ein standardisiertes Ratertraining dringend angeraten.

Bearbeitungsdauer: Für die Durchführung des Interviews werden etwa 20 Minuten veranschlagt.

Zeitlicher Bezugsrahmen der Beurteilung: Der Beurteilungszeitraum umfasst die dem Interview vorausgegangene Woche.

Durchführung: Leitlinien zu Durchführung des halbstrukturierten Interviews finden sich in der „erweiterten Operationalisierung" der Skala.

Auswertung: Die Summe der Itemwerte ergibt den Gesamtscore.

5 Gütekriterien

Objektivität

Durch ausführliche Beschreibungen der zu beurteilenden Phänomene und die Anweisung unabhängige Informationsquellen zu nutzen, sind bei entsprechendem Training günstige Voraussetzungen für objektive Beurteilungen gegeben.

Für die 17-Itemskala (DMAS 17) des amerikanischen Originals werden zufriedenstellende Intraclass-Korrelationskoeffizienten der Beurteilerübereinstimmung berichtet (Sunderland et al., 1988a). Sechzehn geschulte Rater (Ärzte, Pfleger, Sozialarbeiter, Forschungsassistenten) beurteilten 21 stationäre Alzheimer-Patienten mit folgenden Ergebnissen: ICC=.74 für „core raters" (sechs der Autoren des Beitrags) und ICC=.69 für die restlichen 10 Beurteiler.

Beurteilerübereinstimmung wurde für die deutsche Version der Skala noch nicht untersucht.

Reliabilität

Interne Konsistenz: Veröffentlichte Daten zur internen Konsistenz des amerikanischen Originals sind nicht bekannt. Für die französische Version wird ein Konsistenzkoeffizient von $\alpha=.74$ (Cronbachs Alpha) angegeben (Camus et al., 1995).

Für 15 Items der deutschen Version wurden Trennschärfekoeffizienten (Item-Test Korrelationen ohne Angabe, ob „part-whole"-korrigiert) im Bereich von $r_{it}=.61$ bis $r_{it}=.91$ gefunden. Lediglich für die Items „Schlafstörungen" und „Appetitabnahme" waren die Trennschärfekoeffizienten wenig zufriedenstellend: $r_{it}=.35$ bzw. $=.31$ (Mayer, 1998). Die interne Konsistenz der Gesamtskala (17 Items) wird mit $r_{tt}=.96$ angegeben (Spearman-Brown-korrigierter Testhalbierungskoeffizient).

Retest-Reliabilität: Hierzu liegen keine Angaben vor.

Validität

Inhaltliche Validität/Konstruktvalidität: Auf Grund der Iteminhalte, mit denen die wesentlichen Aspekte einer depressiven Verstimmung bei älteren Menschen erfasst werden, ist inhaltliche Validität gegeben. Die beiden Fragen nach Schlafstörungen und Appetitabnahme sind allerdings wenig spezifisch.

Die Ergebnisse verschiedener faktorenanalytischer Untersuchungen mit der amerikanischen Originalskala (Onega & Abraham, 1997; Sunderland et al., 1988b) und der deutschen Version (Haupt et al., 1998; Mayer, 1998) sind wegen der Unterschiede im methodischen Ansatz (Hauptkomponenten- oder Hauptachsenanalyse), der Variablenauswahl (Anzahl der DMAS-Items, Items weiterer Skalen) und der Patientenstichprobe (stationäre oder ambulante Patienten, verschiedene Diagnosen), nur schwer vergleichbar. Übereinstimmend zeichnete sich in allen Analysen ein Faktor „depressive Stimmung" oder „depressiver Affekt" ab, daneben in den beiden deutschen Studien ein als „Apathie" oder „apathische Gestimmtheit" bezeichneter Faktor. Weitere Gemeinsamkeiten sind in den verschiedenen zwischen 3 und 5 Faktoren variierenden Lösungen nicht zu erkennen, so dass die Frage nach der Dimensionalität des mit der DMAS erfassten Konstrukts auf Grund der Datenlage nicht schlüssig beantwortet werden kann.

Hinweise auf die Stabilität der beiden Faktoren „depressive Stimmung" und „Apathie" ergeben sich aus den Wiederholungsuntersuchungen von Haupt et al. (1995), in denen die bei der Erstuntersuchung gefundene Faktorenstruktur in 2 weiteren, in wöchentlichem Abstand durchgeführten Folgeuntersuchungen repliziert werden konnte.

Konvergente Validität: Sunderland et al. (1988a) und Sunderland und Minichiello (1996) fanden für den Depressionsskalenwert (DMAS 17) eine mäßige Korrelation zur HAMD ($r=.47$) und eine hohe Korrelation zu einem Globalmaß der Depression ($r=.75$).

In der deutschen Studie von Mayer (1998) ergab sich ein sehr enger Zusammenhang von $r=.94$ zwischen der DMAS und der *Montgomery-Asberg-Depression-Skala* (MADRS; siehe Seite 271 in diesem Band). Die Beurteilungen nach beiden Verfahren wurden allerdings von einunderselben Untersucherin durchgeführt, wodurch die Aussagekraft dieses nahezu perfekten Korrelationskoeffizienten relativiert werden muss.

Diskriminante Validität: Vergleichsweise geringe Korrelationen der Depressionsskala DMAS mit Maßen der kognitiven Beeinträchtigung (z. B. $r=-.39$ mit MMST; Mayer, 1998) weisen auf die relative Eigenständigkeit der depressiven Symptomatik im Rahmen eines Demenzsyndroms hin und können im Sinne diskriminanter Validität der DMAS interpretiert werden.

Behandlungssensitivität: Zur Behandlungssensitivität der DMAS liegen nur wenige Daten (Lawlor et al., 1997) und nicht näher belegte Hinweise vor (Sunderland & Minichiello, 1996), sowie ein Fallbericht (Haupt, 1991), in dem die medikamentöse Behandlung der Depression einer Alzheimer-Patientin mithilfe der DMAS dokumentiert wird.

6 Normen, Cut-Off-Werte

Normen liegen nicht vor.

Sunderland et al. (1988a) geben einen Cut-Off-Wert > 20 auf der Depressionsskala (DMAS 17) für eine klinisch auffällige depressive Verstimmung an.

7 Exemplarische Daten

DMAS – Tabelle 1: Prävalenz (%) depressiver Symptome (DMAS-Items: Score > 0) bei Alzheimer-Patienten in verschiedenen GDS-Stadien der Erkrankung (Datenquelle: Haupt et al., 1995)

DMAS-Item	GDS-Stadium		
	5 (N = 43)	6 (N = 28)	7 (N = 7)
Abnahme der motorischen Aktivität	95	89	100
Reizbarkeit	63	50	33
Erregtheit	67	88	48
Angst	42	32	16
Depressive Erscheinung	72	46	33
Emotionale Ansprechbarkeit	37	68	100
Fähigkeit, sich zu freuen	30	64	87
Abnahme des Selbstwertgefühls	51	25	0
Schuldgefühle	19	4	0
Hoffnungslosigkeit	40	28	0
Suizidalität	19	14	0

GDS: Global Deterioration Scale nach Reisberg et al., 1981; s. in diesem Band.

8 Literatur

Camus, V., Schmitt, L., Ousset, P. J. & Micas, M. (1995). Dépression et démence: Contribution à la validation francaise de deux échelles de dépression: „Cornell Scale for Depression in Dementia“ et „Dementia Mood Assessment Scale“. L’ Encéphale, 21, 201–208.

Gutzmann, H., Kühl, K.-P. & Mayer, D. (in Druck). Die DMAS – Eine Skala zur Erfassung von Depressivität bei Demenzkranken. Erfahrungen mit der deutschsprachigen Version. Zeitschrift für Gerontopsychologie und -psychiatrie.

Haupt, M. (1991). Depression in Alzheimer’s disease significantly improved under treatment with meanserine. Journal of the American Geriatric Society (Letter to the editor), 39, 1141.

Haupt, M., Jänner, M., Stiersdorfer, A. & Kretschmar, C. (1998). Das Erscheinungsbild und die Verlaufsstabilität von nicht-kognitiven Symptommustern bei Patienten mit Alzheimerscher Demenz. Fortschritte der Neurologie Psychiatrie, 66, 233–240.

Haupt, M., Kurz, A. & Greifenhagen, A. (1995). Depression in Alzheimer’s disease: Phenomenological features and association with severity and progression of cognitive and functional impairment. International Journal of Geriatric Psychiatry, 10, 469–476.

Lawlor, B. A., Aisen, P. S., Green, C., Fine, E. & Schmeidler, J. (1997). Selegiline in the treatment of behavioural disturbances in Alzheimer's disease. International Journal of Geriatric Psychiatry, 12, 319–322.

Mayer, D. (1998). Dementia Mood Assessment Scale: Ein Instrument zur quantitativen Erfassung depressiver Veränderungen bei dementen Patienten. Inaugural-Dissertation, Fachbereich Humanmedizin, Freie Universität Berlin.

Onega, L. L. & Abraham, I. L. (1997). Factor structure of the Dementia Mood Assessment Scale in a cohort of community-dwelling elderly. International Psychogeriatrics, 9, 449–457.

Perrault, A., Oremus, M., Demers, L., Vida, S. & Wolfson, C. (2000). Review of outcome measurement instruments in Alzheimer's disease drug trials: Psychometric properties of behavior and mood scales. Journal of Geriatric Psychiatry and Neurology, 13, 181–196.

Sunderland, T., Alterman, I., Yount, D., Hill, J. L., Tariot, P. N., Newhouse, P. A., Mueller, E. A., Mellow, A. M. & Cohen, R. M. (1988a). A new scale for the assessment of depressed mood in demented patients. American Journal of Psychiatry, 145, 955–959.

Sunderland, T., Hill, J.L., Lawlor, B. A. & Molchan, S. E. (1988b). NIMH Dementia Mood Assessment Scale (DMAS). Psychopharmacology Bulletin, 24, 747–753.

Sunderland, T. & Minichiello, M. (1996). Dementia Mood Assessment Scale. International Psychogeriatrics, 8, (Suppl. 3), 329–331.

CIPS Collegium Internationale Psychiatriae Scalarum

DMAS

Dementia Mood Assessment Scale

Zu jeder Frage sind Antwortbeispiele gegeben, die es erleichtern sollen, der erhaltenen Information einen numerischen Wert zuzuordnen. Bei den Beschreibungen handelt es sich um Vorschläge, die nur als Leitlinien angesehen werden sollen, was bedeutet, dass nicht alle gegebenen Beispiele beim jeweiligen Patienten vorhanden sein müssen, um einen bestimmten Skalenwert zu sichern. Wenn im zu beurteilenden Zeitraum eine große Variabilität des Indexitems zu beobachten war, werden die Extremwerte nicht ignoriert, sondern es wird versucht, das gesamte Verhaltensspektrum in das Urteil zu integrieren.

Als Richtlinien für die Skalenwerte gelten die folgenden Anhaltspunkte:

> Der Skalenwert „normal" bezieht sich auf das für eine nicht demente Person vergleichbaren Alters zu erwartende Funktionsniveau. Besonderer Wert wird auf geäußerte Gedanken und Verhalten im Hinblick auf die operationalen Beschreibungen gelegt.

Allgemeine Hinweise zur Bewertung

0	(Normal)	Nicht pathologisch, fehlend; das tägliche Leben, die Funktionsfähigkeit oder Lebensqualität nicht beeinflussend.
1–2	(Leicht)	Das Vorhandensein des spezifischen Aspektes ist sicher, aber nur leicht ausgeprägt.
3–4	(Mäßig)	Mäßig schwer ausgeprägtes Symptom, beeinflusst die Lebensqualität des Patienten negativ.
5–6	(Schwer)	„Schwer" soll nicht bedeuten „die schwerst denkbare Ausprägung", als extremen Endpunkt.

1. Selbstständige motorische Aktivität

Dieses Item zielt auf Initiative und Motivation. Die Beurteilung sollte nicht die Schwierigkeiten bei einer Aktivität berücksichtigen oder die Fähigkeit, sie erfolgreich durchzuführen. Gemeint sind vielmehr die Anstrengung und der generelle Aktivitätslevel im Vergleich zu einem Normalprobanden.

[0] (Normal)		Hier werden Probanden abgebildet, die tägliche Aktivitäten zweckvoll (aber nicht unbedingt akkurat) ausführen. Beim hier gemeinten unabhängigen Verhalten kann es sich sowohl um sportliche Übungen, Musik hören, Lesen oder Anrufe bei Freunden oder Familienmitgliedern handeln.
[1] (Leicht)	[2]	Patienten, die sich bemühen, ihr ADL-Niveau aufrechtzuerhalten (z.B. Wäsche waschen, persönliche Hygiene, Wechsel der Bettwäsche usw.) aber ihren Aktivitätsraum nicht darüber hinaus ausweiten, ohne angestoßen zu werden.
[3] (Mäßig)	[4]	Patient initiiert keine Aktivitäten, ist aber fähig, daran teilzunehmen, sofern eine Struktur vorgegeben ist.
[5] (Schwer)	[6]	Der Patient kann vielleicht noch die einzelnen Schritte einer Aktivität unter ständiger unmittelbarer Anleitung bewältigen. Ein Aussetzen dieses Fremdimpulses hat aber ein unmittelbares Abbrechen der Aktivität zufolge.

CIPS Collegium Internationale Psychiatriae Scalarum

DMAS

Dementia Mood Assessment Scale

2. Schlaf

Objektive Angaben über den Schlaf sollten bevorzugt gewertet werden, wenn sich Diskrepanzen zwischen Patientenangaben und objektiven Beurteilungen (Informationen von seiten Dritter) ergeben.

0	(Normal)	6 bis 8 Stunden ununterbrochener Nachtschlaf.
1	(Leicht)	Unruhezustände nach 23 Uhr, gelegentlich Schwierigkeiten beim Einschlafen oder weniger als 6 Stunden ungestörten Schlafs in der Mehrzahl der zu beurteilenden Nächte.
2		
3	(Mäßig)	Häufige Schlafunterbrechungen, schläft selten länger als 2 bis 3 Stunden.
4		
5	(Schwer)	Agitationen/Unruhezustände die ganze Nacht hindurch.
6		

3. Appetit

Die Untersucher sollten sich bemühen, zwischen Essen aus Vergeßlichkeit oder Verwirrtheit und physischem Hunger zu unterscheiden. In die Beurteilung sollten sowohl eine Befragung des Patienten eingehen wie dokumentierte Gewichtsveränderungen und beobachtete Eßgewohnheiten.

0	(Normal)	Isst normale Mengen bei Haupt- und Zwischenmahlzeiten.
1	(Leicht)	Muss angehalten werden, an den Mahlzeiten teilzunehmen, isst langsam, nimmt von sich aus keinen Imbiß/Zwischenmahlzeit.
2		
3	(Mäßig)	Lässt Essen auf dem Teller, keine Zwischenmahlzeiten oder meßbarer Gewichtsverlust.
4		
5	(Schwer)	Kein Appetit, Essen verlangt große Anstrengungen.
6		

4. Psychosomatische Beschwerden

Da ältere Menschen dazu neigen, mehr medizinische Probleme zu haben, verlangt dieses Item vom Untersucher ein Urteil hinsichtlich der „Angemessenheit" einer Beschwerde. Die Häufigkeit der Beschwerden kann durch Gedächtnisstörungen verschleiert werden. Die Intensität der Beschwerden soll aus der Sicht des Patienten beurteilt werden.

0	(Normal)	Keine körperlichen Klagen oder vorgebrachte Klagen sind adäquat für die vorhandenen körperlichen Erkrankungen.
1	(Leicht)	Überbesorgtheit hinsichtlich realer oder eingebildeter gesundheitlicher Angelegenheiten.
2		
3	(Mäßig)	Wiederholtes Verlangen nach ärztlicher Aufmerksamkeit/Zuwendung, das nicht auf Vergesslichkeit zurückzuführen ist. Unangemessenheit dieser Begehren in Bezug auf die physische Unpässlichkeit.
4		
5	(Schwer)	Grübeleien über das körperliche Befinden, kann davon nicht abgelenkt werden. Körperliche Wahnsymptome können vorhanden sein.
6		

CIPS Collegium Internationale Psychiatriae Scalarum

DMAS

Dementia Mood Assessment Scale

5. Energie

Dieses Merkmal beurteilt die Energie innerhalb der dem Patienten physisch gegebenen Möglichkeit. Beschränkungen auf Grund koexistierender medizinischer Probleme (z. B. arthritische Störungen, Parkinson usw.) sollen die Schweregradeinschätzung nicht beeinflussen. Nützlich für die Beurteilung sind Beobachtungen der Tatkraft des Patienten während täglicher Routine wie Gelegenheitstätigkeiten oder Spaziergänge. Vermehrtes Schlafbedürfnis soll hier nicht abgebildet werden.

0	(Normal)	Bewegungen und Ausdauer entsprechen dem Alter und der physischen Verfassung.
1 2	(Leicht)	Klagt vielleicht über mehr als normale Ermüdbarkeit. Braucht gelegentlich Ermunterung, um an Aktivitäten teilzunehmen.
3 4	(Mäßig)	Träge Bewegungen und schlaffe Körperhaltung, die nicht durch physische Bedingungen begründet ist.
5 6	(Schwer)	Patient vermeidet körperliche Aktivitäten und klagt über Erschöpfung bei strukturierten Aktivitäten. Kann lethargisch wirken.

6. Reizbarkeit

Dieses Item beurteilt die emotionalen Reaktionen des Patienten auf tägliche Routineereignisse und Interaktionen mit anderen. Es ist nicht beabsichtigt nahe zu legen, dass Reizbarkeit überhaupt unnormal ist, hier ist vielmehr auf Reaktionen gezielt, die gegenüber dem auslösenden Reiz unproportional erscheinen. Die Ausprägungen von Sarkasmus und Geduld sind wichtige Indikatoren. Physische Agitation (vgl. 7.) soll hier nicht beurteilt werden.

0	(Normal)	Negative Reaktionen entsprechen in der gegebenen Situation den Erwartungen.
1 2	(Leicht)	Überempfindlichkeit, niedrige Toleranz gegenüber normalen Frustrationen. Sarkastisch.
3 4	(Mäßig)	Ungeduldig, anspruchsvoll, häufig ärgerliche Reaktionen.
5 6	(Schwer)	Umfassende Reizbarkeit, die nicht durch Ablenkung oder Erklärungen nennenswert gemildert werden kann.

7. Physische Erregung

Dieses Item beurteilt beobachtetes Verhalten. Das überwiegende Verhalten in der Beobachtungsperiode soll beurteilt werden. Patienten, die an 1 oder 2 Tagen extrem agitiertes Verhalten zeigen, an 5 bis 7 weiteren aber ruhig sind, verlangen in der Beurteilung nach einer „Mitteilung" der Extremwerte, so dass das Gesamtverhalten in die Beurteilung eingeht. Reizbarkeit (vgl. 6.) und Ängstlichkeit (vgl. 8.) werden gesondert beurteilt.

0	(Normal)	Ruhig oder entspannt. Das Ausmaß der eingesetzten Energie entspricht dem Bewegungsziel.
1 2	(Leicht)	Deutliche Muskelanspannungen, Kieferzuckungen, steife Haltung, Arme und Beine eng gekreuzt, gerunzelter Gesichtsausdruck, nervöse Bewegungen mit Händen oder Füßen.
3 4	(Mäßig)	Unruhe, offensichtliche Schwierigkeiten, bei Veranstaltungen oder im Gespräch ruhig zu sitzen, Auf- und Abwandern.
5 6	(Schwer)	Der Patient, wenn er wach ist, kann nicht entspannen, ständig umherwandernd, unfähig, bei Aktivitäten zu verweilen.

CIPS Collegium Internationale Psychiatriae Scalarum

DMAS

Dementia Mood Assessment Scale

8. Ängstlichkeit

Dieses Merkmal bildet ein subjektives Kontinuum ab, das von Betroffenheit und Besorgnis bis zu Furcht und Panik reicht. Die Basis einer Markierung sind Verbalisationen der Ängstlichkeit. Es muss vermieden werden, Ratings der Bereiche 4, 6 oder 7 unter diesem Punkt nur erneut aufzuführen.

[0] (Normal)	Es wird kein Sorge offensichtlich jenseits der üblicherweise im täglichen Leben auftretenden. Der Patient fühlt sich sicher und vertraut auf die Zukunft.
[1] (Leicht) [2]	Furchtsam, sucht Rückversicherungen.
[3] (Mäßig) [4]	Verbalisiert multiple Befürchtungen, Überbesorgtheit bei geringfügigen Anlässen.
[5] (Schwer) [6]	Reagiert nicht mehr auf Beruhigungsversuche (auch wenn sie sich an der kognitiven Kapazität des Patienten orientieren), fürchtet sich, allein zu sein und kann Panik zeigen.

9. Depressives Erscheinungsbild

Subjektive Äußerungen sollten bei diesem Merkmal kombiniert werden mit beobachten Affektäußerungen, um das Gesamt-Kontinuum von Niedergeschlagenheit/Trostlosigkeit abbilden zu können. Kulturelle Differenzen beim Affektausdruck sollten Berücksichtigung finden. Die folgenden Beschreibungen sollen als Hinweise gelten und dürften nicht dazu führen, idiosynkratische Expressionen von Betrübtheit oder Kummer auszuschließen.

[0] (Normal)	Heiterer Affekt, ist humorvoll: generell positives Auftreten. Traurigkeit, wenn vorhanden, berührt das Alltagsverhalten nicht negativ.
[1] (Leicht) [2]	Gelegentlich Äußerungen von Traurigkeit, seufzt oft oder ist in Gruppen ungewöhnlich ruhig. Kann gegebenenfalls die Ursache der Traurigkeit nicht identifizieren.
[3] (Mäßig) [4]	Sieht oft niedergeschlagen, gedankenversunken oder weinerlich aus. Kann physisch verlangsamt wirken.
[5] (Schwer) [6]	Wirkt die meiste Zeit traurig/verzweifelt, weinend, verzagt oder apathisch.

10. Bewusstheitsgrad der emotionalen Verfassung

In diesem Item soll die Verknüpfung zwischen individuellem Affekt, dessen Verbalisierung und der Realität abgebildet werden. Es zielt auf die Fähigkeit, die affektive Verfassung auszudrücken, anzuerkennen und mitzuteilen. Diese Frage unterscheidet sich von emotionaler Realität und der Fähigkeit, Freude zu erleben (12.), die Umfang und Intensität gezeigter Gefühle abbilden.

[0] (Normal)	Verbalisierung und Affekt korrelieren angemessen mit der jeweiligen Situation.
[1] (Leicht) [2]	Verleugnet gelegentlich die emotionale Verfassung, kann aber mit Unterstützung Dritter noch angemessen darauf fokussieren.
[3] (Mäßig) [4]	Für Dritte offensichtliche Gefühle des Patienten sind seiner Selbstwahrnehmung entzogen. Verleugnung ist häufig.
[5] (Schwer) [6]	Emotionale Äußerungen sind nicht mit Denkinhalten verbunden, der Patient kann sie nicht bestätigen, selbst mit Hilfe nicht. Verleugnung überwiegt.

CIPS Collegium Internationale Psychiatriae Scalarum

DMAS

Dementia Mood Assessment Scale

11. Emotionale Reagibilität

Dieses Merkmal bildet die Spannweite emotionaler Reaktionen auf externe Stimuli ab und den Grad, in dem ein Individuum zu personellen Interaktionen bewegt werden kann. Das Schwergewicht liegt dabei auf emotionalen Ausdrucksäußerungen, wie sie sich in Gestik und Mimik manifestieren.

[0]	(Normal)	Dem Patienten steht durchgängig das gesamte Spektrum affektiver Äußerungen zur Verfügung, er hält dabei Blickkontakt.
[1] [2]	(Leicht)	Voll erhaltene Reaktionsfähigkeit bei direkter persönlicher Zuwendung oder bei sehr vertrauten externen Stimuli (z. B. Enkel), kann aber distanziert wirken, wenn er nicht unmittelbar angesprochen ist.
[3] [4]	(Mäßig)	Emotionale Antworten sind häufig stumpf oder eingeschränkt – unabhängig vom Stimulus.
[5] [6]	(Schwer)	Strebt nicht nach sozialer Interaktion. Zeigt wenig Emotionalität, selbst in der Gegenwart von Personen, denen er/sie große Zuneigung entgegenbringt. Scheint unfähig, auf emotionale Situationen zu reagieren – sowohl in positiven wie im negativen Sinne.

12. Fähigkeit, Freude zu empfinden

Dieses Merkmal qualifiziert die Fähigkeit des Patienten, Freude zu empfinden. Der Zusammenhang zwischen Selbstbeurteilung und Fremdbeobachtung kann im Einzelfall lose sein, so dass der Rater den Gesamteindruck abbilden und zudem – über eine Woche – mitteln muss.

[0]	(Normal)	Das Gesamtspektrum der Freude steht dem Patienten zur Verfügung (d. h. er lächelt, lacht und äußert sich positiv).
[1] [2]	(Leicht)	Zeigt Interesse aber keine Begeisterung oder Enthusiasmus, selbst bei früher gern ausgeübten Hobbys oder Freizeitvergnügen.
[3] [4]	(Mäßig)	Positive Reaktionen zeigt der Patient nur auf energische Ermunterung Dritter; Freude wird selten geäußert.
[5] [6]	(Schwer)	Verneint, überhaupt an irgend etwas Freude zu haben, erscheint durchgängig gelangweilt/apathisch oder unglücklich.

13. Selbstwertgefühl

In diesem Item soll abgebildet werden, wie der Patient sich selbst wahrnimmt und wie er die Wahrnehmung durch Dritte auffasst.

[0]	(Normal)	Kann eigene Stärken und Schwächen angeben; ist in der Lage, zu identifizieren, was andere an ihm schätzen.
[1] [2]	(Leicht)	Hat Schwierigkeiten, eigene offensichtliche Stärken zu identifizieren; ist nur wenig stolz auf Fertigkeiten oder Persönlichkeitszüge.
[3] [4]	(Mäßig)	Weist Dritte spontan auf eigene Fehler hin; kann sich nutzlos/wertlos fühlen.
[5] [6]	(Schwer)	Ist unfähig, angebotene objektive Argumente gegen sein negatives Selbstbild zu berücksichtigen. Ist überzeugt davon, dass niemand ihn liebt oder fürchtet, dass die Familie ihn ablehnt.

CIPS Collegium Internationale Psychiatriae Scalarum

DMAS

Dementia Mood Assessment Scale

14. Schuldgefühle

Scham- oder Schuldgefühle sein gegenwärtiges oder früheres Leben betreffend, sind hier aufzuführen.

0	(Normal)	Wirkt beim Negieren von Schuldgefühlen zufrieden und ausgeglichen und zeigt vielleicht auch Erstaunen, danach überhaupt gefragt zu werden.
1 / 2	(Leicht)	Denkt über die Vergangenheit nach und wünscht sich, manches anders getan zu haben. Kann auf Befragen Betroffenheit darüber ausdrücken, welche Last durch seine Krankheit anderen aufgebürdet wird.
3 / 4	(Mäßig)	Weist spontan auf die Last hin, die er Familie und Freunden aufbürdet.
5 / 6	(Schwer)	Grübelt über Fehler in der Vergangenheit nach oder darüber, wie sehr seine Krankheit andere belastet. Kann sich für alles, was falsch läuft, verantwortlich fühlen und ist nicht in der Lage, Gegenargumente zu akzeptieren.

15. Hoffnungs-/Hilflosigkeit

Dieses Merkmal fasst zwei eng verknüpfte klinische Symptome zusammen. Hoffnungslosigkeit wird entsprechend der subjektiven Äußerungen eingeschätzt: äußert sich der Patient über Zukunftspläne? Hilflosigkeit wird anhand von Äußerungen und Verhalten beurteilt. Ergibt sich eine große Diskrepanz zwischen der Intensität von Hoffnungslosigkeit und Hilflosigkeit, soll die jeweils stärkere Ausprägung dokumentiert werden.

0	(Normal)	Der Patient richtet sein Augenmerk trotz vorhandener Einschränkungen auf das, was er weiterhin zu tun in der Lage ist: freut sich auf Zukünftiges. Berichtet über Hoffnungen für die Zukunft und den Eindruck, entscheidenden Einfluss auf sein eigenes Leben zu haben.
1 / 2	(Leicht)	Bezweifelt, zukünftigen Aufgaben gewachsen zu sein; mangelndes Vertrauen in noch erhaltene Fähigkeiten.
3 / 4	(Mäßig)	Äußert negative Erwartungen, äußert kaum Hoffnung, kann aber beruhigt werden.
5 / 6	(Schwer)	Hat Angst vor der Zukunft, äußert sich, dass er nichts tun könne, um sich selbst zu helfen, möchte betreut werden, hat den Eindruck, sein Leben im wesentlichen nicht selbst beeinflussen zu können.

16. Suizidalität

Obwohl Demenzpatienten selten spontan über Suizid sprechen, ist es doch wichtig, dieses Thema mit ihnen sorgfältig abzuklären. Eine Einschätzung der Suizidalität kann auch bei Patienten erfolgen, die sich nicht eigener Suizidideen voll bewusst sind oder spezifische Pläne haben.

0	(Normal)	Negiert jeden Grad von Suizidalität.
1 / 2	(Leicht)	Wirkt nachdenklich, wenn er gefragt wird, ob der Tod eine Erleichterung darstellen würde, verfolgt aber nicht bewusst selbstgefährdende Pläne.
3 / 4	(Mäßig)	Verwendet Zeit darauf, über das Sterben nachzudenken. Äußert vielleicht den Wunsch, im Schlaf zu sterben. Fleht, „Gott soll mich zu sich nehmen"; wird durch Fragen nach „Selbstmord" nicht aufgeschreckt/überrascht.
5 / 6	(Schwer)	Denkt darüber nach, wie er sich umbringen könnte, selbst wenn er weiterhin hinzufügen kann, „ich würde niemals dazu in der Lage sein". Kann Hinweise auf selbstschädigendes Verhalten zeigen.

CIPS Collegium Internationale Psychiatriae Scalarum

DMAS

Dementia Mood Assessment Scale

17. Sprache

In diesem Item sollen die Mechanik, Quantität der Verbalisationen und das physikalische Erscheinungsbild der Sprache (d. h. Lautstärke, Artikulation, Geschwindigkeit, Frequenz und Dauer der Sprechphasen) beurteilt werden.

0	(Normal)	Die Sprache ist gut zu verstehen, klar und flüssig.
1	(Leicht)	Deutliche Pausen während des Gesprächs. Andere bitten ihn vielleicht öfter, bereits Gesagtes zu wiederholen.
2		
3	(Mäßig)	Still, stösst selten Gespräche an, schwer zu verstehen.
4		
5	(Schwer)	Spricht nur auf Anrede, gibt nur kurze, monotone Antworten.
6		

Gesamt: ☐☐☐

GDS

Global **D**eterioration **S**cale

Fremdbeurteilung

Deutsche Bearbeitung: Ihl und Frölich (1991)
Originalversion: Reisberg, Ferris, De Leon und Crook (1982)

1 Anwendungsbereich

Die GDS ist eine Globalskala zur Einschätzung des Schweregrades einer Demenz, wobei über einen weiten Bereich, vom normalen Funktionsniveau bis hin zum Endstadium einer demenziellen Entwicklung differenziert wird. Ein Vorteil der GDS, den sie mit anderen Globalskalen teilt (siehe z. B. das *Clinical Dementia Rating CDR* auf Seite 99 in diesem Band), ist ihre relative Unabhängigkeit von Sprache, Bildung und kulturellem Hintergrund des zu beurteilenden Patienten. Die GDS ist Teil eines Instrumentariums zur Stadieneinteilung von Demenzen, dem noch zwei weitere, detailliertere „Reisberg-Skalen" angehören, die *Brief Cognitive Rating Scale (BCRS)* und das *Functional Assessment Staging (FAST)* (Reisberg, 1988; Reisberg et al., 1983; deutsch: Ihl & Frölich, 1991).

Die GDS wird in klinischen Studien häufig zur Selektion und Charakterisierung von Studienpopulationen eingesetzt, daneben aber auch zur Verlaufskontrolle und Therapieevaluation. Die GDS gehört zu den für den Nachweis der Wirksamkeit von Antidementiva empfohlenen Globalmaßen (Reisberg et al., 1997).

2 Aufbau und Beschreibung

Die GDS besteht aus einer 7-stufigen Skala zur Einschätzung des Grades des kognitiven Abbaus (siehe Tabelle 1). Die Skalenstufen sind durch klinische Beschreibungen der kognitiven und funktionalen Defizite des jeweiligen Stadiums verankert. Zusätzlich angegebene klinische Bewertungen stellen den Bezug zu diagnostischen Einheiten her. Abweichend vom Original sind in der deutschen Version nur 4 Bewertungskategorien (Schweregrade) vorgesehen und die Skalenstufen 2, 4 und 6 leider nicht eindeutig nur einer klinischen Bewertungskategorie zugeordnet. Im amerikanischen Original ist jeder Skalenstufe ein diagnostisches Etikett zugeordnet, wobei die Stufen 1 und 2, normale bzw. altersgemäß normale kognitive Leistungen beschreiben, Stufe 3 auf eine möglicherweise beginnende Alzheimersche Erkrankung hinweist und die Stufen 4 bis 7 klinisch unterscheidbare Schweregrade einer Alzheimerschen Demenz (AD) definieren (Reisberg, Ferris et al., 1996). Alternative Schweregradbezeichnungen (Reisberg et al., 1986) sind in Tabelle 1 in Klammern wiedergegeben.

3 Entwicklung

Hintergrund: Mit der Entwicklung der GDS wurde das Ziel verfolgt, den typischen Verlauf einer primär degenerativen Demenz anhand der charakteristischen klinischen Symptome zu beschreiben. Die Autoren gehen dabei von unterscheidbaren klinischen Phasen aus, die im Verlauf aufeinander folgen und durch zunehmende Schweregrade der Symptomatik im kognitiven, funktionalen und psychopathologischen Bereich gekennzeichnet sind. Mit der GDS sollte der Gesamtverlauf, einschließlich der Anfangs- und Endstadien, in denen psychometrische Tests auf Grund von Boden- und Deckeneffekten nur unzureichend differenzieren, dargestellt werden (Reisberg et al., 1997).

Skalenkonstruktion: Die Stadieneinteilung und die klinischen Beschreibungen wurden auf Grund „systematischer phänomenologischer Beobachtung" der Symptomatik bei altersassoziierter Gedächtnisbeeinträchtigung (*age associated memory impairment*) und primär degenerativer Demenz gewonnen (Reisberg et al., 1988). Weitere Angaben zur Konstruktion der Skala werden nicht gemacht.

GDS – Tabelle 1: Stadien des kognitiven Abbaus und klinische Phasen einer Demenz vom Alzheimer Typ nach der Global Deterioration Scale (Quellen: Reisberg, Franssen et al., 1996; Bewertung in Klammern: Reisberg et al., 1986; deutsch Ihl & Frölich 1991)

Stadium des kognitiven Abbaus	Klinische Beschreibung (Beispiele)	Klinische Bewertung	
		original	deutsch
1 kein	Weder subjektive noch objektiv feststellbare Einbußen	normal	normal
2 sehr leicht (zweifelhaft)	Nur subjektive Klagen	altersgemäß (forgetfulness)	
3 gering	In einzelnen Bereichen Leistungsminderung	beginnende AD (early confusional)	leicht
4 mäßig	Verminderte Fähigkeit mit Geld umzugehen und andere komplexe Handlungen auszuführen	leichte AD (late confusional)	
5 mittelschwer	Schwierigkeiten die richtigen Kleidungsstücke auszuwählen	mäßige AD (early dementia)	mittel
6 schwer	Benötigt Hilfe bei alltäglichen Verrichtungen; möglicherweise harninkontinent	mäßig schwere AD (middle dementia)	
7 sehr schwer	Benötigt viel Hilfe bei alltäglichen Verrichtungen; harninkontinent	schwere AD (late dementia)	schwer

Versionen: Die Skala wurde in mehrere Sprachen übertragen; sie liegt in einer autorisierten Übersetzung in Deutsch vor.

Die BCRS und das FAST sind als eigenständige, aber von den GDS-Stadien abgeleitete Verfahren anzusehen (deutsche Versionen: Ihl & Frölich, 1991).

4 Hinweise zur Anwendung

Material zur Unterstützung der Anwendung: Die deutsche Version der Skala ist als Test mit Manual und Dokumentationsbogen veröffentlicht (siehe *Bezugsquellen* im Anhang des Buches).

Voraussetzungen auf Seiten des Patienten/Probanden: Die Beurteilung ist an keine besonderen Voraussetzungen auf Seiten des Patienten gebunden. Es können Patienten aller Schweregrade, unabhängig vom kulturellen Hintergrund und vom Ausbildungsstand beurteilt werden.

Voraussetzungen auf Seiten des Untersuchers: Von den Autoren werden hierzu keine Angaben gemacht. Erfahrung mit demenzkranken Patienten muss jedoch vorausgesetzt werden. Vor dem Einsatz der Skala im Rahmen einer klinischen Studie sollte ein Ratertraining durchgeführt werden.

Bearbeitungsdauer: Die Bearbeiter der deutschen Version geben einen Zeitbedarf von 10 bis 15 Minuten für ein klinisches Interview an, auf dessen Grundlage die Einstufung erfolgen soll.

Zeitlicher Bezugsrahmen der Beurteilung: Ein standardmäßig zu berücksichtigender Beurteilungszeitraum wird nicht angegeben.

Durchführung: Anweisungen oder Richtlinien zur Durchführung des Interviews liegen nicht vor. Die Bearbeiter der deutschen Version weisen darauf hin, dass nach Möglichkeit auch ein Angehöriger des Patienten befragt werden sollte, unter Umständen auch per Telefon.

Auswertung: Entfällt. Es wird lediglich eine Globaleinstufung verlangt.

5 Gütekriterien

Zusammenfassende Darstellungen psychometrischer Eigenschaften finden sich bei Oremus et al. (2000) und Reisberg, Franssen et al. (1996).

Objektivität

Durch die detaillierten klinischen Beschreibungen der einzelnen Stadien sind günstige Voraussetzungen für eine objektive Beurteilung und Interpretation gegeben. Allerdings bleibt es dem Beurteiler überlassen, auf welche Weise die relevanten Informationen im Interview zu erlangen sind. Vorschläge zur Standardisierung der Untersuchungssituation sind nicht bekannt.

Foster et al. (1988) berichten über sehr gute durchschnittliche Beurteilerübereinstimmungen zwischen 5 Psychiatern (ICC = .97) sowie zwischen 3 Forschungsassistenten (ICC = .92) bei der Beurteilung von jeweils 20 geriatrischen Langzeitpatienten mit unterschiedlichen Diagnosen. Die Beurteilerübereinstimmungen in der GDS waren vergleichbar mit denen anderer Skalen, die in der gleichen Studie untersucht wurden (z. B. MMSE: ICC = .99; HAMD: ICC = .96 und .98; BPRS: ICC = .94 und .98).

Für die deutsche Version liegen keine Angaben vor.

Reliabilität

Interne Konsistenz: Entfällt. Bei der Beurteilung mit der GDS wird nur ein einziger Wert vergeben.

Retest-Reliabilität: Reisberg, Franssen et al. (1996) referieren Untersuchungen zur zeitlichen Stabilität der Urteile über verschiedene Zeiträume (7 Tage bis 4 Monate) und mit z. T. unterschiedlichen Beurteilern an den beiden Messzeitpunkten. Die Stabilitätskoeffizienten variieren zwischen ICC = .82 (1 Woche, 2 Beurteiler) und ICC = .92 (bis zu 10 Tage, 2 Beurteiler). Auch für Beurteilungszeiträumen bis zu 4 Monaten waren die Stabilitätskoeffizienten nicht geringer als .92. Angaben für die deutsche Version liegen nicht vor.

Validität

Inhaltliche Validität/Konstruktvalidität: Die klinischen Beschreibungen der GDS-Stadien beziehen sich auf die im Verlauf einer Demenz vom Alzheimer Typ beobachtbaren Phänomene. Insofern kann die Skala als inhaltlich valide gelten.

Für die Konstruktvalidität der GDS spricht u. a. eine Longitudinalstudie mit Alzheimer-Patienten (Kraemer et al., 1998), in der die postulierte Ordinalität der Skala durch Progression von einem Stadium zum jeweils folgenden im Wesentlichen bestätigt wurde (siehe Tabelle 2). Die durchschnittliche Verweildauer in den Stadien 4, 5 und 6 wird von Kraemer et al. mit 1.2, 1.5 und 2.0 Jahren angegeben. Reisberg, Ferris et al. (1996) kommen in ihrer 5-Jahresstudie auf 1.6, 1.4, und 2.4 Jahre für die Stadien 4, 5 und 6 sowie auf 1.6 Jahre für Stadium 7. Entgegen der Erwartung fanden die Autoren keinen Zusammenhang zwischen GDS-Stadium und Überlebenswahrscheinlichkeit.

Eisdorfer et al. (1992) kritisieren die Zuordnung der klinischen Phänomene zu den GDS-Stadien. Sie finden in ihrer Stichprobe von Alzheimer-Patienten (N = 324) in allen Stadien ab GDS-2 psychiatrische Symptome und Beeinträchtigungen im Alltagsleben, mit einem deutlichen Anstieg der Häufigkeit von Stadium 3 zu Stadium 4, während in der Konzeption der GDS entsprechende Symptome und Funktionseinbußen erst ab Stadium 5 vorkommen.

Beziehungen der GDS-Stadien zu neurophysiologischen Indikatoren veränderter Hirnfunktionen liegen für das amerikanische Original (Reisberg et al., 1982) und die deutsche Version vor (Kessler et al., 1991).

Konvergente Validität: Überwiegend hohe Korrelationen mit anderen Demenzskalen berichten Solomon et al. (1999; N = 100 Alzheimer-Patienten): r = –.83 mit der MMSE, r = .81 mit der ADAS-cog, r = .87 mit dem *Blessed Information and Memory Test* (BIMC) und r = .66 mit einer ADL-Skala.

Mit der deutschen Version der GDS wurden ebenfalls hohe Korrelationen mit validitätsverwandten psychometrischen Verfahren, z. B. r=–.86 mit der deutschen Version der MMSE (MMST, siehe Seite 125 in diesem Band) gefunden (Ihl & Frölich, 1991).

Diskriminante Validität: Entfällt. Wegen der Konzeption der GDS als Globalmaß, in das alle Aspekte eines Demenzsyndroms eingehen sollen, sind Aussagen zur diskriminanten Validität nicht sinnvoll.

Behandlungssensitivität: Trotz ihrer groben Abstufung und relativen zeitlichen Stabilität konnten mit der GDS Behandlungseffekte von cholinesterase-hemmenden Substanzen vs. Placebo nachgewiesen werden (z. B. Knapp et al., 1994).

6 Normen, Cut-Off-Werte

Normen liegen nicht vor.

Definitionsgemäß liegt ab GDS-Stadium 4 eine Demenz vor.

7 Exemplarische Daten

Die in Tabelle 2 dargestellten Häufigkeitsdaten beruhen auf der jeweils paarweisen Auszählung aller im mittleren Abstand von 6 Monaten aufeinanderfolgenden Beobachtungen, die im Rahmen einer mehrjährigen Beobachtungsstudie von Patienten mit wahrscheinlicher Alzheimererkrankung (Diagnose nach NINCDS/ADRDA-Kriterien, McKhann et al., 1984) gemacht wurden (Kraemer et al., 1998). Von 206 in die Studie eingeschlossenen Patienten standen insgesamt 863 Paare aufeinanderfolgender Beobachtungen zur Verfügung. In 527 Fällen (61 %) wurde bei der jeweils nächstfolgenden Beobachtung keine Veränderung im Stadium festgestellt. Unter den insgesamt 336 Veränderungen wurde in 286 Fällen (85 %) eine Progression ins nächsthöhere Stadium gezählt, in 28 Fällen (8 %) eine Verschlechterung um mehr als ein Stadium, in 22 Fällen (7 %) wurden Verbesserungen dokumentiert. Ob die hier gefundenen Verbesserungen und Stadiensprünge auf Besonderheiten im Verlauf hinweisen oder auf unreliable Beurteilungen zurückgehen, muss offen bleiben. Insgesamt sprechen die Ergebnisse für das Stadienkonzept in seiner Operationalisierung durch die GDS.

GDS – Tabelle 2: Übergangshäufigkeiten für GDS-Stadien zur Überprüfung der Progression der Stadien (Datenquelle: Kraemer et al., 1998)

Übergang von GDS-Stadium	nach GDS-Stadium					Gesamt
	2+3	4	5	6	7	
2+3	89	68	8	2	1	168
4	8	134	105	10	4	261
5	2	7	148	93	3	253
6	0	0	4	148	20	172
7	0	0	0	1	8	9

8 Literatur

Eisdorfer, C., Cohen, D., Paveza, G. J., Ashford, J. W., Luchins, D. J., Gorelick, P. B., Hirschmann R. S., Freels, S. A., Levy, P. S., Semla, T. P. & Shaw, H. A. (1992). An empirical study of the Global Deterioration Scale for staging Alzheimer's disease. American Journal of Psychiatry, 149, 190–194.

Foster, J. R., Sclan, S., Welkowith, J., Boksay, I. & Seeland, I. (1988). Psychiatric assessment in medical long-term care facilities: Reliability of commonly used rating scales. International Journal of Geriatric Psychiatry, 3, 229–233.

Ihl, R. & Frölich, L. (1991). Die Reisberg Skalen GDS, BCRS, FAST. Weinheim: Beltz Test.

Kessler, J., Herholz, K., Grond, M. & Heiss, W.-D. (1991). Impaired metabolic activation in Alzheimer's disease: A PET study during continuous visual recognition. Neuropsychologia, 29, 229–244.

Knapp, M. J., Gracon, S. I., Davis, C. S., Solomon, P. R., Pendlebury, W. W. & Knopman, D. S. (1994). Efficacy and safety of high-dose tacrine: A 30-week evaluation. Alzheimer Disease and Associated Disorders, 8 (Suppl. 2), S22–S31.

Kraemer, H. C., Taylor, J. L., Tinklenberg, J. R. & Yesavage, J. A. (1998). The stages of Alzheimer's disease: A reappraisal. Dementia and Geriatric Cognitive Disorders, 9, 299–308.

McKhann, G., Drachman, D., Folstein, M., Katzman, R., Price, D. & Stadlan, E. M. (1984). Clinical diagnosis of Alzheimer's disease: Report of the NINCDS/ADRDA Work Group under the auspices of the Deparment of Health and Human Services Task Force on Alzheimer's disease. Neurology, 34, 939–944.

Oremus, M., Perrault, A., Demers, L. & Wolfson, C. (2000). Review of outcome measurement instruments in Alzheimer's disease drug trials: Psychometric properties of global scales. Journal of Geriatric Psychiatry and Neurology, 13, 197–205.

Reisberg, B. (1988). Functional Assessment Staging (FAST). Psychopharmacology Bulletin, 24, 653,–659.

Reisberg, B., Ferris, S. H., Borenstein, J., Sinaiko, E., De Leon, M. J. & Buttinger, C. (1986). Assessment of presenting symptoms. In L. W. Poon, T. Crook, K. L. Davis, C. Eisdorfer, B. J. Gurland, A. W. Kaszniak & L. W. Thompson (Eds.). Clinical memory assessment of older adults (pp. 108–128). Washington, DC: American Psychological Association.

Reisberg, B., Ferris, S. H., De Leon, M. J. & Crook, T. (1982). The Global Deterioration Scale for assessment of primary degenerative dementia. American Journal of Psychiatry, 139, 1136–1139.

Reisberg, B., Ferris, S. H., De Leon, M. J. & Crook, T. (1988). Global Deterioration Scale (GDS). Psychopharmacology Bulletin, 24, 661–663.

Reisberg, B., Ferris, S. H., Franssen, E. H., Shulman, E., Monteiro, I., Sclan, S. G., Steinberg, G., Kluger, A., Torossian, C., De Leon, M. J. & Laska, E. (1996). Mortality and temporal course of probable Alzheimer's disease: A 5-year prospective study. International Psychogeriatrics, 8, 291–311.

Reisberg, B., Franssen, E. H., Bobinski, M., Auer, S., Monteiro, I., Boksay, I., Wegiel, J., Shulman, E., Steinberg, G., Souren, L. E. M., Kluger, A., Torossian, C., Sinaiko, E., Wisniewsky, H. M. & Ferris, S. H. (1996). Overview of methodologic issues for pharmacologic trials in mild, moderate, and severe Alzheimer's disease. International Psychogeriatrics, 8, 159–193.

Reisberg, B., Schneck, M. K., Ferris, S. H., Schwartz, G. E. & De Leon, M. J. (1983). The brief cognitive rating scale (BCRS): Findings in primary degenerative dementia (PDD). Psychopharmacology Bulletin, 19, 47–50.

Reisberg, B., Schneider, L., Doody, R., Anand, R., Feldman, H., Haraguchi, H., Kumar, R., Lucca, U., Mangone, C. A., Mohr, E., Morris, J. C., Rogers, S. & Sawada, T. (1997). Clinical global measures of dementia: Position paper from the International Working Group on Harmonization of Dementia Drug Guidelines. Alzheimer Disease and Associated Disorders, 11 (suppl. 3), 8–18.

Solomon, P. R., Adams, F. A., Groccia, M. E., DeVeaux, R., Growdon, J. H. & Pendlebury, W. W. (1999). Correlational analysis of five commonly used measures of mental status/ functional abilities in patients with Alzheimer disease. Alzheimer Disease and Asscociated Disorders, 13, 147–150.

CIPS Collegium Internationale Psychiatriae Scalarum

GDS

Global Deterioration Scale der Reisberg-Skalen

ANLEITUNG:
Bewerten Sie die kognitive Leistungsfähigkeit des Patienten durch Markieren des zutreffenden Stadiums.

1 Keine kognitiven Leistungseinbußen
Keine subjektiven Hinweise auf ein Gedächtnisdefizit. Im klinischen Interview wird kein Gedächtnisdefizit evident. ☐

2 Zweifelhafte kognitive Leistungseinbußen
Subjektive Klagen über Defizite, am häufigsten in nachfolgenden Bereichen: a) vergisst, wo vertraute Gegenstände abgelegt wurden; b) vergisst früher gut bekannte Namen. Keine objektiven Zeichen eines Gedächtnisdefizits im klinischen Interview. Keine objektivierbaren Defizite im Beruf oder im sozialen Umfeld. Angemessenes Verhalten unter Berücksichtigung der Symptomatik. ☐

3 Geringe kognitive Leistungseinbußen
Erste eindeutige Defizite manifestieren sich in mehr als einem der nachfolgenden Bereiche: (a) Patient(in) kann sich an einem fremden Ort nicht zurechtfinden; (b) Mitarbeiter/innen) bemerken die reduzierte Arbeitsleistung; (c) Freunde und Bekannte bemerken Wortfindungsstörungen und Schwierigkeiten, die Namen von Bekannten zu erinnern; (d) die/der Patient(in) behält nur einen geringen Teil einer gelesenen Textpassage: (e) die/der Patient(in) kann sich Namen bei der Vorstellung neuer Personen schlechter merken; (f) die/der Patient(in) verlegt oder verliert Wertgegenstände; (g) während der klinischen Testung wird ein Konzentrationsdefizit evident.

Objektive Gedächtnisdefizite lassen sich nur in einem ausführlichen klinischen Interview bzw. in psychometrischen Tests finden.

Verringerte Leistungsfähigkeit im Beruf oder im sozialen Umfeld. Die/der Patient(in) beginnt, Defizite zu verleugnen. Geringe bis mittelgradige Angst begleitet die Symptome. ☐

4 Mäßige kognitive Leistungseinbußen
Im sorgfältig durchgeführten klinischen Interview manifestieren sich eindeutige Defizite in folgenden Bereichen: (a) Kenntnis aktueller oder kurz zurückliegender Ereignisse; (b) Erinnern des eigenen Lebenslaufes; (c) Konzentration bei den Aufgaben mit seriellen Subtraktionen; (d) Fähigkeit, sich an unbekannten Orten zurechtzufinden oder mit Geld umzugehen, usw.

Meist keine Defizite in nachfolgenden Bereichen: (a) Orientierung zu Zeit und Person; (b) Wiedererkennen vertrauter Personen und Gesichter; (c) Fähigkeit, sich an bekannten Orten zurechtzufinden.

Unfähigkeit, komplexe Aufgaben durchzuführen. Das Verleugnen von Defiziten ist die dominierende Abwehrstrategie. Der Affekt verflacht, und die/der Patient(in) beginnt, Situationen mit höheren Anforderungen zu vermeiden. ☐

5 Mittelschwere kognitive Leistungseinbußen
Die/der Patient(in) kann ohne fremde Hilfe nicht mehr zurechtkommen. Sie/er kann sich während des Interviews kaum an relevante Aspekte seines Lebens erinnern: z. B. an die Adresse, die langjährige Telefonnummer, die Namen naher Familienangehöriger (wie die der Enkel), den Namen der Schule, die sie/er zuletzt besucht hat.

Häufig ist Desorientierung zur Zeit (Datum, Wochentag, Jahreszeit etc.) oder zum Ort. Eine gebildete Person kann Schwierigkeiten haben, beginnend bei 40 in Viererschritten oder beginnend bei 20 in Zweierschritten rückwärts zu zählen. Patienten dieses Stadiums erinnern allerdings noch einige Fakten, die sie selbst oder andere betreffen. Sie erinnern ihren Namen ebensogut wie den der/s Ehepartnerin(s) oder der Kinder. Sie brauchen keine Hilfe beim Toilettengang oder Essen, können aber Schwierigkeiten bei der Auswahl situationsgerechter Kleidung haben (z. B. Hausschuhe für den Waldspaziergang wählen). ☐

6 Schwere kognitive Leistungseinbußen
Kann gelegentlich den Namen der(s) Ehegattin(en) vergessen, von dem ihr (sein) Überleben abhängt. Keine Kenntnis kurz zurückliegender Ereignisse und eigener Erfahrungen. Lückenhafte Erinnerung an die eigene Vergangenheit. Jahreszeiten und zeitliche Veränderungen werden z. B. nicht mehr wahrgenommen. Kann Schwierigkeiten haben, von zehn bis eins rückwärts zu zählen, gelegentlich sogar beim Vorwärtszählen von 1 bis 10. Benötigt Hilfe bei alltäglichen Verrichtungen, kann z. B. inkontinent werden oder Hilfe benötigen, um sich an bekannten Orten zurechtzufinden. Gelegentlich gelingt es aber auch ohne Hilfe. Der Tag/Nacht-Rhythmus ist häufig gestört. Beinahe immer wird der eigene Name erinnert. Häufig können noch bekannte von unbekannten Personen unterschieden werden.

Persönlichkeitsveränderungen und Gefühlsstörungen treten in den Vordergrund. Sehr variabel ausgeprägte Störungen sind: (a) Verfolgungsgedanken; z. B. wird der Betreuungsperson Betrug und Diebstahl unterstellt oder mit imaginären Personen oder dem eigenen Spiegelbild gesprochen; (b) Zwangssymptome; z. B. wird ständig ein und derselbe Gegenstand gereinigt; (c) Angstsymptome, Unruhe und aus der Vergangenheit nicht bekanntes aggressives Verhalten können auftreten; (d) fehlender Willensantrieb, z. B. kann erwünschtes Verhalten nicht mehr in die Tat umgesetzt werden, weil der Gedankengang dazu nicht mehr lange genug im Kopf behalten werden kann. ☐

7 Sehr schwere kognitive Leistungseinbußen
Häufig totaler Sprachverlust; gelegentlich sind noch sprachliche Automatismen erhalten. Harninkontinenz; ist auf Hilfe beim Toilettengang und Essen angewiesen. Verlust grundlegender psychomotorischer Fähigkeiten, kann z. B. nicht mehr laufen. Das Gehirn scheint den Körper nicht mehr steuern zu können.

Häufig finden sich generalisierte und fokale neurologische Symptome. ☐

MMST

Mini-**M**ental-**S**tatus-**T**est

Kognitiver Leistungstest

Deutschsprachige Fassung: Kessler, Markowitsch und Denzler (1990)
Originalversion: Folstein, Folstein und McHugh (1975)

1 Anwendungsbereich

Der MMST (in der Originalpublikation MMS für *Mini-Mental State,* international meist MMSE für *Mini-Mental State Examination*) ist ein klinisches Testverfahren, das ursprünglich vorgesehen war, das kognitive Funktionsniveau von psychiatrischen Patienten zu beurteilen. Inzwischen dient das Instrument hauptsächlich zur Einschätzung des Schweregrades der kognitiven Beeinträchtigung bei Demenzen und ist hierbei weltweit das am häufigsten verwendete Verfahren. Es ermöglicht die Abgrenzung kognitiver Beeinträchtigung vom normalen Funktionsniveau, erlaubt jedoch keine nosologische Zuordnung.

In klinischen Studien gilt es als das in allen einschlägigen Richtlinien genannte Standardverfahren zur Definition von Patientenpopulationen bzgl. des Grades des kognitiven Abbaus. Darüber hinaus wird es in klinischen Studien auch zur Verlaufsbeurteilung und in epidemiologischen Studien als Screening-Instrument eingesetzt. Die MMSE (bzw. der MMST) ist (teilweise in modifizierter Form) Bestandteil umfassender Instrumente zur Demenzdiagnostik, wie z. B. SIDAM (Zaudig et al., 1996); CAMDEX (Roth et al., 1986) oder CASI (Teng et al., 1994) und wird als kognitiver Test zur Dokumentation der Diagnose einer wahrscheinlichen Alzheimerkrankheit nach NINCDS-ADRDA-Kriterien empfohlen (McKhann et al., 1984).

2 Aufbau und Beschreibung

Der MMST umfasst 11 bzw. 12 Aufgaben (eine Aufgabe in 2 Alternativversionen, siehe unten), die 5 Bereichen zugeordnet sind: 1) „Orientierung", zeitlich und räumlich, 2) „Merkfähigkeit", drei Wörter lernen, 3) „Aufmerksamkeit und Rechnen", serielles Subtrahieren *oder* Rückwärtsbuchstabieren, 4) „Erinnern", die 3 zuvor gelernten Wörter reproduzieren, 5) „Sprache", Nennen, Nachsprechen, 3-Stufen-Kommando, Lesen, Schreiben, Abzeichnen.

Für jede richtige (Teil-)Antwort, bzw. korrekte Operation, wird ein Punkt vergeben. Bei Bewältigung aller Teilschritte sind maximal 30 Punkte erreichbar.

Die Nummerierung der Aufgaben (Items) wird in verschiedenen Testversionen nicht einheitlich gehandhabt, wobei jedoch die Aufgaben selbst, die Reihenfolge ihrer Darbietung und die Punktvergabe gleich bleiben.

Die Äquivalenz der im Bereich Aufmerksamkeit und Rechnen alternativ vorgesehenen Aufgaben „serielles Subtrahieren von 100 in Siebener-Schritten", bzw. „Rückwärts Buchstabieren eines Hauptwortes" (WORLD; in der dt. Bearbeitung: RADIO), wird in einer Reihe von Untersuchungen durch konsistent höhere Scores beim Buchstabieren in Frage gestellt (Tombaugh & McIntyre, 1992).

Es liegen keine Parallelformen für Wiederholungsuntersuchungen vor.

3 Entwicklung

Hintergrund: In der Originalveröffentlichung (1975) begründen die Autoren die Entwicklung der MMSE mit dem Bedarf an einem kurzen, für die klinische Praxis geeigneten Verfahren zur Einschätzung der kognitiven Beeinträchtigung psychiatrischer Patienten. Im Unterschied zu den zurzeit der Testveröffentlichung existierenden zeitaufwändigen Verfahren (Standard-Intelligenztests und klinische Testbatterien) orientiert sich die MMSE an einer klinischen Untersuchung mit alltagsnahen Fragen und Leistungsproben, die an die Kooperationsbereitschaft bzw. -Fähigkeit der Patienten keine hohen Anforderungen stellen. Gefordert war jedoch eine weitgehend standardisierte Untersuchung, die ein quantitatives Maß des kognitiven Funktionsniveaus liefert.

Skalenkonstruktion: In die MMSE wurden Fragen und Aufgaben aufgenommen, die bei der klinischen Untersuchung des kognitiven Status üblich sind. Zur Auswahl der Items geben die Autoren lediglich an, dass sie bzgl. der Repräsentation des kognitiven Bereichs sorgfältig *(„thorough")* sei. Das Präfix „Mini" in der Testbezeichnung weist auf den bewussten Auschluss nicht-kognitiver Bereiche des psychischen Status hin.

Details der Skalenkonstruktion sind nicht bekannt, doch werden in der Originalveröffentlichung Daten zur Reliabilität und Validität des Skalenwertes mitgeteilt.

Mit Ausnahme der in den Aufgaben „Merken", „Erinnern" und „Rückwärts Buchstabieren" verwendeten Wörter besteht der deutsche MMST in einer Übersetzung der Original-MMSE.

Versionen: Die MMSE liegt in zahlreichen, auch außereuropäischen Sprachversionen vor, mit z. T. umfangreichen Validierungs- und Anwendungsdaten.

Bei einigen Aufgaben sowie bei der Durchführung und Punktvergabe kommen Variationen vor. Zu den wichtigsten zählen folgende:

- Die Fragen zur der örtlichen Orientierung werden sinnvollerweise an die Lebensbedingen des Patienten angepasst (Wohnung, Praxis oder Heim statt Krankenhaus, wie im Original vorgesehen).
- Die zu merkenden und zu reproduzierenden drei Hauptwörter waren im Original nicht spezifiziert. Demzufolge haben sich verschiedene Varianten ausgebildet, wobei im Englischen die Wörter „apple", „penny" und „table" häufig in Gebrauch sind. In der deutschen Version sind die Wörter festgelegt: Auto, Blume, Kerze.
- Bei Durchführung und Bewertung der Alternativaufgaben „Subtrahieren in Siebenerschritten" oder „Rückwärts Buchstabieren" kommen alle möglichen Variationen und Kombinationen vor. Zur Vermeidung von Ambiguitäten und Benachteiligungen ist es empfehlenswert, beide Aufgaben durchzuführen und nur die mit der höchsten Punktzahl im Gesamtscore zu bewerten (Tombaugh & McIntyre, 1992).

Eine standardisierte Version der MMSE, die u. a. strikte zeitliche Vorgaben beinhaltet, beschreiben Molloy und Standish (1997).

Teng und Chui (1987) erweitern die MMSE um 4 zusätzliche Items und wenden eine feiner abgestufte Scorebildung an (Skalenbereich: 0 bis 100). Die modifizierte Version (3MS) soll eine präzisere Erfassung kognitiver Leistung ermöglichen.

Braekhus et al. (1992) eliminierten Items, die eine niedrige Sensitivität aufwiesen und schlagen eine Kurzform mit einem Maximalscore von 12 vor.

4 Hinweise zur Anwendung

Material zur Unterstützung der Anwendung: Der MMST ist als Test veröffentlicht. Manual und Testbogen sind vorhanden (siehe *Bezugsquellen* im Anhang des Buches).

Voraussetzungen auf Seiten des Patienten/Probanden: Bei Patienten mit eingeschränkter Sensorik oder Motorik können die Aufgaben des Bereichs „Sprache" möglicherweise nicht geprüft werden. Nicht mehr vorhandenes Instruktionsverständnis und fehlende Motivation zur Bearbeitung der Aufgaben begrenzen den Einsatz bei Patienten mit sehr schwer ausgeprägter Demenz.

Voraussetzungen auf Seiten des Untersuchers: Nach Folstein (1983) kann der Test nach kurzer Schulung von technischem Personal und nichtprofessionellen Untersuchern durchgeführt werden. Für den Einsatz in klinischen Studien ist eine gründliche Einweisung zur Vereinheitlichung der Durchführung und Bewertung geboten.

Bearbeitungsdauer: Die Autoren geben eine Durchführungsdauer von 5 bis 10 Minuten an; eine zeitliche Beschränkung ist nicht vorgesehen.

Zeitlicher Bezugsrahmen der Beurteilung: Der Test erfasst den aktuellen Stand der kognitiven Leistungsfähigkeit des Patienten.

Durchführung: Der Test soll in Form eines Interviews in entspannter Atmosphäre und erfolgsorientiert durchgeführt werden; auf Fragen bzw. Aufgaben, die dem Patienten sichtliche Schwierigkeiten bereiten, soll nicht insistiert werden.

Auswertung: Der Gesamtscore wird durch Addition der Itemscores gebildet. Auf die Besonderheiten der Bewertung des Rückwärts-Zählens bzw. -Buchstabierens (siehe *Versionen*) ist zu achten.

5 Gütekriterien

Wenn nicht eigens gekennzeichnet, beziehen sich die Angaben zu psychometrischen Kennwerten auf das umfassende Sammelreferat von Tombaugh und McIntyre (1992), das allerdings auf die englischsprachige MMSE beschränkt ist. Zur Objektivität und Reliabilität des deutschen MMST liegen keine, zur Validität nur wenige Daten vor.

Objektivität

Bei Durchführung und Bewertung bleibt dem Untersucher einiger Spielraum, der durch Trainingsmaßnahmen oder die Verwendung einer standardisierten Version verringert werden kann. In der Originalpublikation wird eine Korrelation von $r = .83$ für die von zwei unterschiedlichen Beurteilern im Abstand von einem Tag vergebenen Scores angegeben. Molloy et al. (1991) berichten Intraclass-Korrelationskoeffizienten der Beurteiler-Übereinstimmung von ICC = .69 für die „traditionelle" Form des Tests und von ICC = .90 für eine standardisierte Version. In diesem Bereich variieren auch die Kennwerte aus anderen Studien mit unterschiedlichen Patienten und Altersprobanden.

Die Interpretation auf der Basis der vielfach bestätigten Cut-Off-Werte ist objektiv.

Reliabilität

Interne Konsistenz: Die Koeffizienten der internen Konsistenz (Cronbachs Alpha) liegen je nach untersuchter Population zwischen $\alpha = .54$ und $\alpha = .96$. Jones und Gallo (2001) berichten auf der Basis einer umfangreichen Stichprobe (N = 8.556) von Über-50-Jährigen einer amerikanischen epidemiologischen Studie (*ECA study*) Konsistenzkoeffizienten von $\alpha = .66$ bei Probanden mit hoher Schulbildung und $\alpha = .75$ bei Probanden mit geringer Schulbildung (Schichtung am Mittelwert der Schuljahre).

Retest-Reliabilität: Die Retest-Reliabilität für einen zeitlichen Abstand von einem Tag bis zu 6 Wochen liegt in der Mehrzahl der Studien bei Demenzpatienten und Normalpersonen zwischen $r_{tt} = .80$ und $r_{tt} = .95$. In einer neueren Studie wurden Retest-Reliabilitätskoeffizienten über einen Monat von $r_{tt} = .87$ bei Alzheimer-Patienten (N = 331) und $r_{tt} = .67$ bei Kontrollpersonen (N = 317) ermittelt (Clark et al., 1999). Die geringe Retest-Reliabilität bei den Kontrollpersonen kann auf den wegen des „Deckeneffektes" eingeschränkten Scorebereich zurückgeführt werden.

Validität

Inhaltliche Validität/Konstruktvalidität: Alle Items der MMSE zielen auf kognitive Funktionen ab; insoweit ist inhaltliche Validität gegeben. Zu den häufigsten Kritikpunkten an der MMSE zählen die nur geringe Gewichtung von Gedächtnisprüfungen und das Fehlen von Items zum Problemlösen und zur Urteilsfähigkeit, wodurch die Sensitivität der Skala bei beginnender oder sehr leicht ausgeprägter Demenz, insbesondere bei Personen mit hoher Schulbildung eingeschränkt sei.

Aus Faktorenanalysen der MMSE ergeben sich meist 2 bis 3 Komponenten, von denen zwei durch eher gedächtnis- bzw. eher sprach-zentrierte Items gekennzeichnet sind und mitunter eine dritte Komponente, die dann den Aufmerksamkeits/Konzentrationsapekt akzentuiert (Fillenbaum et al., 1987; Tinklenberg et al., 1990; Kockler & Heun, 2001).

Daten zur Konstruktvalidität kommen aus Langzeit-Studien: Bei Patienten mit Demenz bildet sich der fortschreitende kognitive Abbau in einer zunehmenden Verringerung der MMSE-Scores, im Mittel von 2 bis 5 Punkten pro Jahr ab. Bei kognitiv nicht beeinträchtigten Altersprobanden wird dagegen keine oder eine nur minimale Abnahme des MMSE-Scores mit fortschreitendem Alter gefunden (Aevarsson & Skoog, 2000; Clark et al., 1999; Jacqmin-Gadda et al., 1997).

Aus verschiedenen Studien liegen Hinweise auf den Zusammenhang zwischen MMSE-Scores und neurophysiologischen Indikatoren einer Demenz vom Alzheimer Typ vor, sowie Korrelationen mit histopathologischen post-mortem Befunden. Für den deutschsprachigen MMST berichten Broich et al. (1989) einen signifikanten Zusammenhang mit Indikatoren der regionalen Hirndurchblutung bei Alzheimer-Patienten.

Konvergente Validität: Die MMSE korreliert in einem Bereich von r=–.70 bis –.90 mit anderen kognitiven Screeningtests, wie dem *Blessed Information-Memory-Concentration Test* (BIMC; Blessed et al., 1968) und überwiegend im Bereich von r=.60 bis .80 mit dem Wechsler-Intelligenztest (mit dem Handlungsteil meist geringer als mit dem Verbalteil). Mäßige bis hohe Korrelationen werden mit verschiedenen neuropsychologischen Tests berichtet und ebenfalls mäßige Korrelationen mit IADL-Skalen (*Instrumental Activities of Daily Living).*

Ihl et al. (1992) fanden für 49 Alzheimer-Patienten eine Korrelation (Spearman Rang-Korrelationskoeffizient) zwischen dem deutschen MMST und der *Brief Cognitive Rating Scale* (BCRS, deutsche Version; Ihl und Frölich, 1991) von $r_S=-.70$, zwischen MMST und SKT (Erzigkeit, 1989) von $r_S=-.80$, zwischen MMST und dem kognitiven ADAS-Score (*ADAS-K, Alzheimer's Disease Assessment Scale*, deutsche Version; siehe Seite 69 in diesem Band) von $r_S=-.81$. Weyer et al. (1997) berichten eine etwas geringere Korrelation (r=–.66) mit der ADAS-K.

Diskriminante Validität: Geringe Korrelationen mit Maßen der nicht-kognitiven Symptomatik bei Demenzpatienten können als Belege für diskriminante Validität gelten. Beispielsweise betrugen die Korrelationen des MMST mit dem nicht-kognitiven Score der ADAS (ADAS-NK) in drei Studien mit Alzheimer-Patienten r=–.03, –.24 und –.49 (Ihl et al.,1992; Weyer et al. 1993, 1997).

Behandlungssensitivität: Mit der MMSE konnten in verschiedenen klinischen Alzheimer-Studien Behandlungseffekte im Bereich der kognitiven Symptomatik dargestellt werden (siehe Tabelle 1), allerdings in geringerem Maße als mit der kognitiven Skala der ADAS.

6 Normen, Cut-Off-Werte

Für die amerikanische Version liegen an einer umfangreichen repräsentativen Stichprobe (N= 18.056) gewonnene schulbildungs- und alters-bezogene Normwerte vor (Crum et al., 1993). Die MMSE-Scores sind deutlich abhängig von der Schulbildung, vom Alter jedoch nur relativ gering.

Übereinstimmend werden 23 bzw. 24 Punkte als Cut-Off-Werte kognitiver Beeinträchtigung angegeben. Die überwiegende Zahl der Publikationen berichtet für diese Schwelle Sensitivitätswerte über 80% für demente Patienten und deutlich niedriger für psychiatrisch oder neurologisch Erkrankte. Die Spezifität ist in hohem Maße von der Vergleichsgruppe abhängig. „Deckeneffekte“ schränken die Differenzierungsfähigkeit der MMSE bei Probanden mit hoher Schulbildung ein; „Bodeneffekte“ limitieren die Sensitivität der Skala bei schweren Demenzen.

Es gibt verschiedene Vorschläge zur Korrektur des 23/24-Punkte Cut-Off-Wertes, oder umgekehrt, des individuellen Testwertes unter Berücksichtigung des Alters und der Schulbildung sowie ggf. der ethnischen Herkunft (z. B. Fillenbaum et al., 1990; Mungas et al., 1996). Die Nützlichkeit korrigierter Scores für das Demenzscreening wird kontrovers diskutiert (Kraemer et al., 1998).

Tombaugh und McIntyre (1992) schlagen nach Durchsicht zahlreicher Studien folgende Klassifizierung vor:

Kognitive Beeinträchtigung	Scorebereich
Keine	24 bis 30
Leicht	18 bis 23
Schwer	0 bis 17

Im Individualfall können Scoredifferenzen von mehr als 3 Punkten zwischen zwei Messzeitpunkten als reliable Veränderung angesehen werden, kleinere Differenzen fallen in den Messfehlerbereich (Clark et al., 1999).

7 Exemplarische Daten

Die in Tabelle 1 dargestellten Daten entstammen einer multinationalen europäischen Studie, in der Patienten mit leichter bis mittelschwerer Demenz (vom Alzheimer Typ oder vaskuläre Demenz) über 12 Monate mit täglich 300 mg Propentofyllin oder Placebo unter Doppelblindbedingungen behandelt wurden. Der Behandlungsunterschied in der Veränderung des MMSE-Scores war gering, aber statistisch signifikant zu Gunsten von Propentofyllin.

MMST – Tabelle 1: Veränderungen im MMSE-Score von Alzheimer-Patienten nach 6 und 12 Monaten Behandlung mit Propentofyllin oder Placebo. Dargestellt sind Mittelwerte und Standardabweichungen (in Klammern). (Datenquelle: Marcusson et al., 1997)

MMSE-Score	Propentofyllin (N = 104)	Placebo (N = 111)
Baseline	20.8 (3.0)	20.7 (3.1)
Diff. zu Monat 6	0.9 (3.1)	0.4 (3.5)
Diff. zu Monat 12	0.6 (3.9)	−0.6 (4.2)

Standardabweichungen vom Bearbeiter dieses Buches (GW) aus den publizierten Kennziffern errechnet.

8 Literatur

Aevarsson, O. & Skoog, I. (2000). A longitudinal population study of the Mini-Mental State Examination in the very old: Relation to dementia and education. Dementia and Geriatric Cognitive Disorders, 11, 166–175.

Blessed, G., Tomlinson, B. E. & Roth, M. (1968). The association between quantitative measures of dementia and of senile change in the cerebral grey matter of elderly subjects. British Journal of Psychiatry, 114, 797–811.

Braekhus, A., Laake, K. & Engedal, K. (1992). The Mini-Mental State Examination: Identifying the most efficient variables for detecting cognitive impairment in the elderly. Journal of the American Geriatrics Society, 40, 1139–1145.

Broich, K., Adam, S., Hartmann, A., Biersack, H. J. & Grünwald, F. (1989). Regionale Hirndurchblutungsstörungen und neuropsychologischer Befund bei der Demenz vom Alzheimer-Typ. Nervenarzt, 60, 141–148.

Clark, C. M., Sheppard, L., Fillenbaum, G. G., Galasko, D., Morris, J. C., Koss, E., Mohs, R., Heyman, A. & the CERAD Investigators. (1999). Variability in annual Mini-Mental State Examination scores in patients with probable Alzheimer's disease: A clinical perspective of data from the Consortium to Establish a Registry for Alzheimer's Disease. Archives of Neurology, 56, 857–862.

Crum, R. M., Anthony, J. C., Bassett, S. S. & Folstein, M. F. (1993). Population-based norms for the Mini-Mental State Examination by age and educational level. Journal of the American Medical Association, 269, 2386–2391.

Erzigkeit, H. (1989). SKT: Ein Kurztest zur Erfassung von Gedächtnis- und Aufmerksamkeitsstörungen. Weinheim: Beltz Test.

Fillenbaum, G. G., Heyman, A., Wilkinson, W. E. & Haynes, C.S. (1987). Comparison of two screening tests in Alzheimer's disease. Archives of Neurology, 44, 924–927.

Fillenbaum, G. G., Heyman, A., Williams, K., Prosnitz, B. & Burchett, B. (1990). Sensitivity and specificity of standardized screens of cognitive impairment and dementia among elderly blacks and white community residents. Journal of Clinical Epidemiology, 43, 651–660.

Folstein, M. F. (1983). The Mini-Mental State Examination. In T. Crook, S. Ferris & R. Bartus

(Eds.), Assessment in geriatric psychopharmacology (pp. 47–51). New Canaan, CT: Mark Powley.

Folstein, M. F., Folstein, S. E. & McHugh, P. R. (1975). „Mini-Mental State". A practical method for grading the cognitive state of patients for the clinician. Journal of Psychiatric Research, 12, 189–198.

Ihl, R., Frölich, L., Dierks, T., Martin, E. M., Maurer, K. (1992). Differential validity of psychometric tests in dementia of the Alzheimer's type. Psychiatry Research. 44, 93–106.

Jacqmin-Gadda, H., Fabrigoule, C., Commenges, D. & Dartigues, J.-F. (1997). A 5-year longitudinal study of the Mini-Mental State Examination in normal aging. American Journal of Epidemiology, 145, 498–506.

Jones, R. N. & Gallo, J. J. (2001). Education bias in the Mini-Mental State Examination. International Psychogeriatrics, 13, 299–310.

Kessler, J., Markowitsch, H. J. & Denzler, P. (1990). Mini-Mental-Status-Test (MMST). Deutschsprachige Fassung. Weinheim: Beltz Test.

Kockler, M. & Heun, R. (2001). The factor structure in the cognitive battery of the Structured Interview for the Diagnosis of Dementia of the Alzheimer Type, Multi-Infarct Dementia, and Dementias of Other Aetiology. International Psychogeriatrics, 13, 311–323.

Kraemer, H. C., Moritz, D. J. & Yesavage, J. (1998). Adjusting Mini-Mental State Examination scores for age and educational level to screen for dementia: correcting bias or reducing validity? International Psychogeriatrics, 10, 43–51.

Marcusson, J., Rother, M., Kittner, B., Rössner, M., Smith, R. J., Babic, T., Folnegovic-Smalc, V., Möller, H. J. & Labs, K. H. (1997). A 12-month, randomized, placebo-controlled trial of propentofylline (HWA 285) in patients with dementia according to DSM-III-R. Dementia and Geriatric Cognitive Disorders, 8, 320–328.

McKhann, G., Drachmann, D., Folstein, M., Katzmann, R., Price, D. & Stadlan, E. M. (1984). Clinical diagnosis of Alzheimer's disease: Report of the NINCDS-ADRDA Work Group under the Auspices of Department of Health and Human Services Task Force on Alzheimer's Disease. Neurology, 34, 939–944.

Molloy, D. W., Alemayehu, E. & Roberts, R. (1991) Reliability of a Standardized Mini-Mental State Examination compared with the traditional Mini-Mental State Examination. American Journal of Psychiatry, 148, 102–105.

Molloy, D. W. & Standish, T. I. M. (1997). Mental status and neuropsychological assessment. A guide to the Standardized Mini-Mental State Examination. International Psychogeriatrics, 9 (Suppl. 1), 87–94.

Roth, M., Tym, E., Montjoy, C. Q., Huppert, F. A., Hendrie, H., Verma, S. & Goddard, R. (1986). CAMDEX. A standardized instrument for the diagnosis of mental disorder in the elderly with special reference to the early detection of dementia. British Journal of Psychiatry, 149, 698–709.

Teng, E. L. & Chui, H. C. (1987). The Modified Mini-Mental State (3MS) Examination. Journal of Clinical Psychiatry, 48: 314–318.

Teng, E. L., Hasegawa, K., Homma, A., Imai, Y., Larson, E., Graves, A., Sugimoto, K., Yamaguchi, T., Sasaki, H., Chiu, D. & White, L. R. (1994). The Cognitive Abilities Screening Instrument (CASI): A practical test for cross-cultural epidemiological studies of dementia. International Psychogeriatrics, 6, 45–58.

Tinklenberg, J., Brooks, J. O. III, Decker Tanke, E., Khalid, K., Poulsen, S. L., Kraemer, H. C., Gallagher, D., Thornton, J. E. & Yesavage, J. A. (1990). Factor analysis and preliminary validation of the Mini-Mental State Examination from a longitudinal perspective. International Psychogeriatrics, 2, 123–134.

Tombaugh, T. N. & McInytre, N. J. (1992). The Mini-Mental State Examination: A comprehensive review. Journal of the American Geriatrics Society, 40, 922–935.

Weyer, G., Erzigkeit, H., Kanowski, S., Ihl, R. & Hadler, D. (1997). Alzheimer's Disease Assessment Scale: Reliability and validity in a multicenter clinical trial. International Psychogeriatrics, 9, 123–138.

Weyer, G., Ihl, R. Mohs, R.C., Schambach, M., Denkel, A. & Kaiser-Kehl, H. (1993). Validierungsuntersuchungen zu einer deutschen Version der Alzheimer's Disease Assessment Scale ADAS. Zeitschrift für Gerontopsychologie und -psychiatrie, 6, 67–87.

Zaudig, M., Hiller, W., Geiselmann, B., Hansert, E., Linder, G., Mombour, W., Reischies, F.M. & Thora, C. (1996). Strukturiertes Interview für die Diagnose der Demenz vom Alzheimer Typ, der Multiinfarkt- (oder vaskulären) Demenz und Demenzen anderer Ätiologie nach DSM-III-R, DSM-IV und ICD–10 (SIDAM). Bern: Huber.

Mini-Mental-Status-Test — MMST

Name ______________________ geb. __________ Jahre __________

Testdatum ______________________ Geschlecht männlich ☐ weiblich ☐

Schulbildung ______________________ Beruf ______________________

1. Orientierung Jeweils 1 Pkt. für jede richtige Antwort — Score

1. Datum ☐
2. Wochentag ☐
3. Monat ☐
4. Jahr ☐
5. Jahreszeit ☐
6. Bundesland ☐
7. Land ☐
8. Stadt ☐
9. Klinik/Praxis/Altersheim ☐
10. Stockwerk ☐

Σ

2. Merkfähigkeit VL nennt nebenstehende Begriffe und fordert Pb anschließend zur Reproduktion auf; es wird 1 Pkt. für jede richtige Antwort vergeben. Bitte Pb daran erinnern, sich die Worte zu merken.

11. «Auto» ☐
12. «Blume» ☐
13. «Kerze» ☐

Σ

Wenn nicht alle 3 Begriffe genannt wurden, erneute Darbietung durch den VL usw.; max. 6 Wiederholungen.
Anzahl der Versuche bis zur vollständigen Reproduktion der 3 Wörter: ☐

3. Aufmerksamkeit und Rechenfähigkeit In 7-er-Schritten, beginnend bei 100, rückwärts zählen; Abbruch bei 5 Antworten; 1 Pkt./ richtige Antwort. Bei falscher Antwort richtiges Ergebnis nennen. Von korrektem Ergebnis aus folgt die nächste Subtraktion.

14. «93» ☐
15. «86» ☐
16. «79» ☐
17. «72» ☐
18. «65» ☐

Σ

Bei Akalkulie alternativ: Radio rückwärts buchstabieren o-i-d-a-r ☐ max. 5 Pkt

4. Erinnerungsfähigkeit Den Pb nach den bei 2. genannten Wörtern fragen; 1 Pkt./richtige Nennung.

19. «Auto» ☐
20. «Blume» ☐
21. «Kerze» ☐

Σ

5. Sprache 1 Pkt. für jede korrekte Antwort/Handlung.

22. Armbanduhr benennen ☐
23. Bleistift benennen ☐
24. Nachsprechen des Satzes: «Sie leiht ihm kein Geld mehr» ☐
    Kommandos befolgen:
25. Blatt Papier in die rechte Hand ☐
26. – in der Mitte falten ☐
27. – auf den Tisch legen ☐
28. Anweisung auf der Rückseite dieses Blattes vorlesen und befolgen ☐
29. Schreiben eines vollständigen Satzes (Rückseite) ☐
30. Nachzeichnen (Rückseite) ☐

Σ

NOSGER

Nurses' **O**bservation **S**cale for **Ger**iatric Patients

Fremdbeurteilung

Originalversion: Spiegel (1989); Spiegel, Brunner, Ermini-Fünfschilling, Monsch, Notter, Puxty und Tremmel (1991)

1 Anwendungsbereich

Die NOSGER ist eine Fremdbeurteilungsskala zur Einschätzung alltagsrelevanter Verhaltensweisen bei psychisch gesunden oder gestörten Altersprobanden. Die Beurteilung wird von einer engen Bezugsperson des Probanden/Patienten, in der Regel von einem Angehörigen oder einer Pflegeperson vorgenommen. Sie kann sowohl bei wenig gestörten Altersprobanden im eigenen Heim als auch bei stark abgebauten Patienten in Pflegeheimen angewendet werden. Die NOSGER wird für Querschnittsvergleiche zwischen verschiedenen Individuen und Gruppen wie auch für Verlaufsstudien an einzelnen Probanden/Patienten oder Gruppen eingesetzt. Wichtigstes Anwendungsgebiet sind Therapiestudien in der Psychogeriatrie.

2 Aufbau und Beschreibung

Die NOSGER enthält 30 in Alltagssprache formulierte Feststellungen (Items), von denen je 5 einem von 6 Verhaltensbereichen (Dimensionen) zugeordnet sind, in denen sich bei Alterspatienten häufig Störungen finden. Die 6 a priori festgelegten NOSGER-Dimensionen heißen „Gedächtnis", „IADL" (= *Instrumental Activities of Daily Living*), „ADL" (= *Activities of Daily Living* oder Körperpflege), „Stimmung", „Soziales Verhalten" und „Störendes Verhalten".

Mit den 30 NOSGER-Items wird die Auftretenshäufigkeit des jeweiligen Verhaltens auf einer 5-stufigen Skala beurteilt („nie", „ab und zu", „hie und da", „oft", „meistens", „immer"). Den Skalenstufen sind die Zahlenwerte 1 bis 5 zugeordnet, wobei der Wert 5 den höchsten Störungsgrad angibt, der je nach Polungsrichtung des Items mit der Häufigkeitsstufe „immer" oder „nie" assoziiert ist. Elf Items sind in Richtung Störung („wiederholt im Gespräch immer wieder den gleichen Punkt"), 19 Items in Richtung Störungsfreiheit formuliert („kann sich an Namen von engen Freunden erinnern").

Da je 5 Items zu einer Skala zusammengefasst werden, liegen die Skalenwerte (Dimensions-Scores) zwischen 5 (keinerlei Störung) und 25 Punkten (maximal mögliche Störung). Zusätzlich kann ein Gesamtscore über alle 6 Dimensionen hinweg gebildet werden (30 bis 150), der als Gesamtausmaß des verhaltensbezogenen Störungsgrades gelten kann.

3 Entwicklung

Hintergrund: Die NOSGER entstand aus dem Bedarf an einem Instrument zur Beurteilung alltagsrelevanter Verhaltensweisen von älteren Menschen, das insbesondere für den Einsatz in klinischen Studien geeignet sein sollte. Zu den Forderungen, die in ihrer Kombination bei keiner der gebräuchlichen psychogeriatrischen Beurteilungsskalen, inklusive der vorliegenden ADL- und IADL-Skalen als gegeben angesehen wurden, gehörten folgende (Spiegel, 1989):

- Erfassen von Verhaltensbereichen, die im Alltagsleben des Patienten *und* der Angehörigen oder Pfleger relevant sind
- Anwendbar bei hospitalisierten *oder* in ihrer häuslichen Umgebung lebenden Patienten
- Von nicht geschulten Beobachtern (Angehörigen) anwendbar

- Erfassen von beobachtbaren Verhalten, Vermeiden von Schlussfolgerungen und Interpretationen
- Erfassen von Bereichen, die sich im Verlauf der Erkrankung oder bei therapeutischen Interventionen verändern können.

Darüber hinaus sollten die beurteilten Verhaltensbereiche möglichst geschlechts- und kulturneutral sein.

Skalenkonstruktion: Die NOSGER beruht zu weiten Teile auf zwei in der stationären Psychiatrie bzw. der Psychogeriatrie gebräuchlichen Skalen, der *Nurses' Observation Scale for Inpatient Evaluation* (NOSIE; Honigfeld et al., 1976; siehe auch AMDP & CIPS, 1990; CIPS; 1996) und dem *Geriatric Evaluation by Relatives Rating Instrument* (GERRI; Schwartz, 1983). Aus diesen Skalen wurden 30 Items ausgewählt, bzw. neu formuliert, und nach inhaltlichen Gesichtspunkten den Verhaltensbereichen (Dimensionen) „Gedächtnis", „IADL", ADL", „Stimmung", „Sozialverhalten" und „Störendes Verhalten" zugeordnet. Die sechs Dimensionen waren nach a priori Kriterien festgelegt worden und sollten den Verhaltensbereichen entsprechen, die bei Alterspatienten häufig gestört sind. Eine Skalenrevision auf Grund von Praktikabilitäts- und Trennschärfe-Analysen der Items führte zu der vorliegenden Endform der NOSGER (Brunner & Spiegel, 1990).

Versionen: Die NOSGER steht in überprüften Übersetzungen in vielen europäischen Sprachen zur Verfügung.

4 Hinweise zur Anwendung

Material zur Unterstützung der Anwendung: Außer dem Fragebogen ist kein Material verfügbar (siehe *Bezugsquellen* im Anhang des Buches).

Voraussetzungen auf Seiten des Patienten/Probanden: Es werden keine besonderen Voraussetzungen genannt. Die NOSGER kann bei Altersprobanden/patienten beiderlei Geschlechts und unabhängig von den äußeren Lebensumständen (eigene Wohnung, Wohnheim, Pflegeheim) angewandt werden.

Voraussetzungen auf Seiten des Untersuchers: Es wird vorausgesetzt, dass der/die Beurteiler/in die Items in ihrer Bedeutung versteht und in der Lage ist, die für eine Bewertung notwendigen Beobachtungen anzustellen. Ein mit dem Patienten zusammenlebender psychisch gesunder Angehöriger ist meistens dazu fähig, ebenso das ständige Pflegepersonal in einem Alters- oder Pflegeheim. Personen, die weniger als 6 Stunden regelmäßigen Kontakt pro Woche mit dem Patienten haben, sollten auf eine Beurteilung mit der NOSGER verzichten.

Ein formales Ratertraining halten die Autoren für nicht für notwendig, doch sollte sich der Beurteiler vor der Verhaltensbeobachtung mit allen Items vertraut gemacht haben.

Bearbeitungsdauer: Zur Bearbeitungszeit werden keine Angaben gemacht. Die reine Ausfüllzeit des Bogens dürfte bei hinreichender Vertrautheit mit dem Verhalten des Patienten/Probanden nicht mehr als 10 Minuten betragen. Der Zeitbedarf für die der Beurteilung zu Grunde liegenden Beobachtungen kann nicht spezifiziert werden, da diese im alltäglichen Umgang mit dem Patienten/Probanden anfallen und in der Regel nicht im Rahmen einer eigens herbeigeführten Untersuchungssituation gemacht werden.

Zeitlicher Bezugsrahmen der Beurteilung: Der Beurteilungszeitraum umfasst die letzten zwei Wochen.

Durchführung: entfällt (siehe *Bearbeitungsdauer*).

Auswertung: Die Summe der Itemwerte ergibt den Gesamtscore pro Dimension, wobei die Polung der Items zu beachten ist. Bei den in Richtung Störung formulierten Items entspricht „nie" dem Punktwert 1 und „immer" dem Punktwert 5, bei den in Richtung Störungsfreiheit formulierten Items ist umgekehrt „nie" dem Punktwert 5 und „immer" dem Punktwert 1 zugeordnet.

In der folgenden Übersicht ist die Zuordnung der Items zu den Dimensionen und die Polungsrichtung angegeben. Die in Richtung Störung gepolten Items („nie“ = 1) sind mit einem Stern gekennzeichnet.

Dimension	Zugehörige Items
Gedächtnis	8, 12*, 16, 22, 27*
IADL	2, 6, 9,11, 19
ADL	1,7,14,18*, 24
Stimmung	3*, 10*, 13*, 25, 28
Sozialverhalten	5, 17, 21, 26, 29
Störendes Verhalten	4*, 15*, 20*, 23*, 30*

5 Gütekriterien

Psychometrische Gütekriterien wurden in mehreren Studien, z. T. mit geringfügig abweichenden Vorformen der NOSGER untersucht (Brunner & Spiegel, 1990; Spiegel et al., 1991). Wenn nicht anders kenntlich gemacht, beziehen sich die in diesem Abschnitt referierten Daten auf eine Validierungsstudie mit der Endform der Skala, die mit untrainierten Beurteilern bei 125 Altersprobanden und -patienten (normal gesund: n = 50, leichtgradig dement: n = 25, mittelgradig dement: n = 25, depressiv: n = 25) durchgeführt wurde (Wahle et al., 1996).

Objektivität

Die Beurteilungen stützen sich auf beobachtbares Verhalten und sind somit prinzipiell objektiv. Allerdings ist die Beobachtungssituation (tägliches Leben) unstrukturiert und bezüglich der Verhaltensstichproben, auf denen in die Beurteilungen beruhen, von vielen unkontrollierten Faktoren abhängig.

Für alle 6 NOSGER-Dimensionen wurde eine zufriedenstellende bis hohe Beurteilerübereinstimmung gefunden (Intraclass-Korrelation ICC): Gedächtnis: ICC = .85, IADL: ICC = .89, ADL: ICC = .88, Stimmung: ICC = .76, Sozialverhalten: ICC = .68, Störendes Verhalten: ICC = .70.

Reliabilität

Interne Konsistenz: Hierzu liegen keine verwertbaren Angaben vor.

Retest-Reliabilität: Für die 6 Dimensionen werden folgende Retest-Reliabilitäten berichtet (gleicher Beurteiler, 2 Wochen Abstand): Gedächtnis: ICC = .92, IADL: ICC = .92, ADL: ICC = .87, Stimmung: ICC = .85, Sozialverhalten: ICC = .88, Störendes Verhalten: ICC = .84. Ebenfalls berechnete Spearman Rangkorrelationskoeffizienten (r_S) waren numerisch nahezu identisch.

Validität

Konstruktvalidität: Die NOSGER bildet Unterschiede zwischen klinischen Gruppen erwartungskonform ab: Mit allen Skalen, ausgenommen „Störendes Verhalten“, konnten die in der Validierungsstichprobe eingeschlossenen Gruppen der dementen und depressiven Patienten durch höhere Werte von der Gruppe der Gesunden unterschieden werden; die beiden Demenzschweregrade konnten durch „Gedächtnis“, „IADL“ und „ADL“ differenziert werden. Die Gruppe der Depressiven unterschied sich von beiden Demenzgruppen durch höhere Werte in der Skala „Stimmung“, von der Gruppe der mittelgradig dementen Patienten zusätzlich durch niedrigere Werte in den Skalen „Gedächtnis“, „IADL“ und „ADL“.

Die a priori postulierten Dimensionen der NOSGER konnten durch Faktorenanalysen auf Itemebene nicht bestätigt werden. Mit einem Generalfaktor werden bereits ca. 50 % der Gesamtvarianz aufgeklärt (Brunner & Spiegel, 1990).

Eine Faktorenanalyse, in die die 6 NOSGER-Skalenwerte sowie 4 weitere Demenzskalen (ADAS-K, ADAS-NK, MMST, SKT) eingingen, ergab eine Zwei-Faktorenlösung mit einem „kognitiven“ Faktor, markiert durch die Leistungstests ADAS-K, MMST und SKT gemeinsam mit den NOSGER-Skalen „Gedächtnis“ und „IADL“ und einen „nicht-kognitiven“ Faktor, der durch die NOSGER-Skalen „Stimmung“ und „Störendes Verhalten“ sowie die nicht-kognitive Skala der ADAS (ADAS-NK) gekennzeichnet war. Die NOSGER-Skalen „ADL“ und „Sozialverhalten“ wiesen hohe Ladungen auf beiden Faktoren auf (Weyer et al., 1997).

Aus den hohen Interkorrelationen der NOSGER-Skalen „Gedächtnis“, „IADL“, „ADL“ und „Sozialverhalten“ ($.59 \leq r \leq .73$) schließen Wahle et al. (1996) auf einen diesen 4 Bereichen zu Grunde liegenden gemeinsamen Faktor, der auf kognitiven Abbau hinweist, während die beiden übrigen Skalen „Stimmung“ und „Störendes Verhalten“ relativ eigenständige Symptombereiche beschreiben. Wegen der klinischen Nützlichkeit einer separaten Bewertung der einzelnen Inhaltsbereiche bei individuellen Patienten, halten die Autoren jedoch an der Aufteilung in 6 Skalen fest.

Konvergente Validität: Für die NOSGER-Skalen „Gedächtnis“, „IADL“, ADL“ und „Sozialverhalten“ wurden überwiegend sehr hohe Korrelationen mit einer oder mehreren von verschiedenen inhaltsverwandten Selbst- und Fremdbeurteilungsskalen oder kognitiven Leistungsstests gefunden. Für die Skalen „Stimmung“ und „Störendes Verhalten“ ist die Evidenz geringer.

Diskriminante Validität: Für die einzelnen NOSGER-Skalen lässt sich in der Vielzahl der mitgeteilten Korrelationen mit anderen Beurteilungsskalen und Testverfahren nur schwer ein im Sinne diskriminanter Validität interpretierbares Muster erkennen. So korrelieren alle NOSGER-Skalen auch mit inhaltsfremden Kriterien und darüber hinaus – ausgenommen „Stimmung“ und „Störendes Verhalten“ – in einem engen Bereich mit Maßen der kognitiven Leistungsbeeinträchtigung (4 NOSGER-Skalen vs. MMST: $r_s = -.69$ bis $-.82$; vs. ADAS-K: $r = .66$ bis $.76$). Die Korrelationen der nicht-kognitiven Skalen „Stimmung“ und „Störendes Verhalten“ mit dem MMST und ADAS-K sind erwartungsgemäß deutlich geringer (vs. MMST $r_s = -.47$ und $-.23$; vs. ADAS-K $r = .43$ und $.36$) (Brunner & Spiegel, 1990; Weyer et al., 1997).

Auf Grund der Datenlage ist diskriminante Validität weniger für die einzelnen NOSGER-Skalen anzunehmen, als vielmehr für zwei Gruppierungen von Skalen, die sich auch in der Faktorenanalyse abgezeichnet haben, nämlich „Gedächtnis“ und „IADL“ einerseits als Indikatoren kognitiver Beeinträchtigung und „Stimmung“ und „Störendes Verhalten“ andererseits, die auf vom kognitiven Bereich abgrenzbare depressive Symptome und Verhaltensauffälligkeiten hinweisen.

Behandlungssensitivität: Mehrere NOSGER-Skalen, insbesondere „IADL“, „Gedächtnis“ und „Sozialverhalten“, aber auch der über alle Skalen hinweg gebildete Gesamtwert haben sich in Wirksamkeitsprüfungen (24 bis 60 Wochen) von cholinergen und anderen Substanzen bei Alzheimer-Patienten und Patienten mit vaskulärer Demenz als behandlungssensitiv erwiesen (Bodick et al., 1997; Gutzmann et al., 2002; Siegfried, 1995; Weyer et al., 1996, 2000).

6 Normen, Cut-Off-Werte

Es liegen keine Normen vor.

Grafisch aufbereitete Referenzwerte für die vier Gruppen der Validierungsstichprobe sowie für drei Gruppen von je 20 Altersprobanden, a) selbstständig, b) im Wohnheim, c) im Pflegeheim lebend, finden sich bei Wahle et al. (1996), bzw. bei Tremmel und Spiegel (1993). Daten von Alzheimer-Patienten, die an einer klinischen Studie teilnahmen (Baseline-Werte) sind in Tabelle 1 dargestellt.

Für 3 Skalen werden vorläufige Cut-Off-Werte angegeben:

Gedächtnis:	Werte > 15	sprechen für das Vorliegen einer Gedächtnisstörung.
IADL:	Werte > 15	lassen auf Pflegebedürftigkeit schließen.
ADL:	Werte > 10	weisen auf erhöhte Pflegebedürftigkeit hin.

Für die übrigen Skalen liegen keine Angaben vor.

Demenzielle Störungen

7 Exemplarische Daten

NOSGER – Tabelle 1: Mittelwerte (M) und Standardabweichungen (SD) der NOSGER-Skalen für selbstständig oder in Heimen lebende Alzheimer-Patienten, diagnostiziert nach DSM-III-R und NINCDS-ADRDA Kriterien. (N = 440, 152 Männer, 288 Frauen; mittleres Alter: 69.8 ± 8.6 Jahre; MMST: 10 bis 24; Datenquelle: Weyer et al., 1997)

	Gedächtnis	IADL	ADL	Stimmung	Sozialverhalten	Störendes Verhalten	Gesamtscore
M	14.4	15.8	10.0	12.1	15.8	9.0	77.1
SD	3.7	4.9	4.5	3.6	4.4	2.6	19.8

8 Literatur

Bodick, N. C., Offen, W. W., Levey, A. I., Cutler, N. R., Gauthier, S. G., Satlin, A., Shannon, H. E., Tollefson, G. D., Rasmussen, K., Bymaster, F. P., Hurley, D. J., Potter, W. Z. & Paul, S. M. (1997). Effects of xanomeline, a selective muscarinic receptor agonist, on cognitive function and behavioral symptoms in Alzheimer disease. Archives of Neurology, 54, 465–473.

Brunner, C. & Spiegel, R. (1990). Eine Validierungsstudie mit der NOSGER (Nurses' Observation Scale for Geriatric Patients), einem neuen Beurteilungsinstrument für die Psychogeriatrie. Zeitschrift für Klinische Psychologie, 19, 211–229.

Gutzmann, H., Kühl, K.-P., Hadler, D. & Rapp, M. A. (2002). Safety and efficacy of idebenone versus tacrine in patients with Alzheimer's disease: Results of a randomized, double-blind, parallel-group multi-center study. Pharmacopsychiatry, 35, 12–18.

Honigfeld, G., Gillis, R. D. & Klett, C. J. (1976). NOSIE. Nurses' Observation Scale for Inpatient Evaluation. In W. Guy (Ed.), ECDEU assessment manual for psychopharmacology. rev. ed. (pp. 265–273). Rockville, MD: National Institute of Mental Health.

Schwartz, G. E. (1983). Development and validation of the Geriatric Evaluation by Relatives Rating Instrument (GERRI). Psychological Reports, 53, 479–488.

Siegfried, K. (1995). The cholinergic hypothesis in Alzheimer's disease: Clinical evidence gained with velnacrine. In N. R. Cutler, C. G. Gottfries & K. Siegfried (Eds.), Alzheimer's disease: Clinical and treatment perspectives (pp. 53–77). Chichester, England: Wiley.

Spiegel, R. (1989). The NOSGER (Nurses' Observation Scale for Geriatric Patients): A brief description of its purpose, content and application. Unveröffentlichtes Manuskript, Clinical Research, CNS Department, SANDOZ AG, Basel.

Spiegel, R., Brunner, C., Ermini-Fünfschilling, D., Monsch, A., Notter, M., Puxty, J. & Tremmel, L. (1991). A new behavioural assessment Scale for geriatric out- and inpatients: The NOSGER (Nurses' Observation Scale for Geriatric Patients). Journal of the American Geriatrics Society, 39, 339–347.

Tremmel, L. & Spiegel, R. (1993). Clinical experience with the NOSGER (Nurses' Observation Scale for Geriatric Patients): Tentative normative data and sensitivity to change. International Journal of Geriatric Psychiatry, 8, 311–317.

Wahle, M., Häller, S. & Spiegel, R. (1996). Validation of the NOSGER (Nurses' Observation Scale for Geriatiric Patients): Reliability and validity of a caregiver rating instrument. International Psychogeriatrics, 8, 525–548

Weyer, G., Erzigkeit, H., Hadler, D. & Kubicki, S. (1996). Efficacy and safety of idebenone in the long-term treatment of Alzheimer's disease: A double-blind, placebo controlled multicentre study. Human Psychopharmacology, 11, 53–65.

Weyer, G., Erzigkeit, H., Kanowski, S., Ihl, R. & Hadler, D. (1997). Alzheimer's Disease Assessment Scale: Reliability and validity in a multicenter clinical trial. International Psychogeriatrics, 9, 123–138.

Weyer, G., Eul, A., Milde, K., Wierich, W. & Herrmann, W. M. (2000). Cyclandelate in the treatment of patients with mild to moderate primary degenerative dementia of the Alzheimer type or vascular dementia: Experience from a placebo controlled multi-center study. Pharmacopsychiatry, 33, 89–97.

CIPS Collegium Internationale Psychiatriae Scalarum

NOSGER

Nurses' Observation Scale for Geriatric Patients

Anleitung: Wir möchten festhalten, wie es diesem Patienten/dieser Patientin in den letzten zwei Wochen gegangen ist. Dazu finden sie die folgenden 30 Aussagen, die Sie auf Grund Ihrer Beobachtungen einstufen wollen. Lesen Sie die Feststellung und beantworten Sie sie, indem Sie das Kästchen ankreuzen, das Ihrem Eindruck am ehesten entspricht.

	Immer	Meistens	Oft	Hie und da	Nie
1. Kann sich ohne Hilfe rasieren/schminken/Haare kämmen.	❑	❑	❑	❑	❑
2. Verfolgt bestimmte Sendungen am Radio oder im Fernsehen.	❑	❑	❑	❑	❑
3. Sagt, er/sie sei traurig.	❑	❑	❑	❑	❑
4. Ist unruhig in der Nacht.	❑	❑	❑	❑	❑
5. Nimmt Anteil an den Vorgängen in seiner/ihrer Umgebung.	❑	❑	❑	❑	❑
6. Bemüht sich um Ordnung in seinem/ihrem Zimmer.	❑	❑	❑	❑	❑
7. Kann den Stuhlgang kontrollieren.	❑	❑	❑	❑	❑
8. Setzt eine Unterhaltung fort, wenn sie unterbrochen wurde.	❑	❑	❑	❑	❑
9. Kann kleine Besorgungen (Zeitungen, Esswaren) selber machen.	❑	❑	❑	❑	❑
10. Sagt, er/sie fühle sich wertlos.	❑	❑	❑	❑	❑
11. Pflegt ein Hobby.	❑	❑	❑	❑	❑
12. Wiederholt im Gespräch immer wieder den gleichen Punkt.	❑	❑	❑	❑	❑
13. Wirkt traurig oder weinerlich.	❑	❑	❑	❑	❑
14. Wirkt sauber und ordentlich.	❑	❑	❑	❑	❑
15. Läuft davon.	❑	❑	❑	❑	❑
16. Kann sich an Namen von engen Freunden erinnern.	❑	❑	❑	❑	❑
17. Hilft anderen, soweit körperlich dazu imstande.	❑	❑	❑	❑	❑
18. Verlässt das Haus in ungeeigneter Kleidung.	❑	❑	❑	❑	❑
19. Kann sich in der gewohnten Umgebung orientieren.	❑	❑	❑	❑	❑
20. Ist reizbar und zänkisch, wenn man ihn/sie etwas fragt.	❑	❑	❑	❑	❑
21. Nimmt Kontakt mit Personen in der Umgebung auf.	❑	❑	❑	❑	❑
22. Erinnert sich, wo Kleider und andere Dinge liegen.	❑	❑	❑	❑	❑
23. Ist aggressiv (in Worten und Taten).	❑	❑	❑	❑	❑
24. Kann die Blasenfunktion (Urin) kontrollieren.	❑	❑	❑	❑	❑
25. Erscheint gutgelaunt.	❑	❑	❑	❑	❑
26. Hält den Kontakt mit Freunden oder Angehörigen aufrecht.	❑	❑	❑	❑	❑
27. Verwechselt Personen.	❑	❑	❑	❑	❑
28. Freut sich auf gewisse Ereignisse (Besuche, Anlässe).	❑	❑	❑	❑	❑
29. Wirkt im Kontakt mit Angehörigen oder Freunden freundlich und positiv	❑	❑	❑	❑	❑
30. Ist eigensinnig: hält sich nicht an Anweisungen und Regeln.	❑	❑	❑	❑	❑

Bemerkungen:

Gedächtnis ❑❑ IADL ❑❑ ADL ❑❑ Stimmung ❑❑ Sozialverh. ❑❑ Störendes Verh. ❑❑

Psychotische Störungen

BPRS

Brief Psychiatric Rating Scale

Fremdbeurteilung

Deutsche Version: CIPS (1977)
Originalversion: Overall und Gorham (1962, 1976)

1 Anwendungsbereich

Die BPRS ist eine Fremdbeurteilungsskala, die der schnellen und gleichzeitig umfassenden Beurteilung der psychopathologischen Symptomatik bei psychiatrischen Patienten dient. Sie wurde hauptsächlich für den Einsatz im stationären Bereich konzipiert und wird dort vor allem bei Patienten mit psychotischen Störungen angewandt. Bei Personen mit nur leichten psychischen Störungen ist der Einsatz der BPRS nicht angezeigt. Die Skala eignet sich, bei wiederholter Anwendung, zur Beschreibung von Veränderungen des Schweregrades der Symptomatik im zeitlichen Verlauf.

Die BPRS gilt als Standardinstrument zur Evaluation des Therapieerfolgs in klinischen Studien zur Prüfung der Wirksamkeit von Neuroleptika. In bisher nahezu allen klinischen Entwicklungen von antipsychotischen Psychopharmaka wurde die BPRS als Outcomeparameter verwendet. Obwohl inzwischen konzeptuell und methodisch verbesserte Skalen zur Erfassung von psychotischen Symptomen zur Verfügung stehen, wird in einschlägigen Richtlinien, allein schon aus Gründen der Vergleichbarkeit der Studienergebnisse, noch immer ihr Einsatz empfohlen (CPMP, 1998).

2 Aufbau und Beschreibung

Die Skala besteht aus 18 Items (ursprünglich 16 Items), die jeweils unter einem Oberbegriff zusammengefasste Symptomgruppen beschreiben und in den meisten Fällen kurzgefasste Hinweise zur Beurteilung enthalten. Jedes Item wird bzgl. des Schweregrades (Symptom-Intensität und/oder Häufigkeit) auf einer 7-stufigen Skala beurteilt (1 = „nicht vorhanden“, 2 = „sehr gering“, 3 = „gering“, 4 = „mäßig“, 5 = „mäßig stark“, 6 = „stark“, 7 = „extrem stark“). Die Zuordnung der Zahlenwerte 0 bis 6 zu den Skalenstufen ist ebenfalls gebräuchlich.

Der Summenwert über alle Items gibt den Schweregrad der psychischen Gestörtheit an (Bereich: 18 bis 126 Punkte, bzw. 0 bis 108 Punkte, wenn die Itemskalierung von 0 bis 6 reicht).

Neben dem Gesamtskalenwert sind verschiedene Subskalensysteme in Gebrauch, u. a. 4 oder 5 faktorenanalytisch definierte Subskalen mit jeweils 3 oder 4 Items (Overall, 1976), eine Subskala mit 10 schizophrenie-typischen Items (Overall, 1979) sowie mehrere Varianten von Einteilungen der Items in Subskalen zur Erfassung positiver und negativer Symptome (Nicholson et al., 1995).

Die 5 im *ECDEU Assessment Manual* (1976) enthaltenen Subskalen, die auf faktorenanalytischen Ergebnissen von 3.596 Patienten mit der Diagnose Schizophrenie beruhen, wurden von CIPS (1977) übernommen und sind im Folgenden wiedergegeben:

- *ANDP: Angst/Depression* (Score 1); 4 Items: (1) Sorge um die körperliche Gesundheit, (2) Angst, (5) Schuldgefühle, (9) Depressive Stimmung.
- *ANER: Anergia* (Score 2); 4 Items: (3) Emotionale Zurückgezogenheit, (13) Motorische Verlangsamung, (16) Affektive Abstumpfung, Verflachung, (18) Orientierungsstörungen.
- *THOT: Denkstörung* (Score 3); 4 Items: (4) Zerfall der Denkprozesse, (8) Größenideen, (12) Halluzinationen, (5) Ungewöhnliche Denkinhalte.
- *ACTV: Aktivierung* (Score 4); 3 Items: (6) Gespanntheit, (7) Manieriertheit, Affektiertheit, (17) Erregung.

- *HOST: Feindseligkeit/Misstrauen* (Score 5); 3 Items: (10) Feindseligkeit, (11) Misstrauen, paranoide Inhalte, (14) Unkooperatives Verhalten.

3 Entwicklung

Hintergrund: Die BPRS wurde hauptsächlich für den Einsatz in klinischen Studien mit Psychopharmaka entwickelt. Ziel war es, ein effizientes und klinisch valides Forschungsinstrument zu entwickeln, mit dem Behandlungseffekte bewertet und gleichzeitig die psychopathologische Symptomatik möglichst umfassend deskriptiv charakterisiert werden kann. Dabei sollte die Skala kurz und ökonomisch in der Anwendung sein (Overall & Gorham, 1962).

Skalenkonstruktion: Ausgangspunkt der Konstruktion waren Datensammlungen mit zwei wesentlich umfangreichere psychiatrische Beurteilungssystemen, der *Multidimensional Scale for Rating Psychiatric Patients* (MSRPP; Lorr, 1953) und der *Inpatient Multidimensional Psychiatric Scale* (IMPS; Lorr et al., 1962; Lorr & Klett, 1966). Mit Hilfe multivariater Analysetechniken (Cluster- und Faktorenanalysen) wurden aus Veränderungswerten der MSRPP- und IMPS-Items unter verschiedenen psychoaktiven Behandlungen 14 relativ unabhängige Symptomkomplexe extrahiert und diese dann durch zunächst zwei, später noch zwei weitere Symptomkomplexe ergänzt, um eine möglichst umfassende Repräsentation änderungsrelevanter psychopathologischer Symptome zu erhalten (Overall & Gorham, 1962: Items 15 und 16; 1976: Items 17 und 18). Die 18 Items wurden, trotz ihrer konstruktionsbedingten und beabsichtigten Heterogenität zu einer Skala mit einem Gesamtscore zusammengefasst. Gleichzeitig wurden Profilanalysen durchgeführt, mit dem Ziel gewichtete Itemsscores zur phänomenologischen Typisierung von Diagnosegruppen und zur Kategorisierung von pharmakologischen Effekten zu gewinnen. Der einfache additive Gesamtscore ist aber bis heute der weitaus am häufigsten verwendete Skalenwert geblieben.

Versionen: Die BPRS wurde in viele Sprachen übersetzt. Neben dem englischsprachigen Original und der deutschen Version sind französische, italienische und spanische Übersetzungen in der Skalensammlung *Rating Scales for Psychiatry, European Edition* (AMDP & CIPS, 1990) abgedruckt. Hinweise auf weitere Übersetzungen finden sich bei Hedlund und Vieweg (1980) und Overall und Hollister (1986).

Versionen mit verbesserter Itemskalierung durch Verankerung der Skalenstufen wurden von verschiedener Seite vorgeschlagen (Bech et al., 1986; Woerner et al., 1988). Eine um 6 Items speziell für den ambulanten Bereich erweiterte und standardisierte Version (BPRS-E) geht auf Lukoff et al. (1986) zurück und wurde von Hafkenscheid (1991, 1993) psychometrisch überprüft.

Eine Fassung in Form eines strukturierten Interviews für die Beurteilung durch Pflegepersonal legten Tarrell und Schulz (1988) vor.

Die 18 Items der BPRS sind auch komplett in der *Positive and Negative Syndrome Scale* (PANSS; Kay et al., 1987; siehe auch Seite 165 in diesem Band) enthalten.

4 Hinweise zur Anwendung

Material zur Unterstützung der Anwendung: Außer dem Dokumentationsbogen (siehe *Bezugsquellen* im Anhang des Buches) liegt kein Testmaterial vor. Ein Interviewleitfaden für die Standard-18-Item-Version in englischer Sprache findet sich bei Rhoades und Overall (1988).

Voraussetzungen auf Seiten des Patienten: Erwachsene psychiatrische Patienten – prinzipiell aller Diagnosegruppen – schwerpunktmäßig aber stationäre Patienten mit einer Diagnose aus dem Bereich der psychotischen Störungen. Bei ambulanten Patienten kann die Skala ebenfalls eingesetzt werden, sie ist aber für die Differenzierung leichter Störungsformen nur von begrenztem Nutzen.

Voraussetzungen auf Seiten des Untersuchers: Als Beurteiler kommen erfahrene Kliniker (Psychiater und Psychologen) in Frage. Ein Ratertraining ist dringend zu empfehlen.

Bearbeitungsdauer: Die Beurteilung findet im Anschluss an ein klinisches Interview statt, für das ca. 20 Minuten zu veranschlagen sind. Nach

Overall und Gorham (1962) benötigt ein mit dem Instrument vertrauter Beurteiler 2 bis 3 Minuten für die Einschätzungen anhand der Skala.

Zeitlicher Bezugsrahmen der Beurteilung: Der Beurteilungszeitraum ist nicht spezifiziert und muss nach den Erfordernissen der Studie festgelegt werden. Für das Erstinterview wird eine Zeitspanne von 1 Woche empfohlen. Ansonsten gilt die Zeitspanne seit der letzten Beurteilung.

Durchführung: Grundlage der Beurteilung sind die einem klinischen Interview mit dem Patienten gewonnenen Informationen; sie ergeben sich aus den verbalen Äußerungen des Patienten und aus dem beobachteten Verhalten während des Interviews. Kurze Instruktionen zur Beurteilung jedes Items sind auf der Skala selbst, ausführliche Erläuterungen in der Originalpublikation angegeben (Overall & Gorham, 1962; s. auch ECDEU Assessment Manual, 1976).

Für die Durchführung des Interviews empfehlen die Autoren, nach der Herstellung des Rapports (ca. 3 Minuten), eine ewa 10-minütige nichtdirektive Gesprächsführung und nachfolgend eine direkter Befragung (ca. 5 Minuten) zur Komplettierung der für die Beurteilung benötigten Information.

Einer weiteren Empfehlung, die Untersuchung mit zwei Interviewern durchzuführen und deren voneinander unabhängige Beurteilungen anschließend zu mitteln, wird nur selten gefolgt.

Auswertung: Der Gesamtrohwert berechnet sich aus der Summe der Ratings über alle Items (Score 6), die Subskalenwerte (Score 1 bis Score 5) sind die Summen der zugehörigen Itemratings. Aus Gründen der Vergleichbarkeit der Subskalen unterschiedlicher Länge (z. B. für Profildarstellungen), werden die Subskalenwerte häufig auch in Form von Mittelwertscores ausgedrückt (Summe der Itemscores/Anzahl der Items).

5 Gütekriterien

Eine umfassende Zusammenstellung älterer Studien zu psychometrischen Eigenschaften der BPRS findet sich bei Hedlund und Vieweg (1980). Zur psychometrischen Evaluation der deutschen Version der BPRS liegen, trotz der häufigen Verwendung der Skala in klinischen Studien auch im deutschprachigen Raum, nur wenige Publikationen vor.

Objektivität

Fehlende Ankerpunkte der Skalierung und breit gefasste Iteminhalte lassen dem Untersucher bei Informationserhebung und Beurteilung großen Spielraum. Die Objektivität der Auswertung ist gegeben. Fehlende Normen und Cut-Off-Scores, unterschiedliche Skalierungsvarianten (Itemskala 1 bis 7 oder 0 bis 6) sowie eine Vielzahl von unterschiedlich zusammengesetzten Subskalen erschweren die objektive Interpretation von BPRS-Skalenwerten.

Nach der Literaturübersicht von Hedlund und Vieweg (1980) liegen die Mediane der Produkt-Moment-Korrelationskoeffizienten für die Beurteilerübereinstimmung in fünf Studien für die 16 ursprünglichen Skalenitems zwischen r = .63 („Emotionale Zurückgezogenheit") und r = .83 („Halluzinationen") und für den Gesamtskalenwert bei r = .75. Zu berücksichtigen ist, dass der Produkt-Moment-Korrelationskoeffizient systematische Niveauunterschiede zwischen Beurteilern vernachlässigt und somit die Beurteilerübereinstimmung überschätzt. In einer älteren deutschen Studie, ebenfalls mit der ursprünglichen 16-Item-Version durchgeführt, wurden für 9 Items nur geringe Beurteilerkorrelationen (Produkt-Moment-Koeffizienten) von r < .70, für den Gesamtskalenwert aber sehr enge Korrelationen von r = .82 bis .92 gefunden (Mombour et al., 1975).

In neueren Studien wird der zur Bewertung der Beurteilerübereinstimmung adäquatere Intraclass-Korrelationskoeffizient (ICC) verwendet. Mit verankerter Itemskalierung in unterschiedlichen Versionen wurden, z. T. nach intensivem Training Beurteilerübereinstimmungen zwischen ICC = .73 und .93 erreicht (Bell et al., 1992; Hafkenscheid, 1991, 1993; Sinha et al., 1992; Tracy et al., 1997; Zuardi et al., 1995).

Verbesserungen in der Beurteilerübereinstimmung von anfangs ICC = .54 bis ICC = .87 am Ende des

Programms wurden im Rahmen eines Ratertrainingprogramms erzielt (Tracy et al., 1997). Andersen et al. (1993) berichten von einer Studie, in der 10 bis 30 Patientenratings benötigt wurden, um in verschiedenen Subskalen einer dänischen, 4-stufigen BPRS-Version einen stabilen Grad der Übereinstimmung zwischen 7 Ratern (Psychiatern) bei der Beurteilung von 103 schizophrenen Patienten zu erzielen. Erst nach 45 bis 70 Patientenratings war eine zufriedenstellende Übereinstimmung (ICC >.80) der Ratergruppe bzgl. des Gesamtscores erreicht.

Reliabilität

Interne Konsistenz: Angaben zur internen Konsistenz der 5 faktoriellen Subskalen liegen aus einer deutschen Studie vor (Maß et al., 1997). Die Konsistenzschätzungen nach Cronbachs Alpha bei einer Stichprobe von schizophrenen Patienten (N = 301; überwiegend „paranoide Schizophrenie") bewegen sich zwischen $\alpha = .65$ („Aktivierung") und $\alpha = .71$ („Angst/Depression" und „Denkstörung"), wobei die Kürze der Skalen zu berücksichtigen ist. Für die Gesamtskala fehlen die Angaben.

Nicholson et al. (1995) berichten überwiegend sehr hohe Konsistenzkoeffizienten für verschiedene Itemauswahlen zur Bildung von Subskalen negativer und positiver Symptome in der amerikanischen Originalskala (Negativsymptomatik: $.77 \leq \alpha \leq .91$; Positivsymptomatik: $.78 \leq \alpha \leq .82$). Bell et al. (1992) fanden etwas geringere Alpha-Koeffizienten für die der PANSS entsprechenden Subskalen der BPRS (Negativskala: $\alpha = .68$; Positivskala: $\alpha = .69$).

Retest-Reliabilität: In einer Studie, in der Rater die gleiche Videoaufnahme eines Patienteninterviews in Abständen zwischen 3 und 6 Monaten beurteilten (Flemenbaum & Zimmermann, 1973) ergaben sich für die 18 Items höchst unterschiedliche Intra-Rater-Stabilitätskoeffizienten von ICC = –.05 („Erregung") und ICC = –.03 („Gespanntheit") bis ICC = .87 („Motorische Verlangsamung") und ICC = .91 („Größenideen"). Studien zur Retest-Reliabilität unter Bedingungen natürlicher Merkmalsfluktuation sind nicht bekannt.

Validität

Inhaltliche Validität/Konstruktvalidität: Mit den Items der BPRS wird ein breites Spektrum der bei stationären psychiatrischen Patienten vorkommenden psychopathologischen Symptomatik abgedeckt. Nach einer Aufschlüsselung von Andersen et al. (1993) gliedert sich die BPRS in 10 schizophrenie-spezifische Items (Nr. 3, 4, 7, 10, 11, 12, 14, 15, 16, 18; Overall, 1979), 6 Depressionsitems (Nr.1, 2, 5, 6, 9, 13), die auch in der *Hamilton Depression Scale* (HAMD, siehe Seite 261 in diesem Band) enthalten sind und 2 Manie-Items (Nr. 8, 17), die sich auch in der *Manic-State Scale* von Beigel et al. (1971) finden. Für die 10 schizophrenie-spezifischen Items konnten Andersen et al. (1989) Eindimensionalität (Rasch-Homogenität) nachweisen. Andere inhaltliche Aufgliederungen in schizophrenie-spezifische und -unspezifische Symptome (z. B. Gur et al., 1991) oder in Negativ- und Positiv-Symptome mit z. T. widersprüchlichen Itemzuordnungen (Nicholson et al., 1995) weisen auf definitorische Unschärfen der entsprechenden Konstrukte hin.

Wegen der Heterogenität der erfassten Symptome ist die Interpretation des Gesamtskalenwertes im Sinne des Schweregrades einer spezifischen Störung problematisch. Gleichwohl empfehlen die Autoren den Gesamtscore als sensitives Maß für die Bewertung antidepressiver und antipsychotischer Behandlungen bei den entsprechenden Patientengruppen. Die Empfehlung hat sich allerdings nur für Schizophreniestudien durchgesetzt und gilt in diesem Bereich als Standard.

Die dimensionale Struktur der BPRS wird in vielen Studien, weitgehend übereinstimmend, durch 4 oder 5 unabhängige Faktoren beschrieben (Hedlund & Vieweg, 1980). In den Fünf-Faktoren-Lösungen (s. die oben dargestellten 5 Subskalen) erscheint der Faktor „Aktivierung" als separate Komponente, die übrigen 4 Faktoren („Angst/Depression", „Emotionaler Rückzug", „Denkstörung" und „Feindseligkeit/Misstrauen") entsprechen den Dimensionen der Vier-Faktoren-Lösungen, die sich meist für die ältere 16-Item-Version ergeben hatten.

In einer Faktorenanalyse der deutschsprachigen 18-Item-Skala (Maß et al., 1997) wird die dort gefundene Vier-Faktorenlösung hauptsächlich auf die Homogenität der Patientenstichprobe (überwiegend „paranoide Schizophrenie"; s. oben) zurückgeführt.

Wenn auch nicht primär als diagnostisches Instrument konzipiert, können mit der BPRS doch auch typische Itemprofile von hauptsächlichen diagnostischen Gruppierungen („schizophrenia", „depression", „mania" und „organic brain syndrome"; Overall & Hollister,1986) unterschieden und 6 bis 8 phänomenologische Syndromtypen, auch interkulturell vergleichbar, beschrieben werden (Overall & Gorham, 1976; Overall & Hippius, 1974; Chan & Lai, 1993). Der unabhängig von klinischen Diagnosesystemen (DSM, ICD), auf empirischer Basis entwickelte klassifikatorische Ansatz, ist heute nur bei speziellen Fragestellungen von Bedeutung.

Konvergente Validität: Konstruktionsbedingt (d. h. auf Grund der Schnittmenge gemeinsamer Items) korreliert der Gesamtscore der BPRS hoch mit den Gesamtscores der umfangreicheren Skalen MSRPP ($r=.93$; Gorham & Overall, 1960) und PANSS ($r=.84$; Bell et al., 1992). Eine Korrelation von $r=.64$ mit dem gobal beurteilten Schweregrad der Schizophrenie (CGI, Item 1; siehe Seite 33 in diesem Band) bei 103 Patienten berichten Andersen et al. (1993).

Nicholson et al. (1995) verglichen verschiedene, in der Literatur berichtete, aus der BPRS gebildete Subskalen zur Erfassung negativer und positiver Symptome bei einer Stichprobe von 100 schizophrenen Patienten mit den Gesamtscores der *Scale for the Assessment of Negative Symptoms* (SANS; Andreasen, 1981) und der *Scale for the Assessment of Positive Symptoms* (SAPS; Andreasen, 1984; beide Skalen siehe auch Seiten 175 und 189 in diesem Band). Die konstruktkongruenten Korrelationen der 4 untersuchten BPRS-Negativsubskalen mit der SANS lagen alle bei $r=.84$ oder .85; die der 9 BPRS-Positivsubskalen mit der SAPS zwischen $r=.89$ und $r=.94$. Auf Grund der durchweg sehr hohen Kriterien- und Subskalen-Korrelationen empfehlen die Autoren die einfachsten, aus jeweils 3 Items bestehen Subskalendefinitionen zur Verwendung: die Negativsubskala mit den Items 3 („Emotionale Zurückgezogenheit"), 13 („Motorische Verlangsamung") und 16 („Affektive Abstumpfung/Verflachung") und die Positivsubskala mit den Items 4 („Zerfall der Denkprozesse"), 12 („Halluzinationen") und 15 („Ungewöhnliche Denkinhalte").

Für die parallel zur PANSS gebildeten Positiv-Negativ-Subskalen der BPRS berichten Bell et al. (1992; $N=56$ Patienten mit einer Schizophreniediagnose nach DSM-III-R) Korrelationen zur PANSS in der gleichen Größenordnung (Negativskala, BPRS vs. PANSS: $r=.82$; Positivskala, BPRS vs. PANSS: $r=.92$). Die Korrelation für die Subskala „Allgemeine Psychopathologie" war mit $r=.61$ geringer.

In einer Untersuchung von Gur et al. (1991; $N=47$ Patienten mit einer Schizophreniediagnose nach DSM-III-R) zeigte sich im Zusammenhangsmuster der 5 faktoriellen BPRS-Subskalen mit den Subskalen der SANS und der SAPS eine mäßig enge Beziehung der BPRS-Faktorskala „Anergia" zu der mit der SANS erfassten Negativsymptomatik ($.43 \leq r \leq .69$) sowie eine ebenfalls positive, aber etwas geringere Beziehung der BPRS-Faktorskala „Denkstörung" zu der mit der SAPS erfassten Positivsymptomatik ($.28 \leq r \leq .58$).

Eine Assoziation der Subskala „Anergia" zur Negativsymptomatik wurde auch mit deutschen Skalenversionen der BPRS und der SANS gefunden ($.32 \leq r \leq .52$; Dieterle et al., 1986).

Diskriminante Validität: Nach den Ergebnissen von Gur et. al. (s. oben) kann auch auf diskrimante Validität der BPRS-Faktorskalen „Anergia" und „Denkstörung" in Bezug auf die Unterscheidung Positiv- vs. Negativsymptomatik geschlossen werden: „Denkstörung" korreliert mit keiner der Negativsymptomatik anzeigenden Subskalen der SANS, die Korrelationen von „Anergia" zu den Positiv-Subskalen der SAPS bleiben weit zurück hinter den Korrelationen zur SANS. In der gleichen Untersuchung ergaben sich auch Hinweise auf die diskriminante Validität der Aufteilung der BPRS in eine schizophrenie-spezifische und eine nicht-spezifische Subskala: Die Korrelationen der schizophrenie-spezifischen Subskalen zur SANS und zur SAPS waren wesentlich höher (SANS: $r=.38$; SAPS: $r=.61$) als die der nicht-spezifischen Subskala (SANS: $r=.08$; SAPS: $r=.36$).

Behandlungssensitivität: Die Behandlungssensitivität der BPRS ist durch eine Vielzahl von Therapiestudien, hauptsächlich mit antipsychotischen (klassischen und atypischen) Psychopharmaka belegt (s. Datenbeispiele in den Tabellen 2 und 3). Eine vergleichende Übersicht von mit der BPRS (und der PANSS) abgebildeten Behandlungseffekten in offenen unkontrollierten und doppelblinden kontrollierten Studien mit den atypischen Antipsychotika Zotepin, Remoxiprid und Risperidon findet sich bei Pajonk et al. (2002).

6 Normen, Cut-Off-Werte

Es liegen weder Normen noch allgemein akzeptierte Cut-Off-Scores vor.

Auf Grund der häufigen Verwendung der Skala in klinischen Studien sind jedoch Referenzdaten für viele Patientengruppen und Behandlungen veröffentlicht. In vielen Publikationen fehlt leider die Angabe der Itemskalierung.

In klinischen Studien bei Patienten mit psychotischen Störungen werden häufig ein Gesamtskalenwert von mindestens 36 Punkten (Itemskalierung 1 bis 7) bzw. von 18 Punkten (Itemskalierung 0 bis 6) als Einschlusskriterium, und eine Reduktion von 20 % vom Ausgangswert als Therapieresponse definiert.

7 Exemplarische Daten

Hofer et al. (2000) untersuchten die Patientenselektion bei klinischen Prüfungen mit Antipsychotika. Von allen 200 Patienten mit der Diagnose einer schizophrenieformen oder schizophrenen Störung, die innerhalb eines bestimmten Zeitraumes in eine psychiatrische Klinik stationär aufgenommen worden waren, erfüllten 85 alle Kriterien für die Teilnahme in einer klinischen Studie. Tatsächlich eingeschlossen wurden nur 27 Patienten. In den BPRS-Scores (Gesamtskala und faktorielle Subskalen; s. Tabelle 1) der theoretisch einschließbaren Patienten ergaben sich keine statistisch signifikanten Unterschiede zwischen den Studienteilnehmern und Nichtteilnehmern. In anderen Merkmalen unterschieden sich die beiden Gruppen: Die in die Studie aufgenommenen Patienten waren jünger und hatten eine kürzere Krankheitsgeschichte sowie weniger psychotische Episoden als die nicht aufgenommenen Patienten.

Tabelle 2 zeigt die in einer doppel-blinden, randomisierten Vergleichsstudie von Remoxiprid, Haloperidol und Clozapin beobachteten Verläufe im BPRS-Gesamtskalenwert unter 28-tägiger Behandlung (Klieser et al., 1994). In allen drei Gruppen wurde eine statistisch hochsignifikante Reduktion der psychopathologischen Symptome erzielt. Unterschiede zwischen den Gruppen konnten statistisch nicht gesichert werden.

BPRS – Tabelle 1: BPRS-Scores von Patienten mit schizophrenieformen oder schizophrenen Störungen (nach ICD-10), die alle Einschlusskriterien für eine klinische Phase-III-Studie erfüllten, unterteilt nach tatsächlich Eingeschlossenen und Nichteingeschlossenen. Dargestellt sind Mittelwerte und Standardabweichungen (in Klammern) (Datenquelle: Hofer et al., 2000)

BPRS-Score (theoretischer Maximalwert)[a]	In die Studie	
	eingeschlossen (N = 27)	nicht eingeschlossen (N = 58)
Gesamtskalenwert (108)	33.7 (12.7)	31.1 (16.2)
Angst/Depression (24)	9.0 (4.3)	7.4 (4.4)
Anergia (24)	6.7 (4.9)	6.7 (4.5)
Denkstörung (24)	8.9 (4.7)	9.4 (5.3)
Aktivierung (18)	4.3 (3.4)	4.9 (3.7)
Feindseligkeit/Misstrauen (18)	4.8 (3.7)	6.1 (4.7)

[a] Itemskalierung: 0–6

BPRS – Tabelle 2: BPRS-Gesamtsksalenwerte von Patienten mit akuter Schizophrenie vom paranoiden Typ (ICD-9 295.3) im Behandlungsverlauf. Dargestellt sind Mittelwerte und Standardabweichungen (in Klammern) sowie prozentuale Verbesserungen zu Tag 0. (Datenquelle: Klieser et al., 1994)

Behandlungstage	Remoxiprid (N = 17)	Haloperidol (N = 17)	Clozapin (N = 17)
Tag 0	69 (14)	58 (10)	55 (12)
Tag 3	62 (19)	52 (18)	53 (12)
Tag 7	55 (16)	46 (21)	44 (8)
Tag 14	53 (18)	43 (19)	43 (19)
Tag 21	52 (22)	39 (18)	37 (9)
Tag 28	50 (21)	37 (17)	36 (13)
Verbesserung (%) Tag 0 – Tag 28	37	53	49

Itemskalierung offensichtlich 1–7 (in der Publikation nicht dokumentiert). Prozentwerte errechnet vom Bearbeiter (GW) dieses Buches

Die in Tabelle 3 wiedergegebenen Daten entstammen einer eropäischen multinationalen randomisierten Doppelblind-Studie (Puech et al., 1998), in der die optimale therapeutische Dosis von Amisulprid bei Patienten in einer akuten schizophrenen Episode bestimmt werden sollte. Das Standardneuroleptikum Haloperidol diente als Referenzbehandlung. Im BPRS-Gesamtscore zeigte sich unter allen Amisulpriddosen und unter Haloperidol eine Verbesserung nach 28 Tagen Behandlung. Der Behandlungseffekt war am stärksten ausgeprägt unter 800 mg Amisulprid (Reduktion im BPRS-Gesamtscore um 59 %; statistisch signifikanter Unterschied zur subtherapeutischen 100 mg Dosis von Amisulprid).

In einer differenzierten Analyse auf Subskalenebene (Müller et al., 2002) zeigten sich die stärksten Effekte in den Faktorskalen „Denkstörung" und „Feindseligkeit/Misstrauen" (statistisch signifikante Überlegenheit von 400 und 800 mg Amisulprid sowohl gegenüber 100 mg Amisul-

BPRS – Tabelle 3: BPRS-Gesamtskalenwerte von Patienten mit akuter Schizophrenie (DSM-III-R) vor und nach 28-tägiger Behandlung mit einer von vier Dosen Amisulprid oder Haloperidol. Dargestellt sind Mittelwerte und Standardabweichungen (in Klammern) sowie prozentuale Verbesserungen zum Ausgangswert. (Datenquelle: Puech et al., 1998)

BPRS-Gesamtscore	Amisulprid				Haloperidol 16 mg (N = 61)
	100 mg (N = 58)	400 mg (N = 62)	800 mg (N = 63)	1200 mg (N = 65)	
Ausgangswert	60.1 (12.8)	63.5 (10.3)	61.2 (10.2)	61.4 (11.2)	58.9 (12.4)
Tag 28	41.7 (17.6)	38.6 (17.9)	35.2 (12.7)	40.7 (17.5)	40.0 (15.1)
Differenz	–18.4 (17.0)	–24.9 (18.4)	–26.0 (14.9)	–20.7 (17.49	–18.9 (16.0)
Verbesserung (%)	44	54	59	48	45

Itemskalierung 1–7

prid als auch gegenüber Haloperidol), gefolgt von den Faktorskalen „Angst/Depression" und „Anergia" (Überlegenheit von 400 und 800 mg Amisulprid nur gegenüber Haloperidol).

In der gleichen Studie wurde auch die PANSS eingesetzt. Die Ergebnisse in der PANSS-Positivskala waren vergleichbar mit denen in der BPRS-Gesamtskala (vgl. PANSS-Tabelle 1).

8 Literatur

AMDP & CIPS (Eds.). (1990). Rating scales for psychiatry: European edition. Weinheim: Beltz Test.

Andersen, J., Kørner, A., Larsen, J. K., Schultz, V., Nielsen, B. M., Behnke, K., Munk-Andersen, E. & Bjorum, N. (1993). Agreement in psychiatric assessment. Acta Psychiatrica Scandinavica, 87, 128–132.

Andersen, J., Larsen, J. K., Schultz, V., Nielsen, B. M., Kørner, A., Behnke, K., Munk-Andersen, E., Butler, B., Allerup, P. & Bech, P. (1989). The Brief Psychiatric Rating Scale: Dimension of schizophrenia – Reliability and construct validity. Psychopathology, 22, 168–176.

Andreasen, N.C. (1981). Scale for the Assessment of Negative Symptoms. Iowa City: University of Iowa.

Andreasen, N.C. (1984). Scale for the Assessment of Positive Symptoms. Iowa City: University of Iowa.

Bech, P., Kastrup, M. & Rafaelsen, O. J. (1986). Mini-compendium of rating scales for states of anxiety, depression, mania, schizophrenia with corresponding DSM-III syndromes. Acta Psychiatrica Scandinavica, 73 (Suppl. 326) 1–37.

Beigel, A., Murphy, D. L. & Bunney, W. E. (1971). The Manic-State Rating Scale: Scale construction, reliability and validity. Archives of General Psychiatry, 25, 256–262.

Bell, M., Milstein, R., Beam-Goulet, J. Lysaker, P. & Cicchetti, D. (1992). The Positive and Negative Syndrome Scale and the Brief Psychiatric rating Scale: Reliability, comparability, and predictive validity. Journal of Nervous and Mental Disease, 180, 723–728.

Chan, D. W. & Lai, B. (1993). Assessing psychopathology in Chinese psychiatric patients in Hong Kong using the Brief Psychiatric Rating Scale. Acta Psychiatrica Scandinavica, 87, 37–44.

CIPS (Hrsg.). (1977). Internationale Skalen für Psychiatrie. Weinheim: Beltz Test.

CPMP (1998). Note for guidance on the clinical investigation of medicinal products in the treatment of schizophrenia. London: The European Agency for the Evaluation of Medicinal Products.

Dieterle, D. M., Albus, M. I., Eben, E., Ackenheil, M. & Rockstroh, W. (1986). Preliminary experiences and results with the Munich version of the Andreasen Scale: Assessment of productive and negative symptoms in chronic schizophrenic patients. Pharmacopsychiatry, 19, 96–100.

Gorham, D. R. & Overall, J. E. (1960). Drug action profiles based on an abbreviated psychiatric rating scale. Journal of Nervous and Mental Disease, 132, 528–535.

Gur, R. E., Mozley, P. D., Resnick, S. M. Levick, S., Erwin, R., Saykin, A. J. & Gur, R. C. (1991). Relations among clinical scales in schizophrenia. American Journal of Psychiatry, 148, 472–478.

Hafkenscheid, A. (1991). Psychometric evaluation of a standardized and expanded Brief Psychiatric Rating Scale. Acta Psychiatrica Scandinavica, 84, 294–300.

Hafkenscheid, A. (1993). Reliability of a standardized and expanded Brief Psychiatric Rating Scale. Acta Psychiatrica Scandinavica, 86, 1–6.

Hedlund, J. L. & Vieweg, B. W. (1980). The Brief Psychiatric Rating Scale (BPRS): A comprehensive review. Journal of Operational Psychiatry, 148, 472–478.

Hofer, A., Hummer, M., Huber, R., Kurz, M., Walch, T. & Fleischhacker, W. (2000). Selection bias in clinical trials with antipsychotics.

Journal of Clinical Psychopharmacology, 20, 699–702.

Kay, S.R., Fiszbein, A. & Opler, L.A. (1987). The Positive and Negative Syndrome Scale (PANSS) for schizophrenia. Schizophrenia Bulletin, 13, 261–276.

Klieser, E., Strauss, W.H. & Lemmer, W. (1994). The tolerability and efficacy of the atypical neuroleptic remoxipride compared with clozapine and haloperidol in acute schizophrenia. Acta Psychiatrica Scandinavica, 89, (Suppl. 380), 68–73.

Lorr, M. (1953). Multidimensional Scale for Rating Psychiatric Patients. Veteran's Administration Technical Bulletin, 10–507, 1–44.

Lorr, M. & Klett, C.J. (1966). Inpatient Multidimensional Psychiatric Scale. Palo Alto, Cal.: Consulting Psychologists Press.

Lorr, M., Klett, C.J., McNair, D.M. & Lasky, J.J. (1962): Manual: Inpatient Multidimensional Psychiatric Scale. Palo Alto, Cal.: Consulting Psychologists Press.

Lukoff, D., Nuechterlein, K.H. & Ventura, J. (1986). Manual for the expanded BPRS. Schizophrenia Bulletin, 12, 594–602.

Maß, R., Burmeister, J. & Krausz, M. (1997). Dimensionale Struktur der deutschen Version der Brief Psychiatric Rating Scale (BPRS). Nervenarzt, 68, 239–244.

Mombour, W., Kockott, G. & Fliege, K. (1975). Die Brief Psychiatric Rating Scale (BPRS) von Overall und Gorham bei akuten paranoid-halluzinatorischen Psychosen. Untersuchungen mit einer deutschen Übersetzung der BPRS. Pharmakopsychiatrie, Neuro-Psychopharmakologie, 8, 279–288.

Müller, M., Wetzel, H., Eich, F.-X., Rein, W., Puech, A., Benkert, O. & the Amisulpride Study Group. (2002). Dose-related effects of amisulpride on five dimensions of psychopathology in patients with acute exacerbation of schizophrenia. Journal of Clinical Psychopharmacology, 22, 554–560.

Nicholson, I.R., Chapman, J.E. & Neufeldt, R.W.J. (1995). Variability in BPRS definitions of positive and negative symptoms. Schizophrenia Research, 17, 177–185.

Overall, J.E. (1979). Criteria for the selection of subjects for research in biological psychiatry. In H.M. van Praag, M.H. Lader, O.J. Rafaelsen & E.J. Sachar (Eds.), Handbook of psychiatry (pp. 359–391). New York: Dekker.

Overall, J.E. & Gorham, D.R. (1962). The Brief Psychiatric Rating Scale. Psychological Reports, 10, 799–812.

Overall, J.E. & Gorham, D.R. (1976). 047 BPRS. Brief Psychiatric Rating Scale. In W. Guy (Ed.), ECDEU assessment manual for psychopharmacology. rev. ed. (pp. 157–169). Rockville, MD: National Institute of Mental Health.

Overall, J.E. & Hippius, H. (1974). Psychiatric diagnostic concepts among German-speaking psychiatrists. Comprehensive Psychiatry, 15, 103–117.

Overall, J.E. & Hollister, L.E. (1986). Assessment of depression using the Brief Psychiatric Rating Scale. In N. Sartorius & T.A. Ban (Eds.), Assessment of depression (pp. 159–178). Berlin: Springer.

Pajonk, F.-G., Holzbach, R. & Naber, D. (2002). Comparing the efficacy of atypical antipsychotics in open uncontrolled versus double-blind controlled trials in schizophrenia. Psychopharmacology, 162, 29–36.

Puech, A., Fleurot, O. Rein, W. & the Amisulpride Study Grup. (1998). Amisulpride, an atypical antipsychotic, in the treatment of acute episodes of schizophrenia: A dose-ranging study vs. haloperidol. Acta Psychiatrica Scandinavica, 98, 65–72.

Rhoades, H.M. & Overall, J.E. (1988). The semistructured BPRS Interview and Rating Guide. Schizophrenia Bulletin, 24, 101–104.

Sinha, D., Zemlan, F.P., Nelson, S., Bienenfeld, D., Thienhaus, O. Ramaswamy, G. & Hamilton, S. (1992). A new scale for assessing behavioral agitation in dementia. Psychiatry Research, 41, 73–88.

Tarell, J.D. & Schulz, S.C. (1988). Nursing assessment using the BPRS: A structured interview. Psychopharmacology Bulletin, 24, 105–111.

Tracy, K., Adler, L. A., Rotrosen, J., Edson, R., Lavori, P. & the Veterans Affairs Cooperative Study #394 Study Group. (1997). Interrater reliability issues in multicenter trials, part I: Theoretical concepts and operational procedures used in Department of Veterans Affairs Cooperative Study #394. Psychopharmacolgy Bulletin, 33, 53–57.

Woerner, M. G., Mannuzza, S. & Kane, J. M. (1988). Anchoring the BPRS: An aid to improved reliability. Psychopharmacology Bulletin, 24, 112–117.

Zuardi, A. W., Loureiro, S. R. & Rodrigues, C. R. C. (1995). Reliability, validity and factorial dimensions of the Interactive Observation Scale for Psychiatric Inpatients. Acta Psychiatrica Scandinavica, 91, 247–251.

CIPS Collegium Internationale Psychiatriae Scalarum

BPRS

Brief Psychiatric Rating Scale

Anleitung
Bitte jeweils nur die zutreffende Ziffer ankreuzen! **Bitte alle Feststellungen beantworten!**

	1	2	3	4	5	6	7
	nicht vorhanden	sehr gering	gering	mäßig	mäßig stark	stark	extrem stark

1 2 3 4 5 6 7

1. Sorge um die (körperliche) Gesundheit
Grad der Anteilnahme am augenblicklichen körperlichen Gesundsein. Bewerten Sie, in welchem Ausmaß physische Gesundheit vom Patienten als Problem angesehen wird, gleichgültig ob ein realer Grund für die Klagen besteht oder nicht.

1 2 3 4 5 6 7

2. Angst
Besorgnis, Befürchtungen, Überbesorgnis in bezug auf Gegenwart und Zukunft. Bewerten Sie nur die verbalen Äußerungen des Patienten über sein subjektives Erleben. Es soll nicht von körperlichen Symptomen oder neurotischen Abwehrmechanismen auf Angst geschlossen werden.

1 2 3 4 5 6 7

3. Emotionale Zurückgezogenheit
Mangel an emotionalem Kontakt zum Interviewer und unzureichende Beziehung zur Interviewsituation. Beurteilen Sie lediglich, wie sehr es dem Patienten anscheinend misslingt, emotionalen Kontakt zu anderen Personen in der Interviewsituation herzustellen.

1 2 3 4 5 6 7

4. Zerfall der Denkprozesse
Grad, bis zu dem der Denkprozess verworren, inkohärent oder zerfahren ist. Bewerten Sie nur die Integration der verbalen Äußerungen, nicht den subjektiven Eindruck, den der Patient von seinem eigenen Denkvermögen hat.

1 2 3 4 5 6 7

5. Schuldgefühle
Überbesorgnis oder Gewissensbisse in Hinsicht auf früheres Verhalten. Bewerten Sie das subjektive Schulderleben aufgrund der verbalen Äußerungen des Patienten und seiner angemessenen affektiven Beteiligung. Es soll nicht von Depression, Angst oder neurotischer Abwehr auf Schuldgefühle geschlossen werden.

	1	2	3	4	5	6	7
	nicht vorhanden	sehr gering	gering	mäßig	mäßig stark	stark	extrem stark

1 2 3 4 5 6 7

6. Gespanntheit
Körperlich-motorische Anzeichen für Gespanntheit, „Nervosität“ und allgemein erhöhte Aktivität. Bewerten Sie nur die körperlichen Anzeichen von Gespanntheit, nicht das geschilderte subjektive Erleben des Patienten.

1 2 3 4 5 6 7

7. Manieriertheit, Affektiertheit, Positur
Auffälligkeiten der Psychomotorik, unübliches motorisches Verhaltensbild, das bestimmte psychisch Kranke aus der Gruppe der „Normalen“ heraushebt. Bewerten Sie nur die Abnormität des Bewequngsbildes und der Ausdrucksmotorik, nicht einfach erhöhte motorische Aktivität.

1 2 3 4 5 6 7

8. Größenideen
Überhöhte Selbsteinschätzung, Überzeugung, in Besitz ungewöhnlicher Kräfte und Fähigkeiten zu sein. Bewerten Sie nur die verbalen Äußerungen des Patienten über sich selbst oder im Vergleich zu anderen, nicht jedoch das Verhalten in der Interviewsituation.

1 2 3 4 5 6 7

9. Depressive Stimmung
Mutlosigkeit, Traurigkeit. Bewerten Sie nur den Grad der Mutlosigkeit. Ziehen Sie keine Rückschlüsse auf Grund von depressiven Begleitsymptomen wie allgemeiner Verlangsamung und körperlichen Beschwerden.

1 2 3 4 5 6 7

10. Feindseligkeit
Animosität, Geringschätzung, Feindseligkeit, Verachtung gegenüber Personen außerhalb der Interviewsituation. Bewerten Sie nur die verbalen Äußerungen des Patienten über seine Gefühle und Handlungen anderen gegenüber. Es soll nicht von neurotischer Abwehr, Angst oder körperlichen Beschwerden auf Feindseligkeit geschlossen werden. Das Verhalten dem Interviewer gegenüber ist unter 14 (mangelnde Kooperation) zu bewerten.

CIPS Collegium Internationale Psychiatriae Scalarum

BPRS

Brief Psychiatric Rating Scale

	1	2	3	4	5	6	7
	nicht vorhanden	sehr gering	gering	mäßig	mäßig stark	stark	extrem stark

11. Misstrauen, paranoide Inhalte 1 2 3 4 5 6 7
Überzeugung (wahnhaft oder in anderer Weise), dass andere jetzt oder früher böswillige oder diskriminierende Absichten gegenüber dem Patienten haben oder hatten. Bewerten Sie nur solche Verdächtigungen, die auf Grund entsprechender Äußerungen nach wie vor bestehen, gleichgültig ob sie frühere oder derzeitige Situationen betreffen.

12. Halluzinationen 1 2 3 4 5 6 7
Wahrnehmungen ohne entsprechende normale äußere Reize. Bewerten Sie nur solche Erlebnisse, die laut Patient in der letzten Woche aufgetreten sind und die sich – so wie sie beschrieben werden – deutlich vom Denken und der Vorstellung Normaler abheben.

13. Motorische Verlangsamung 1 2 3 4 5 6 7
Verminderung des Energieniveaus, sichtbar an verlangsamten Bewegungen. Bewerten Sie nur das beobachtete Verhalten des Patienten und nicht den subjektiven Eindruck, den der Patient von seiner Vitalität hat.

14. Unkooperatives Verhalten 1 2 3 4 5 6 7
Offensichtlicher Widerstand, Unfreundlichkeit, Vorbehalte und mangelnde Bereitschaft, mit dem Interviewer zusammenzuarbeiten. Bewerten Sie nur die Einstellung des Patienten und seine Reaktionen gegenüber dem Interviewer und auf die Interviewsituation. Beurteilen Sie nicht Äußerungen über ablehnendes oder unkooperatives Verhalten außerhalb der Interviewsituation.

15. Ungewöhnliche Denkinhalte 1 2 3 4 5 6 7
Ungewöhnliche, seltsame, fremdartige oder bizarre Denkinhalte. Bewerten Sie nur das Ausmaß der Ungewöhnlichkeit, nicht den Grad des Zerfalls der Denkprozesse (formale Denkstörungen sind unter 4 berücksichtigt).

16. Affektive Abstumpfung, Verflachung 1 2 3 4 5 6 7
Reduzierte Emotionalität, offensichtlicher Mangel an normalem Fühlen und Engagement.

17. Erregung 1 2 3 4 5 6 7
Gesteigerte Emotionalität, Agitation, erhöhte Reagibilität.

18. Orientierungsstörungen 1 2 3 4 5 6 7
Verwirrtheit oder mangelnde Fähigkeit Personen, Örtlichkeiten oder Zeit zuzuordnen.

Bitte prüfen Sie, ob Sie alle Feststellungen zutreffend beantwortet haben!

	1 ANDP	2 ANER	3 THOT	4 ACTV	5 HOST	6 TOTAL
Summenscore	☐☐	☐☐	☐☐	☐☐	☐☐	☐☐☐
	:4	:4	:4	:3	:3	
Mittelwertscore	=☐,☐	=☐,☐	=☐,☐	=☐,☐	=☐,☐	

2

CDSS-G

Calgary **D**epression Rating **S**cale for **S**chizophrenia – **G**erman version

Fremdbeurteilung

Deutsche Version: Müller, Marx-Dannigkeit, Schlösser, Wetzel, Addington und Benkert (1999)
Originalversion: Addington, Addington und Schissel (1990)
Addington, Addington, Maticka-Tyndale und Joyce (1992)

1 Anwendungsbereich

Die CDSS(-G) ist ein Fremdbeurteilungsverfahren, das konzipiert ist, speziell bei Patienten mit Schizophrenie, die Ausprägung depressiver Symptomatik unabhängig von anderen psychopathologischen Symptomdimensionen zu erfassen. Die Skala kann in allen Stadien einer psychotischen Störung eingesetzt werden, insofern eignet sie sich für Verlaufsuntersuchungen, u. a. für klinische Studien mit antidepressiver Therapie bei psychotischen Störungen. Mit der deutschen Version liegen hierzu allerdings noch keine Erfahrungen vor.

Die CDSS(-G) eignet sich auch zum Screening auf den Verdacht einer komorbiden Major Depression bei einer psychotischen Störung; sie kann jedoch die klinische Diagnose nicht ersetzen.

2 Aufbau und Beschreibung

Die Skala besteht aus insgesamt 9 Items, die in einen Interviewleitfaden (halbstrukturiertes Interview) eingebettet sind. Die ersten 8 Items beziehen sich auf die Symptome „Depression", „Hoffnungslosigkeit", „Selbstabwertung", „Schuldhafte Beziehungsideen", „Pathologische Schuld", „Morgendliche Depression", „Frühmorgendliches Erwachen" und „Suizidalität". Fragen zur Exploration dieser Symptome sind in der Interviewanleitung vorgegeben. Mit Item 9, „Beobachtete Depression" wird das Verhalten des Patienten während des gesamten Interviews bewertet. Alle Items werden auf einer 4-stufigen Schweregradskala (0 = „fehlend", 1 = „leicht", 2 = „mäßig", 3 = „schwer") beurteilt. Die Skalenstufen sind jeweils symptomspezifisch operationalisiert.

Der Summenwert über alle Itemratings gilt als Maß für den Schweregrad der depressiven Symptomatik (Bereich 0 bis 27 Punkte).

3 Entwicklung

Hintergrund: Die Beurteilung der Depressivität mit Standard-Depressionsskalen, wie der *Hamilton Depression Scale* (HAMD; Hamilton, 1960; siehe auch Seite 261 in diesem Band) ist bei Patienten mit psychotischen Störungen problematisch, u. a. wegen der ungeklärten Skaleneigenschaften bei diesen Störungsgruppen und der Überschneidung der Skaleninhalte mit Negativsymptomen und Extrapyramidalsymptomen.

Mit der CDSS wurde versucht, ein Verfahren zu entwickeln, das spezifisch auf die Erfassung depressiver Symptome bei Schizophrenie gerichtet ist und dabei Überlappungen mit anderen Symptombereichen vermeidet.

Skalenkonstruktion: Ausgehend von den Items der HAMD und den Depressionsitems der *Present State Examination* (PSE; Wing et al., 1974) wurde die CDSS empirisch entwickelt. Auf der Grundlage von bei schizophrenen Patienten (N = 50) an zwei Messzeitpunkten in unterschiedlichen Stadien der Erkrankung erhobenen Daten wurden zunächst 11 Items identifiziert, die hohe und reproduzierbare Ladungen auf einem Depressionsfaktor aufwiesen, sowie aufsummiert einen Skalenwert mit hoher interner Konsistenz ergaben (Addington et al., 1990). Nach weiteren psychometrischen Analysen an unabhängigen Stichproben wurde die Skala auf 9 Items verkürzt, und die in der Vorform noch 5-stufige Itemskalierung auf 4 Stufen reduziert (Addington et al., 1992, 1993). Die 9-Item-Skala enthält 3 auf die

HAMD zurückgehende Items („Depression“, „Pathologische Schuld“, „Suizidalität“), die restlichen Items haben ihren Ursprung in der PSE. Die endgültige Skala weist gute Item- und Testwert-Statistiken auf.

Bei der Konstruktion der deutschen Version bemühten sich die Autoren um Äquivalenz zum Original, sowohl bzgl. des Bedeutungsgehalts der Items (funktionale Äquivalenz) als auch bzgl. der standardisierten Durchführung (operationale Äquivalenz). Dies wurde in einem mehrstufigen Hin- und Rückübersetzungsprozess der Items und Interviewfragen und in anschließender empirischer Erprobungen der Skala (Studien zur Beurteilerübereinstimmung, s. unten) erreicht (Müller et al., 1999).

Versionen: Die Skala liegt in z. T. validierten Versionen z. Zt. in 21 Sprachen vor (Übersicht unter http://www.ucalgary.ca/cdss/).

Die ältere (nicht ins Deutsche übertragene) 11-Item-Version (Addington et al., 1990) wird nicht mehr zur Anwendung empfohlen.

4 Hinweise zur Anwendung

Material zur Unterstützung der Anwendung: Die Skala ist in den Interviewleitfaden integriert. Beides liegt in deutscher Sprache vor und kann unter der angegebenen Internetadresse (siehe unter *Versionen*) abgerufen werden.

Voraussetzungen auf Seiten des Patienten: Patienten mit Schizophrenie oder einer anderen psychotischen Störung. Eine Altersbegrenzung wird nicht angegeben; der übliche Altersbereich „Jugendliche und Erwachsene“ dürfte auch hier gelten.

Voraussetzungen auf Seiten des Untersuchers: Die Beurteiler sollten Erfahrung mit der Exploration schizophrener Patienten haben. Ein Training mit 5 bis 10 Patienteninterviews wird empfohlen um eine akzeptable Übereinstimmung mit einem erfahrenen Rater zu erzielen.

Bearbeitungsdauer: Der Zeitbedarf für das Patienteninterview und die Beurteilung liegt bei 15 bis 20 Minuten.

Zeitlicher Bezugsrahmen der Beurteilung: Der im Interviewleitfaden als Standard angegebene Beurteilungszeitraum für die Items 1 bis 8 bezieht sich, wegen der Vergleichbarkeit mit anderen Skalen, auf das übliche Ein-Wochen-Intervall. Wenn die Skala unterstützend zur Diagnose nach DSM-IV eingesetzt wird, kann der Beurteilungszeitraum auf 2 Wochen erweitert werden, um dem Zeitkriterium für eine Major Depression zu genügen (Müller et al., 1999). Die Beurteilung von Item 9 basiert immer auf der Beobachtung während des aktuellen Interviews.

Durchführung: Für die Durchführung des klinischen Interviews empfehlen die Autoren das Vorgehen nach dem Interviewleitfaden. Die erste Frage soll wörtlich gestellt werden, bei den nachfolgenden Fragen können Formulierung und Reihenfolge variiert werden.

Auswertung: Die Auswertung besteht in der Addition der Itempunktwerte zu einem Skalenwert.

5 Gütekriterien

Objektivität

Die operationalisierten Skalenstufen und die Interviewanleitung begünstigen eine objektive Durchführung und Beurteilung. Auswertungsobjektivität ist durch die einfache Summenbildung gegeben. Wird ein Cut-Off-Wert angegeben, kann auch die Interpretation im Sinne eines Verdachts auf eine Major Depression als objektiv gelten.

Für die englischsprachige Originalskala werden sehr hohe Intraclass-Korrelationskoeffizienten (ICC) der Beurteilerübereinstimmung mitgeteilt ($.90 \leq ICC \leq .96$; Addington et al., 1993, 1994). Für die deutsche Skala berichten Müller et al. (1999) eine nahezu perfekte Übereinstimmung im Summenscore von $ICC = .97$ zwischen zwei erfahrenen und trainierten Ratern bei der Beurteilung von 10 schizophrenen Patienten. Die Übereinstimmung in den einzelnen Items lag zwischen $ICC = .71$ (Depression) und $ICC = .97$ (Selbstabwertung). In der gleichen Arbeit berichten die Autoren über zwei weitere Studien, in denen mit größeren Beurteilergruppen geringere, aber noch immer akzeptable Übereinstimmungen gefunden wurden. Als zufallskorrigiertes Maß der Beurteilerübereinstimmung wurde der gewichtete Kappa-Koeffizient verwendet; er lag bei zwei Gruppen unerfahrener Rater (N = 15 und N = 14, jeweils 2 Patientenvideos) bei $\kappa_W = .56$ bzw. $\kappa_W = .52$, bei erfahrenen Ratern (N = 34, 3 Patientenvideos) in 3 Sitzungen zwischen $\kappa_W = .66$ und $\kappa_W = .76$. Die Beurteilerübereinstimmung war unabhängig vom Schweregrad der Depression der beurteilten Patienten.

Reliabilität

Interne Konsistenz: Schätzungen der internen Konsistenz (Cronbachs Alpha) der Originalskala bei verschiedenen Stichproben ambulanter und stationärer schizophrener Patienten liegen im Bereich von $\alpha = .71$ bis .89 (Addington et al., 1990, 1992, 1994). Für die deutsche Skala liegen keine Angaben vor.

Retest-Reliabilität: Hierzu sind keine Untersuchungen bekannt.

Validität

Inhaltliche Validität/Konstruktvalidität: Alle Items der CDSS(-G) beziehen sich auf depressionsspezifische Symptome; allgemeinpsychopathologische Symptome werden nicht thematisiert. Insofern kann die Skala als inhaltlich valide gelten.

Dem Konstrukt des Schweregrades entsprechend, zeigten sich die Items der CDSS in einer konfirmatorischen Faktorenanalyse bei ambulanten und stationären schizophrenen Patienten mit einem Ein-Faktor-Modell verträglich (Addington et al., 1992). Die Spezifität der Skala in Bezug auf das Konstrukt der Depressivität konnte in einer weiteren konfirmatorischen Faktorenanalyse belegt werden: Für die gemeinsam analysierten Items der CDSS, der Negativ-Subskala der *Positive and Negative Syndrome Scale* (PANSS; Kay et al., 1987) und der *Simpson-Angus Extrapyramidal Symptoms Scale* (EPS; Simpson et al., 1970; s. beide Skalen auch auf Seite 165 und Seite 403 in diesem Band) wurde das geprüfte Drei-Faktorenmodell skalenspezifischer Symptomdimensionen bestätigt (Addington et al., 1994).

Dimensionsanalysen der deutschsprachigen Skala stehen noch aus.

Konvergente Validität: Die CDSS korreliert nach Addington et al. (1992) bei schizophrenen Patienten hoch mit anderen Depressionsskalen, z. B. der HAMD (r = .82) und dem von den Patienten selbst ausgefüllten BDI (r = .79) (BDI: *Beck Depression Inventory*; Beck et al., 1961; s. auch Seite 217 in diesem Band).

Für die deutsche CDSS-G werden ebenfalls hohe Korrelationen von $r \geq .70$ mit der HAMD und der *Bech-Rafaelsen Melancholie-Skala* (BRMS; Bech & Rafaelsen, 1980; s. auch Seite 235 in diesem Band) bei einer Stichprobe von 40 stationären Schizophrenie-Patienten berichtet (Müller & Benkert, 1999).

Diskriminante Validität: Das oben erwähnte Drei-Faktorenmodell der CDSS-, PANSS-Negativ- und EPS-Items spricht für die diskriminante Validität der Skala hinsichtlich dieser z. T. überlappenden Symptombereiche, ebenso wie die geringen Korrelationen der entsprechenden Skalen-Summenscores (CDSS vs. PANSS-Negativskala: r = .27; CDSS vs. EPS: r = .17; Addington et al., 1994).

Auch mit der deutschen Skala konnte bei schizophrenen Patienten (N = 57) zwischen Depression einerseits und Negativsymptomatik (*Rating Scale for Emotional Blunting*, SEB, Abrams & Taylor, 1978) und Extrapyramidalsymptomen (EPS) andererseits differenziert werden, wenn aus den wechselseitigen Korrelationen der Einfluss der jeweils dritten Variablen auspartialisiert war CDSS vs. SEB, EPS kontrolliert: $r_{part} = .18$; CDSS vs. EPS, SEB kontrolliert: $r_{part} = .14$ (Müller, 2002; Müller et al., 2002).

Behandlungssensitivität: Die wenigen bisher vorliegenden Daten weisen darauf hin, dass mit der CDSS Behandlungseffekte im Vorher-Nachher-Vergleich (Madhusoodanan et al., 2000) und im kontrollierten Therapievergleich (Azorin et al., 2001; Kingsep et al., 2003) dargestellt werden können. Wegen ihrer weit gehend gleichartigen Eigenschaften, kann dies auch für die deutschsprachige Skala erwartet werden.

CDSS-G – Tabelle 1: Spezifität und Sensitivität verschiedener Summenscores für eine Major Depressive Episode bei Patienten mit Schizophrenie: N = 150, davon 13 Patienten mit konkomitanter Major Depression nach DSM-III-Kriterien (Datenquelle: Addington et al., 1993)

Score	Spezifität %	Sensitivität %
5	74	100
6	77	92
7	82	85
8	91	85
9	94	69
10	97	69
11	98	62
12	99	54
13	100	54

6 Normen, Cut-Off-Werte

Normen liegen nicht vor.

Hinweise auf mögliche Cut-Off-Scores für den Verdacht einer Major Depression kommen aus einer Studie mit der Original-CDSS bei 150 schizophrenen Patienten, darunter 13 Patienten mit einer begleitenden Major Depressiven Episode (Addington et al., 1993). Bei einem Cut-Off-Score von 5 Punkten wurden alle depressiven Patienten richtig erkannt (Sensitivität = 100 %), aber auch 26 % fälschlich der Gruppe der Depressiven zugeordnet. Bei einem Score von 13 Punkten wurde kein nicht-depressiver Patient der Gruppe der Patienten mit Major Depression zugeordnet (Spezifität = 100 %), 46 % der Depressiven blieben jedoch unerkannt. Nach diesen, auf der Basis einer geringen Anzahl von Patienten mit diagnostizierter Major Depression gewonnenen Ergebnissen, sollte also der Cut-Off-Score, in Abhängigkeit vom Studienziel, zwischen 5 und 13 Punkten liegen (s. Tabelle 1).

7 Exemplarische Daten

Tabelle 2 zeigt deskriptivstatistische Kennwerte der CDSS-G im Vergleich zu basalen Krankheitsdaten, dem globalen Schweregrad der Erkrankung (CGI) und dem Schweregrad der Positiv- und Negativsymptomatik (PANSS) bei Patienten mit Schizophrenie oder schizoaffektiver Störung. Alle Patienten waren seit mindestens 4 Wochen in einer akut psychotischen Episode mit Antipsychotika behandelt worden (51 % neuere Antipsychotika, 63 % konventionelle Neuroleptika;

CDSS-G – Tabelle 2: Basisdaten und Psychopathologie-Skalenwerte von 57 Patienten mit Exazerbation einer chronischen Schizophrenie (N = 54) oder schizoaffektiven Störung (N = 4) diagnostiziert nach DSM-IV (Datenquelle: Müller et al., 2002)

Patientendaten (36 Männer, 21 Frauen)	M	SD	Bereich	r[a]
Alter (Jahre)	42.9	11.8	19–68	
Dauer der Erkrankung (Jahre)	13.5	9.4	1–35	
Dauer des stationären Aufenthalts (Tage)	37	13	13–90	
Score (theoretischer Bereich)				
CDSS-G (0–27)	9.0	6.3	0–20	
PANSS-Pos (7–49)	14.9	5.2	7–24	–.35
PANSS-Neg (7–49)	18.4	7.4	10–31	.54
CGI–1 (1–7)	4.7	0.9	3–6	.48

[a] r: Korrelation mit CDSS-G

z. T. weitere Medikamente). Der Mittelwert von 9.0 Punkten in der CDSS-G weist auf deutlich ausgeprägte depressive Symptomatik in dieser Stichprobe von Patienten hin. Die depressive Symptomatik steht in mäßig positivem Zusammenhang mit dem Schweregrad der Negativsymptomatik (PANSS-Neg) und dem global beurteilten Schweregrad der Erkrankung (CGI). Bemerkenswert ist ist der inverse Zusammenhang mit der Positivsymptomatik (PANSS-Pos).

In einer in Frankreich und Kanada durchgeführten Vergleichsstudie von Clozapin und Risperidon bei Patienten mit schwergradiger chronischer Schizophrenie zeigten sich in der (französischen) CDSS Verbesserungen depressiver Symptome unter beiden Behandlungen (Azorin et al., 2001; s. Tabelle 3). Die Verbesserungen waren in allen Psychopathologie-Skalen (neben CDSS u. a. BPRS und PANSS) nach Clozapin deutlicher ausgeprägt als nach Risperidon.

CDSS-G – Tabelle 3: CDSS-Scores von bisher behandlungsresisten Patienten mit schwergradiger chronischer Schizophrenie (nach DSM-IV Kriterien, BPRS ≥ 45) vor Behandlung und Veränderungen nach 12-wöchiger Behandlung mit Clozapin oder Risperidon. Dargestellt sind Mittelwerte (M), Standardabweichungen (SD) und prozentuale Verbesserungen relativ zum Ausgangswert. (Datenquelle: Azorin et al., 2001)

	Clozapin (N = 114)			Risperidon (N = 123)		
CDSS-Score	**M**	**(SD)**	**Diff.%**	**M**	**(SD)**	**Diff.%**
Ausgangswert	5.3	(4.5)		5.4	(5.0)	
Diff. Woche 12	–3.2	(4.2)	60	–2.3	(4.8)	43

Prozentwerte errechnet vom Bearbeiter dieses Buches (GW)

8 Literatur

Addington, D., Addington, J. & Maticka-Tyndale, E. (1993). Assessing depression in schizophrenia: The Calgary Depression Scale. British Journal of Psychiatry, 163 (Suppl. 22), 39–44.

Addington, D., Addington, J. & Maticka-Tyndale, E. (1994). Specificity of the Calgary Depression Scale for Schizophrenics. Schizophrenia Research, 11, 239–244.

Addington, D., Addington, J., Maticka-Tyndale, E. & Joyce, J. (1992). Reliability and validity of a depression rating scale for schizophrenics. Schizophrenia Research, 6, 201–208.

Addington, D., Addington, J. & Schissel, B. (1990). A depression rating scale for schizophrenia. Schizophrenia Research, 3, 247–251.

Azorin, J.-M., Spiegel, R., Remington, G., Vanelle, J.-M., Péré, J.-J., Giguere, M. & Bourdeix, I. (2001). A double-blind comparative study of clozapine and risperidone in the management of severe chronic schizophrenia. American Journal of Psychiatry, 158, 1305– 1313.

Bech, P. & Rafaelsen, O. J. (1980). The use of rating scales exemplified by a comparison of the Hamilton and the Bech-Rafaelsen Melancholia Scale. Acta Psychiatrica Scandinavica, 62, (Suppl. 285), 128–131.

Beck, A. T., Ward, C. H., Mendelson, M., Mock, J. & Erbaugh, J. (1961). An inventory for measuring depression. Archives of General Psychiatry, 4, 561–571.

Hamilton, M. (1960). A rating scale for depression. Journal of Neurology Neurosurgery and Psychiatry, 23, 56–62.

Kingsep, P., Nathan, P. & Castle, D. (2003). Cognitive behavioural group treatment for social anxiety in schizophrenia. Schizophrenia Research, 63, 121–129.

Madhusoodnan, S., Brenner, R., Suresh, P., Concepcion, N. M., Florita, C. D., Menon, G., Kaur, A., Nunez, G. & Reddy, H. (2000). Efficacy and tolerablity of olanzapine in elderly patients with psychotic disorders: A prospective study. Annals of Clinical Psychiatry, 12, 11–18.

Müller, M.J. (2002). Overlap between emotional blunting, depression, and extrapyramidal symptoms in schizophrenia. (Letter to the editors). Schizophrenia Research, 57, 307–309.

Müller, M. J. & Benkert, O. (1999). German version of the Calgary Depression Rating Scale for Schizophrenia (CDSS): Validity and specificity. 21. AGNP-Symposium, Nürnberg 1999 (Abstract), Pharmacopsychiatry, 32, 198.

Müller, M. J., Kienzle, B. & Dahmen, N. (2002). Depression, emotional blunting, and akinesia in schizophrenia. European Journal of Health Economics, 3 (Suppl. 2), S99–S103.

Müller, M. J., Marx-Dannigkeit, P., Schlösser, R., Wetzel, H., Addington, D. & Benkert, O. (1999). The Calgary Depression Rating Scale for Schizophrenia: Development and interrater reliability of a German version (CDSS-G). Journal of Psychiatric Research, 33, 433–443.

Overall, J. E. & Gorham, D. R. (1962). The Brief Psychiatric Rating Scale. Psychological Reports, 10, 799–812.

Simpson, G. M. & Angus, J. W. S. (1970). A rating scale for extrapyramidal side effects. Acta Psychiatrica Scandinavica, 45 (Suppl. 212), 11–19.

Wing, J., Cooper, J. E. & Sartorius, N. (1974). The measurement and classification of psychiatric symptoms. Cambridge: Cambridge University Press.

Calgary Depression Rating Scale for Schizophrenia – German version

Interview-Anleitung

Die erstgenannte Frage soll wörtlich, wie beschrieben, gestellt werden. Die angegebenen Folgefragen und die vorgegebenen Ausdrücke können Sie nach Ihrem Ermessen einsetzen. Der Zeitrahmen (Item 1–8) umfaßt die vergangene Woche (insgesamt 7 Tage), wenn nicht ausdrücklich anders angegeben. Das letzte Item (Nr. 9) basiert auf der Beobachtung während des gesamten Interviews.

1. Depression

Wie würden Sie Ihre Stimmung während der letzten Woche beschreiben:
Waren Sie eher gutgelaunt oder waren Sie sehr deprimiert oder traurig?
Wie häufig waren Sie während der vergangenen Woche … (eigene Worte des Patienten)?
Wie viele Tage oder täglich? Den ganzen Tag lang?

0. Fehlend
1. Leicht — Auf Befragen Angaben von vorhandener Traurigkeit oder Entmutigung
2. Mäßig — Eindeutig depressive Stimmung bis zu der Hälfte der Zeit der vergangen Woche, täglich vorhanden
3. Schwer — Deutlich depressive Stimmung, täglich anhaltend über die Hälfte der Zeit, mit Beeinträchtigung der normalen motorischen und sozialen Funktionen

2. Hoffnungslosigkeit

Wie sehen Sie Ihre eigene Zukunft?
Sehen Sie überhaupt eine Zukunft? – oder erscheint Ihnen das Leben ziemlich hoffnungslos?
Haben Sie aufgegeben oder scheint es immer noch Gründe zu geben, es weiter zu versuchen?

0. Fehlend
1. Leicht — Zeitweise Gefühle der Hoffnungslosigkeit, Patient hat jedoch immer noch ein gewisses Maß an Hoffnung für die Zukunft
2. Mäßig — Anhaltende, mäßige Hoffnungslosigkeit während der letzten Woche. Der Patient kann von der Möglichkeit überzeugt werden, daß alles besser werden kann.
3. Schwer — Anhaltende und belastende Hoffnungslosigkeit

3. Selbstabwertung

Was für eine Meinung haben Sie von sich selbst im Vergleich mit anderen Menschen?
Fühlen Sie sich besser, nicht so gut, oder ungefähr gleich im Vergleich mit anderen?
Fühlen Sie sich unterlegen oder sogar wertlos?

0. Fehlend
1. Leicht — Geringgradiges Minderwertigkeitsgefühl, erreicht nicht das Gefühl von Wertlosigkeit
2. Mäßig — Patient fühlt sich wertlos, jedoch weniger als 50 % der Zeit
3. Schwer — Patient fühlt sich über 50 % der Zeit wertlos. Der Patient kann möglicherweise dazu gebracht werden, andere Einschätzungen anzugeben.

4. Schuldhafte Beziehungsideen

Haben Sie das Gefühl, daß Ihnen Vorwürfe gemacht werden oder daß Sie gar zu unrecht für etwas beschuldigt werden? Worum handelt es sich dabei?
(Nicht zu berücksichtigen sind hier gerechtfertigte Beschuldigungen und Anklagen. Auszuklammern ist hier schuldwahnhaftes Erleben).

0. Fehlend	
1. Leicht	Patient fühlt sich Vorwürfen ausgesetzt aber nicht beschuldigt, in weniger als 50 % der Zeit.
2. Mäßig	Anhaltendes Gefühl, beschuldigt zu werden, und/oder gelegentliches Gefühl, angeklagt zu werden.
3. Schwer	Anhaltendes Gefühl der Beschuldigung oder Anklage. Wenn die Gefühle in Frage gestellt werden, kann der Patient einsehen, daß dem nicht so ist.

5. Pathologische Schuld

Neigen Sie dazu, sich selbst für Kleinigkeiten aus der Vergangenheit zu beschuldigen?
Denken Sie, daß Sie es verdienen, deswegen so besorgt zu sein?

0. Fehlend	
1. Leicht	Patient fühlt sich zeitweise übermäßig schuldig wegen Geringfügigkeiten, jedoch weniger als 50 % der Zeit.
2. Mäßig	Patient fühlt sich regelmäßig (über 50 % der Zeit) schuldig wegen vergangener Taten, deren Bedeutung überbewertet wird.
3. Sehwer	Patient hat regelmäßig das Gefühl, daß er/sie für alles, was schiefläuft, Verantwortung hat, auch wenn kein persönliches Verschulden vorliegt.

6. Morgendliche Depression

Wenn Sie innerhalb der vergangenen Woche depressiv waren, haben Sie bemerkt, ob die Depression zu einer bestimmten Tageszeit schlimmer war?

0. Fehlend	Keine Depression
1. Leicht	Depression vorhanden, aber keine tageszeitliehe Schwankungen oder die Depression ist abends schlimmer
2. Mäßig	Spontane Äußerung, daß die Depression morgens schlimmer ist.
3. Schwer	Depression morgens deutlich schlimmer, mit eingeschränkter Funktionstüchtigkeit, die sich am Nachmittag bessert.

7. Frühmorgendliches Erwachen

Wachen Sie morgens früher auf als für Sie üblich? Wie häufig während einer Woche ist dies der Fall?

0. Fehlend	Kein Früherwachen
1. Leicht	Gelegentliches Erwachen (bis zu zweimal pro Woche) mindestens 1 Stunde vor der üblichen Aufwach- oder Weckzeit.
2. Mäßig	Häufiges Erwachen (bis zu fünfmalig pro Woche) mindestens 1 Stunde vor der üblichen Aufwach- oder Weckzeit.
3. Schwer	Tägliches Erwachen mindestens 1 Stunde vor der üblichen Aufwach- oder Weckzeit.

8. Suizidalität

Haben Sie das Gefühl gehabt, das Leben wäre nicht mehr lebenswert? Haben Sie je daran gedacht, alles zu beenden? Was denken Sie, würden Sie tun? Haben Sie bereits Selbsttötungsversuche unternommen?

0. Fehlend
1. Leicht — Häufige Gedanken, daß es besser wäre, tot zu sein, oder gelegentliche Gedanken an Selbstmord
2. Mäßig — Bewußtes Erwägen von Selbstmord mit einem entsprechenden Plan, jedoch kein Selbstmordversuch.
3. Schwer — Ernsthafter Suizidversuch (d. h. zufällige Entdeckung oder ineffiziente Methode)

9. Beobachtete Depression

Diese Einschätzung beruht auf der Beobachtung des Interviewers während des gesamten Interviews

Die Frage „Ist Ihnen zum Weinen zumute?“ an geeigneter Stelle des Interviews kann weitere geeignete Hinweise geben.

0. Fehlend
1. Leicht — Patient erscheint traurig und besorgt auch während affektiv neutraler Teile des Interviews.
2. Mäßig — Patient erscheint traurig und besorgt während des gesamten Interviews mit gedrückter, monotoner Stimme; Patient ist zeitweise weinerlich oder den Tränen nahe.
3. Schwer — Patient schluchzt oder stöhnt bei belastenden Fragen, seufzt häufig tief und weint offen, oder der Patient ist anhaltend in einem Zustand von erstarrtem Kummer (wenn der Untersucher sicher ist, daß dieses Gefühl vorhanden ist).

Calgary Depressions Rating Skala – Deutsche Version (CDSS-G)

	fehlend	leicht	mäßig	schwer
1. Depression	0	1	2	3
2. Hoffnungslosigkeit	0	1	2	3
3. Selbstabwertung	0	1	2	3
4. Schuldhafte Beziehungsideen	0	1	2	3
5. Pathologische Schuld	0	1	2	3
6. Morgendliche Depression	0	1	2	3
7. Frühmorgendliches Erwachen	0	1	2	3
8. Suizidalität	0	1	2	3
9. Beobachtete Depression	0	1	2	3
Summe (CDSS-G)				

PANSS

Positive **a**nd **N**egative **S**yndrome **S**cale

Fremdbeurteilung

Deutsche Version: Kay, Opler und Fiszbein (1999; übersetzt von M. Gerhold, M. Huss und M. Luecke)
Originalversion: Kay, Fiszbein und Opler (1987)

1 Anwendungsbereich

Die PANSS ist ein Fremdbeurteilungsverfahren zur Erfassung der psychopathologischen Symptomatik bei Patienten mit Schizophrenie oder anderen psychotischen Störungen. Der Schwerpunkt der Beurteilung liegt auf der Differenzierung von Positiv- und Negativsymptomen; zusätzlich werden allgemeine psychopathologische Symptome erfasst. Die PANSS gestattet die dimensionale Einschätzung des Schweregrades der Symptomatik und die typologische Zuordnung von Patienten zu einem Störungsbild, in dem entweder die Positiv- oder die Negativsymptomatik überwiegt.

Insofern eignet sich die PANSS sowohl zur Unterstützung der klinischen Diagnostik als auch zur differenzierten Beschreibung von Veränderungen des Schweregrades der Symptomatik im zeitlichen Verlauf. In klinischen Studien zur Wirksamkeit antipsychotischer Behandlungen ist die PANSS inzwischen, neben der älteren *Brief Psychiatric Rating Scale* (BPRS, siehe Seite 143 in diesem Band), als Standard-Outcomekriterium etabliert (CPMP, 1998).

2 Aufbau und Beschreibung

Die PANSS besteht aus 30 Items (Symptomen) mit jeweils 7 Schweregradstufen (1 = „nicht vorhanden“, 2 = „minimal“, 3 = „leicht“, 4 = „mäßig“, 5 = „mäßig schwer“, 6 = „schwer“, 7 = „extrem schwer“). Symptomumfang und Bewertungsgrundlage (Informationsquelle) eines jeden Items sind in Begleittexten beschrieben, die Skalenstufen sind durch detaillierte symptomspezifische Angaben operationalisiert. Die Beurteilung erfolgt im Rahmen eines halbstrukturierten klinischen Interviews unter Einbeziehung weiterer Informationen, z. B. durch Pflegepersonal oder Angehörige.

Jeweils 7 Items sind den Subskalen für Positiv- oder Negativsymptome zugeordnet (P, N; Wertebereich jeweils 7 bis 49 Punkte), 16 Items bilden die Subskala zur Erfassung allgemeiner psychopathologischer Symptome (G; Wertebereich 16 bis 112 Punkte).

P *Positive Symptome:* 7 Items (P1 bis P7)
Wahnideen, formale Denkstörungen, Halluzinationen, Erregung, Größenideen, Misstrauen/ Verfolgungsideen, Feindseligkeit.
N *Negative Symptome:* 7 Items (N1 bis N7)
Affektverflachung, emotionaler Rückzug, mangelnder affektiver Rapport, soziale Passivität und Apathie, Schwierigkeiten beim abstrakten Denken, Mangel an Spontaneität und Flüssigkeit der Sprache, stereotype Gedanken.
G *Allgemeine Psychopathologie:* 16 Items (G1 bis G16)
Sorge um die Gesundheit, Angst, Schuldgefühle, Anspannung, Manierismen und unnatürliche Körperhaltung, Depression, motorische Verlangsamung, unkooperatives Verhalten, ungewöhnliche Denkinhalte, Desorientiertheit, mangelnde Aufmerksamkeit, Mangel an Urteilsfähigkeit und Einsicht, Willensschwäche, mangelnde Impulskontrolle, Selbstbezogenheit, aktives soziales Vermeidungsverhalten.

Optional werden drei weitere, in die Standardauswertung nicht eingehende Items angeboten, die der Einschätzung des Aggressionspotenzials dienen sollen (S1 bis S3: Ärger, Schwierigkeit mit dem Aufschub von Wünschen, Affektlabilität).

3 Entwicklung

Hintergrund: Die PANSS basiert auf der phänomenologischen Unterscheidung von zwei psychopathologischen Syndromen der Schizophrenie, einem Positivsyndrom (Wahn, Halluzinationen, desorganisiertes Denken) und einem Negativsyndrom (affektive Verflachung, sozialer Rückzug, intellektuelle Beeinträchtigung), die in individuell unterschiedlichem Ausmaß, neben weiteren Symptomen, das Störungsbild schizophrener Patienten charakterisieren.

Kritik an den vorhandenen, zur Beschreibung der Positiv-Negativdichotomie verwendeten Messinstumenten, bzgl. ihrer Konzeption, ihrer psychometrischen Eigenschaften und ihrer Praktikabilität gab Anlass zur Entwicklung der PANSS (Kay et al., 1986, 1987, 1988). Ziel der Entwicklung war es, ein standardisiertes Verfahren zur strikt operationalisierten Beurteilung der Positiv- und Negativsymptomatik zur Verfügung zu stellen. Leichte Erlernbarkeit, kurze Durchführungszeit und Eignung für die wiederholte Anwendung, z. B. bei pharmakologischen Studien, waren weitere Vorgaben für die Entwicklung.

Skalenkonstruktion: Ausgangspunkt der Konstruktion waren die 18 Items der *Brief Psychiatric Rating Scale* (BPRS; s. dort) und 12 Items des *Psychopathology Rating Schedule* (PRS; Singh & Kay, 1975). Aus den insgesamt 30 Items wurde eine A-priori Auswahl von je 7 Items zur Bildung der Positiv- und der Negativskala der PANSS getroffen. Dabei waren folgende Gesichtspunkte maßgeblich: Konsistenz mit dem jeweiligen Konstrukt, Eindeutigkeit bzgl. der Zuordnung, Konsens bzgl. der Relevanz für die Definition des Konstrukts, Repräsentanz unterschiedlicher Funktionsbereiche (kognitiv, affektiv, sozial, kommunikativ) und gleiche Anzahl von Items in beiden Skalen. Die übrigen 16 Items wurden in einer allgemeinen Schweregradskala der Psychopathologie zusammengefasst, die als Referenz zur Ausprägung der Positiv- und Negativsymptomatik dienen sollte.

Zu allen Items wurden Symptomdefinitionen und Beurteilungskriterien für die Schweregradabstufung erarbeitet.

Die rationale Skalenkonstruktion wurde anschließend empirisch überprüft und durch i. A. zufriedenstellende psychometrische Kennwerte bestätigt.

Versionen: Die PANSS wurde in viele Sprachen übersetzt und z. T. auch psychometrisch evaluiert. Neben dem amerikanischen Original und der deutschen Übersetzung sind u. a. chinesische, dänische, französische, italienischen, niederländische, spanische und veschiedene skandinavische Sprachversionen verfügbar (Übersicht unter der Internetadresse http://www.mhs.com).

Eine Adaptation für Kinder und Jugendliche, die Kiddie-PANSS (Fields et al., 1994) liegt bislang nur in englischer Sprache vor.

4 Hinweise zur Anwendung

Material zur Unterstützung der Anwendung: Folgende Unterlagen sind in deutscher Übersetzung erhältlich und können unter der angegebenen Internetadresse (siehe unter *Versionen*) bezogen werden: Dokumentations- und Auswertungsbogen (*PANSS Quick Score Form* und *Profilform*), Beurteilungskriterien (Kay et al., 1999) und Interviewleitfaden (*Structured Clinical Interview, SCI-PANSS;* Opler et al., 1999). Eine ausführliche Testdokumentation ist im englischsprachigen Manual (Kay et al., 1999) enthalten.

Voraussetzungen auf Seiten des Patienten: Erwachsene und jugendliche psychiatrische Patienten mit der Diagnose einer Schizophrenie oder einer anderen psychotischen Störung (affektive Störungen mit psychotischen Komponenten, schizophrenieforme und schizoaffektive Störungen).

Voraussetzungen auf Seiten des Untersuchers: Als Beurteiler kommen erfahrene Kliniker (Psychiater und Psychologen) in Frage. Nach einem intensiven Ratertraining, das generell empfohlen wird, können auch weniger erfahrene Untersucher die PANSS mit akzeptablen Ergebnissen anwenden (Müller et al., 1998; Müller & Davids, 1999).

Bearbeitungsdauer: Für die Durchführung des Patienteninterviews und die anschließende Beurteilung sind 30 bis 50 Minuten zu veranschlagen. Weiterer Zeitbedarf kann sich durch eine ergänzende Befragung von Angehörigen oder Stationspersonal ergeben.

Zeitlicher Bezugsrahmen der Beurteilung: Üblicherweise erstreckt sich die Beurteilung auf den Zeitraum der zurückliegenden Woche.

Durchführung: Für die Durchführung des klinischen Interviews empfehlen die Autoren ein standardisiertes Vorgehen, das sich in vier Phasen gliedert, mit zunehmend zielgenauerer Befragung, ausgehend von einer offenen, nicht-direkiven Gesprächsituation bis hin zu sehr direkten Fragen, die an Grenzen der Belastbarkeit des Patienten führen (Kay et al., 1987). Vorschläge zu konkreten Fragen in allen zu explorierenden Funktionsbereichen finden sich im Manual (Kay et al., 1999).

Noch weitergehend formalisiert ist die Durchführung, wenn der Interviewleitfaden SCI-PANSS benutzt wird.

Bei der Bewertung sind in jedem Fall die Beurteilungskriterien heranzuziehen. Die Ratings werden auf der *Quick Score Form* dokumentiert.

Auswertung: Die 3 Skalenwerte (Positiv-, Negativ- und Allgemeine Psychopathologieskala) errechnen sich aus der Summe der Ratings über die zugehörigen Items. Die Skalenwerte geben den Schweregrad der Störung in dem entsprechenden Symptombereich an.

Zusätzlich kann noch der Score einer Differenzskala (*Composite Score*) ermittelt werden, indem der Negativ-Score vom Positiv-Score subtrahiert wird. Der Score auf dieser bipolaren Skala mit der Spannweite von −42 bis +42, gibt das Ausmaß des Vorherrschens von einem der beiden Syndrome über das jeweils andere an und ist Grundlage typologischer Zuordnungen.

Die genannten Rohwerte können in Percentil- und T-Werte, die auf einer amerikanischen Stichprobe von 240 stationär behandelten schizophrenen Patienten beruhen, überführt werden.

Obgleich in der Originalveröffentlichung nicht vorgesehen, wird gelegentlich ein über alle 30 Items summierter Gesamtscore gebildet. Weiterhin sind Auswertungen auf der Grundlage von mehrdimensionalen Symptommodellen möglich.

5 Gütekriterien

Objektivität

Die Durchführung der Untersuchung kann bei Verwendung des Interviewleitfadens weitgehend standardisiert werden. Weiterhin tragen die inhaltlich definierten Symptome und die Beurteilungskriterien für jede Skalenstufe zur Verminderung der Beurteilervarianz bei. Auswertungsobjektivität ist durch die einfache Summen- bzw. Differenzbildung gegeben. Eine objektive, normwertgestützte Interpretation ist nur eingeschränkt möglich; es liegen lediglich an einer amerikanischen Stichprobe schizophrener Patienten gewonnene Normen vor (s. oben).

In einer Reihe von Studien wird über ein hohe Übereinstimmung in der Beurteilung verschiedener Rater berichtet. In drei Studien, in denen ein standardisiertes Rater-Training für die deutschsprachige PANSS-Version durchgeführt wurde, konnten Müller et al. (2000) zeigen, dass nach 3 Trainingssitzungen eine zufriedenstellende Übereinstimmung der Rater mit einem durch Expertenkonsens definierten Standard zu erreichen ist (Kriterium nach einem Vorschlag von Kay, 1991: mindestens 80 % der Rater mit 80 % aller Items innerhalb der Grenzen von ± 1 „richtig" beurteilter Skalenstufen und höchstens 20 % Abweichung in den Summenscores). Am schwersten zu erfüllen war das Kriterium für die Negativskala. In zwei dieser Studien wurde auch der Zufallsübereinstimmungen berücksichtigende Kappa-Koeffizient (weighted kappa: κ_W) als Maß der Übereinstimmung mit dem Standard berechnet. Nach drei Trainingsitzungen wurden Übereinstimmungskoeffizienten von κ_W=.87 und .68 für die Positiv-Skala, von κ_W=.73 und .78 für die Negativ-Skala und von κ_W=.70 und .85 für die Allgemeine Psychopathologie-Skala erzielt. Die Anzahl der Items mit unzulänglicher Übereinstimmung mit dem Standard (κ_W<.60) verringerte sich während des Trainings von 12 auf 5 bzw. von 11 auf 6 der insgesamt 30 Items (Müller & Wetzel,

1998). Der in einer der Studien (Müller et al., 1998) zusätzlich berechnete Intraclass-Korrelationskoeffizient (ICC) der Inter-Rater-Übereinstimmung (ohne Vergleich mit dem Standard) blieb mit ICC = .62 für die Positiv-Skala, von ICC = .42 für die Negativ-Skala und von ICC = .58 für die Allgemeine Psychopathologie-Skala im Niveau hinter den aus anderen Studien berichteten Werten zurück (z. B. ICC = .87, .90 und .89 für Positiv-, Negativ- und Allgemeine Psychopathologie-Skala; Bell et al., 1992). Designbedingte Spezifitäten der Berechnung des Intraclass-Korrelationskoeffizienten (Ratervarianz bezogen auf Patientenvarianz oder, bei nur einem Patienten, bezogen auf Itemvarianz) stehen dem direkten Vergleich entgegen.

Reliabilität

Interne Konsistenz: Schätzungen der internen Konsistenz (Cronbachs Alpha) werden in der Originalpublikation (Kay et al., 1987; N = 101 Patienten mit nach DSM-III diagnostizierter Schizophrenie) mit $\alpha = .74$, .83, und .79 für die Positiv-, die Negativ- und die allgemeine Psychopathologieskala angegeben. Dabei ist die mehr als doppelte Länge der allgemeinen Psychopathologieskala im Vergleich zur Positiv- und Negativskala zu beachten. Die auf den Gesamtwert der jeweiligen Skala bezogenen Trennschärfekoeffizienten der Items bewegen sich für die Positiv- und die Negativskala durchweg auf einem höheren (P: $.48 \leq r_{it} \leq .73$; N: $.50 \leq r_{it} \leq .86$) als dem für die allgemeinen Psychopathologieskala (G: $.23 \leq r_{it} \leq .66$) berichteten Niveau. Bell et al. (1992) berichten einen vergleichbaren Alpha-Koeffizienten für die Positivskala ($\alpha = .74$) und geringere Werte für die Negativskala ($\alpha = .69$) und die allgemeine Psychopathologieskala ($\alpha = .64$).

Insgesamt erscheint die interne Konsistenz der drei Standardskalen für Aussagen zum Schweregrad, zumindest auf Gruppenebene, ausreichend. Höhere Konsistenzwerte werden mit faktoriell homogenen Subskalen erreicht (z. B. Lindenmayer et al., 1994; Mass et al., 2000).

Retest-Reliabilität: Schätzungen zur Retest-Reliabilität liegen ebenfalls aus der Originalpublikation vor. Bei 15 nichtremittierten Schizophreniepatienten wurden in einem Intervall von 3 bis 5 Monaten für die Positivskala eine Retest-Reliabilät von $r_{tt} = .80$ ermittelt. Die Stabilität der Scores in der Negativskala, der allgemeinen Psychopathologieskala und der Differenzskala (P minus G) erwies sich mit Werten von $r_{tt} = .68$, .60 und .66 als deutlich geringer.

Validität

Inhaltliche Validität/Konstruktvalidität: Mit den Items der PANSS wird die psychopathologische Symptomatik psychotischer Störungen umfassend beschrieben, insofern kann sie als inhaltlich valide gelten.

Die Teilen der PANSS zu Grunde liegende Unterscheidung eines Positiv- und eines Negativsyndroms wird zwar durch nur geringe, bei Auspartialisierung des allgemeinen Schweregrades sogar negative Korrelation der beiden Subskalen empirisch gestützt ($r_{PN} = .27$, $r_{PN.G} = -.23$; Kay et al., 1987), hat sich aber als zu starke Vereinfachung der heterogenen Psychopathologie schizophrener Störungen erwiesen. Der ursprünglich auch angezielte typologisch-klassifikatorische Ansatz (Differenzskala) wurde inzwischen weitgehend zu Gunsten einer dimensionalen Symptomkonzeption aufgegeben, wobei drei- (positiv, negativ, kognitiv/desorganisiert; Liddle, 1987) oder höherdimensionale Modelle diskutiert werden (Gaebel et al., 1998).

Faktorenanalysen der PANSS in verschiedenen Sprachversionen, inklusive der deutschen, legen mehrheitlich ein fünfdimensionales Symptommodell nahe. Am häufigsten werden separate Komponenten für positive, negative und kognitive Symptome sowie für Erregung/Feindseligkeit und Angst/Depression identifiziert, wobei stichproben- und methodenbedingten Variationen der Item-Faktor-Zuordnung vorkommen (Lindenmayer et al., 1994, von Knorring & Lindström, 1995; Marder et al., 1997; White et al., 1997; Mass et al., 2000; Wolthaus et al., 2000; Emsley et al., 2003).

Differenzielle Zusammenhänge der PANSS-Subskalen und Faktorkomponenten mit externen Merkmalen sprechen ebenfalls für die Validität des Skalenkonzepts. Zum Beispiel fanden Kay et al. (1986) hohe Werte in der Positivskala assoziiert mit häufigeren stationären Behandlungen und häufiger in der Familiengeschichte aufgetretenen Soziopathien sowie eine Beziehung zwischen hohen Werten in der Negativskala mit schlechten Leistungen in verschiedenen neuropsychologischen Tests, geringerem Ausbildungsstand und häufigeren psychotischen Störungen in der Familiengeschichte.

Durch die mehrdimensionale Merkmalsstruktur und das insgesamt breitere Symptomspektrum unterscheidet sich die PANSS von der *Scale for the Assessment of Positive Symptoms* (SAPS; Andreasen, 1984) und der *Scale for the Assessment of Negative Symptoms* (SANS; Andreasen, 1981; siehe beide Skalen auf Seiten 175 und 189 in diesem Band), die sich inhaltlich auf die Positiv- und Negativsymptomatik beschränken, diese aber differenzierter erfassen als die entsprechenden Subskalen der PANSS. Im Vergleich zur BPRS hingegen, gestattet die PANSS eine differenziertere Symptombeschreibung, insbesondere der Negativsymptomatik.

Konvergente Validität: Die Positiv- und die Negativskala der PANSS korrelieren hoch mit konstruktkonkordanten Skalen, wie der SAPS, der SANS und den der PANSS entsprechenden Subskalen der BPRS.

Bei 51 nach DSM-III diagnostizierten schizophrenen Patienten fanden Kay et al. (1988) Korrelationen in gleicher Höhe von jeweils $r = .77$ zwischen der PANSS-Positivskala und der SAPS sowie der PANSS-Negativskala und der SANS. In der gleichen Untersuchung wird eine Korrelation von $r = .51$ zwischen der allgemeinen Psychopathologieskala und dem Globalurteil des Schweregrades (CGI-Item 1; s. S. 33 in diesem Band) berichtet.

In einer Studie von Bell et al. (1992), in der 56 Patienten mit einer schizophrenen oder schizoaffektiven Störung mit der PANSS und der BPRS beurteilt wurden, ergaben sich sehr enge Zusammenhänge zwischen der Positiv- und der Negativskala der PANSS und den aus den entsprechenden Items gebildeten Subskalen der BPRS (Negativskala, PANSS vs. BPRS: $r = .82$; Positivskala, PANSS vs. BPRS: $r = .92$). Die Korrelation für die Subskala „Allgemeine Psychopathologie“ war mit $r = .61$ geringer.

Trotz der hohen Korrelationen der beiden Instrumente bzgl. der Positiv- und Negativskalen, lässt ein weiteres Ergebnis der Studie die häufig geübte Praxis, BPRS-Scores aus PANSS-Ratings abzuleiten, problematisch erscheinen: Auf Itemebene variierte die mit dem Kappa-Koeffizienten gemessene Übereinstimmung der PANSS- und BPRS-Ratings in einem weiten Bereich, mit lediglich 3 von 18 Items mit sehr guter Übereinstimmung ($\kappa_W \geq .75$: „Halluzinationen“, „Größenideen“, „Affektverflachung“) und andererseits auch 7 Items mit unzureichender bis mäßiger Übereinstimmung ($\kappa_W < .60$: „Erregung“, „Feindseligkeit“, „Emotionale Zurückgezogenheit“, „Angst“, „Anspannung“, „Manieriertheit“, „Unkooperatives Verhalten“). Veränderungen im semantischen Gehalt durch die detaillierten Deskriptoren der PANSS stellen die Gleichsetzung mit vielen der gleichbezeichneten Items der BPRS in Frage (s. auch Möller et al., 1994).

Diskriminante Validität: In den genannten Publikationen werden Korrelationen zu konstruktdiskordanten (negativ vs. positiv) Skalenwerten der SAPS, der SANS und der BPRS nicht mitgeteilt. Als Indiz für die verfahrensinterne diskriminante Validität kann die geringe bis inverse Korrelation zwischen der Positiv- und der Negativskala der PANSS gelten (s. oben).

Behandlungssensitivität: Die PANSS hat sich in einer Vielzahl von Studien mit antipsychotischen Psychopharmaka als behandlungssensitiv erwiesen. Unterschiede in den Behandlungseffekten konnten im Vergleich, sowohl von klassischen zu atypischen Neuroleptika, als auch von beiden zu Placebo dargestellt werden. Abhängig von der Patientenpopulation und der Prüfsubstanz stützt sich die Bewertung schwerpunktmäßig auf die Positivskala (McEvoy, 1994), die Negativskala (Lapierre et al., 1999) oder den Gesamtscore (Möller et al., 1997; Sanger et al., 1999). Eine vergleichende Übersicht von mit der PANSS (und der BPRS) abgebildeten Behandlungseffekten in offenen unkontrollierten und doppel-blinden kontrollierten Studien mit den atypischen Antipsychotika Zotepin, Remoxiprid und Risperidon findet sich bei Pajonk et al. (2002).

6 Normen, Cut-Off-Werte

Normen liegen lediglich auf der Grundlage einer Stichprobe begrenzten Umfangs nordamerikanischer Patienten mit Schizophrenie vor.

Cut-Off-Scores könnten aus den Percentilen der Normwerttabelle abgeleitet werden, haben sich aber nicht allgemein durchgesetzt.

Veröffentlichten Studienergebnisse können als Referenzdaten für verschiedene Patientengruppen dienen. Eine Reduktion des Gesamtskalenwertes oder der Subskalenwerte um 20 % vom Ausgangswert wird in vielen klinischen Studien mit antipsychotischer Behandlung als Therapieresponse akzeptiert.

7 Exemplarische Daten

Die in Tabelle 1 wiedergegebenen PANSS-Daten entstammen einer multinationalen doppel-blinden, randomisierten Vergleichsstudie von vier Dosen des atypischen Antipsychotikums Amisulprid und dem Standardneuroleptikum Haloperidol (Puech et al., 1998; s. auch BPRS – Tabelle 3, S. 149).

In der Positiv- und der Negativskala der PANSS zeigte sich unter allen Amisulpriddosen und unter Haloperidol eine deutliche Verbesserung nach 28 Tagen Behandlung. Der Behandlungseffekt war am stärksten ausgeprägt unter 800 mg Amisulprid: Reduktion im Mittelwert der Positiv- und der Negativskala 63 und 47 %. Im BPRS-Gesamtscore betrug die mittlere Verbesserung 59 % (s. BPRS – Tabelle 3).

Tabelle 2 zeigt Teilergebnisse einer großen, multinationalen Studie (N = 1.362), in der fünf Dosierungen des atypischen Antipsychotikums Risperidon miteinander und mit dem Standard Haloperidol bzgl. ihrer Wirksamkeit in der Behandlung schizophrener Patienten verglichen wurden (Peuskens, 1995). Dargestellt sind Ausgangwerte und Veränderungen in den PANSS-Scores von deutsprachigen Patienten (N = 167) aus 15 Zentren in Deutschland, Österreich und der Schweiz (Möller et al., 1995). Die mittleren Verbesserungen nach achtwöchiger Behandlung waren unter den verschiedenen Risperidondosen (mit einer Ausnahme) ausgeprägter als unter Haloperidol. (Streuungsmaße sind leider nicht angegeben.)

Der Anteil der Responder (Reduktion im PANSS-Gesamtscore ≥ 20 %) war mit 59, 52, 55 und 62 % in den Gruppen mit 4, 8, 12 und 16 mg Risperidon größer als in den Gruppen mit 1 mg Risperidon und 10 mg Haloperidol (44 und 42 %).

PANSS – Tabelle 1: PANSS-Positiv- und Negativ-Skalenwerte von Patienten mit akuter Schizophrenie (DSM-III-R) vor und nach 28-tägiger Behandlung mit einer von vier Dosen Amisulprid oder Haloperidol. Dargestellt sind Mittelwerte und Standardabweichungen (in Klammern) sowie prozentuale Verbesserungen zum Ausgangswert. (Datenquelle: Puech et al., 1998)

PANSS-Score	Amisulprid				Haloperidol
	100 mg (N = 58)	400 mg (N = 62)	800 mg (N = 63)	1200 mg (N = 65)	16 mg (N = 61)
Positive Subskala					
Ausgangswert	25.6 (6.6)	26.5 (6.2)	26.0 (4.6)	26.7 (6.5)	24.3 (6.0)
Tag 28	17.7 (9.4)	15.7 (9.2)	14.0 (6.3)	16.7 (9.0)	15.8 (6.8)
Differenz	–7.9 (8.4)	–10.8 (9.2)	–12.0 (6.9)	–10.0 (9.3)	–8.5 (9.0)
Verbesserung (%)	44	56	63	49	43
Negative Subskala					
Ausgangswert	27.7 (8.2)	27.2 (7.3)	26.9 (9.1)	27.8 (8.1)	26.5 (8.4)
Tag 28	19.8 (8.9)	18.8 (8.9)	17.3 (7.6)	19.9 (8.7)	19.2 (8.0)
Differenz	–8.1 (7.0)	–8.4 (7.9)	–9.6 (8.7)	–7.9 (7.9)	–7.4 (8.0)
Verbesserung (%)	41	40	47	39	37

PANSS – Tabelle 2: PANSS-Scores und abgeleiteter BPRS-Skalenwert von Patienten mit chronischer Schizophrenie (DSM-III-R) in einer akuten Phase: Mittelwerte vor Behandlung und Veränderungen nach acht Wochen Behandlung mit einer von fünf Dosen Risperidon oder Haloperidol (Datenquelle: Möller et al., 1997)

Score	Risperidon					Haloperidol
	1 mg (N=24)	4 mg (N=27)	8 mg (N=29)	12 mg (N=31)	16 mg (N=29)	10 mg (N=27)
Positive Subskala						
Ausgangswert	21.2	18.6	19.9	17.9	20.6	20.2
Diff. Woche 8	–3.0	–4.0	–4.4	–4.5	–4.8	–2.5
Negative Subskala						
Ausgangswert	29.4	24.8	30.4	28.4	29.3	27.6
Diff. Woche 8	–6.4	–4.0	–4.3	–4.5	–7.7	–4.0
Allg. Psychopathologie						
Ausgangswert	51.0	45.1	49.0	44.9	47.8	45.1
Diff. Woche 8	–7.6	–8.1	–7.2	–6.5	–7.7	–2.1
PANSS-Gesamtscore						
Ausgangswert	101.7	88.5	99.4	91.2	97.6	92.9
Diff. Woche 8	–17.0	–16.0	–16.0	–15.5	–20.1	–8.5
BPRS-Gesamtscore[a]						
Ausgangswert	55.4	48.7	53.3	49.5	54.0	50.8
Diff. Woche 8	–8.6	–8.9	–8.6	–9.2	–10.8	–4.4

[a] abgeleitet aus PANSS-Items.

8 Literatur

Andreasen, N. C. (1981). Scale for the Assessment of Negative Symptoms. Iowa City: University of Iowa.

Andreasen, N. C. (1984). Scale for the Assessment of Positive Symptoms. Iowa City: University of Iowa.

Bell, M., Milstein, R., Beam-Goulet, J. Lysaker, P. & Cicchetti, D. (1992). The Positive and Negative Syndrome Scale and the Brief Psychiatric Rating Scale: Reliability, comparability, and predictive validity. Journal of Nervous and Mental Disease, 180, 723–728.

CPMP (1998). Note for guidance on the clinical investigation of medicinal products in the treatment of schizophrenia. London: The European Agency for the Evaluation of Medicinal Products.

Emsley, R., Rabinowitz, J. & Torreman, M. (2003). The factor structure for the Positive and Negative Syndrome Scale (PANSS) in recent-onset psychosis. Schizophrenia Research, 61, 47–57.

Fields, J. F., Grochowski, S., Lindenmayer, J. P., Kay, S. R., Grosz, D., Hyman, R. B. & Alexander, G. (1994). Assessing positive and negative symptoms in children and adolescents. American Journal of Psychiatry, 151, 249–253.

Gaebel, W., Wölwer, W. & Winkler, C. (1998). Der heutige Stand syndromaler Schizophreniediagnostik. In R.-D. Stieglitz, E. Fähndrich &

H.-J. Möller (Hrsg.), Syndromale Diagnostik psychischer Störungen (S. 71–91). Göttingen: Hogrefe.

Kay, S. R., Fiszbein, A. & Opler, L. A. (1986). Negative symptom rating scale: Limitations in psychometric and research methodology. Psychiatry Research, 19, 169–170.

Kay, S. R., Fiszbein, A. & Opler, L. A. (1987). The Positive and Negative Syndrome Scale (PANSS) for schizophrenia. Schizophrenia Bulletin, 13, 261–276.

Kay, S. R., Opler, L. A. & Fiszbein, A. (1999). Positive and Negative Syndrome Scale: Manual. North Tonawanda, NY: Multi Health Systems (Beurteilungskriterien, Quick Score Form und Profilform übersetzt von M. Gerhold, M. Huss & M. Luecke) .

Kay, S. R., Opler, L. A. & Lindenmayer, J. P. (1988). Reliability and validity of the Positive and Negative Syndrome Scale for schizophrenics. Psychiatry Research, 23, 99–110.

Lapierre, Y. D., Angus, C., Awad, A. G., Saxena, B. M., Jones, B., Williamson, P., Vincent, P., Carle, R., Lavallee, Y.J., Manchanda, R., Gauthier, B., Wolf, M. A., Teehan, M. D., Denis, J. F., Malla, A. K., Oyewumi, L. K., Busse, E., Labelle, A., Claesson, L. & Grafford, K. (1999). The treatment of negative symtoms: A clinical and methodological study. International Clinical Psychopharmacology, 14, 101–112.

Liddle, P. F. (1987). The symptoms of chronic schizophrenia. A re-examination of the positive-negative dichotomy. British Journal of Psychiatry, 151, 145–151.

Lindenmayer, J. P., Bernstein-Hyman, R. & Grochowski, S. (1994). A new five factor model of schizophrenia. (1994). Psychiatric Quarterly, 65, 299–322.

Marder, S. R., Davis, J. M. & Chouinard, G. (1997). The effects of risperidone on the five dimensions of schizophrenia derived by factor analysis: Combined results of the North American trials. Journal of Clinical Psychiatry, 58, 538–546.

Mass, R., Schoemig, T., Hitschfeld, K., Wall, E. & Haasen, C. (2000). Psychopathological syndromes of schizophrenia: Evaluation of the dimensional structure of the Positive and Negative Syndrome Scale. Schizophrenia Bulletin, 26, 167–177.

McEvoy, J. P. (1994). Efficacy of risperidone on positive features of schizophrenia. Journal of Clinical Psychiatry, 55 (5, Suppl.), 18–21.

Möller, H.-J., Bäuml, J., Ferrero, F., Fuger, J., Geretsegger, C., Kasper, S., Kissling, W. & Schubert, H. (1997). Risperidone in the treatment of schizophrenia: Results of a study of patients from Germany, Austria, and Switzerland. European Archives of Psychiatry and Clinical Neuroscience, 247, 291–296.

Möller, H.-J., van Praag, H. M., Aufdembrinke, B., Bailey, P., Barnes, T. R. E., Beck, J., Bentsen, H., Eich, F. X., Farrow, L., Fleischhacker, W. W., Gerlach, J., Grafford, K., Hentschel, B., Hertkorn, A., Heylen, S., Lecrubier, Y., Leonard, J. P., McKenna, P., Maier, W., Pedersen, V., Rappard, A., Rein, W., Ryan, J., Sloth Nielsen, M., Stieglitz, R.-D., Wegener, G. & Wilson, J. (1994). Negative symptoms in schizophrenia: Considerations for clinical trials. Psychopharmacology, 115, 221–228.

Müller, M. J. & Davids, E. (1999). Relationship of psychiatric experience and interrater reliability in assessment of negative symptoms. Journal of Nervous and Mental Disease, 187, 316–318.

Müller, M. J., Rossbach, W., Dannigkeit, P., Müller-Siecheneder, F., Szegedi, A. & Wetzel, H. (1998). Evaluation of standardized rater training for the Positive and Negative Syndrome Scale (PANSS). Schizophrenia Research, 32, 151–160.

Müller, M. J., Rossbach, W., Davids, E., Wetzel, H. & Benkert, O. (2000). Evaluation eines standardisierten Trainings für die „Positive and Negative Syndrome Scale“ (PANSS). Nervenarzt, 71, 195–204.

Müller, M. J. & Wetzel, H. (1998). Improvement of inter-rater reliability of PANSS items and subscales by a standardized rater training. Acta Psychiatrica Scandinavica, 98, 135–139.

Opler, L. A., Kay, S. R., Lindenmayer J. P. & Fiszbein, A. (1999). Structured Clinical Interview for the Positive and Negative Syndrome

Scale. (übersetzt von M. Gerhold, M. Huss & M. Luecke). North Tonawanda, NY: MHS.

Overall, J. E. & Gorham, D. R. (1962). The Brief Psychiatric Rating Scale. Psychological Reports, 10, 799–812.

Pajonk, F.-G., Holzbach, R. & Naber, D. (2002). Comparing the efficacy of atypical antipsychotics in open uncontrolled versus double-blind controlled trials in schizophrenia. Psychopharmacology, 162, 29–36.

Peuskens, J. (1995). Risperidone in the treatment of patients with chronic schizophrenia: A multinational, multi-centre, double-blind, parallel-group study versus haloperidol. Risperidone Study Group. British Journal of Psychiatry, 166, 712–726.

Puech, A., Fleurot, O. Rein, W. & the Amisulpride Study Group. (1998). Amisulpride, an atypical antipsychotic, in the treatment of acute episodes of schizophrenia: A dose-ranging study vs. haloperidol. Acta Psychiatrica Scandinavica, 98, 65–72.

Sanger, T. M., Lieberman, J. A., Tohen, M., Grundy, S., Beasley, C. & Tollefson, G. D. (1999). Olanzapine versus haloperidol treatment in first-episode psychosis. American Journal of Psychiatry, 156, 79–87.

Singh, M. M. & Kay, S. R. (1975). A comparative study of haloperidol and chlorpromazine in terms of clinical effects and therapeutic reversal with benztropine in schizophrenia. Psychopharmacologia, 43, 103–113.

Von Knorring, L. & Lindström, E. (1995). Principal components and further possibilities with the PANSS. Acta Psychiatrica Scandinavica, 91, 5–10.

White, L., Harvey, P. D., Opler, L. & Lindenmayer, J. P. (1997). Empirical assessment of the factorial structure of clinical symptoms in schizophrenia. A multisite, multimodel evaluation of the factorial structure of the Positive and Negative Syndrome Scale. Psychopathology, 30, 263–174.

Wolthaus, J. E. D., Dingemans, P. M. A. J., Schene, A. H., Linszen, D. H., Knetgering, H., Holthausen, E. A. E., Cahn, W. & Hijman, R. (2000). Component structure of the Positive and Negative Syndrome Scale (PANSS) in patients with recent onset schizophrenia and spectrum disorders. Pschopharmacology, 150, 399–403.

SANS

Scale for the Assessment of Negative Symptoms (Beurteilung der Minussymptomatik)

Fremdbeurteilung

Deutsche Version: Ackenheil, Dieterle und Eben (1983), modifiziert von CIPS nach Andreasen und Black (1993)
Originalversion: Andreasen (1981, 1989)

1 Anwendungsbereich

Die SANS ist ein Messinstrument zur Beurteilung des Schweregrades der Negativsymptomatik (Minussymptomatik) bei Patienten mit Schizophrenie und anderen psychotischen Störungen. Gemeinsam angewandt mit der komplementären *Scale for the Assessment of Positive Symptoms* (SAPS; Andreasen, 1984; siehe auch Seite 189 in diesem Band) gestattet sie eine breit gefächerte, differenzierte Beschreibung der psychopathologischen Störungsbildes. Primär als Forschungsinstrumente konzipiert, werden beide Verfahren in Studien zur Phänomenologie und Neurobiologie der Schizophrenie sowie in klinischen Studien zur Bewertung psychopharmakologischer Behandlungen eingesetzt.

Die SANS gehört neben der *Positive and Negative Syndrome Scale* (PANSS; Kay et al., 1987; siehe auch Seite 165 in diesem Band) zu den international am weitesten verbreiteten Verfahren zur Erfassung der Negativsymptomatik. In einschlägigen Richtlinien wird sie als Outcomekriterium für Therapiestudien empfohlen (CPMP, 1998), dies allerdings, wegen ihres begrenzten Geltungsbereichs, nur in Kombination mit weiteren Maßen psychopathologischer Symptome (Angst et al., 1991; Möller et al., 1994). Die SANS eignet sich nicht zur Unterscheidung von primären, krankheitsinhärenten Negativsymptomen und sekundären, als Folgeerscheinungen der Positivsymptomatik oder einer neuroleptischen Behandlung auftretenden Symptomen (Flaum & Andreasen, 1995).

Varianten der Skala bzgl. der Anzahl der in die Bewertung eingehenden Items sowie verschiedene Möglichkeiten Scores zu bilden, erschweren den Vergleich von Studienergebnissen (siehe die Abschnitte *Aufbau und Beschreibung* und *Versionen*).

2 Aufbau und Beschreibung

Mit der SANS werden 5 Symptomkomplexe, jeweils anhand von mehreren beobachtbaren Einzelsymptomen (Items) und einem zusammenfassenden Globalurteil beurteilt. In der ursprünglichen Version (Andreasen 1981), auf der auch die Münchner Version beruht (Ackenheil et al., 1983), gab es zu jedem Symptomkomplex noch ein weiteres Item, das nach der subjektiven Bewertung des Symptoms durch den Patienten fragte, aber bzgl. seines Beitrags zum Skalenwert nicht eindeutig bestimmt war (Andreasen, 1982). Die subjektiven Bewertungen sind in späteren Skalenversionen nicht mehr zu finden. Ein weiteres Item, das ursprünglich dem Symptomkomplex „Affektverflachung und Affektstarrheit" zugeordnete Symptom „unangemessener Affekt", ist in der neuesten Version der SANS nicht mehr enthalten (Andreasen, 1989; deutsche Übersetzung in Andreasen & Black, 1993) – es gilt nach neueren Befunden als ein Merkmal der Positivsymptomatik und ist dementsprechend der SAPS zugeordnet worden.

Die hier präsentierte Fassung der Münchner Version der Skala trägt diesen Modifikationen Rechnung, indem die 5 subjektiven Patientenurteile und das Item „unangemessener Affekt" eliminiert wurden. Die Skala besteht aus 24 Items (19 Einzelsymptome, 5 Globalratings), die 5 Subskalen (Symptomkomplexen) zugeordnet sind:

I. *Affektverflachung und Affektstarrheit:* 7 Items (6 Symptomratings, 1 Globalrating)
Starrer Gesichtsausdruck, Verminderte Spontanbewegung, Armut der Ausdrucksbewegung, Geringer Augenkontakt, Fehlende affektive Reaktionsfähigkeit, Mangel an vokaler Ausdrucksfähigkeit.

II. *Alogie und Paralogie:* 5 Items (4 Symptomratings, 1 Globalrating)
Verarmung der Sprechweise, Verarmung des Gesprächsgehaltes, Sperrungen, Erhöhte Antwortlatenz.

III. *Abulie – Apathie:* 4 Items (3 Symptomratings, 1 Globalrating)
Pflege und Hygiene, Unstetigkeit in Beruf und Ausbildung, Körperliche Energielosigkeit.

IV. *Anhedonie – Asozialität:* 5 Items (4 Symptomratings, 1 Globalrating)
Freizeitvergnügen und Aktivitäten, Sexuelles Interesse, Fähigkeit Intimität und Nähe zu fühlen, Verhalten zu Verwandten und Kollegen.

V. *Aufmerksamkeit:* 3 Items: (2 Symptomratings, 1 Globalrating)
Soziale Unaufmerksamkeit, Unaufmerksamkeit während psychologischer Testung.

Alle Symptomkomplexe sind in kurzen Texten definiert, ebenso die einzelnen Items, zu denen es z. T. illustrierende Beispiele und Vorschläge zu Interviewfragen gibt. Jedes Item wird auf einer 6-stufigen Schweregradskala (0 = „nicht vorhanden/normal", 1 = „fraglich" 2 = „leicht", 3 = „mäßig", 4 = „ausgeprägt/deutlich", 5 = „schwer") beurteilt. Bei einigen Items sind die Skalenstufen symptomspezifisch operationalisiert, bei anderen ist nur die allgemeine Graduierung angegeben.

Aussagen zum Schweregrad sind auf der Ebene der Symptomkomplexe und für die Negativsymptomatik insgesamt möglich. Hierzu werden jeweils zwei Scores vorgeschlagen:

1. für jeden Symptomkomplex a) das Globalrating und b) der Subskalenwert, gebildet als Summe der Item-Urteile, einschließlich des Globalurteils (Bereich unterschiedlich, je nach Anzahl der Items, z. B. 0 bis 15 Punkte für „Aufmerksamkeit" oder 0 bis 35 Punkte für „Affektverflachung und Affektstarrheit"), und
2. für den Gesamtschweregrad a) die Summe der Globalratings (*Summary Score:* Bereich 0 bis 25 Punkte) und b) der Gesamtskalenwert summiert über alle Items, einschließlich der Globalurteile (*Composite Score:* Bereich 0 bis 120 Punkte).

Die Autorin empfiehlt den *Summary Score* (Summe der Globalratings) als Gesamtmaß des Schweregrades der Negativsymptomatik (Andreasen, 1982).

3 Entwicklung

Hintergrund: Die Entwicklung des Skalensystems der SANS und der SAPS basiert auf der phänomenologischen Unterscheidung von zwei, möglicherweise auch ätiologisch distinkten Syndromen der Schizophrenie, einem „Plus-" oder „Positiv-Syndrom", mit produktiven Symptomen (u. a. Wahn, Halluzinationen, desorganisiertes Denken) und gutem Ansprechen auf neuroleptische Behandlung und einem „Minus-" oder „Negativ-Syndrom" mit Defizit-Symptomen (u. a. affektive Verflachung, sozialer Rückzug, intellektuelle Beeinträchtigung) und schlechtem Ansprechen auf Behandlung mit Neuroleptika (Crow, 1980). Mit älteren Messinstrumenten, wie der *Brief Psychiatric Rating Scale* (BPRS; Overall & Gorham, 1962; siehe auch Seite 143 in diesem Band), kann diese Unterscheidung zwar auch getroffen werden, allerdings mit nur unvollständiger Repräsentation der Negativsymptomatik. Die SANS war das erste Instrument, das spezifisch zur umfassenden und systematischen Beschreibung der Negativsymptomatik entwickelt wurde. Eine detaillierte Darstellung des der Skalenentwicklung zu Grunde liegenden Konzepts findet sich bei Andreasen und Olsen (1982) und Andreasen (1990).

Skalenkonstruktion: Die 5 mit der SANS beurteilten Symptomkomplexe wurden auf Grund klinischer Erfahrung identifiziert und durch Aufgliederung in beobachtbare Einzelkomponenten operationalisiert. Dabei konnte für die Symptomkomplexe „Affektverflachung" und „Alogie" auf zwei von der Autorin zuvor entwickelte Beurteilungsskalen zurückgegriffen werden; die Items für die übrigen 3 Symptomkomplexe wurden neu entworfen, ebenso die ergänzenden subjektiven Bewertungen und die zusammenfassenden Globalratings. Die resultierende 30-Item-Skala (inkl. der 5 subjektiven Ratings und des Items „unangemessener Affekt") wurde anschließend in der Anwendung hinsichtlich Beurteilerübereinstimmung und interner Konsistenz überprüft (Andreasen, 1982).

Versionen: Die SANS wurde in viele, auch außereuropäische Sprachen übersetzt und z. T. auch psychometrisch evaluiert. Daten zur Beurteilerübereinstimmung der italienischen, spanischen, japanischen und chinesischen Version sind bei Andreasen (1990) wiedergegeben.

Die ursprüngliche 30-Item-Version wird selten benutzt. Die Mehrzahl der Studien mit der SANS bezieht sich auf die 24- oder 25-Itemversion. Beiden ist der Verzicht auf die fünf subjektiven Patientenurteile gemeinsam. Wegen ihrer oft nur geringen Übereinstimmung mit den auf Beobachtung beruhenden Urteilen, sollten diese nach Andreasen (1892, 1989) bei der Bildung von Summenscores in den meisten Fällen nicht berücksichtigt werden.

In der 24-Item-Version (Andreasen, 1989) fehlt das Item „unangemessener Affekt" (s. oben), das auf Grund psychometrischer Analysen, als konstruktfremd identifiziert und ausgeschlossen wurde (Andreasen, 1990).

Leider ist in vielen Publikationen die verwendete Skalenversion nicht eindeutig identifizierbar.

Eine auf der SANS basierend Selbstbeurteilungsskala, die *Subjective Experience of Negative Symptoms Scale* (SENS) wurde von Selten et al. (1993) entwickelt.

4 Hinweise zur Anwendung

Material zur Unterstützung der Anwendung: Die deutsche, Münchner Version der Skala enthält zu jedem Item eine Beschreibung des Symptoms und Hinweise zur Beurteilung. Die Skala ist frei verfügbar.

Ein Interviewleitfaden, *Comprehensive Assessment of Symptoms and History* (CASH), in den die SANS und die SAPS integriert sind, ist nur in englischer Sprache veröffentlicht (Andreasen et al., 1992). Ein Manual zur SANS (Andreasen, 1983) und weiteres Trainingsmaterial ist von der Autorin erhältlich: Nancy, P. Andreasen, M. D., Ph. D. 200 Hawkins Drive, Room 2911 JPP, Iowa City, IA 52242, USA.

Voraussetzungen auf Seiten des Patienten: Erwachsene und jugendliche psychiatrische Patienten mit der Diagnose einer Schizophrenie oder einer anderen psychotischen Störung (affektive Störungen mit psychotischen Komponenten, schizophrenieforme und schizoaffektive Störungen).

Voraussetzungen auf Seiten des Untersuchers: Als Beurteiler kommen Kliniker in Frage, die Erfahrung mit Patienten mit psychotischen Störungen und mit psychiatrischen Interviewtechniken haben. Ein Ratertraining ist dringend zu empfehlen.

Bearbeitungsdauer: Für die Durchführung des Patienteninterviews und die anschließende Beurteilung sind etwa 30 Minuten zu veranschlagen; je nach Ausprägung der Symptomatik auch mehr. Weiterer Zeitbedarf kann sich durch eine ergänzende Befragung von Angehörigen oder Stationspersonal ergeben.

Zeitlicher Bezugsrahmen der Beurteilung: Die Autorin empfiehlt, den Beurteilungszeitraum dem Untersuchungsziel anzupassen. In klinischen Studien sind 1 oder 2 Wochen üblich, in diagnostisch oder phänomenologisch orientierten Studien längere Zeiträume, von 1 bis 6 Monaten.

Durchführung: Die Beurteilung findet im Rahmen eines klinischen Interviews statt. Nach Möglichkeiten sollen Informationen aus weiteren Quellen (z. B. Pflegepersonal, Angehörige, Krankenakten) einbezogen werden.

Auswertung: Die Auswertung besteht in der Ermittlung der Subskalenscores, sowie des *Summary Scores* und des *Composite Scores* durch Addition der entsprechenden Item-Ratings (s. Abschnitt *Aufbau und Beschreibung*).

5 Gütekriterien

Für die deutsche Version der Skala sind keine Untersuchungen zur Objektivität (Beurteilerübereinstimmung) und Reliabilität bekannt.

Objektivität

Voraussetzungen für eine objektive Beurteilung sind durch die überwiegend an beobachtbaren Phänomenen orientierten Definitionen der Symptome gegeben. Die Schweregradstufen sind nicht bei allen Items operational definiert, so dass dem Beurteiler hier einiger Spielraum bleibt. Die Auswertung ist objektiv, wenn die Regeln der Scorebildung, wie oben dargestellt, beachtet werden. Dies ist bei älteren Skalenversionen problematisch, wegen der nicht eindeutigen Vorgaben bzgl. der Behandlung der subjektiven Patientenurteile. In der hier präsentierten Skalenversion sind die subjektiven Items nicht enthalten.

Durch die unterschiedliche Anzahl von Items ist die objektive Interpretation von Subskalenwerten im Sinne der Schweregradausprägung erschwert. Allgemein akzeptierte Richtlinien zur objektiven Interpretation des Gesamtschweregrades sind nicht bekannt.

In verschiedenen Studien wurde gezeigt, dass erfahrene und trainierte Beurteiler (auch Nicht-Psychiater) eine hohe Übereinstimmung in den Subskalen- und Gesamtscores und in den Ratings der einzelnen Items erreichen können.

Andreasen (1982) berichtet Intraclass-Korrelationskoeffizienten (ICC) der Beurteilerübereinstimmung (zwei erfahrene Rater, 26 Patienten) von ICC = .84 für den *Summary Score* (Summe der Globalratings) und von ICC = .92 für den *Composite Score* (Summe über alle Items; 30-Item-Version). Die Beurteilerübereinstimmung in den einzelnen Globalratings lag zwischen ICC = .71 („Affektverflachung“) und ICC = .88 („Alogie“), in den additiven Subskalenwerten zwischen ICC = .86 („Abulie“ und „Anhedonie“) und ICC = .93 („Affektverflachung“) und für die einzelnen Items im Bereich von ICC = .70 bis .93. Ähnlich gute Werte der Beurteilerübereinstimmung berichten Malla et al. (1993), während in einer Studie von Norman et al. (1996), ebenfalls mit zwei erfahrenen Ratern (85 Patienten mit nach DSM-II-R diagostizierter Schizophrenie), nur geringere Übereinstimmungen erreicht wurden (*Summary Score*: ICC = .60; Globalratings: schlechteste Übereinstimmung für „Affektverflachung“; ICC = .35; beste Übereinstimmung für „Alogie“, ICC = .65).

Reliabilität

Interne Konsistenz: Die Subskalen und die Gesamtskala weisen eine zufriedenstellende bis hohe interne Konsistenz auf. Andreasen (1982) gibt folgende Konsistenzkoeffizienten (Cronbachs Alpha) an: $\alpha = .70$ (*Summary Score*), $\alpha = .89$ (*Composite Score*, 30 Items), $.63 \leq \alpha \leq .84$ (Subskalenscores, subjektive Items ausgeschlossen). Die auf nur 26 Patienten beruhenden Schätzungen wurden in einer späteren Studie der Autorin mit größerem Stichprobenumfang (N = 117) weitgehend bestätigt (Andreasen, 1990). In diesen Studien fielen auch die geringen Trennschärfekoeffizienten (Item-Skalenwertkorrelationen $r_{it} < .40$) der subjektiven Bewertungen und des Items „unangemessener Affekt“ auf, die zum Ausschluss dieser Items aus der Skala führten.

Auch andere Studien kamen zu ähnlichen Ergebnissen hinsichtlich der internen Konsistenz der SANS-Subskalen- und Gesamtskalenwerte (z. B. Mueser et al., 1994).

Retest-Reliabilität: Für die Übereinstimmung der SANS-Ratings bei Wiederholungsuntersuchungen von 59 nichtremittierten Schizophreniepatienten im 1-Jahresabstand berichten Malla et al. (1993) Intraclass-Korrelationen von ICC = .13 bis .40 für die Globalratings und von ICC = .45 für den *Summary Score*.

Die geringen Übereinstimmungen zwischen Erst- und Zweitbeurteilung dürften in erster Linie der natürlichen Fluktuation im Schweregrad der Symptome zuzuschreiben sein.

Validität

Inhaltliche Validität/Konstruktvalidität: Die SANS bildet das Spektrum der dem Negativsyndrom zugerechneten Symptome umfassend ab. Darunter sind auch einige Symptome, deren syndromale Zuordnung umstritten ist. Dies betrifft neben dem, in der hier vorliegenden Skalenversion nicht mehr enthaltenen Symptom „unangemessener Affekt“, auch das Symptom „Sperrungen“ aus dem Bereich „Alogie“ und die beiden Symptome der Aufmerksamkeitsstörung. In einer Diskriminanzanalyse, in der die SANS-Items (Einzelsymptome) zur Klassifikation von 100 schizophrenen Patienten verwendet wurden, leisteten diese vier Items als einzige, keinen Beitrag zu der in 92 % der Fälle richtigen Zuordnung zu einem unabhängig definierten Typus mit Negativsyndrom (Peralta & Cuesta, 1996).

Die mit den 5 Subskalen vorgegebene Struktur konnte in konfirmatorischen Faktorenanalysen auf Item-Ebene (N = 253, schizophrene Patienten) bestätigt werden, wobei sich die beste Modellanpassung bei Ausschluss des Items „unangemessener Affekt“ ergab (Peralta & Cuesta, 1995). Als noch akzeptabel bzgl. der Modellverträglichkeit erwies sich eine einfaktorielle Lösung, insofern erscheint auch die Interpretation des Gesamtskalenwertes (*Composite Score*) als Maß des Schweregrades gerechtfertigt.

Mit der SANS und der SAPS, auf Item- oder Subskalenebene gemeinsam durchgeführte Faktorenanalysen weisen weitgehend übereinstimmend auf eine dreidimensionale Struktur der mit diesen Skalen erfassten schizophrenen Symptomatik hin, wobei die extrahierten Faktoren als „Positiv-“, „Negativ-“ und „Desorganisations“-Dimension interpretiert werden (z. B. Andreasen et al., 1995; Hornstein et al., 1998; Minas et al; 1994; zusammenfassende Übersicht bei Gaebel et al., 1998).

Von Ausnahmen abgesehen („unangemessener Affekt“, „Verarmung des Gesprächsinhalts“, Symptome der Aufmerksamkeitsstörung) kennzeichnen dabei die Symptome der SANS den Negativfaktor, während sich die Symptome der SAPS auf den Positiv- und den Desorganisationsfaktor verteilen (siehe dort). Damit erfährt zwar das ursprünglich dichotome Symptomkonzept (positiv vs. negativ) keine Unterstützung, die Einheitlichkeit des mit SANS operationalisierten Konstrukts wird jedoch bestätigt (vgl. Löffler & Häfner, 1999).

Die im Vergleich zu den auf der PANSS basierenden, meist vier- oder fünfdimensionalen Strukturmodellen einfachere Merkmalsstruktur der SANS/SAPS ist auf die geringere Breite des Symptomspektrums zurückzuführen. Mit der PANSS werden auch Symptome der Depression und der Erregung beurteilt, die bei Patienten mit psychotischen Störungen häufig vorkommen, aber in der SANS und in der SAPS nicht enthalten sind. In Faktorenanalysen werden diese Symptome als separate Faktoren modelliert, zusätzlich zu den drei Dimensionen, die auch für Strukturmodelle der SANS/SAPS kennzeichnend sind.

Differenzielle Zusammenhänge der Symptomdimensionen mit klinischen, neuropsychologischen und neurobiologischen Parametern, u. a. der regionalen Hirndurchblutung (Kaplan et al., 1993), bieten starke Unterstützung für ein dreidimensionales Symptomkonzept der Schizophrenie, wie es sich aus der SANS und der SAPS ergibt.

Konvergente Validität: Die SANS korreliert hoch mit den konstruktkonkordanten bzw. konstruktnahen Subskalen der PANSS und der BPRS.

Bei 85 nach DSM-III-R diagnostizierten schizophrenen Patienten fanden Norman et al. (1996; s. oben) Korrelationen zur der PANSS-Negativskala von r = .88 und .89 für den *Summary Score* (Globalsumme) bzw. den *Composite Score* (Itemsumme) der SANS, wobei die Skalenwerte jeweils über zwei Rater gemittelt waren; bei unterschiedlichen Beurteilern der SANS und der PANSS lagen die entsprechenden Korrelationen bei r = .58 und .75.

Korrelationen des *Composite Score* der SANS mit verschiedenen, spezifisch zur Beschreibung der Negativsymptomatik getroffenen Itemauswahlen aus der BPRS lagen mit geringer Spannweite bei r = .85 (Nicholson et al., 1995; N = 100, schizophrene Patienten).

Die Korrelationen zur faktoriellen Subskala „Anergia“ der BPRS, die ebenfalls häufig als Maß für die Ausprägung der Negativsymptomatik verwendet wird, aber nicht spezifisch für diesen Zweck konstruiert wurde, sind geringer.

In einer Untersuchung von Gur et al. (1991; N = 47 Patienten mit einer Schizophreniediagnose nach DSM-III-R) korrelierten die Globalratings der fünf Symptombereiche der SANS mit der BPRS-Subskala „Anergia“ im Bereich von r = .43 („Anhedonie – sozialer Rückzug“) bis r = .69 („Alogie“). Ebenfalls mäßige Korrelationen zur BPRS-Subskala „Anergia“ wurde mit den Subskalenwerten der Münchner Version der SANS (30 Items) bei 35 Patienten mit chronischer Schizophrenie (DSM-III) gefunden. Die Korrelationskoeffizienten lagen im Bereich von r = 32 („Anhedonie – sozialer Rückzug“) bis r = .52 („Abulie – Apathie“) (Dieterle et al., 1986).

Diskriminante Validität: Die Korrelationen der SANS mit konstruktdiskordanten (SAPS, PANSS-Positivskala) oder konstruktfernen Symptomdimensionen (PANSS-allgemeine Psychopathologie, Subskalen der BPRS, ausgenommen „Anergia“) sind erwartungsgemäß durchwegs geringer, als die oben genannten konstruktkonkordanten Korrelationen, z. B. Norman et al. (1996): $.15 \leq r \leq .33$ für SANS vs. SAPS (verschiedene Erhebungs- und Scoringmethoden, s. oben) und $.21 \leq r \leq .31$ für SANS vs. PANSS-Positivskala.

Auch in den Studien von Gur et al. (1991) und Dieterle et al. (1986), in denen nur mäßige Korrelationen zur konstruktnahen BPRS-Faktorskala „Anergia“ gefunden wurden, erreichte keine der Korrelationen mit den übrigen Faktorskalen ein ähnliches Niveau.

Mit der SANS wird offenbar eine von anderen psychopathologischen Symptombereichen der Schizophrenie gut abgrenzbare Symptomdimension erfasst.

Behandlungssensitivität: In vielen Studien konnten mit der SANS Behandlungseffekte im Bereich der Negativsymptomatik gezeigt werden. Unterschiede in den Behandlungswirkungen konnten sowohl im Vergleich von herkömmlichen zu atypischen Neuroleptika, als auch von beiden zu Placebo dargestellt werden.

Die SANS wird in Neuroleptikastudien meist gemeinsam mit der SAPS eingesetzt, oder auch in Ergänzung zur BPRS (z. B. Barnas et al., 1992; Breier et al., 1994; Hamilton et al., 1998), wegen ihrer Veränderungssensitivität in einem Symptombereich, der in der BPRS nur schwach repräsentiert ist (Eckert et al., 1996).

6 Normen, Cut-Off-Werte

Es liegen keine Normen oder allgemein akzeptierte Cut-Off-Werte vor.

Veröffentlichte Studienergebnisse können als Referenzdaten für verschiedene Patientengruppen dienen.

7 Exemplarische Daten

Tabelle 1 zeigt die in einer 5-Jahres-Verlaufsstudie mit der SANS erhobenen Daten zur Negativsymptomatik bei einer repräsentativen Stichprobe von ersthospitalisierten Patienten. Die Patienten wurden mit einer Diagnose aus dem schizophrenen Spektrum nach ICD-9 aufgenommen. Nach Abschluss der Studie wurde die Aufnahme-Episode nach den gegenüber ICD-9 engeren DSM-III-R-Kriterien re-diagnostiziert, und die dadurch aus der Gruppe der schizophrenen Störungen ausgeschlossenen Patienten zu einer

SANS – Tabelle 1: Negativsymptomatik bei einer repräsentativen Stichprobe von 121 erstaufgenommenen Patienten mit Schizophrenie nach ICD-9, reklassifiziert nach DSM-III-R-Kriterien (Schizophrenie vs. sonstige psychotische Störungen). Dargestellt sind Mittelwerte (Standardabweichungen) der SANS-Globalratings bei Aufnahme und nach 5-jähriger Beobachtungszeit (Follow-up). (Datenquelle: Bailer & Rey, 2001)

SANS-Globalratings	Schizophrenie nach DSM-III-R (N = 64)		Sonstige psychotische Störungen (N = 57)	
	Aufnahme	Follow-up	Aufnahme	Follow-up
Affektverflachung	1.8 (1.2)	1.8 (1.5)	1.2 (1.3)	0.7 (1.1)
Alogie-Paralogie	0.9 (1.1)	1.1 (1.3)	0.7 (0.9)	0.5 (0.9)
Abulie-Apathie	2.6 (1.2)	1.6 (1.4)	1.6 (1.3)	0.8 (1.1)
Anhedonie-Asozialität	2.4 (1.2)	2.0 (1.3)	1.6 (1.3)	1.3 (1.3)
Aufmerksamkeit	1.4 (1.4)	0.8 (1.3)	0.7 (1.1)	0.4 (0.9)
Summary Score (0–25)	9.1 (3.8)	7.2 (5.2)	5.7 (4.7)	3.6 (3.7)

Gruppe von sonstigen psychotischen Störungen zusammengefasst. Die so klassifizierten Gruppen unterschieden in der Ausprägung der Negativsymptomatik bei Aufnahme in die Studie und beim 5-Jahres-Follow-up. Auch bei Berücksichtigung des Augangswertes hatte die Schizophreniegruppe einen ungünstigeren Outcome in allen Aspekten (ausgenommen „Alogie") und im Gesamtausmaß der Negativsymptomatik als die Gruppe mit sonstigen psychotischen Störungen.

8 Literatur

Ackenheil, M., Dieterle, D. M. & Eben, E. (1983). SANS – Beurteilung der Minussymptomatik: Münchner Version. München: Psychiatrische Klinik der Universität München.

Andreasen, N. C. (1981). Scale for the Assessment of Negative Symptoms (SANS). Iowa City, IA: The University of Iowa.

Andreasen, N.C. (1982). Negative symptoms in schizophrenia: Definition and reliability. Archives of General Psychiatry, 39, 784– 788.

Andreasen, N. C. (1983). Scale for the Assessment of Negative Symptoms (SANS). Iowa City, IA: The University of Iowa.

Andreasen, N. C. (1984). Scale for the Assessment of Positive Symptoms (SAPS). Iowa City, IA: The University of Iowa.

Andreasen, N. C. (1989). Scale for the Assessment of Negative Symptoms (SANS). British Journal of Psychiatry, 155 (Suppl. 7), 53–58.

Andreasen, N. C. (1990). Methods for assessing positive and negative symptoms. Modern Problems of Pharmacopsychiatry, 24, 73–88.

Andreasen, N. C., Arndt, S., Miller, D., Flaum, M. & Nopoulos, P. (1995). Correlational studies of the Scale for the Assessment of Negative Symptoms and the Scale for the Assessment of Positive Symptoms: An overview and update. Psychopathology, 28, 7–17.

Andreasen, N. C. & Black, D. W. (1993). Lehrbuch Psychiatrie. Weinheim: Psychologie Verlags Union.

Andreasen, N. C., Flaum, M. & Arndt, S. (1992). The Comprehensive Assessment of Symptoms and History (CASH): An instrument for assessing psychopathology and diagnosis. Archives of General Psychiatry, 49, 615–623.

Andreasen, N. C. & Olsen, S. (1982). Negative v positive schizophrenia: Definition and validation. Archives of General Psychiatry, 39, 789–794.

Angst, J., Bech, P., Bobon, D., Engel, R., Hippius, H., Janzen, G. J., Lecrubier, Y, Lingjaerde, O., Möller, H.-J., Montgomery, St., Paes de Sousa, M., Rossi, A., Saletu, B., Sedvall, G., Stefanis, C. N., Stoll, K. D. & Woggon, B. (1991). Report on the Third Consensus Conference on the Methodology of Clinical Trials with Antipsychotic Drugs. Pharmacopsychiatry, 24, 149–152.

Bailer, J. & Rey, E.-R. (2001). Prospektive Studie zum Krankheitsverlauf schizophrener Psychosen: Ergebnisse der 5-Jahres-Katamnese. Zeitschrift für Klinische Psychologie und Psychotherapie, 30, 229–240.

Barnas, C., Stuppäck, C. H., Miller, C., Haring, C. Sperner-Unterweger, B. & Fleischhacker, W. W. (1992). Zotepine in the treatment of schizophrenic patients with prevailingly negative symptoms. A double-blind trial vs. haloperidol. International Clinical Psychopharmacology, 7, 23–27.

Breier, A., Buchanan, R. W., Kirkpatrick, B., Davis, O. R., Irish, D., Summerfelt, A. & Carpenter, W. T. Jr. (1994). Effects of clozapine on positive and negative symptoms in outpatients with schizophrenia. American Journal of Psychiatry, 151, 20–26.

CPMP (1998). Note for guidance on the clinical investigation of medicinal products in the treatment of schizophrenia. London: The European Agency for the Evaluation of Medicinal Products.

Crow, T. J. (1980). Molecular pathology of schizophrenia: More than one disease process? British Medical Journal, 280, 66–68.

Dieterle, D. M., Albus, M. I., Eben, E., Ackenheil, M. & Rockstroh, W. (1986). Preliminary experiences and results with the Munich version of the Andreasen Scale: Assessment of productive and negative symptoms in chronic schizophrenic patients. Pharmacopsychiatry, 19, 96–100.

Eckert, S. L., Diamond, P. M., Miller, A. L., Velligan, D. I., Funderburg, L. G. & True, J. E. (1996). A comparison of instrument sensitivity to negative symptom change. Psychiatry Research, 63, 67–75.

Flaum, M. & Andreasen, N. (1995). The reliability of distinguishing primary versus secondary negative symptoms in schizophrenia. Comprehensive Psychiatry, 36, 421–427.

Gaebel, W., Wölwer, W. & Winkler, C. (1998). Der heutige Stand syndromaler Schizophreniediagnostik. In R.-D. Stieglitz, E. Fähndrich & H.-J. Möller (Hrsg.), Syndromale Diagnostik psychischer Störungen (S. 71–91). Göttingen: Hogrefe.

Gur, R. E., Mozley, P. D., Resnick, S. M., Levick, S., Erwin, R., Saykin, A. J. & Gur, R. C. (1991). Relations among clinical scales in schizophrenia. American Journal of Psychiatry, 148, 472–478.

Hamilton, S. H., Revicki, D. A., Genduso, L. A. & Beasley, C. M. Jr. (1998). Olanzapine versus placebo and haloperidol: Quality of life and efficacy results of the North American double-blind trial. Neuropsychopharmacology, 18, 41–49.

Hornstein, C., Richter, P., Mortimer, A., Will, A. Beuth, A., Müller-Wulff, I. & Sauer, H. (1998). Dimensionen der Schizophrenie im Alter. Korrelationen mit kognitiven und motorischen Auffälligkeiten. Nervenarzt, 69, 243– 248.

Kaplan, D. R., Szechtman, H., Franco, S. Szechtman, B., Nahmias, C., Garnett, E. S., List, S. & Cleghorn, J. M. (1993). Three clinical syndromes of schizophrenia in untreated subjects: Relation to brain glucose activity measured by positron emission tomography (PET). Schizophrenia Research, 11, 47–54.

Kay, S. R., Fiszbein, A. & Opler, L. A. (1987). The Positive and Negative Syndrome Scale (PANSS) for schizophrenia. Schizophrenia Bulletin, 13, 261–276.

Löffler, W. & Häfner, H. (1999). Dimensionen der schizophrenen Symptomatik. Vergleichende Modellprüfung an einem Erstepisodensample. Nervenarzt, 70, 416–429.

Malla, K., Norman, R. M. & Williamson, P. (1993). Stability of positive and negative symptoms in schizophrenia. Canadian Journal of Psychiatry, 38, 617–621.

Minas, I. H., Klimidis, S., Stuart, G. W., Copolov, D. L. & Singh, B. S. (1994). Positive and negative symptoms in the psychoses: Principal components analysis of items from the Scale for the Assessment of Positive Symptoms and the Scale for the Assessment of Negative Symptoms. Comprehensive Psychiatry, 35, 135– 144.

Möller, H.-J., van Praag, H. M., Aufdembrinke, B., Bailey, P., Barnes, T. R. E., Beck, J., Bentsen, H., Eich, F. X., Farrow, L., Fleischhacker, W. W., Gerlach, J., Grafford, K., Hentschel, B., Hertkorn, A., Heylen, S., Lecrubier, Y., Leonard, J. P., McKenna, P., Maier, W., Pedersen, V., Rappard, A., Rein, W., Ryan, J., Sloth Nielsen, M., Stieglitz, R.-D., Wegener, G. & Wilson, J. (1994). Negative symptoms in schizophrenia: Considerations for clinical trials. Psychopharmacology, 115, 221–228.

Mueser, I. H., Sayers, S. L., Schooler, N. R., Mance, R. M. & Haas, G. L. (1994). A multisite investigation of the reliability of the Scale for the Assessment of Negative Symptoms. American Journal of Psychiatry, 151, 1453–1462.

Nicholson, I. R., Chapman, J. E. & Neufeldt, R. W. J. (1995). Variability in BPRS definitions of positive and negative symptoms. Schizophrenia Research, 17, 177–185.

Norman, R. M., Malla, A. K., Cortese, L. & Diaz, F. (1996). A study of the interrelationship between and comparative interrater reliability of the SAPS, SANS, and PANSS. Schizophrenia Research, 19, 73–85.

Overall, J. E. & Gorham, D. R. (1962). The Brief Psychiatric Rating Scale. Psychological Reports, 10, 799–812.

Peralta, V. & Cuesta, M. J. (1995). Negative symptoms in schizophrenia: A confirmatory factor analysis of competing models. American Journal of Psychiatry, 152, 1450–1457.

Peralta, V. & Cuesta, M. J. (1996). Symptoms of the schizophrenic negative syndrome. British Journal of Psychiatry; Journal of Mental Science, 169, 209–212.

Selten, J.-P. C. J., Sijben, N. E. S., van den Bosch, R. J. & Omloo-Visser, J. (1993). The Subjective Experience of Negative Symptoms: A self-rating scale. Comprehensive Psychiatry, 34, 192–197.

Scale for Assessment of Negative Symptoms (SANS) (Beurteilung der Minussymptomatik)

I. Affektverflachung und Affektstarrheit
Affektverflachung und Affektstarrheit manifestiert sich als eine charakteristische *Verarmung der emotionalen Ausdrucksfähigkeit*, der *Reaktionsfähigkeit* und des *Fühlens*.
Zur Beurteilung der nachfolgenden Items sollten normalerweise affektbesetzte Themen zur Sprache gebracht werden.

1. Starrer Gesichtsausdruck Das Gesicht des Patienten erscheint hölzern, mechanisch, gefroren. Der Gesichtsausdruck wechselt nicht oder weniger als es der gefühlsmäßige Inhalt des Gesprächs erwarten lässt. Da Neuroleptika teilweise diesen Effekt nachahmen, sollte der Beurteiler sorgfältig festhalten, ob der Patient eine neuroleptische Medikation erhält, nicht aber versuchen, die Beurteilung dieses Symptoms diesem Neuroleptika bedingten Effekt entsprechend anzupassen.	[0] = normal [1] = Der pathologische Charakter des beobachteten Phänomens ist zweifelhaft [2] = Diskret pathologische Ausprägung [3] = Pathologische Ausprägung erkennbar [4] = Pathologische Ausprägung für jeden Beobachter erkennbar [5] = Gravierender Ausprägungsgrad
2. Verminderte Spontanbewegungen Der Patient sitzt während des Gesprächs ruhig da und zeigt wenig oder keine Spontanbewegungen. Er wechselt seine Sitzstellung nicht, bewegt Beine oder Hände nicht oder weniger als normalerweise erwartet wurde.	[0] = normal [1] = Der pathologische Charakter des beobachteten Phänomens ist zweifelhaft [2] = Diskret pathologische Ausprägung [3] = Pathologische Ausprägung erkennbar [4] = Pathologische Ausprägung für jeden Beobachter erkennbar [5] = Gravierender Ausprägungsgrad
3. Armut der Ausdrucksbewegung Der Patient verwendet seinen Körper nicht als Hilfsmittel um sich auszudrücken, wie z.B. Handbewegungen, sich vorlehnen im Stuhl oder entspanntes Zurücklehnen. Dies ist zusätzlich zu verminderten Spontanbewegungen zu beurteilen.	[0] = normal [1] = Der pathologische Charakter des beobachteten Phänomens ist zweifelhaft [2] = Diskret pathologische Ausprägung [3] = Pathologische Ausprägung erkennbar [4] = Pathologische Ausprägung für jeden Beobachter erkennbar [5] = Gravierender Ausprägungsgrad
4. Geringer Augenkontakt Der Patient vermeidet Blickkontakt während des Gesprächs oder die Augenpartie lässt keine Expressionen erkennen. Er scheint ins Weite zu starren, selbst dann, wenn er spricht.	[0] = normal [1] = Der pathologische Charakter des beobachteten Phänomens ist zweifelhaft [2] = Diskret pathologische Ausprägung [3] = Pathologische Ausprägung erkennbar [4] = Pathologische Ausprägung für jeden Beobachter erkennbar [5] = Gravierender Ausprägungsgrad
5. Fehlende affektive Reaktionsfähigkeiten (Affektstarrheit) Der Patient reagiert nicht, oder nicht ausreichend auf Gesprächsinhalte, die normalerweise mit heiterem oder traurigem Affekt beantwortet werden. Unfähigkeit zu lachen oder zu lächeln, wenn evoziert. Das kann geprüft werden, indem man lacht oder in einer Weise Witze macht, dass man von einem normalen Menschen ein Lachen hervorrufen würde. Der Prüfer kann ebenso Fragen, „Haben Sie vergessen zu lachen?“, während er selbst lächelt.	[0] = normal [1] = Der pathologische Charakter des beobachteten Phänomens ist zweifelhaft [2] = Diskret pathologische Ausprägung [3] = Pathologische Ausprägung erkennbar [4] = Pathologische Ausprägung für jeden Beobachter erkennbar [5] = Gravierender Ausprägungsgrad

6. Mangel an vokaler Ausdrucksfähigkeit (monotone Sprache) Beim Sprechen gelingt es dem Patienten nicht, ein normales Betonungsschema der Stimme zu zeigen. Wichtige Worte sind nicht durch Wechsel in Tonhöhe und Tonstärke charakterisierbar. Keine Modulation der Lautstärke bei vertraulichen oder allgemein interessierenden Gesprächsinhalten.	[0] = normal [1] = Der pathologische Charakter des beobachteten Phänomens ist zweifelhaft [2] = Diskret pathologische Ausprägung [3] = Pathologische Ausprägung erkennbar [4] = Pathologische Ausprägung für jeden Beobachter erkennbar [5] = Gravierender Ausprägungsgrad
7. Globale Beurteilung der affektiven Verminderung Die Globalbeurteilung sollte sich auf den allgmeinen Schweregrad der Affektverflachung und Affektstarrheit beziehen. Besondere Bedeutung sollte Hauptmerkmalen, wie *mangelnde Auslenkbarkeit, Inadäquatheit* und die *allgmeine Verminderung der emotionalen Intensität* gegeben werden.	[0] = normaler Affekt [1] = fragliche affektive Verminderung [2] = leichte affektive Verminderung [3] = mäßige affektive Verminderung [4] = deutliche affektive Verminderung [5] = schwere Affektverflachung und Affektstarrheit

Subskalenwert I (Summe der Items 1 bis 7): [ ][ ]

II. Alogie und Paralogie

Alogie beschreibt die Verarmung des Denkens und der Wahrnehmung, wie man sie bei schizophrenen Patienten findet. Der Denkprozess wirkt leer, verworren und langsam. Alogie manifestiert sich in einer stockenden, leeren Sprache (*Armut der Sprache*) oder in einer flüssigen, aber inhaltsleeren Sprache (*Verarmung des Gesprächsinhaltes*) und/oder *erhöhter Antwortlatenz.*

8. Verarmung der Sprechweise Es handelt sich um eine Verminderung in der Menge des spontanen Gesprächs, so dass die Antworten zu Fragen dazu tendieren, kurz, konkret und unausgearbeitet zu sein. Ungefragte zusätzliche Informationen werden spärlich geliefert. *Beispiel:* Frage: „Wie viele Kinder haben Sie?" Antwort: „2, ein Bub und ein Mädchen, das Mädchen ist 13 und der Bub ist 10." – „2" wäre alles was zur Beantwortung erforderlich ist und der Rest ist zusätzliche Information. Antworten können auch einsilbig sein. Manche Fragen können unbeantwortet bleiben. Wenn der Interviewer mit dieser Srechweise konfrontiert wird, kann er sich oft dabei ertappen, nachzufragen, um den Patienten in der Ausarbeitung von Antworten zu ermuntern. Um diesen Befund ans Licht zu bringen, muss der Prüfer dem Patienten ausreichend Zeit zur Beantwortung bzw. seine Antwort auszuarbeiten zur Verfügung stellen.	[0] = keine Verarmung; eine substanzielle und entsprechende Anzahl von Antworten auf Fragen enthalten zusätzliche Informationen [1] = fragliche Verarmung [2] = leichte Verarmung; gelegentliche Antworten enthalten keine ausführliche Information, selbst wenn dies angebracht ist [3] = mäßige Verarmung der Sprache. Einige Antworten enthalten eine geeignete zusätzliche Information, viele Antworten sind einsilbig und sehr kurz (z. B. „Ja", „Nein", „Vielleicht", „Letzte Woche" etc.) [4] = deutliche Sprachverarmung; Antworten sind selten länger als einige Worte [5] = schwere Verarmung; Patient sagt sehr wenig und gelegentlich gelingt es ihm nicht zu antworten
9. Verarmung des Gesprächsgehalts (Gesprächsinhalt) Obwohl die Antworten adäquat sind, enthalten sie nur wenig Information. Die Sprache tendiert zu Unbestimmtheit, oft überabstrakt und überkonkret, wiederholend und stereotyp. Der Interviewer kann diesen Befund durch die Beobachtung erkennen, nämlich dass der Patient zwar lange gesprochen hat, aber ohne adäquate Informationen zur Beantwortung der Fragen. Andererseits kann der Patient genug Informationen liefern, doch er benötigt dazu eine übermäßige Anzahl von Worten, obwohl die Antwort in ein bis zwei Sätzen subsummiert werden könnte. Manchmal kann man diese Sprechweise auch als „leeres philosophieren" charakterisieren. *Ausschluss:* Unterschied zur Weitschweifigkeit, da der weitschweifige, abschweifende Patient dazu tendiert, eine Fülle von Detailinformationen zu liefern.	[0] = keine Verarmung [1] = fragliche Verarmung [2] = leichte Verarmung; gelegentliche Antworten sind unklar, um begreiflich zu sein oder die Anwort könnte merklich gestrafft werden [3] = mäßige Verarmung; häufig sind Antworten unklar oder könnten merklich gestrafft werden, um das Gespräch um mindestens 1/4 zu verkürzen [4] = merkliche Verarmung; mindestens die Hälfte des Gesprächs ist davon betroffen [5] = schwer; nahezu das gesamte Gespräch ist unklar und/oder unfassbar

10. Sperrungen Unterbrechungen des Sprachduktus, bevor ein Gedanke oder eine Idee vollendet wurde. Nach einer gewissen Schweigezeit, welche von wenigen Sekunden bis zu Minuten dauern kann, gibt der Patient an, dass er nicht mehr abrufen kann, was er vorhatte zu sagen oder war er meinte zu sagen. Sperrungen sollten nur dann als vorhanden beurteilt werden, wenn der Patient freiwillig das „Verlieren seiner Gedanken" beschreibt, oder wenn der Patienten auf die Frage des Interviewers angibt, das dies der Grund für seine Pause war.	0 = keine Sperrungen 1 = fraglich 2 = leichte Sperrungen; einmaliges Auftreten während 15 Minuten 3 = mäßige Sprerrungen; zweimaliges Auftreten während 15 Minuten 4 = merkliche Sperrungen; dreimaliges Auftreten während 15 Minuten 5 = schwere Sperrungen; mehr als dreimaliges Vorkommen
11. Erhöhte Antwortlatenz Der Patient braucht unverhältnismäßig lange, um Fragen zu beantworten. Bei *Nachfragen* zeigt sich jedoch, dass der Patient die Frage aufgefasst hat, es ihm aber schwerfällt, seine Gedanke zu entwickeln.	0 = nicht vorhanden 1 = fraglich 2 = manchmal Pausen kurz bevor der Patient antwortet 3 = deutliche Pausen 4 = ausgeprägte Verlängerung der Antwortlatenz 5 = lange Pausen vor nahezu allen Antworten oder der Patient kann kaum antworten
12. Globale Beurteilung der Alogie Da der Kernbefund von Alogie die Verarmung des Sprechens und des Gesprächsinhaltes sind, sollte die globale Beurteilung besonders diesem Umstand Rechnung tragen.	0 = keine Alogie 1 = fragliche Alogie 2 = leichte aber sichere Verarmung des Denkens 3 = deutliche Verarmung des Denkens 4 = ausgeprägte Verarmung; das Denken scheint meist verarmt
Subskalenwert II (Summe der Items 8 bis 12): ☐☐	
III. Abulie – Apathie Abulie manifestiert sich als ein charakteristischer *Mangel an Energie, Antrieb* und *Interesse.* Gelegentlich sind die Patienten von außen anregbar, bei Wegfall der Anregung erlischt der Antrieb jedoch rasch.	
13. Pflege und Hygiene Der Patient widmet seiner Pflege und Hygiene wenig Aufmerksamkeit, er muss zur Körperpflege angehalten werden	0 = nicht vorhanden 1 = fraglich 2 = leichte, aber sichere Anzeichen von Nachlässigkeit 3 = unordentliche Erscheinung; der Patient muss gelegentlich zur Körperpflege angehalten werden 4 = deutlich unordentliche Erscheinung; der Patient muss regelmäßig zur Körperpflege angehalten werden 5 = extrem unordentlich und ungepflegt
14. Unstetigkeit in Beruf und Ausbildung Der Patient geht keiner geregelten Arbeit nach und/oder zeigt in dieser Richtung Verantwortungslosigkeit. Bei *stationären Patienten:* Der Patient muss zur Arbeits- und Beschäftigungstherapie angehalten werden oder weigert sich dorthin zu gehen.	0 = nicht vorhanden 1 = fraglich 2 = leichte Anzeichen von Unstetigkeit 3 = mäßige Anzeichen; der Patient muss gelegentlich dazu angehalten werden 4 = merkliche Anzeichen; der Patient muss regelmäßig dazu angehalten werden 5 = dem Patienten gelingt es nicht, Arbeit oder Beschäftigung konsequent durchzuführen

15. Körperliche Energielosigkeit Der Patient neigt zu körperlicher Trägheit. Er sitzt stundenlang im Stuhl und unternimmt keine spontanen Aktivitäten. Die meiste Zeit verbringt er mit passiven Tätigkeiten, wie z.B. Fernsehen, etc. oder er ist untätig.	[0] = nicht vorhanden [1] = fraglich [2] = leichte Energielosigkeit [3] = mäßig; der Patient muss gelegentlich zu Aktivitäten angehalten werden [4] = der Patient muss regelmäßig zu Aktivitäten angehalten werden [5] = der Patient verhält sich die meiste Zeit völlig passiv
16. Globale Beurteilung von Willensschwäche – Apathie Die globale Beurteilung sollte den allgemeinen Schweregrad der Abulie-Symptomatik reflektieren, wo bei den vorhandenen, zu erwartenden Umständen, der soziale Status und der Herkunft der Patienten entsprochen werden sollte. Bei der Durchführung der Globalbeurteilung sollte ein starkes Gewicht zu ein oder zwei hervorstechenden Symptomen, wenn sie speziell zutreffen gegeben werden.	[0] = normal [1] = Der pathologische Charakter des beobachteten Phänomens ist zweifelhaft [2] = Diskret pathologische Ausprägung [3] = Pathologische Ausprägung erkennbar [4] = Pathologische Ausprägung für jeden Beobachter erkennbar [5] = Gravierender Ausprägungsgrad
	Subskalenwert III (Summe der Items 13 bis 16): [ ][ ]
IV. Anhedonie – Ungeselligkeit Dieser Symptomkomplex beinhaltet die Schwierigkeiten des Patienten Interesse und/oder Vergnügen zu empfinden. Dies kann sich in Interessenverlust an angenehmen Aktivitäten und/oder Unfähigkeit bei solchen Tätigkeiten Vergnügen zu empfinden, äußern und/oder als Desinteresse an sozialen Beziehungen verschiedenster Art.	
17. Freizeitvergnügen und Aktivitäten Der Patient hat weniger oder keine Interessen, Aktivitäten oder Hobbys. Obwohl dieses Symptom schleichend oder langsam beginnen kann, wird man im Allgmeinen ein deutliches Desinteresse an früheren Aktivitätsniveaus bemerken. Nicht beurteilt werden soll eine eventuelle schizoide Primärpersönlichkeit, die Desinteresse an sozialen Beziehungen zeigt.	[0] = normal [1] = Der pathologische Charakter des beobachteten Phänomens ist zweifelhaft [2] = Diskret pathologische Ausprägung [3] = Pathologische Ausprägung erkennbar [4] = Pathologische Ausprägung für jeden Beobachter erkennbar [5] = Gravierender Ausprägungsgrad
18. Sexuelles Interesse Beurteilt werden soll das Interesse und die Bereitschaft sexuellen Kontakt aufzunehmen.	[0] = normal [1] = Der pathologische Charakter des beobachteten Phänomens ist zweifelhaft [2] = Diskret pathologische Ausprägung [3] = Pathologische Ausprägung erkennbar [4] = Pathologische Ausprägung für jeden Beobachter erkennbar [5] = Gravierender Ausprägungsgrad
19. Fähigkeit, Intimität und Nähe zu fühlen Beurteilt werden soll die Fähigkeit, zu einer Kontaktperson eine persönliche Beziehung aufzubauen und aufrechtzuerhalten.	[0] = normal [1] = Der pathologische Charakter des beobachteten Phänomens ist zweifelhaft [2] = Diskret pathologische Ausprägung [3] = Pathologische Ausprägung erkennbar [4] = Pathologische Ausprägung für jeden Beobachter erkennbar [5] = Gravierender Ausprägungsgrad

20. Verhalten zu Verwandten und Kollegen (Autismus) Beurteilt werden soll die Fähigkeit des Patienten, in seinem sozialen Umfeld Kontakte zu knüpfen. Autistische Patienten nehmen spontan keine Kontakte auf; wenn man sie dazu anregt reagieren sie entweder gereizt oder versinken bei Wegfall der Anregung wieder in den alten Zustand.	[0] = normal [1] = Der pathologische Charakter des beobachteten Phänomens ist zweifelhaft [2] = Diskret pathologische Ausprägung [3] = Pathologische Ausprägung erkennbar [4] = Pathologische Ausprägung für jeden Beobachter erkennbar [5] = Gravierender Ausprägungsgrad
21. Globale Beurteilung der Anhedonie – Ungeselligkeit Die Globalbeurteilung sollte den allgmeinen Schweregrad des Anhedonie-Ungeselligkeits-Komplexes reflektieren.	[0] = normal [1] = Der pathologische Charakter des beobachteten Phänomens ist zweifelhaft [2] = Diskret pathologische Ausprägung [3] = Pathologische Ausprägung erkennbar [4] = Pathologische Ausprägung für jeden Beobachter erkennbar [5] = Gravierender Ausprägungsgrad
Subskalenwert IV (Summe der Items 17 bis 21): ☐☐	
V. Aufmerksamkeit Die Aufmerksamkeit ist bei Schizophrenen oft gestört. Der Patient ist nicht fähig, seine Aufmerksamkeit auf etwas Bestimmtes zu konzentrieren und/oder er ist lediglich fähig, sich sporadisch und sprunghaft zu konzentrieren	
22. Soziale Unaufmerksamkeit Der Patient hat von sich aus kein Interesse an sozialen Aktivitäten. Diese Interessenlosigkeit kann sich u.a. in negativistischen Verhalten äußern und/oder Versuche an sozialen Aktivitäten teilzunehmen, scheitern an der mangelnden Konzentrationsfähigkeit.	[0] = normal [1] = Der pathologische Charakter des beobachteten Phänomens ist zweifelhaft [2] = Diskret pathologische Ausprägung [3] = Pathologische Ausprägung erkennbar [4] = Pathologische Ausprägung für jeden Beobachter erkennbar [5] = Gravierender Ausprägungsgrad
23. Unaufmerksamkeit während psychologischer Testung Bei einmaliger Anwendung der Skala sollte der Mini-Mental-Status-Test (MMST) durchgeführt werden; dieser Test kann nach ca. 3 bis 4 Wochen wiederholt werden: Bei regelmäßiger Anwendung und zur Beurteilung des Therapieerfolges sollte folgendermaßen vorgegangen werden: – Wiederholung nach 1 Woche: 7 von 100 abziehen lassen. – Wiederholung nach 2 Wochen: 4-stellige Zahl rückwärts. – Wiederholung nach 3 Wochen: 9 von 100 abziehen lassen. Bei Untersuchungsende MMST	[0] = kein Fehler [1] = fraglich (Patient führt die Aufgabe in zögernder Weise aus und/oder macht einen Fehler, der er sofort korrigiert) [2] = 1 Fehler [3] = 2 Fehler [4] = 3 Fehler [5] = mehr als 3 Fehler
24. Globale Beurteilung der Aufmerksamkeit Beurteilt werden soll die Aufmerksamkeit und Konzentrationsfähigkeit, wobei sowohl das klinische Bild wie die Ausführung von Aufgaben in Betracht gezogen werden soll.	[0] = normal [4] = Der pathologische Charakter des beobachteten Phänomens ist zweifelhaft [2] = Diskret pathologische Ausprägung [3] = Pathologische Ausprägung erkennbar [4] = Pathologische Ausprägung für jeden Beobachter erkennbar [5] = Gravierender Ausprägungsgrad
Subskalenwert V (Summe der Items 22 bis 24): ☐☐	
Summary Score/Summe der Globalratings (Item 7, 12, 16, 21 und 24): ☐☐	
Composite Score/Gesamtskalenwert (Subskalenwert I, II, III, IV und V): ☐☐☐	

SAPS

Scale for the **A**ssessment of **P**ositive **S**ymptoms

(Beurteilung der Positivsymptomatik)
Fremdbeurteilung

Deutsche Version: Andreasen und Black (1993; übersetzt von D. Horn, R. Horn und E. Schreiner)
Originalversion: Andreasen (1984)

1 Anwendungsbereich

Die SAPS ist ein Messinstrument zur Beurteilung des Schweregrades der Positivsymptomatik bei Patienten mit Schizophrenie und anderen psychotischen Störungen. Die Beurteilung schließt psychotische Symptome im engeren Sinn (Halluzinationen, Wahnphänomene) und Phänomene desorganisierten Denkens und Verhaltens ein (Denkstörungen, bizarres Verhalten). Die Skala wird fast ausschließlich gemeinsam mit der komplementären *Scale for the Assessment of Negative Symptoms* (SANS; Andreasen, 1981, 1989; siehe auch Seite 175 in diesem Band) eingesetzt. In Kombination mit dieser gestattet sie eine differenzierte Beschreibung der psychopathologischen Symptomatik in klinisch relevanten Bereichen.

Das Skalensystem SAPS/SANS gehört neben der *Positive and Negative Syndrome Scale* (PANSS; Kay et al., 1987; siehe auch Seite 165 in diesem Band) zu den Verfahren, die international weit verbreitet, in vielen Bereichen der Schizophrenieforschung, insbesondere in Pharmakastudien Verwendung finden.

Für die SAPS gilt ebenso wie für die SANS, dass beim Vergleich von Studienergebnissen die Skalenenversion (Anzahl der Items) und der verwendete Skalenwert (Global oder Summe) beachtet werden müssen (siehe Abschnitte *Aufbau und Beschreibung*).

2 Aufbau und Beschreibung

Die SAPS ist analog zur SANS aufgebaut. Mit der SAPS werden 4 Symptomkomplexe jeweils anhand von mehreren beobachtbaren Einzelsymptomen (Items) und einem zusammenfassenden Globalurteil beurteilt (Andreasen, 1984). In der letztgültigen Fassung der Skala (Andreasen & Black, 1993) kommt zu den 4 Symptomkomplexen noch ein Einzelsymptom, „unangemessener Affekt" hinzu, das ursprünglich Bestandteil der SANS war (siehe dort). Die in der ursprünglichen Version enthaltenen subjektive Bewertungen von Patientenseite zu jedem Symptomkomplex sind in der hier präsentierten Skalenversion nicht mehr vorhanden.

Die Skala besteht aus 35 Items; 34 Items (30 Einzelsymptome und 4 Globalratings) sind 4 Subskalen (Symptomkomplexen) zugeordnet; 1 Item repräsentiert ein weiteres Symptom, das keiner der 4 Subskalen zugeordnet ist:

I. *Halluzinationen:* 7 Items (6 Symptomratings, 1 Globalrating)
Akustische Halluzinationen, Kommentierende Stimmen, Sich unterhaltende Stimmen, Somatische oder taktile Halluzinationen, Olfaktorische Halluzinationen, Visuelle Halluzinationen.

II. *Wahnphänomene:* 13 Items (12 Symptomratings, 1 Globalrating)
Verfolgungswahn, Eifersuchtswahn, Wahnvorstellungen von Schuld oder Sühne, Größenideen, Religiöse Wahnvorstellungen, Körperbezogener Wahn, Beziehungsideen, Wahn, kontrolliert zu werden, Wahn, dass Gedanken gelesen werden, Gedankenausbreitung, Gedankeneingebung, Gedankenentzug.

III. *Bizarres Verhalten:* 5 Items (4 Symptomratings, 1 Globalrating)
Kleidung und Erscheinungsbild, Soziales und sexuelles Verhalten, Aggressives und agitiertes Verhalten, Repetitives und stereotypes Verhalten.

IV. *Positive formale Denkstörung:* 9 Items (8 Symptomratings, 1 Globalrating)
Entgleisung, Tangentialität, Inkohärenz, Unlogisches Denken, Umständlichkeit, Rededrang, Ablenkbarkeit, Klangassoziationen.

V. *Unangemessener Affekt:* 1 Item (Symptomrating)
Unangemessener Affekt.

Im Unterschied zur SANS liegt die deutsche Version der SAPS nur in einer komprimierten Form vor. Die Symptome sind knapp definiert, sie werden einheitlich auf einer 6-stufigen Schweregradskala (0 = „nicht vorhanden/normal", 1 = „fraglich", 2 = „leicht", 3 = „mäßig", 4 = „ausgeprägt/deutlich", 5 = „schwer") beurteilt. Weitere Hilfen zur Beurteilung werden auf dem Skalenblatt nicht gegeben.

Aussagen zum Schweregrad sind auf der Ebene der Symptomkomplexe und für die Positivsymptomatik insgesamt möglich. Hierzu werden jeweils zwei Scores vorgeschlagen:

1. für jeden Symptomkomplex a) das Globalrating und b) der Subskalenwert, gebildet als Summe der Item-Urteile, einschließlich des Globalurteils (Bereich unterschiedlich, je nach Anzahl der Items, z. B. 0 bis 25 Punkte für „Bizarres Verhalten" oder 0 bis 65 Punkte für „Wahnphänomen"), und
2. für den Gesamtschweregrad a) die Summe der 4 Globalratings (*Summary Score:* Bereich 0 bis 20 Punkte), oder die erweiterte Summe der Globalratings plus Einzelrating „unangemessener Affekt" (Bereich 0 bis 25 Punkte) und b) der Gesamtskalenwert summiert über alle Items, einschließlich der Globalurteile (*Composite Score:* Bereich exkl. „unangemessener Affekt" 0 bis 170 Punkte; inkl. „unangemessener Affekt" 0 bis 175 Punkte).

Die Autorin empfiehlt den erweiterten *Summary Score* (Summe der Globalratings einschließlich Einzelrating „unangemessener Affekt") als Gesamtmaß des Schweregrades der Positivsymptomatik.

3 Entwicklung

Hintergrund/Skalenkonstruktion: Die SAPS wurde zusammen mit der SANS entwickelt. Das Vorgehen und die der Entwicklung zu Grunde liegenden Annahmen sind bei beiden Skalen gleich (s. *Kapitel SANS*).

Versionen: Auch die SAPS wurde in viele, auch außereuropäische Sprachen übersetzt und z. T. auch psychometrisch evaluiert. Daten zur Beurteilerübereinstimmung der italienischen, spanischen, japanischen und chinesischen Version sind bei Andreasen (1990) wiedergegeben.

Die Mehrzahl der Studien mit der SAPS bezieht sich auf die 34-Itemversion (Andreasen 1984), aus der die subjektiven Patienturteile ausgeschlossen sind, das erst später zugefügte Item „unangemessener Affekt" aber noch nicht berücksichtigt ist. Die Zuordnung dieses Items zur Positivsymptomatik ist nach Andreasen (1990) eindeutig, insofern empfiehlt sich dessen Berücksichtigung in den Skalenwerten.

4 Hinweise zur Anwendung

Material zur Unterstützung der Anwendung: Der Dokumentationsbogen der deutschen Version mit knappen Definitionen der Symptome ist frei verfügbar.

Ein Interviewleitfaden, *Comprehensive Assessment of Symptoms and History* (CASH), in den die SANS und die SAPS integriert sind, ist in englischer Sprache veröffentlicht (Andreasen et al., 1992). Ein Manual zur SAPS (Andreasen, 1984) und weiteres Trainingsmaterial ist von der Autorin erhältlich: Nancy, P. Andreasen, M. D., Ph. D. 200 Hawkins Drive, Room 2911 JPP, Iowa City, IA 52242, USA.

Voraussetzungen/Durchführung/Auswertung: Alle anwendungspraktischen Details, inklusive der Durchführungsdauer, entsprechen denen der SANS (s. *Kapitel SANS*).

5 Gütekriterien

Für die deutsche Version der Skala sind keine Untersuchungen zur Objektivität (Beurteilerübereinstimmung) und Reliabilität bekannt.

Objektivität

Voraussetzungen für eine objektive Beurteilung sind prinzipiell durch die überwiegend gut beobachtbaren Phänomene gegeben. In der deutschen, komprimierten Fassung der Skala sind die zu beurteilenden Symptome nur knapp definiert, Hinweise zur Schweregradeinstufung fehlen. Durch Trainingsmaßnahmen, die Verwendung des englischsprachigen Manuals und Interviewleitfadens (s. oben) und die Vereinbarung von Bewertungskonventionen kann die Durchführungs- und Beurteilungsobjektivität erhöht werden. Auswertungsobjektivität kann nur bei Vereinbarung einer Skalenversion bzgl. Itemzahl und Scorebildung erreicht werden.

Wie bei der SANS ist die objektive Interpretation von Subskalenwerten im Sinne der Schweregradausprägung durch die unterschiedliche Anzahl der jeweils zugeordneten Items erschwert. Allgemein akzeptierte Richtlinien zur objektiven Interpretation des Gesamtschweregrades sind nicht bekannt.

In mehreren Studien, in denen erfahrene und trainierte Rater, Patienten mit der SAPS und der SANS beurteilten (vgl. *Kapitel SANS*) wurden mit beiden Skalen überwiegend gute Werte der Beurteilerübereinstimmung (Intraclass-Korrelationskoeffizient ICC) erreicht, mit der SAPS in der Regel bessere als mit der SANS.

Norman et al. (1996) berichten in ihrer Studie Übereinstimmungswerte in der SAPS (34 Items) für zwei erfahrene Rater (85 Patienten mit nach DSM-III-R diagostizierter Schizophrenie) von ICC = .84 für den *Summary Score* (SANS: ICC = .60), von ICC = .83 für den *Composite Score* (SANS: ICC = .68) und von ICC = .50 („Bizarres Verhalten") bis ICC = .91 („Wahnphänomene") für die Globalratings der Symptomkomplexe (SANS: $.35 \leq ICC \leq .65$). Mit Ausnahme von drei SAPS-Items („Kleidung und Erscheinungsbild", „Inkohärenz", „Klangassoziationen"; ICC < .40) war die Übereinstimmung in den Ratings der Einzelsymptome akzeptabel bis sehr gut ($.44 \leq ICC \leq .91$). Der beste Übereinstimmung in Einzelsymptomen der SANS lag in dieser Studie bei ICC = .74. Ähnliche Ergebnisse auf insgesamt höherem Niveau der Übereinstimmung berichten Malla et al. (1993).

Nach diesen und anderen Ergebnissen können die offensichtlicheren Symptome der SAPS mit besserer Übereinstimmung beurteilt werden als die Mangelsymptome der SANS.

Reliabilität

Interne Konsistenz: In einer Studie von Andreasen (1990; N = 117, schizophrene Patienten) lag die interne Konsistenz der Subskalen (Cronbachs Alpha) in einem Bereich von $\alpha = .66$ („Wahnphänomene") bis $\alpha = .79$ („Bizarres Verhalten"), die der Gesamtskala (*Summary Score*) war mit $\alpha = .48$ wesentlich geringer. Dies deutet darauf hin, dass die mit der SAPS beurteilten Symptomkomplexe keinem einheitlichen Symptomkonstrukt zugeordnet werden können.

Retest-Reliabilität: Die 1-Jahresstabilität der SAPS-Ratings, gemessen mit dem Intraclass-Korrelationskoeffizienten, war in der Studie von Malla et al. (1993; N = 59 nichtremittierte Schizophreniepatienten) mit ICC = .25 bis .55 für die Globalratings und ICC = .64 für den *Summary Score* geringfügig höher als die der SANS-Ratings (Globalratings: $.13 \leq ICC \leq .40$; *Summary Score:* ICC = .45).

Dabei kann nicht entschieden werden, zu welchen Anteilen die höheren Stabilitätswerte der SAPS auf eine, im Vergleich zu Negativsymptomen geringere Merkmalsfluktuation der Positivsymptome oder auf deren bessere Beurteilbarkeit zurückzuführen ist.

Validität

Inhaltliche Validität/Konstruktvalidität: Das der gemeinsamen Entwicklung der SAPS und der SANS zu Grunde liegende dichotome Symptomkonzept hat sich als zu einfach erwiesen und ist inzwischen durch differenziertere Symptomkonzepte ersetzt worden (Übersicht in Gaebel et al., 1998). Dabei wird in weitgehender Übereinstimmung ein dreidimensionales Symptommodell favorisiert, das sich auch in den Items der SAPS und der SANS abbildet: Die Items der SANS lassen sich überwiegend einer Dimension der Negativsymptome zuordnen (s. *Kapitel SANS*), während sich die Items der SAPS aufgliedern in eine Dimension psychotischer Positivsymptome mit den Symptomgruppen „Wahnphänomene" und „Halluzinationen" und in eine Desorganisationsdimension mit den Symptom(gruppen) „positive formale Denkstörung", „bizarres Verhalten" und „unangemessener Affekt".

Das Modell wird empirisch gestützt durch Analysen des Korrelationsmusters der Items beider Skalen (Lin et al., 1998) und durch explorative und konfirmatorische Faktorenanalysen auf Item- und Subskalenebene (zusammenfassend, Gaebel et al., 1998; Löffler & Häfner, 1999).

Wegen der inhaltlichen Heterogenität der SAPS ist die Interpretation eines Gesamtskalenwertes problematisch. Dies ergibt sich auch aus einer konfirmatorischen Faktorenanalyse der SAPS-Items allein, in der das 1-Faktor-Modell, als das mit den Daten am schlechtesten verträgliche von mehreren geprüften Modellen zurückgewiesen werden musste. Auch die Subskalenstruktur der SAPS fand in dieser Studie nur partielle Unterstützung (Peralta & Cuesta, 1998).

Konvergente Validität: Die SAPS korreliert hoch mit den konstruktkonkordanten bzw. konstruktnahen Subskalen der PANSS und der BPRS.

Bei 85 nach DSM-III-R diagnostizierten schizophrenen Patienten fanden Norman et al. (1996; s. oben) Korrelationen zur der PANSS-Positivskala von $r=.91$ und .89 für den *Summary Score* (Globalsumme) bzw. den *Composite Score* (Itemsumme) der SAPS, wobei die Skalenwerte jeweils über zwei Rater gemittelt waren; bei unterschiedlichen Beurteilern der SAPS und der PANSS lagen die entsprechenden Korrelationen bei $r=.81$ und .78.

Ebenfalls sehr hohe Korrelationen berichten Nicholson et al. (1995; N = 100, schizophrene Patienten) für den *Composite Score* der SAPS mit verschiedenen, spezifisch zur Beschreibung der Positivsymptomatik getroffenen Itemauswahlen aus der BPRS ($.86 \leq r \leq .94$).

Diskriminante Validität: Die Korrelationen der SAPS mit konstruktdiskordanten Schizophrenieskalen (SANS, PANSS-Negativskala) sind erwartungsgemäß durchwegs geringer, als die oben

SAPS – Tabelle 1: SAPS- und SANS-Scores bei Patienten mit Schizophrenie (nach ICD-10) mit stabiler Negativsymptomatik vor Behandlung und nach Kognitiver Verhaltenstherapie (KVT, 24 Sitzungen in 12 Wochen) zusätzlich zur psychiatrischen Routinebehandlung mit Neuroleptika (PR) und nach Neuroleptikabehandlung allein (3 Monate). Dargestellt sind Mittelwerte (Standardabweichungen) für die beiden Sequenzgruppen der im Crossover-Design durchgeführten Studie. (Datenquelle: Bailer et al., 2001)

Score	Behandlungssequenz	
	AB (N = 20)	BA (N = 19)
SAPS[a]		
Ausgangswert	4.8 (7.1)	8.0 (11.3)
A: KVT + PR[c]	3.8 (5.7)	4.7 (7.0)
B: PR[d]	4.3 (4.6)	6.8 (8.7)
SANS[b]		
Ausgangswert	21.4 (10.0)	23.7 (7.7)
A: KVT + PR[c]	13.5 (9.8)	18.4 (9.9)
B: PR[d]	15.9 (14.0)	25.0 (8.7)

[a] SAPS-Summe von 30 Einzelitem-Ratings (Globalratings ausgeschlossen)
[b] SANS- Summe von 20 Einzelitem-Ratings (Globalratings ausgeschlossen)
[c] KVT + PR: Kognitive Verhaltenstherapie zusätzlich zur psychiatrischen Routinebehandlung mit Neuroleptika
[d] PR: Neuroleptikabehandlung allein

genannten konstruktkonkordanten Korrelationen, z. B. Norman et al. (1996): $.15 \leq r \leq .33$ für SANS vs. SAPS (verschiedene Erhebungs- und Scoringmethoden, s. oben) und $24 \leq r \leq .31$ für SAPS vs. PANSS-Negativskala.

Behandlungssensitivität: In verschiedenen Studien konnten mit der SAPS Effekte antipsychotischer Behandlungen im Vergleich zu Placebo und zu aktiven Kontrollen dargestellt werden (z. B. Goetz et al., 2000; Shiloh et al., 1997).

Die SAPS wird in klinischen Studien fast ausschließlich in Kombination mit der SANS eingesetzt. Insgesamt wird dieser Skalenkombination jedoch die PANSS, vor allem aus anwendungsökonomischen Gründen vorgezogen.

7 Exemplarische Daten

In einer Studie im Crossover-Design zeigten Bailer et al. (2001), dass mit Kognitiver Verhaltenstherapie zusätzlich zur Neuroleptikatherapie noch über die alleinige Pharmakabehandlung hinausgehende Verbesserungen in Positiv- und Negativsymtomen bei schizophrenen Patienten erzielt werden können (Tabelle 1).

8 Literatur

Andreasen, N. C. (1981). Scale for the Assessment of Negative Symptoms (SANS). Iowa City, IA: The University of Iowa.

Andreasen, N. C. (1984). The Scale for the Assessment of Positive Symptoms (SAPS). Iowa City, IA: The University of Iowa.

Andreasen, N. C. (1989). Scale for the Assessment of Negative Symptoms (SANS). British Journal of Psychiatry, 155 (Suppl. 7), 53–58.

Andreasen, N. C. (1990). Methods for assessing positive and negative symptoms. Modern Problems of Pharmacopsychiatry, 24, 73–88.

Andreasen, N. C. & Black, D. W. (1993). Lehrbuch Psychiatrie. Weinheim: Psychologie Verlags Union.

Andreasen, N. C., Flaum, M. & Arndt, S. (1992). The Comprehensive Assessment of Symptoms and History (CASH): An instrument for assessing psychopathology and diagnosis. Archives of General Psychiatry, 49, 615–623.

Bailer, J., Takats, I. & Westermeier, C. (2001). Die Wirksamkeit individualisierter Kognitiver Verhaltenstherapie bei schizophrener Negativsymptomatik und sozialer Behinderung: Eine kontrollierte Studie. Zeitschrift für Klinische Psychologie und Psychotherapie, 30, 268–278.

Gaebel, W., Wölwer, W. & Winkler, C. (1998). Der heutige Stand syndromaler Schizophreniediagnostik. In R.-D. Stieglitz, E. Fähndrich & H.-J. Möller (Hrsg.), Syndromale Diagnostik psychischer Störungen (S. 71–91). Göttingen: Hogrefe.

Goetz, C. G., Blasuci, L. M., Leurgans, S. & Pappert, E. J. (2000). Olanzapine and clozapine: Comparative effects on motor function in hallucinating PD patients. Neurology, 55, 789–794.

Lin, A. S.-K., Chen, C.-H., Hwu, H.-G., Lin, H.-N. & Chen, J.-A. (1998). Psychopathological dimensions in schizophrenia: A correlational approach to items of the SANS and SAPS. Psychiatry Research, 77, 121–130.

Löffler, W. & Häfner, H. (1999). Dimensionen der schizophrenen Symptomatik. Vergleichende Modellprüfung an einem Erstepisodensample. Nervenarzt, 70, 416–429.

Malla, K., Norman, R. M. & Williamson, P. (1993). Stability of positive and negative symptoms in schizophrenia. Canadian Journal of Psychiatry, 38, 617–621.

Nicholson, I. R., Chapman, J. E. & Neufeldt, R. W. J. (1995). Variability in BPRS definitions of positive and negative symptoms. Schizophrenia Research, 17, 177–185.

Norman, R. M., Malla, A. K., Cortese, L. & Diaz, F. (1996). A study of the interrelationship between and comparative interrater reliability of the SAPS, SANS, and PANSS. Schizophrenia Research, 19, 73–85.

Peralta, V. & Cuesta, M. J. (1998). Factor structure and clinical validity of competing models of positive symptoms in schizophrenia. Biological Psychiatry, 44, 107–114.

Shiloh, R., Zemishlany, Z., Aizenberg, D., Radwan, M., Schwartz, B., Dorfman-Etrog, P., Modai, I. Khaikin, M. & Weizman, A. (1997). Sulpride augmentation in people with schizophrenia partially responsive to clozapine: A double-blind, placebo-controlled study. British Journal of Psychiatry, Journal of Mental Science, 171, 569–573.

Scale for Assessment of Positive Symptoms (SAPS) (Beurteilung der Positivsymptomatik)

I. Halluzinationen	
1. Akustische Halluzinationen Der Patient berichtet von Stimmen, Geräuschen oder Klängen, die niemand sonst hört.	[0] = nicht vorhanden/normal [1] = fraglich [2] = leicht [3] = mäßig [4] = ausgeprägt/deutlich [5] = schwer
2. Kommentierende Stimmen Der Patient berichtet über eine Stimme, die einen ständigen Kommentar zu seinem Verhalten oder seinen Gedanken gibt.	[0] = nicht vorhanden/normal [1] = fraglich [2] = leicht [3] = mäßig [4] = ausgeprägt/deutlich [5] = schwer
3. Sich unterhaltende Stimmen Der Patient berichtet, dass er zwei oder mehr Stimmen hört, die sich unterhalten.	[0] = nicht vorhanden/normal [1] = fraglich [2] = leicht [3] = mäßig [4] = ausgeprägt/deutlich [5] = schwer
4. Somatische oder taktile Halluzinationen Der Patient erzählt, dass er ungewöhnliche körperliche Empfindungen hat.	[0] = nicht vorhanden/normal [1] = fraglich [2] = leicht [3] = mäßig [4] = ausgeprägt/deutlich [5] = schwer
5. Olfaktorische Halluzinationen Der Patient berichtet, dass er ungewöhnliche Gerüche wahrnimmt, die niemandem sonst auffallen.	[0] = nicht vorhanden/normal [1] = fraglich [2] = leicht [3] = mäßig [4] = ausgeprägt/deutlich [5] = schwer
6. Visuelle Halluzinationen Der Patient sieht Formen oder Menschen, die nicht wirklich anwesend sind.	[0] = nicht vorhanden/normal [1] = fraglich [2] = leicht [3] = mäßig [4] = ausgeprägt/deutlich [5] = schwer
7. Globale Beurteilung der Halluzinationen Die Beurteilung sollte auf der Dauer und dem Ausmaß der Halluzinationen beruhen und auf ihren Auswirkungen auf das Leben des Patienten.	[0] = nicht vorhanden/normal [1] = fraglich [2] = leicht [3] = mäßig [4] = ausgeprägt/deutlich [5] = schwer
Subskalenwert I (Summe der Items 1 bis 7):	[ ][ ]

II. Wahnphänomene	
8. Verfolgungswahn Der Patient ist davon überzeugt, dass eine Verschwörung gegen ihn besteht oder dass er von jemanden verfolgt wird.	0 = nicht vorhanden/normal 1 = fraglich 2 = leicht 3 = mäßig 4 = ausgeprägt/deutlich 5 = schwer
9. Eifersuchtswahn Der Patient ist davon überzeugt, dass sein Partner eine Affäre mit einem anderen hat.	0 = nicht vorhanden/normal 1 = fraglich 2 = leicht 3 = mäßig 4 = ausgeprägt/deutlich 5 = schwer
10. Wahnvorstellungen von Schuld oder Sühne Der Patient ist davon überzeugt, dass er eine furchtbare Sünde begangen hat oder etwas getan hat, das nicht vergeben werden kann.	0 = nicht vorhanden/normal 1 = fraglich 2 = leicht 3 = mäßig 4 = ausgeprägt/deutlich 5 = schwer
11. Größenideen Der Patient ist davon überzeugt, dass er besondere Fähigkeiten oder Macht besitzt.	0 = nicht vorhanden/normal 1 = fraglich 2 = leicht 3 = mäßig 4 = ausgeprägt/deutlich 5 = schwer
12. Religiöse Wahnvorstellungen Der Patient beschäftigt sich intensiv mit Wahnvorstellungen religiöser Natur.	0 = nicht vorhanden/normal 1 = fraglich 2 = leicht 3 = mäßig 4 = ausgeprägt/deutlich 5 = schwer
13. Körperbezogener Wahn Der Patient ist davon überzeugt, dass sein Körper irgendwie krank, abnorm oder verändert ist.	0 = nicht vorhanden/normal 1 = fraglich 2 = leicht 3 = mäßig 4 = ausgeprägt/deutlich 5 = schwer
14. Beziehungsideen Der Patient ist davon überzeugt, dass unbedeutende Bemerkungen oder Ereignisse sich auf ihn beziehen oder eine besondere Bedeutung haben.	0 = nicht vorhanden/normal 1 = fraglich 2 = leicht 3 = mäßig 4 = ausgeprägt/deutlich 5 = schwer
15. Wahn, kontrolliert zu werden Der Patient hat den Eindruck, dass seine Gefühle oder Handlungen durch eine fremde Macht kontrolliert werden	0 = nicht vorhanden/normal 1 = fraglich 2 = leicht 3 = mäßig 4 = ausgeprägt/deutlich 5 = schwer

16. Wahn, dass Gedanken gelesen werden Der Patient hat den Eindruck, dass andere Menschen seine Gedanken lesen können oder seine Gedanken kennen.	0 = nicht vorhanden/normal 1 = fraglich 2 = leicht 3 = mäßig 4 = ausgeprägt/deutlich 5 = schwer
17. Gedankenausbreitung Der Patient ist davon überzeugt, dass seine Gedanken ausgestrahlt werden, so dass sie von ihm oder anderen gehört werden können.	0 = nicht vorhanden/normal 1 = fraglich 2 = leicht 3 = mäßig 4 = ausgeprägt/deutlich 5 = schwer
18. Gedankeneingebung Der Patient ist davon überzeugt, dass ihm fremde Gedanken eingegeben werden.	0 = nicht vorhanden/normal 1 = fraglich 2 = leicht 3 = mäßig 4 = ausgeprägt/deutlich 5 = schwer
19. Gedankenentzug Der Patient ist davon überzeugt, dass ihm Gedanken entzogen werden	0 = nicht vorhanden/normal 1 = fraglich 2 = leicht 3 = mäßig 4 = ausgeprägt/deutlich 5 = schwer
20. Globale Beurteilung der Wahnphänomene Diese Beurteilung sollte auf der Dauer, der Beständigkeit und der Auswirkung der Wahnphänomene auf das Leben des Patienten beruhen.	0 = nicht vorhanden/normal 1 = fraglich 2 = leicht 3 = mäßig 4 = ausgeprägt/deutlich 5 = schwer
Subskalenwert II (Summe der Items 8 bis 20):	☐☐
III. Bizarres Verhalten	
21. Kleidung und Erscheinungsbild Der Patient kleidet sich in ungewöhnlicher Weise oder unternimmt etwas Ungewöhnliches, um sein Erscheinungsbild zu verändern.	0 = nicht vorhanden/normal 1 = fraglich 2 = leicht 3 = mäßig 4 = ausgeprägt/deutlich 5 = schwer
22. Soziales und sexuelles Verhalten Der Patient führt Handlungen aus, die nach den üblichen sozialen Normen als unangemessen angesehen werden (z. B. Masturbation in der Öffentlichkeit).	0 = nicht vorhanden/normal 1 = fraglich 2 = leicht 3 = mäßig 4 = ausgeprägt/deutlich 5 = schwer
23. Aggressives und agitiertes Verhalten Der Patient verhält sich, in einer häufig unvorhersehbaren Weise, aggressiv und agitiert.	0 = nicht vorhanden/normal 1 = fraglich 2 = leicht 3 = mäßig 4 = ausgeprägt/deutlich 5 = schwer

24. Repetitives oder stereotypes Verhalten Der Patient entwickelt eine Anzahl repetitiver Handlungen oder Rituale, die er ständig durchfahren muss.	0 = nicht vorhanden/normal 1 = fraglich 2 = leicht 3 = mäßig 4 = ausgeprägt/deutlich 5 = schwer
25. Globale Beurteilung des bizarren Verhaltens Diese Beurteilung sollte die Art des Verhaltens und das Ausmaß, in dem es von den sozialen Normen abweicht, wiedergeben.	0 = nicht vorhanden/normal 1 = fraglich 2 = leicht 3 = mäßig 4 = ausgeprägt/deutlich 5 = schwer
Subskalenwert III (Summe der Items 21 bis 25):	☐☐
IV. Positive formale Denkstörung	
26. Entgleisung Eine Form der Sprache, bei der die Vorstellungen zu Ideen abgleiten, die mit den ursprünglichen nur noch entfernt zu tun haben oder davon unabhängig sind.	0 = nicht vorhanden/normal 1 = fraglich 2 = leicht 3 = mäßig 4 = ausgeprägt/deutlich 5 = schwer
27. Tangentialität Die Beantwortung einer Frage in einer willkürlichen oder irrelevanten Weise.	0 = nicht vorhanden/normal 1 = fraglich 2 = leicht 3 = mäßig 4 = ausgeprägt/deutlich 5 = schwer
28. Inkohärenz Eine Form der Sprache, die manchmal völlig unverständlich ist.	0 = nicht vorhanden/normal 1 = fraglich 2 = leicht 3 = mäßig 4 = ausgeprägt/deutlich 5 = schwer
29. Unlogisches Denken Eine Form der Sprache, in der es zu Schlussfolgerungen kommt, die keiner Logik folgen.	0 = nicht vorhanden/normal 1 = fraglich 2 = leicht 3 = mäßig 4 = ausgeprägt/deutlich 5 = schwer
30. Umständlichkeit Eine Form der Sprache, die sehr indirekt ist und erst nach erheblicher Zeit zum Kern kommt.	0 = nicht vorhanden/normal 1 = fraglich 2 = leicht 3 = mäßig 4 = ausgeprägt/deutlich 5 = schwer

31. Rededrang Der Patient spricht schnell und ist schwer zu unterbrechen. Die Sprachproduktion ist höher als normal.	0 = nicht vorhanden/normal 1 = fraglich 2 = leicht 3 = mäßig 4 = ausgeprägt/deutlich 5 = schwer
32. Ablenkbarkeit Der Patient wird durch Reize in der Umgebung leicht abgelenkt und dadurch in seinem Sprachfluss unterbrochen.	0 = nicht vorhanden/normal 1 = fraglich 2 = leicht 3 = mäßig 4 = ausgeprägt/deutlich 5 = schwer
33. Klangassoziationen Eine Form der Sprache, bei der eher der Klang als eine sinnvolle Beziehung die Wortwahl steuern.	0 = nicht vorhanden/normal 1 = fraglich 2 = leicht 3 = mäßig 4 = ausgeprägt/deutlich 5 = schwer
34. Globale Beurteilung der positiven formalen Denkstörung Diese Beurteilung sollte die Häufigkeit der Abweichung vom Normalen und das Ausmaß, in der sie die Kommunikationsfähigkeit des Patienten beeinträchtigt, umfassen.	0 = nicht vorhanden/normal 1 = fraglich 2 = leicht 3 = mäßig 4 = ausgeprägt/deutlich 5 = schwer
Subskalenwert IV (Summe der Items 26 bis 34):	☐☐
V. Unangemessener Affekt	
35. Unangemessener Affekt Der Affekt des Patienten ist unangemessen oder inkongruent, nicht lediglich abgeflacht oder abgestumpft.	0 = nicht vorhanden/normal 1 = fraglich 2 = leicht 3 = mäßig 4 = ausgeprägt/deutlich 5 = schwer
Symptomwert V (Item 35):	☐☐
Summary Score/Summe der Globalratings (Item 7, 20, 25 und 34):	☐☐
Erweiterter Summary Score (Item 7, 20, 25 und 34 sowie Item 35):	☐☐
Gesamtskalenwert (Subskalenwert I, II, III und IV):	☐☐
Erweiterter Gesamtskalenwert (Subskalenwert I, II, III und IV sowie Item 35):	☐☐

SHAPS-D

Snaith-**Ha**milton-**P**leasure-**S**cale – **D**eutsche Version

Selbstbeurteilung

Deutsche Version: Franz, Lemke, Meyer, Ulferts, Puhl und Snaith (1998)
Originalversion: Snaith, Hamilton, Morley, Humayan, Hargreaves und Trigwell (1995)

1 Anwendungsbereich

Anhedonie, die Unfähigkeit Freude zu empfinden, zählt zu den konstituierenden Merkmalen einer Depression; in der Schizophrenieforschung wird Anhedonie im Zusammenhang mit der Negativsymptomatik diskutiert. Die SHAPS-(D) dient der Beurteilung des Schweregrades subjektiv erlebter, selbstberichteter Anhedonie bei psychiatrischen Patienten. Als Forschungsinstrument findet die Skala bei Studien zur Relevanz des Hedoniekonzepts für die syndromale Beschreibung psychischer Störungen Verwendung (z. B. Lampe et al., 2001; Lemke, Puhl, Koethe et al., 1999; Silver & Shlomo, 2002). Sie eignet sich für Gruppenvergleiche und Verlaufsuntersuchungen. Erfahrungen mit der SHAPS-(D) in klinischen Therapiestudien sind begrenzt.

2 Aufbau und Beschreibung

Die SHAPS-D besteht aus 14 Feststellungen (Items), die sich auf Erlebnisse bzw. Tätigkeiten beziehen, die i. A. mit Freude oder Genuss assoziiert sind. Bei der Formulierung der Ich-Aussagen wurde die etwas gekünstelt wirkende Konjunktivform gewählt, um dem bei Patienten, wegen des Psychiatrieaufenthalts möglicherweise zeitweilig eingeschränkten Aktions- und Erlebnisraum Rechnung zu tragen. Angesprochen werden folgende, der allgemeinen Erfahrung zugängliche Erlebnisbereiche (Beispielitem in Klammern):

- *Soziale Interaktion* („Ich würde mich freuen, mit meiner Familie oder Freunden zusammen zu sein"),
- *Essen und Trinken* („Ich würde eine Tasse Tee, Kaffee oder mein Lieblingsgetränk genießen"),
- *Sensorische Empfindungen* („Ich würde ein warmes Bad oder eine erfrischende Dusche genießen"),
- *Interessen/Freizeit* („Meine Lieblingssendung im Fernsehen oder Radio würde mir Vergnügen bereiten").

Zur Beantwortung jedes Items steht eine bipolare 4-stufige Skala zur Verfügung („Ich stimme überhaupt nicht zu", „Ich stimme nicht zu", „Ich stimme zu", „Ich stimme voll zu"). Zur Neutralisierung von Antworttendenzen werden die Antwortalternativen bei sieben Items in dieser, bei den anderen sieben Items in invertierter Reihenfolge angeboten.

Die Summe der nichtzustimmenden Antworten („stimme nicht zu" oder „stimme überhaupt nicht zu") gibt den Ausprägungsgrad der Anhedonie an (Scorebereich: 0 bis 14 Punkte).

3 Entwicklung

Hintergrund: Die Autoren der Originalversion begründen die Entwicklung der SHAPS mit dem Bedarf an einer einfachen Skala, mit der Anhedonie, unabhängig vom soziokulturellen Hintergrund, in einem breiten Spektrum von Lebensbereichen erfasst werden kann. Die für den Einsatz bei psychiatrischen Patienten problematische Länge der verfügbaren Selbstbeurteilungsskalen (z. B. Chapman et al., 1976; Fawcett et al., 1983) und ihre z. T. geschlechts- und kulturspezifischen Inhalte machten eine Neukonstruktion erforderlich. Die zu entwickelnde Skala sollte aus einer geringen Anzahl von leicht verständlichen, auch in andere Sprachen übertragbaren Items bestehen.

Skalenkonstruktion: Auf der Grundlage einer Befragung von Normalprobanden wurde eine Liste von zunächst 20, mit Freude oder Genuss assoziierten Situationen erstellt. Ausgeschlossen wurden dabei Situationen mit sehr spezifischen, nicht allgemein nachvollziehbaren Erlebnisinhalten. Zu den Situationen der Liste wurden Aussagen im Sinne antizipierter Freude formuliert, die dann, nach Überprüfung auf Verständlichkeit bei Normalpersonen und psychiatrischen Patienten revidiert und auf die 14, die endgültige Skala konstituierenden Items reduziert wurden. Daten zur Reliabilität und Validität der Skala wurden an zwei unabhängigen Stichproben erhoben (N = 82 Normalprobanden, N = 46 psychiatrische, überwiegend depressive Patienten).

Bei der deutschsprachigen Fassung der Skala, der SHAPS-D, handelt es sich um eine Übersetzung, deren Äquivalenz zum Original sowohl linguistisch-analytisch (unabhängige Hin- und Rückübersetzung, Expertenurteil) als auch empirisch (Test-Retestuntersuchung deutsch-englisch, englisch-deutsch mit zweisprachigen Probanden) nachgewiesen werden konnte (Franz et al., 1998).

Versionen: Außer dem englischen Original und der deutschen Version ist eine validierte französische Fassung verfügbar (Loas et al., 1997). Offensichtlich existieren Übersetzungen in weitere Sprachen, z. B. niederländisch (Lampe et al., 2001) und hebräisch (Silver & Shlomo, 2002), die allerdings unzureichend dokumentiert sind.

4 Hinweise zur Anwendung

Material zur Unterstützung der Anwendung: Außer dem Dokumentationsbogen (siehe *Bezugsquellen* im Anhang des Buches) liegt kein Testmaterial vor.

Voraussetzungen auf Seiten des Probanden/Patienten: Die Skala sollte nicht bei Blinden eingesetzt werden, da sich vier Items explizit auf visuelle Erfahrungen beziehen. Die Anwendung bei Kindern ist nicht erprobt. Weitere Einschränkungen der Anwendbarkeit werden nicht genannt.

Voraussetzungen auf Seiten des Untersuchers: Die Skala kann, nach Einweisung, von technischem Personal vorgegeben werden.

Bearbeitungsdauer: Hierzu werden keine Angaben gemacht. Nach Schätzung, dürfte der Zeitbedarf für das Ausfüllen des Fragebogens auch bei verlangsamten Patienten nur in seltenen Fällen mehr als 10 Minuten betragen. Für die Auswertung sind 1 bis 2 Minuten zu veranschlagen.

Zeitlicher Bezugsrahmen der Beurteilung: Der Beurteilungszeitraum ist nicht genau festgelegt. In der Instruktion wird der Proband gebeten, sich auf „heute und die letzten Tage“ zu beziehen. Bei Wiederholungsuntersuchungen in kurzen Zeitabständen sollte der zeitliche Bezugsrahmen genauer spezifiziert werden.

Durchführung: Hierzu werden keine Angaben gemacht. Wie bei allen schriftlichen Fragebogenuntersuchungen muss auf ein adäquates Instruktionsverständnis geachtet werden. Dies wird i. A. erreicht durch Vorlesen der Instruktion und ggfs. weitere Erläuterungen durch den Testleiter.

Neben dem Selbstausfüllen des Fragebogens kommt bei Personen mit geringer Motivation oder Verständnisschwierigkeiten auch die Durchführungsvariante in Form eines standardisierten Interviews in Frage.

Auswertung: Bei der Auswertung ist zu beachten, dass die potenziell durch die Antwortkategorien vorgegebene Graduierung vernachlässigt und auf eine dichotome Itemskalierung reduziert wird. Beiden nichtzustimmenden Antwortkategorien ist der Punktwert 1 zugeordnet, beiden zustimmenden der Punktwert 0. Die Auswertung besteht in der Addition der so vergebenen Punktwerte zu einem Skalengesamtwert. Die Bildung von Subscores für die 4 angesprochenen Erlebnisbereiche wird nicht empfohlen.

5 Gütekriterien

Es liegen nur wenige Studien zu psychometrischen Eigenschaften der Skala vor. Die Angaben für die deutsche Version beziehen sich, wenn nicht anders kenntlich gemacht, auf die Publikation von Franz et al. (1998).

Objektivität

Durchführungs-, und Auswertungsobjektivität sind durch den standardisierten Fragebogen und die einfache numerische Auswertung gegeben. Der angegebene Cut-Off-Wert ermöglicht auch eine objektive Interpretation.

Reliabilität

Interne Konsistenz: Die interne Konsistenz (Cronbachs Alpha) der deutschen Skala, bestimmt bei schizophrenen Patienten (N = 50), ist mit $\alpha = .84$ der des Originals vergleichbar ($\alpha = .86$, N = 64 psychiatrische Patienten; Snaith et al., 1995). Uneinheitliche Konsistenzschätzungen werden für die französische und die hebräische Version berichtet: $\alpha = .56$ bei Gesunden und $\alpha = .80$ bei schizophrenen oder depressiven Patienten für die französische Skala (Loas et al., 1997), $\alpha = .52$ bei schizophrenen Patienten für die hebräische Skala (Silver & Shlomo, 2002).

Retest-Reliabilität: Für das Original und die deutsche Version liegen keine verwertbaren Angaben zur Retest-Reliabilität vor.

Für die hebräische bzw. die französische Version (s. oben) liegt die Retest-Reliabilität bei $r_{ttS} = .81$ (Spearman Rangkorrelation, 3–5 Tage) bzw. $r_{tt} = .56$ (1 Monat).

Validität

Inhaltliche Validität/Konstruktvalidität: Die in der Skala thematisierten hedonischen Erlebensbereiche entsprechen der allgemeinen Erfahrung gesunder Normalpersonen. Inwieweit diese Bereiche repräsentativ sind für das hedonische Erleben von Patienten mit schweren psychischen Störungen bleibt fraglich. In diesem Zusammenhang wäre u. a. die dimensionale Struktur der Skala bei Gesunden und unterschiedlichen Patientengruppen zu klären. Eine generalisierende Aussage zur inhaltlichen Validität der SHAPS-(D) ist insofern problematisch.

Es liegen jedoch Befunde vor, die als Hinweise auf die Validität des mit der SHAPS-(D) operationalisierten Hedoniekonzepts bei depressiven und schizophrenen Patienten interpretiert werden können: Patienten beider Diagnosegruppen weisen im Mittel höhere Anhedoniewerte auf als Normalpersonen (s. Tabelle 1) und die selbstberichtete Anhedonie korreliert bei depressiven und schizophrenen Patienten i. A. mäßig mit inhaltlich verwandten Items oder Subskalen störungsspezifischer Fremdbeurteilungsskalen (s. Abschnitt *konvergente Validität*) und geringer mit den jeweiligen Totalscores. Dies weist auf die konzeptuelle Einbettung der mit der SHAPS-(D) gemessenen Anhedonie in die psychopathologische Symptomatik der Depression und der Schizophrenie hin und belegt gleichzeitig die relative Eigenständigkeit des Hedoniekonstrukts.

Konvergente Validität: Bei schizophrenen Patienten (N = 50) korreliert die SHAPS-D mit $r = .39$ mit der Anhedoniesubskala der *Scale for the Assessment of Negative Symptoms* (SANS; Andreasen, 1982; siehe Seite 175 in diesem Band) und mit $r = .28$ mit dem Gesamtskalenwert. In der gleichen Untersuchung (Franz et al., 1998) werden Korrelationen von $r = .29$ zur Negativskala der *Positive and Negative Syndrome Scale* (PANSS; Kay et al., 1987; siehe auch Seite 165 in diesem Band) und $r = .11$ zum Gesamtskalenwert sowie erwartungsgemäße Zusammenhänge mit verschiedenen Selbstberichtsskalen der Befindlichkeit und der Lebenszufriedenheit berichtet.

In der englischen Originalstudie mit 64 psychiatrischen, überwiegend depressiven Patienten (Snaith et al., 1995) wurde die SHAPS mit Einzelitems *der Montgomery-Asberg Depression Scale* (MADRS; Montgomery & Asberg, 1979; siehe Seite 271 in diesem Band) korreliert. Dabei wurden die engsten Zusammenhänge mit den konstruktnahen Items „Gefühl der Gefühllosigkeit" ($r = .36$) und „Suizidgedanken" ($r = .39$) gefunden.

Diskriminante Validität: Aus den genannten Studien ergeben sich auch Hinweise auf die diskriminante Validität der SHAPS-(D). Die Korrelationen zu den konstruktfernen Items oder Subskalen der Vergleichsinstrumente waren durchweg geringer als die zu den konstruktnahen, z. B. zur Positivskala der PANSS $r = -.07$ und zu den Subskalen der SANS ausgenommen die Anhedoniesubskala $-.10 \leq r \leq .29$.

Behandlungssensitivität: In einer Anwendungsbeobachtung (Pramipexol bei Parkinson-Patienten, N = 657; Reichmann et al., 2002) hat sich die SHAPS-D als veränderungssensitiv im Vorher-Nachher-Vergleich erwiesen (mittlerer Ausgangswert: 2.50, mittlerer Endwert nach durchschnittlich 9 Wochen Behandlung: 0.72). Die Eignung der Skala zur Darstellung von Behandlungseffekten im kontrollierten Therapievergleich muss noch gezeigt werden.

6 Normen, Cut-Off-Werte

Es liegen keine Normen vor.

Die Autoren der Originalskala schlagen einen Cut-Off-Score >2 für die Annahme einer Anhedonie vor.

7 Exemplarische Daten

SHAPS-D – Tabelle 1: Vergleichsdaten für die deutsche Version der Snaith-Hamilton-Pleasure-Scale (SHAPS-D). Dargestellt sind Mittelwert und Standardabweichung (M, SD) oder Median (Mdn) und Range.

Autoren	Studienpopulation	N	M	SD
Franz et al., 1998	Normalprobanden	67	0.5	0.9
	Schizophrenie (ICD-10)	50	3.4	3.3
	Depressive Störung (ICD-10)	33	5.1	4.4
Lemke & Schleidt, 1998	Normalprobanden	22	1.3	1.4
Lemke, Puhl & Broderick, 1999	Major Depression (DSM-IV)	52	7.4	3.0
			Mdn	**Range**
Lemke, Puhl, Koethe et al., 1999	Major Depression (DSM-IV)	48	6.5	0–14

8 Literatur

Andreasen, N.C. (1981). Scale for the Assessment of Negative Symptoms. Iowa City: University of Iowa.

Chapman, C., Chapman, J.P. & Raulin, M.L. (1976). Scales for physical and social anhedonia. Journal of Abnormal Psychology, 85, 374–382.

Fawcett, J., Clark, D.C., Sheftner, W.A., & Gibbons, R.D. (1983). Assessing anhedonia in psychiatric patients: The Pleasure Scale. Archives of General Psychiatry, 40, 79–84.

Franz, M. Lemke, M.R., Meyer, T., Ulfert, J. Puhl, P. & Snaith, R.P. (1998). Deutsche Version der Snaith-Hamilton-Pleasure-Scale (SHAPS-D): Erfassung von Anhedonie bei schizophrenen und depressiven Patienten. Fortschritte der Neurologie Psychiatrie, 66, 407–413.

Kay, S.R., Fiszbein, A. & Opler, L.A. (1987). The Positive and Negative Syndrome Scale (PANSS) for schizophrenia. Schizophrenia Bulletin, 13, 261–276.

Lampe, I.K., Kahn, R.S. & Heeren, T.J. (2001). Apathy, anhedonia, and psychomotor retardation in elderly psychiatric patients and healthy elderly individuals. Journal of Geriatric Psychiatry and Neurology, 14, 11–16.

Lemke, M.R., Puhl, P. & Broderick, A. (1999). Motor activity and perception of sleep in depressed patients. Journal of Psychiatric Research, 33, 215–224.

Lemke, M.R., Puhl, P., Koethe, N. & Winkler, T. (1999). Psychomotor retardation and anhedonia in depression. Acta Psychiatrica Scandinavica, 99, 252–256.

Lemke, M.R. & Schleidt, M. (1999). Temporal segmentation of human short-term behavior in everday activities and interview sessions. Naturwissenschaften, 86, 289–292.

Loas, G., Dubal, S., Perot, P., Tirel, F., Nowaczkowski, P. & Pierson, A. (1997). Etude de validation de la version francaise de l'échelle de plaisir de Snaith et Hamilton (Snaith-Hamilton pleasure scale, SHAPS, Snaith et al. 1995) chez 208 sujets sains et chez 103 malades hospitalisés présentant une dépression ou une schizophrénie. L'encéphale, 23, 454–458.

Reichmann, H., Brecht, H. M., Kraus, P. H. & Lemke, M. R. (2002). Pramipexol bei der Parkinson-Krankheit – Ergebnisse einer Anwendungsbeobachtung. Nervenarzt, 73, 745–750.

Silver, H. & Shlomo, N. (2002). Anhedonia and schizophrenia: How much is in the eye of the beholder? Comprehensive Psychiatry, 43, 65–68.

Snaith, R. P., Hamilton, M., Morley, S., Humayan, A., Hargreaves, D. & Trigwell, P. (1995). A scale for the assessment of hedonic tone. The Snaith-Hamilton Pleasure Scale. British Journal of Psychiatry, 167, 99–103.

CIPS Collegium Internationale Psychiatriae Scalarum

SHAPS-D

Snaith-Hamilton-Pleasure-Scale
Deutsche Version

Name: ____________ Datum: ____________ Uhrzeit: ____________

Geburtsdatum: ____________ Geschlecht: ☐ weiblich ☐ männlich

In diesem Fragebogen soll eingeschätzt werden, inwieweit Ihnen etwas Freude bereiten kann. Sie werden gebeten, sich bestimmte Situationen oder Dinge vorzustellen. Geben Sie bitte an, ob Sie sich in der jeweiligen Situation freuen könnten. Die Aussagen beziehen sich auf heute und die letzten Tage. Es kommt nicht darauf an, dass Sie die jeweilige Situation tatsächlich erlebt haben. Kreuzen Sie jeweils ein Kästchen an, um zu zeigen, wie sehr Sie jeder Aussage zustimmen bzw. nicht zustimmen. Es ist wichtig, dass Sie jede Aussage sehr sorgfältig lesen.

1. Meine Lieblingssendung im Fernsehen oder Radio würde mir Vergnügen bereiten.
   - ☐ Ich stimme überhaupt nicht zu
   - ☐ Ich stimme nicht zu
   - ☐ Ich stimme zu
   - ☐ Ich stimme voll zu

2. Ich würde mich freuen, mit meiner Familie oder Freunden zusammen zu sein.
   - ☐ Ich stimme voll zu
   - ☐ Ich stimme zu
   - ☐ Ich stimme nicht zu
   - ☐ Ich stimme überhaupt nicht zu

3. Meine Hobbys und Freizeitaktivitäten würden mir Spaß machen.
   - ☐ Ich stimme überhaupt nicht zu
   - ☐ Ich stimme nicht zu
   - ☐ Ich stimme zu
   - ☐ Ich stimme voll zu

4. Ich könnte mein Lieblingsessen genießen.
   - ☐ Ich stimme voll zu
   - ☐ Ich stimme zu
   - ☐ Ich stimme nicht zu
   - ☐ Ich stimme überhaupt nicht zu

5. Ich würde ein warmes Bad oder eine erfrischende Dusche genießen.
   - ☐ Ich stimme voll zu
   - ☐ Ich stimme zu
   - ☐ Ich stimme nicht zu
   - ☐ Ich stimme überhaupt nicht zu

6. Ich würde den Duft von Blumen genießen, den Geruch einer frischen Meeresbrise oder den Duft von frisch gebackenem Brot.
   - ☐ Ich stimme überhaupt nicht zu
   - ☐ Ich stimme nicht zu
   - ☐ Ich stimme zu
   - ☐ Ich stimme voll zu

7. Ich würde mich freuen, freundliche Gesichter um mich herum zu sehen.
   - ☐ Ich stimme voll zu
   - ☐ Ich stimme zu
   - ☐ Ich stimme nicht zu
   - ☐ Ich stimme überhaupt nicht zu

8. Wenn ich mir Mühe mit meiner äußeren Erscheinung gebe, könnte ich mich über mein gutes Aussehen freuen.
   - ☐ Ich stimme überhaupt nicht zu
   - ☐ Ich stimme nicht zu
   - ☐ Ich stimme zu
   - ☐ Ich stimme voll zu

9. Es würde mir Vergnügen bereiten, ein Buch, eine Zeitschrift oder eine Zeitung zu lesen.
   - ☐ Ich stimme voll zu
   - ☐ Ich stimme zu
   - ☐ Ich stimme nicht zu
   - ☐ Ich stimme überhaupt nicht zu

10. Ich würde eine Tasse Tee, Kaffee oder mein Lieblingsgetränk genießen.
    - ☐ Ich stimme überhaupt nicht zu
    - ☐ Ich stimme nicht zu
    - ☐ Ich stimme zu
    - ☐ Ich stimme voll zu

11. Ich würde mich über kleine Dinge freuen, z. B. über einen sonnigen Tag.
    - ☐ Ich stimme überhaupt nicht zu
    - ☐ Ich stimme nicht zu
    - ☐ Ich stimme zu
    - ☐ Ich stimme voll zu

12. Ich könnte eine schöne Landschaft oder Aussicht genießen.
    - ☐ Ich stimme voll zu
    - ☐ Ich stimme zu
    - ☐ Ich stimme nicht zu
    - ☐ Ich stimme überhaupt nicht zu

13. Es würde mich freuen, anderen zu helfen.
    - ☐ Ich stimme überhaupt nicht zu
    - ☐ Ich stimme nicht zu
    - ☐ Ich stimme zu
    - ☐ Ich stimme voll zu

14. Ich würde mich über ein Lob von anderen freuen.
    - ☐ Ich stimme voll zu
    - ☐ Ich stimme zu
    - ☐ Ich stimme nicht zu
    - ☐ Ich stimme überhaupt nicht zu

Skalengesamtwert: ☐☐

SWN-K

Subjektives **W**ohlbefinden unter **N**euroleptikabehandlung – **K**urzversion
Subjective **W**ell-being under **N**euroleptics
Selbstbeurteilung

Originalversion: Naber, Moritz, Lambert, Pajonk, Holzbach, Mass und Andresen (2001).

1 Anwendungsbereich

Bei der SWN-K handelt es sich um die Kurzform der SWN (Naber, 1995), einem Verfahren zur Selbsteinschätzung der subjektiven Befindlichkeit für Patienten unter Behandlung mit Neuroleptika. Die SWN-K eignet sich, wie die Langform, für den Einsatz in klinischen Studien zur Beschreibung subjektiv wahrgenommener Therapieeffekte, die einen wesentlichen Einfluss auf die Therapie-Compliance und die Lebensqualität der Patienten haben. Als subjektives Outcomemaß erweitert die SWN(-K) die Bewertungsgrundlage für antipsychotische Behandlungen um einen wichtigen Aspekt, der in den Standardparametern aus den Bereichen der Psychopathologie und der objektiv beobachtbaren Nebenwirkungen nur ungenügend berücksichtigt wird. Die SWN-K ist auch für die Anwendung in der klinischen Routine geeignet, z. B. als Hilfe bei der individuellen Therapieplanung.

2 Aufbau und Beschreibung

Die SWN-K enthält 20 Ich-Aussagen (Items) zur subjektiven Befindlichkeit, wobei je 4 Aussagen einer von 5 Subskalen zugeordnet sind (siehe Kasten).

Subskala	Beispielitem
Mentale Funktion (MF):	Mein Denken ist mühsam und zäh.
Soziale Integration (SI):	Der Kontakt zu Menschen in meiner Umwelt fällt mir leicht.
Emotionale Regulation (ER):	Ich habe keine Hoffnung; sehe meine Zukunft schwarz.
Physisches Wohlbefinden (PW):	Ich fühle mich in meinem Körper sehr wohl.
Selbstkontrolle (SK):	Ich fühle mich ohnmächtig und ohne Kontrolle über mich.

Zur Kontrolle der Akquieszenz (Zustimmungstendenz) sind jeweils 2 Feststellungen einer Subskala positiv, in Richtung Anwesenheit des Merkmals, die anderen beiden negativ, in Richtung Abwesenheit des Merkmals formuliert.

Jede Aussage wird vom Patienten hinsichtlich des Zutreffens auf die eigene Befindlichkeit anhand einer 6-stufigen Skala mit den verbalen Verankerungen „überhaupt nicht", „sehr wenig", „wenig", „deutlich", „stark" und „sehr stark" beurteilt. Den Skalenstufen sind die Zahlenwerte 1 bis 6 zugeordnet, wobei der Wert 6 den höchsten Grad des Wohlbefindens angibt, der bei positiver Polung des Items mit dem Zustimmungsgrad „sehr stark", bei negativer Polung mit dem Zustimmungsgrad „überhaupt nicht" assoziiert ist.

Die Scores der Subskalen, die jeweils 4 Itemwerte additiv zusammenfassen, liegen zwischen 4 (schlechte Befindlichkeit) und 24 Punkten (Wohlbefinden). Der Summenwert, über alle 5 Subskalen hinweg gebildet (Bereich 20 bis 120 Punkte), gibt das Gesamtausmaß des subjektiven Wohlbefindens an.

3 Entwicklung

Hintergrund: Angesichts der mit Neuroleptika erzielten positiven Behandlungseffekte bei psychotischen Störungen sind die unter der Behandlung berichteten Beeinträchtigungen des subjektiven Befindens nur wenig beachtet worden. Erst in neuerer Zeit, seit dem mit den atypischen Neuroleptika Behandlungsalternativen zur Verfügung stehen, die bei vergleichbarer antipsychotischer Wirksamkeit, von den Patienten weniger unangenehm erlebt und besser akzeptiert werden, als eine Behandlung mit konventionellen Neuroleptika, hat das Interesse an subjektiven Behandlungswirkungen zugenommen (Awad et al., 1995; Hogan et al., 1983; Jaeger et al. 1990). Mit der SWN sollte ein Verfahren entwickelt werden, mit dem die Auswirkungen einer Behandlung mit Neuroleptika auf das subjektive Befinden aus der Sicht der Patienten standardisiert beschrieben und quantifiziert werden können.

Skalenkonstruktion: Aus einer Sammlung von 54 Feststellungen (Naber et al., 1994) wurden nach item-metrischen Gesichtspunkten (Varianz, Item-Total-Korrelation) und auf Grund von Patienten-Ratings (N = 68) der Wichtigkeit der Aussagen für ihr subjektives Wohlbefinden 38 Items ausgewählt. Die 38-Item-Form der SWN wurde an einer unabhängigen Stichprobe von 280 schizophrenen Patienten psychometrisch analysiert, wobei die 5-Faktoren-Struktur (5 Subskalen, s. oben) identifiziert, sowie Reliabilitätskennwerte und Validitätshinweise für die Subskalen und die Gesamtskala ermittelt wurden (Naber, 1995).

Die Daten von weiteren 212 schizophrenen Patienten wurden benutzt um die Skala auf 20 Items zu verkürzen. Dabei wurden pro Subskala die 4 Items mit den höchsten Trennschärfekoeffizienten (je 2 positiv und 2 negativ formulierte) zurückbehalten (Naber et al., 2001). Die Kurzform SWN-K korreliert hoch mit der Langform (Gesamtscore: $r = .98$; Subskalenwerte: $.89 \leq r \leq .95$).

Versionen: Nach Angaben der Autoren liegt die Langform SWN derzeit in 12 Sprachen vor (Naber et al., 2001). Auch von der SWN-K existieren Übersetzungen in mehrere Sprachen, darunter englisch (Naber et al., 2001), niederländisch (de Haan et al., 2002), tschechisch (Nabelek et al., 2000) und koreanisch (Yoon et al., 2000).

Wegen des offensichtlichen ökonomischen Vorteils, und aus Akzeptanzgründen, empfehlen die Autoren die Anwendung der Kurzform SWN-K, die der Langform vergleichbare psychometrischen Eigenschaften aufweist.

4 Hinweise zur Anwendung

Material zur Unterstützung der Anwendung: Fragebogen (siehe *Bezugsquellen* im Anhang des Buches).

Voraussetzungen auf Seiten des Patienten/Probanden: Introspektionsfähigkeit und die Motivation die Selbstwahrnehmung unverfälscht mitzuteilen, müssen vorausgesetzt werden. Nach Angaben der Autoren, können die meisten Patienten, sofern sie sich nicht in einer akuten Phase mit schwergradiger psychotischer Symptomatik befinden, den Selbstbeurteilungsfragebogen ausfüllen.

Voraussetzungen auf Seiten des Untersuchers: Die Untersuchung und die Auswertung können von geschultem technischen Personal durchgeführt werden.

Bearbeitungsdauer: Der Mehrzahl, auch der kognitiv beeinträchtigten Patienten benötigt für das Ausfüllen des SWN-K-Fragebogens 10 bis 15 Minuten. Die Ausfüllzeit der Langform SWN wird mit 15 bis 20 Minuten angegeben.

Zeitlicher Bezugsrahmen der Beurteilung: Die Beurteilung bezieht sich auf die Befindlichkeit der vergangenen 7 Tage.

Durchführung: Dem Fragebogen ist eine kurze Instruktion vorangestellt, in der u. a. darauf hingewiesen wird, die Beantwortung nicht mit anderen zu diskutieren. Wenn auch hierzu keine Anweisung gegeben wird, dürfte doch die Einzeluntersuchung unter Anwesenheit eines Testleiters, der die Instruktion erläutert und ggfs. Fragen beantworten kann, ratsam sein.

Auswertung: Zur Auswertung werden die Items den 5 Skalen nach folgendem Schema zugeordnet:

Subskala	Item
Mentale Funktion (MF):	3+, 7+, 11–, 17–
Soziale Integration (SI):	8+, 13+, 6–, 14–
Emotionale Regulation (ER):	18+, 20+, 4–, 10–
Physisches Wohlbefinden (PW):	2+, 5+, 9–, 16–
Selbstkontrolle (SK):	15+, 19+, 1–, 12–

Die positiv formulierten, mit „+" markierten Items werden folgendermaßen kodiert: 1 = „überhaupt nicht", 2 = „sehr wenig", 3 = „wenig", 4 = „deutlich", 5 = „stark", und 6 = „sehr stark"; die Scores der mit „–" gekennzeichneten Items sind zu invertieren: 6 = „überhaupt nicht", 5 = „sehr wenig" usw.

Die Subskalenwerte und der Gesamtscore ergeben sich aus der Addition der entsprechenden Itemscores. Ein Kontrollwert, gebildet als Differenz zwischen den 10 positiv und den 10 negativ formulierten Items, kann Hinweise auf die adäquate Beantwortung des Fragebogens geben: Differenzscores >20 oder ≤ -10 weisen auf eine inhaltlich inkonsistente Beantwortung hin; die Skalenwerte dieser Patienten sollten nicht interpretiert werden.

5 Gütekriterien

Die Angaben in den folgenden Abschnitten zu psychometrischen Kennwerten der SWN-K beruhen auf den Daten einer Stichprobe von 212 stationären schizophrenen Patienten (diagnostiziert nach DSM-IV-Kriterien) (Naber et al., 2001), die zur Langform SWN überwiegend auf den Daten einer unabhängigen Stichprobe von 280 stationären schizophrenen Patienten (Naber, 1995).

Objektivität

Der standardisierte Fragebogen gestattet eine objektive Durchführung und Auswertung. Referenzwerte für die objektive Interpretation von Skalenwerten im Einzelfall stehen bislang nicht zur Verfügung.

Reliabilität

Interne Konsistenz: Die interne Konsistenz (Cronbachs Alpha) der SWN-K-Skalen lag in der Konstruktionsstichprobe (N = 212) zwischen $\alpha = .63$ („Selbstkontrolle") und $\alpha = .82$ („Physisches Wohlbefinden"), für die Gesamtskala bei $\alpha = .92$. In Anbetracht der Kürze der Subskalen sind die Konsistenzkoeffizienten als zufriedenstellend einzustufen; sie liegen nur geringfügig unter denen der Langform (Subskalen: $.71 \leq \alpha \leq .88$; Gesamtskala: $\alpha = .94$).

Ähnlich günstige Werte werden für die niederländische Form berichtet (de Haan et al., 2002).

Retest-Reliabilität: Ergebnisse zur Retest-Reliabilität liegen nur für die Langform vor. Nach einem Retestintervall von 3 bis 4 Monaten blieben die Skalenwerte der SWN mit $.75 \leq r_{tt} \leq .89$ bei 39 Patienten mit konstanter neuroleptischer Medikation relativ stabil (Naber, 1995). Auch dies wird mit vergleichbaren Stabilitätskennwerten für die niederländische Version (Lang- und Kurzform) bestätigt (de Haan et al., 2002).

Validität

Inhaltliche Validität/Konstruktvalidität: Die Items der SWN-K beziehen sich auf diejenigen Aspekte des subjektiven Erlebens, die, relativ unabhängig vom krankheitsbedingten psychotischen Erleben, unter dem Einfluss neuroleptischer Behandlung in typischer Weise verändert sein können. Die Eigenständigkeit der mit der SWN(-K) operationalisierten subjektiven Perspektive wird durch geringe Korrelationen der Skalenwerte mit der fremdbeurteilten psychopathologischen Symptomatik (s. Abschnitt *diskriminante Validität*) und durch die Differenzierungsfähigkeit der Skalen bei neuroleptischen Behandlungen mit vergleichbarer antipsychotischer Wirksamkeit belegt.

Weitere Hinweise auf die Konstruktvalidität des Verfahrens ergeben sich aus dem für die Langform gezeigten positiven Zusammenhang der Skalenwerte mit der Therapie-Compliance und der mit einem Fragebogen *Alltagsleben* (Bullinger et al., 1993) gemessenen gesundheitsbezogenen Lebensqualität (Naber, 1995).

Die genannten Beziehungen zu Außenkriterien sind sowohl im Gesamtskalenwert als auch in den einzelnen Subskalen zu sehen. Ein differenzielles Zusammenhangsmuster ist nur in Ansätzen erkennbar. Offenbar liegt den mäßig interkorrelierenden Subskalen ($.41 \leq r \leq .64$) ein gemeinsames Konstrukt zu Grunde, das mit dem Gesamtskalenwert hinreichend spezifisch operationalisiert ist.

Konvergente Validität: Korrelationen der SWN-K mit der konstruktnahen (negativ gepolten) *Befindlichkeits-Skala* (Bf-S; Zerssen, 1976; siehe auch Seite 3 in diesem Band), für die Subskalen im Bereich von r = –.44 („Selbskontrolle") bis r = –.74 („Mentale Funktion") und für den Gesamtskalenwert von r = –.75 können im Sinne konvergenter Validität interpretiert werden. Mit Einschränkungen gilt dies auch für die geringeren Korrelationen mit der UKU-*Nebenwirkungsskala* (Lingjaerde et al., 1987), mit der sowohl subjektive als auch objektive Nebenwirkungen von Medikamenten erfasst werden (Subskalen: –.45 ≤ r ≤ –.23; Gesamtscore: r = –.45).

Für die niederländische Form zeigten de Haan et al. (2002) enge inverse Korrelationen (–.83 ≤ r ≤ –.78) mit einem auf das gleiche, aber invers gepolte Konstrukt abzielenden Selbstbeurteilungsverfahren, der *Subjective Deficit Syndrome Scale* (SDSS; Jaeger et al., 1990).

Diskriminante Validität: Die SWN-K korreliert nur gering mit der Positivskala der *Positive and Negative Syndrome Scale* (PANSS, Kay et al., 1974; s. S. 165 in diesem Band), im Bereich von r = –.10 bis –.24 für die Subskalen und mit r = –.20 für den Gesamtscore; die (negativen) Korrelationen mit der Negativskala und dem PANSS-Gesamtwert sind geringfügig enger, bleiben aber alle im Bereich von r = –.21 bis –.37.

Korrelationen mit objektiven motorischen Nebenwirkungen, gemessen mit der *Extrapyramidal Symptoms Scale* (EPS; Simpson & Angus, 1970; siehe auch Seite 403 in diesem Band) wurden für die Langform SWN ermittelt; sie liegen im vernachlässigbaren Bereich von r = –.05 bis –.12.

Behandlungssensitivität: Die SWN und die SWN-K haben sich bereits in mehreren Studien als behandlungssensitiv erwiesen, dabei konnten Dosierungeffekte (de Haan et al., 2000; Moritz et al., 2002; Ramaekers et al., 1999) und differenzielle Behandlungswirkungen verschiedener Neuroleptika auf das subjektive Befinden aufgezeigt werden (Naber, 1995; Naber et al., 2001; s. auch Tabelle 1).

6 Normen, Cut-Off-Werte

Normen oder Cut-Off-Werte liegen nicht vor.

7 Exemplarische Daten

Tabelle 1 gibt die SWN-K-Daten von schizophrenen Patienten wieder, die im Rahmen einer offenen Studie, vor Beginn der stationären Behandlung mit einem atypischen Neuroleptikum und bei Entlassung erhoben wurden (Naber et al., 2001). Bei den mit Clozapin behandelten Patienten war zuvor die Behandlung mit einem konventionellen Neuroleptikum wegen Unwirksamkeit oder schwerer motorischer Nebenwirkungen abgebrochen worden. Bei Risperidon und Olanzapin handelt es sich um Erstbehandlungen, denen die Patienten per Zufall zugeordnet worden waren.

Im Mittel verbesserte sich unter allen Behandlungen die mit der SWN-K gemessene subjektive Befindlichkeit, wobei die Verbesserungen unter Olanzapin deutlicher ausgeprägt waren als unter Clozapin und Risperidon (statistisch signifikant für die Subskalen „Mentale Funktion", „Soziale Integration" und „Physisches Wohlbefinden" sowie für den Gesamtskalenwert).

Die psychopathologischen Symptomatik verbesserte sich ebenfalls unter allen Behandlungen. Unterschiede zwischen den Behandlungen waren jedoch nur in der Subskala „Allgemeine Psychopathologie" der PANSS (hier zu Gunsten von Clozapin und Olanzapin im Vergleich zu Risperidon) und nicht in der Negativ- oder der Positivskala oder im Gesamtscore zu sehen.

SWN-K – Tabelle 1: Mittelwerte und Standardabweichungen (in Klammern) der SWN-K-Scores bei schizophrenen Patienten, vor und nach Behandlung sowie Veränderungen (Differenz der Mittelwerte) in Prozent (Datenquelle: Naber et al., 2001)

SWN-K-Score	Clozapin (N = 36)	Risperidon (N = 28)	Olanzapin (N = 36)
Mentale Funktion			
Ausgangswert	13.6 (4.3)	15.6 (4.9)	14.1 (3.0)
Endwert	15.4 (4.1)	16.6 (4.1)	17.8 (2.9)
Verbesserung (%)	19	9	37
Soziale Integration			
Ausgangswert	13.8 (4.3)	15.8 (3.9)	12.3 (3.9)
Endwert	15.2 (3.8)	17.2 (3.9)	16.3 (2.9)
Verbesserung (%)	14	12	48
Emotionale Regulation			
Ausgangswert	15.2 (4.6)	16.9 (4.6)	14.4 (2.8)
Endwert	17.2 (4.6)	19.0 (2.8)	17.9 (2.5)
Verbesserung (%)	18	16	34
Physisches Wohlbefinden			
Ausgangswert	14.5 (4.1)	16.0 (4.9)	12.9 (3.3)
Endwert	16.1 (4.3)	17.7 (3.8)	17.8 (2.9)
Verbesserung (%)	15	14	55
Selbstkontrolle			
Ausgangswert	14.9 (3.7)	14.9 (4.1)	14.5 (2.9)
Endwert	16.5 (3.9)	17.0 (3.2)	17.3 (3.2)
Verbesserung (%)	15	19	27
Gesamtwert			
Ausgangswert	71.8 (15.8)	79.1 (19.4)	68.1 (12.7)
Endwert	80.5 (16.3)	87.5 (14.4)	87.1 (11.2)
Verbesserung (%)	17	14	40

Prozentwerte errechnet vom Bearbeiter (GW) dieses Buches.

Psychotische Störungen

8 Literatur

Awad, A. G., Hogan, T. P., Voruganti, L. N. P. & Heslegrave, R. J. (1995). Patients' subjective experiences on antipsychotic medications: Implications for outcome and quality of life. International Clinical Psychopharmacology, 10 (Suppl. 3), 123–132.

Bullinger, M., Kirchberger, I. & Steinbüchel, N. v. (1993). Der Fragebogen Alltagsleben: Ein Verfahren zur Erfassung der gesundheitsbezogenen Lebensqualität. Zeitschrift für Medizinische Psychologie, 3, 121–132.

De Haan, L., Lalaye, J., Linszen, D., Dingemans, P. M. A. J. & Booij, J. (2000). Subjective experience and striatal dopamine D_2 receptor occupancy in patients with schizophrenia stabilized by olanzapine or risperidone. American Journal of Psychiatry, 157, 1019–1020.

De Haan, L., Weisfelt, M., Dingemans, P. M. A. J., Linszen, D. & Wouters, L. (2002). Psychometric properties of the Subjective Well-being under Neuroleptics scale (SWN) and the Subjective Deficit Syndrome Scale (SDSS). Psychopharmacology, 162, 24–28.

Hogan, T. P., Awad, A. G. & Eastwood, R. (1983). A self report scale predictive of drug compliance in schizophrenics: Reliability and discriminative validity. Psychological Medicine, 13, 177–183.

Jaeger, J., Bitter, I., Czobor, P. & Volavka, J. (1990). The measurement of subjective experience in schizophrenia: The Subjective Deficit Syndrome Scale. Comparative Psychiatry, 31, 216–226.

Kay, S. R., Fiszbein, A. & Opler, L. A. (1987). The Positive and Negative Syndrome Scale (PANSS) for schizophrenia. Schizophrenia Bulletin, 13, 261–276.

Lingjaerde, O., Ahlfors, U. G., Bech, P., Dencker, S. J. & Delgen, K. (1987). The UKU side effect rating scale. Acta Psychiatrica Scandinavica, 76 (Suppl. 334), 1–100.

Moritz, S., Woodward, T. S., Krausz, M. & Naber, D. (2002). Relationship between neuroleptic dosage and subjective cognitive dysfunction in schizophrenic patients treated with either conventional or or atypical neuroleptic medication. International Clinical Psychopharmacology, 17, 41–44.

Nabelek, L., Sajgalikova, I., Faskova, L. & Kapaeova, Z. (2000). Subjective experience of antipsychotic treatment (tschechisch). Ceska a Slovenska Psychiatrie, 96, 195–199.

Naber, D. (1995). A self-rating to measure subjective effects of neuroleptic drugs, relationships to objective psychopathology, quality of life and other clinical variables. International Clinical Psychopharmacology, 10 (Suppl. 3), 133–138.

Naber, D., Moritz, S., Lambert, M., Pajonk, F., Holzbach, R., Mass, R. & Andresen, B. (2001). Improvement of schizophrenic patients' subjective well-being under atypical antipsychotic drugs. Schizophrenia Research, 50, 79–88.

Naber, D., Walther, A., Kircher, T., Hayek, D. & Holzbach, R. (1994). Subjective effects of neuroleptics predict compliance. In W. Gaebel & A. Awad (Eds.), Prediction of neuroleptic treatment outcome in schizophrenia: Concepts and methods (pp. 85–98). Heidelberg: Springer.

Ramaekers, J. G., Louwerens, J. W., Muntjewerf, N. D., Milius, H., de Bie, A., Rosenzweig, P., Patat, A. & O'Hanlon, J. F. (1999). Psychomotor, cognitive, extrapyramidal, and affective functions of healthy volunteers during treatment with an atypical (amisulpride) and a classic (haloperidol) antipsychotic. Journal of Clinical Psychopharmacology, 19, 209–221.

Simpson, G. M. & Angus, J. W. S. (1970). A rating scale for extrapyramidal side effects. Acta Psychiatrica Scandinavica, 212 (Suppl.), 11–19.

Yoon, J.-S., Kook, S.-H., Lee, H.-Y., Lee, C. & Paik, I.-H. (2000). The development of a Korean modification of the scale to measure Subjective Well-being under Neuroleptics (KmSWN) (koreanisch). Journal of the Korean Neuropsychiatric Association, 39, 987–998.

Zerssen, D. v. (1976). Die Befindlichkeits-Skala: Manual. Weinheim: Beltz Test.

CIPS Collegium Internationale Psychiatriae Scalarum

SWN-K

Subjektives Wohlbefinden unter Neuroleptikabehandlung
Kurzversion

Name: ______________________________ Datum: __________

Bitte beachten Sie: Alle Aussagen beziehen sich auf die vergangenen 7 Tage; bitte kreuzen Sie die entsprechende Beurteilung an.

	überhaupt nicht	sehr wenig	deutlich	wenig	stark	sehr stark
1. Ich fühle mich ohnmächtig und ohne Kontrolle über mich.	☐	☐	☐	☐	☐	☐
2. Ich fühle mich in meinem Körper sehr wohl.	☐	☐	☐	☐	☐	☐
3. Das Denken fällt mir leicht.	☐	☐	☐	☐	☐	☐
4. Ich habe keine Hoffnung; sehe meine Zukunft schwarz.	☐	☐	☐	☐	☐	☐
5. Ich empfinde meinen Körper als mir zugehörig und vertraut.	☐	☐	☐	☐	☐	☐
6. Ich habe große Hemmungen, Menschen anzusprechen und Kontakt mit ihnen aufzunehmen.	☐	☐	☐	☐	☐	☐
7. Ich bin einfallsreich und voller Phantasie.	☐	☐	☐	☐	☐	☐
8. Ich empfinde meine Umwelt als vertraut und freundlich.	☐	☐	☐	☐	☐	☐
9. Ich empfinde mich kraftlos und erschöpft.	☐	☐	☐	☐	☐	☐
10. Meine Gedanken und Empfindungen sind flach; alles ist mir gleichgültig.	☐	☐	☐	☐	☐	☐
11. Mein Denken ist mühsam und zäh.	☐	☐	☐	☐	☐	☐
12. Mein Gefühl und Verhalten ist den Anlässen nicht angemessen. Über Kleinigkeiten rege ich mich auf; wichtige Ereignisse berühren mich kaum.	☐	☐	☐	☐	☐	☐
13. Der Kontakt zu Menschen in meiner Umgebung fällt mir leicht.	☐	☐	☐	☐	☐	☐
14. Ich empfinde meine Umwelt als verändert, fremd und bedrohlich.	☐	☐	☐	☐	☐	☐
15. Ich kann mich gut abgrenzen gegenüber anderen Menschen.	☐	☐	☐	☐	☐	☐
16. Meinen Körper empfinde ich als Last.	☐	☐	☐	☐	☐	☐
17. Meine Gedanken sind sprunghaft und ungerichtet; ein geordnetes Denken fällt mir schwer.	☐	☐	☐	☐	☐	☐
18. Was um mich herum geschieht, interessiert mich und ist mir wichtig.	☐	☐	☐	☐	☐	☐
19. Mein Gefühl und Verhalten ist den Anlässen angemessen.	☐	☐	☐	☐	☐	☐
20. Ich habe große Zuversicht; alles wird gut.	☐	☐	☐	☐	☐	☐

MF (3+, 7+, 11–, 17–): ☐☐ **ER** (18+, 20+, 4–, 10–): ☐☐ **SK** (15+, 19+, 1–, 12–): ☐☐

SI (8+, 13+, 6–, 14–): ☐☐ **PW** (2+, 5+, 9–, 16–): ☐☐ **Gesamt:** ☐☐☐

Affektive Störungen

BDI

Beck-Depressions-Inventar

Selbstbeurteilung

Deutsche Version: Hautzinger, Bailer, Worall und Keller (1995)
Originalversion: Beck, Ward, Mendelson, Mock und Erbaugh (1961); Beck und Steer (1987)

1 Anwendungsbereich

Das BDI ist ein Selbstbeurteilungsinstrument zur Erfassung des Schweregrades einer Depression. Obwohl speziell für die Anwendung bei Patienten mit depressiven Störungen konzipiert, wird das Verfahren auch häufig zur Quantifizierung depressiver Verstimmungen bei anderen klinischen Populationen und bei nicht-klinischen Gruppen eingesetzt. Das BDI ist kein Diagnoseinstrument, es gestattet zwar die Differenzierung von Patientenpopulationen mit unterschiedlichen Schweregraden der depressiven Symptomatik, nicht aber die Zuordnung von Patienten zu diagnostischen Kategorien (Hautzinger, 1991; Möller, 2000).

Die Skala hat in vielen Sprachversionen weltweit Verbreitung gefunden und gilt als Standardverfahren zur Bewertung psychotherapeutischer Interventionen bei depressiven Störungen. In pharmakologischen Therapiestudien wird das BDI als Selbstbeurteilungsverfahren mitunter ergänzend zu den dort bevorzugten Fremdbeurteilungsskalen eingesetzt (Angst et al., 1989).

2 Aufbau und Beschreibung

Das BDI besteht aus 21, mit den Buchstaben A bis U bezeichneten Items, die sich auf folgende Symptome beziehen:

A) Traurige Stimmung	L) Sozialer Rückzug und Isolierung
B) Pessimismus/Mutlosigkeit	M) Entschlussunfähigkeit
C) Persönliches Versagen	N) Negatives Körperbild
D) Unzufriedenheit/Genussfähigkeit	O) Arbeitsunfähigkeit
E) Schuldgefühle	P) Schlafstörungen/Schlafqualität
F) Strafbedürfnis	Q) Ermüdbarkeit
G) Selbsthass	R) Appetitverlust
H) Selbstanklagen/Gefühl der Minderwertigkeit	S) Gewichtsverlust
I) Selbstmordimpulse	T) Hypochondrie
J) Weinen	U) Libidoverlust
K) Reizbarkeit	

Die Schweregradeinstufung der Symptome (Items) wird durch jeweils vier Ich-Aussagen gewonnen, denen in aufsteigender Folge die Schweregradstufen 0 = „nicht vorhanden", 1 = „leichte Ausprägung", 2 = „mäßige Ausprägung" und 3 = „starke Ausprägung" zugeordnet sind. Der Patient soll für jedes Item die Aussage auswählen, die seine gegenwärtige Lage (letzte Woche einschließlich heute) am besten beschreibt.

Die zur Schweregraddifferenzierung gewählten Aussagen variieren bezüglich der ihnen zu Grunde liegenden Beurteilungsdimension sowohl zwischen den Items, als auch in einzelnen Fällen innerhalb eines Items. Bei der Mehrzahl der Items wird der Vergleich zu einem früheren Zustand verlangt (Items D, und J bis U) und dessen Verschlechterung bezüglich der Intensität oder des Grades der Beeinträchtigung beurteilt. Bei den übrigen Items wird, ohne Bezug auf einen früheren Zustand, die Symptomausprägung bezüglich der Häufigkeit (z. B. Item E), der Intensität (z. B. Item G) oder auch mit wechselndem oder ohne klar erkennbarem Bezug auf eine Beurteilungsdimension bewertet (z. B. Item B). Die postulierte Ordinalität der Schweregradstufen erscheint bei einigen Items auf Grund von Rasch-Analysen fraglich (Frick et al., 1997).

Der Summenwert über alle 21 Items (Bereich: 0 bis 63 Punkte) gibt den Schweregrad der depressiven Symptomatik an.

Für spezielle Fragestellungen werden auch Subskalen verwendet, die entweder nach klinisch-inhaltlichen Gesichtspunkten gebildet werden (kognitiv-affektive vs. somatisch-neurovegetative Items) oder auf Grund von probabilistischen Testanalysen, in denen je nach methodischem Ansatz verschiedene Rasch-homogene Itemgruppen identifiziert werden (Bouman & Kok, 1987; Keller & Kempf, 1997).

3 Entwicklung

Hintergrund: Auf der Grundlage klinischer Beobachtungen von Klagen und Beschwerden depressiver Patienten wurde das BDI mit dem Ziel der standardisierten Beschreibung und Schweregradbeurteilung einer depressiven Symptomatik entwickelt. Die Autoren betonen, dass der Entwicklung des BDI keine ätiologische Depressionstheorie zu Grunde liegt.

Skalenkonstruktion: Das Vorgehen der Skalenkonstruktion bestand im Wesentlichen in der Auswahl von Symptomen, die von depressiven Patienten in Erwartung einer Psychotherapie häufig und von nichtdepressiven Patienten selten berichtet wurden. Zu den 21 ausgewählten Symptomen wurden jeweils 3 bis 6 Aussagen zur Charakterisierung des Schweregrades formuliert. Diese ursprüngliche Version war zunächst als standardisiertes Interview konzipiert (Beck et al. 1961), hat sich dann aber als Fragebogen zur Selbstbeschreibung durchgesetzt.

In einer 1978 durchgeführten und im amerikanischen Testmanual erst wesentlich später dokumentierten Revision (Beck & Steer, 1987) wurden Formulierungsambiguitäten und Mehrfachbesetzungen von Skalenstufen eliminiert sowie der Beurteilungszeitraum auf „eine Woche einschließlich heute" (ursprünglich: „jetzt, im Moment") festgelegt.

Die hier beschriebene deutsche Version des BDI beruht auf der 1987 als Test veröffentlichten revidierten Fassung.

Versionen: Das BDI wurde in viele Sprachen übersetzt. Hinweise zu verschiedenen Sprachversionen und interkulturellen Anwendungen finden sich bei Steer et al. (1986) und Naughton und Wiklund (1993).

Neben der Langform mit 21 Items existiert eine Kurzform, die aus den 13 trennschärfsten Items der Skala besteht (Beck & Beck, 1972, deutsch: Kammer, 1983).

Das amerikanische BDI wurde in einer weiteren Revision an die diagnostischen Kriterien nach DSM-IV angepasst (BDI-II; Beck et al., 1996). Die derzeit gebräuchlichen Sprachversionen beziehen sich jedoch – wie die deutsche – noch auf die Version von 1987, z. T. auch auf die ursprüngliche Version von 1961.

Bei den Revisionen der Skala wurden sowohl die Anzahl der Items als auch das Skalierungssystem unverändert beibehalten.

Eine vereinfachte, bezüglich der Itemskalierung ökonomischere Version (20 Items, jeweils nur eine einzige Aussage in 6-stufigem Likert-Format) wurde von Schmitt und Maes (2000) vorgeschlagen und mit guten psychometrischen Ergebnissen an einer nicht-klinischen deutschen Stichprobe (N = 2.500) evaluiert.

Eine auf der Basis des BDI in deutsch entwickelte Form für Kinder und Jugendliche, das DIKJ (*De-*

pressions-Inventar für Kinder und Jugendliche; Stiensmeier-Pelster et al., 2000) ist im Alter von 8 bis 17 Jahren anwendbar und weist günstige psychometrische Kennwerte auf.

4 Hinweise zur Anwendung

Material zur Unterstützung der Anwendung: Das BDI ist als Test veröffentlicht (Fragebogen und Testhandbuch). Eine computergestützte Version ist ebenfalls verfügbar (siehe *Bezugsquellen* im Anhang des Buches).

Voraussetzungen auf Seiten des Patienten/Probanden: Der Fragebogen kann bei Jugendlichen und Erwachsenen (18 bis 80 Jahre) mit Schrift- und Sprachverständnis eingesetzt werden. Bei schriftunkundigen oder sehbehinderten Patienten oder bei ausgeprägter Antriebshemmung und Verlangsamung kann die schriftliche Bearbeitung durch die mündliche Darbietung ersetzt werden.

Voraussetzungen auf Seiten des Untersuchers: Der Fragebogen kann, nach Einweisung von Hilfspersonal vorgegeben werden. Die mündliche Durchführung und die Interpretation sollte Psychiatern und Psychologen vorbehalten bleiben.

Bearbeitungsdauer: Patienten benötigen im Allgemeinen zwischen 10 und 15 Minuten um den Testbogen zu bearbeiten. Depressive Patienten mit Entscheidungsschwierigkeiten oder allgemeiner Verlangsamung benötigen mitunter 20 Minuten und mehr.

Zeitlicher Bezugsrahmen der Beurteilung: Die jeweilige Woche einschließlich des Bearbeitungstages stellt den Bezugsrahmen der Beurteilung dar.

Durchführung: Die Durchführung ist durch die im Manual vorgegebene Instruktion standardisiert.

Die Testinstruktion kann entweder standardmäßig vom Probanden selbst gelesen, oder durch den Untersucher vorgelesen werden. Die Bearbeitung der 21 Items erfolgt dann entweder schriftlich oder mündlich. Bei der mündlichen Bearbeitung werden alle Aussagen eines Items vom Untersucher vorgelesen, und der Proband teilt mit, welche der Aussagen auf ihn zutrifft.

Beim schriftlichen Verfahren sind Gruppenuntersuchungen möglich.

Auswertung: Der Fragebogen wird durch Addition der Punktwerte der angekreuzten Aussagen ausgewertet. Bei Mehrfachankreuzungen innerhalb eines Items geht nur die Aussage mit dem höchsten Schweregrad in den Summenwert ein. Bei Item S ist eine Besonderheit zu beachten. Hier wird nach dem Gewichtsverlust in der letzten Zeit gefragt. Wird hier die Zusatzaussage „Ich esse absichtlich weniger um abzunehmen“ bejaht, so wird das Item S mit 0 gewertet.

5 Gütekriterien

Die in den folgenden Abschnitten gemachten Angaben beziehen sich auf die aktuelle deutsche Version des BDI. Über überwiegend zufriedenstellende psychometrische Eigenschaften früherer deutscher Versionen berichten Lukesch (1974), Kammer (1983) und Richter et al. (1994). Übersichten zu psychometrischen Kennwerten des amerikanischen Originals finden sich bei Steer et al. (1986), Beck et al. (1988); Beck und Steer (2000) sowie im amerikanischen Testmanual (Beck et al. 1996).

Objektivität

Bei Beachtung der Anweisungen im Manual sind Durchführungs-, Auswertungs-, und Interpretationsobjektivität gegeben.

Reliabilität

Interne Konsistenz: Hautzinger et al. (1995) geben bei einer Stichprobe von 477 überwiegend stationären depressiven Patienten eine interne Konsistenz (Cronbachs Alpha) von $\alpha = .88$ an. Weitere Werte für verschiedene Stichproben und Untergruppierungen, über deren Größe und Zusammensetzung im Manual nur unvollständige Angaben gemacht werden, reichen von einem minimalen Wert von $\alpha = .74$ für „Gesunde Kontrollpersonen“ (N = 86) bis zu einem maximalen Wert von $\alpha = .92$ für „bis 30 Jahre alte depressive Patienten“. Der Wertebereich entspricht weitgehend dem des amerikanischen Originals.

Die Mehrzahl der Items trägt mit Trennschärfekoeffizienten $r_{it} > .40$ zu den zufriedenstellenden Konsistenzwerten bei, lediglich Item S „Gewichtsverlust" überschreitet in keiner der untersuchten Stichproben diesen Schwellenwert. Im allgemeinen sind die Item-Trennschärfen bei älteren depressiven Patienten (>59 Jahre) niedriger als bei jüngeren. Dies trifft besonders auf die Items R „Appetitverlust", S „Gewichtsverlust", T „Hypochondrie" und U „Libidoverlust" zu, die bei älteren Patienten wenig depressionsspezifisch sind.

Retest-Reliabilität: Für die aktuelle deutsche Version liegen hierzu keine Angaben vor. Eingeschränkt verwertbare Hinweise auf die Stabilität des BDI-Summenwertes ergeben sich aus den im Manual als Indikatoren der Validität interpretierten Rangkorrelationskoeffizienten von $r_s = .75$, .68 und .62, die jeweils zwischen Klinikaufnahme und 2., 3., und 4. Klinikwoche berechnet wurden (N = 313, depressive Patienten; Hautzinger 1991).

Validität

Inhaltliche Validität/Konstruktvalidität: Anhand der im BDI berücksichtigten Symptome (Items A, E, I, L, M, P, Q, S) werden sechs der neun Kriteriensymptome nach DSM-III und DSM-IV abgebildet. (Im amerikanischen BDI-II sind inzwischen alle DSM-IV-Kriterien repräsentiert.)

Inhaltlich liegt der Schwerpunkt des BDI im Bereich der kognitiven Symptomatik, motorische Symptome fehlen weit gehend, Angst-Items sind im BDI nicht enthalten.

Zur Dimensionalität des BDI liegen Faktorenanalysen des amerikanischen Originals und der deutschen Version vor. Außer einem übereinstimmend gefundenen relativ varianzstarken „Generalfaktor", der wiederum die höchsten Ladungen auf kognitiven Items aufweist, zeigen die verschiedenen drei- bis sieben-faktoriellen Lösungen wenig Gemeinsamkeiten.

In einem nichtmetrischen, facettentheoretischen Ansatz identifiziert Steinmeyer (1993) drei Kernitems A „Traurigkeit", D „Unzufriedenheit" und K „Reizbarkeit", die als zentrale bzw. globale Indikatoren des Schweregrades der Depression angesehen werden können. Die übrigen Items gelten als spezifischere Ausformungen der Kernsymptomatik, die in ihrer Nähe zu den Kernitems variieren. Die Items P „Schlafstörungen", S „Gewichtsverlust" und T „Hypochondrie", alle dem vegetativ-somatischen Bereich zugeordnet, spielen eine nur periphere Rolle.

Konvergente Validität: Nach Hautzinger et al. (1995) liegen die Korrelationen (Spearman Rang-Korrelationskoeffizient) mit anderen Selbstbeurteilungsmaßen der Depressivität bei $r_S = .72$ bis .74 *(Self-Rating-Depression Scale SDS* von Zung; CIPS, 1976) und $r_S = .89$ (*Allgemeine Depressions-Skala ADS*; Hautzinger & Bailer, 1993). Die Korrelationen mit Fremdbeurteilungsmaßen sind erwartungsgemäß geringer: $r_S = .61$ (*Inventar Depressiver Symptome IDS*; Hautzinger & Bailer, 1999) und $r_S = .34$ bis .37 (*Hamilton Depression Skala HAMD*; siehe Seite 261 in diesem Band). Allerdings werden in amerikanischen Untersuchungen höhere Korrelationen mit der HAMD angegeben (im Mittel r = .73; Beck & Steer, 2000).

Diskriminante Validität: Obwohl das BDI keine Angstitems enthält, werden für die amerikanische Skala mäßige Korrelationen mit Angstskalen berichtet. Im Sinne diskriminanter Validität sind die Korrelationen mit Selbstbeurteilungsmaßen der Depression höher als die mit selbstbeurteilter Angst (Coles et al., 2001).

Behandlungssensitivität: Das BDI hat sich in vielen, in der Mehrzahl psychotherapeutischen Interventionsstudien als behandlungssensitiv erwiesen (De Jong-Meyer et al. 1996; Hautzinger et al. 1996).

6 Normen, Cut-Off-Werte

Normwerte auf der Grundlage einer Eichstichprobe liegen nicht vor. Kennwerte verschiedener klinischer Stichproben sowie Prozentränge für den BDI-Gesamtwert depressiver Patienten (ohne nähere Angaben) bei bei Klinik- bzw. Therapieaufnahme und Klinikentlassung bzw. Behandlungsende sind im Manual enthalten (s. auch Tabelle 1).

Nach Hautzinger et al. (1995) sind Gesamtwerte unter 11 Punkten unauffällig; Werte von 11 bis 17 Punkten weisen auf eine leichte bis mäßige Ausprägung depressiver Symptome hin. Als klinisch relevant gilt ein Punktwert von 18 und darüber. Dieser Grenzwert liegt zwei Standardabweichungen über dem Mittelwert gesunder Personen (M = 6.45; SD = 5.2), eine Standardabweichung über dem Mittelwert psychosomatischer Patientengruppen (M = 11.4; SD = 7.6) und etwa eine halbe Standardabweichung unter dem Mittelwert depressiver Patienten (M = 23.7; SD = 9.8).

7 Exemplarische Daten

Tabelle 1 zeigt BDI- und HAMD-Scores (21-Item-Version) aus einer randomisierten Vergleichstudie von pharmakologischer und psychologischer Therapie sowie einer Kombination aus beiden bei ambulanten und stationären Patienten mit Depression. Unter allen Behandlungen kam es nach 8 Wochen zu einer statistisch signifikanten Verbesserung, die in beiden Depressionsskalen nachgewiesen werden konnte. Unterschiede zwischen den Behandlungen zeigten sich erst in einer nach einem Jahr durchgeführten Nachuntersuchung. Insgesamt wurde ein Wiederanstieg der Depressionswerte beobachtet, mit Ausnahme der Verhaltenstherapiegruppen, bei denen sich, insbesondere nach vorausgegangener ambulanter Therapie, die Verbesserung auch noch 1 Jahr nach Behandlungsendende fortsetzte: Verbesserung im BDI-Mittelwert von 10.7 auf 9.5 Punkte, in der HAMD von 8.5 auf 7.4 Punkte. Die Gruppenunterschiede konnten nur mit der Fremdbeurteilungsskala HAMD statistisch gesichert werden, mit der Selbstbeurteilungsskala BDI wurde statistische Signifikanz wegen des weiter streuenden Wertebereichs verfehlt.

BDI – Tabelle 1: BDI- und HAMD-Scores von Patienten mit Major Depression oder Dysthymie (nach DSM-III-R Kriterien) vor und nach 8-wöchiger Behandlung sowie nach 1-jähriger Nachbeobachtungszeit. Sechs Therapiegruppen: Pharmakotherapie, kognitive Verhaltenstherapie und Kombinationstherapie jeweils im abulanten und stationären Setting. Dargestellt sind Fallzahlen (N), Mittelwerte (M) und Standardabweichungen (SD). (Datenquelle: Hautzinger et al., 1996)

Score		Amitriptylin + unterstützende Gespräche		Kognitive Verhaltenstherapie		Amitriptylin + kognitive Verhaltenstherapie	
		ambulant	stationär	ambulant	stationär	ambulant	stationär
BDI							
Ausgangswert	N	38	25	40	26	38	24
	M	30.1	30.9	28.0	30.1	29.7	30.4
	SD	7.5	8.4	6.6	7.1	5.6	10.0
Behandlungsende (Woche 8)	N	23	22	33	21	32	20
	M	12.8	14.3	10.7	12.6	7.7	11.3
	SD	11.3	10.3	8.1	10.7	8.2	10.4
Nachbeobachtung (1 Jahr)	N	24	20	30	18	29	19
	M	16.5	16.4	9.5	14.1	11.4	15.0
	SD	12.8	12.8	9.0	13.1	10.4	14.4
HAMD-21							
Ausgangswert	N	38	25	40	26	38	24
	M	25.1	25.5	22.9	25.3	23.0	24.4
	SD	4.3	6.0	3.7	5.7	4.3	4.2
Behandlungsende (Woche 8)	N	24	22	33	22	32	20
	M	8.8	11.3	8.5	10.0	8.0	9.3
	SD	6.8	7.6	5.8	8.1	5.5	7.5
Nachbeobachtung (1 Jahr)	N	24	20	32	18	29	19
	M	13.1	12.2	7.4	9.9	8.3	11.1
	SD	8.1	11.8	5.7	7.6	7.1	10.0

8 Literatur

Angst, J., Bech, P., Boyer, P., Bruinvels, J., Engel, R., Helmchen, H., Hippius, H., Lingjaerde, O., Racagni, G., Saletu, B., Sedvall, G., Silverstone, J. T., Stefanis, C. N., Stoll, K. & Woggon, B. (1989). Consensus Conference on the Methodology of Clinical Trials of Antidepressants, Zurich, march 1988: Report of the Consensus Committee. Pharmacopsychiatry, 22, 3–7.

Beck, A. T. & Beck, R. W. (1972). Screening depressed patients in family practice: A rapid technique. Postgraduate Medicine, 52, 81–85.

Beck, A. T. & Steer, R. A. (1987). Beck Depression Inventory – Manual. San Antonio, TX: The Psychological Corporation.

Beck, A. T. & Steer, R. A. (2000). Beck Depression Inventory (BDI). In American Psychiatric Association (Ed.), Handbook of psychiatric measures (pp. 519–523). Washington, DC: American Psychiatric Association.

Beck, A. T., Steer, R. A., & Brown, G. K. (1996). BDI-II Manual. San Antonio, TX: The Psychological Corporation.

Beck, A. T., Steer, R. A. & Garbin, M. G. (1988). Psychometric properties of the Beck Depression Inventory: Twenty-five years of evaluation. Clinical Psychology Review, 8, 77–100.

Beck, A. T., Ward, C. H., Mendelson, M., Mock, J. & Erbaugh, J. (1961). An inventory for measuring depression. Archives of General Psychiatry, 4, 561–571.

Bouman, T. K. & Kok, A. R. (1987). Homogeneity of Beck's Depression Inventory (BDI): Applying Rasch analysis in conceptual exploration. Acta Psychiatrica Scandinavica, 76, 568–573.

CIPS (Hrsg.). (1977). Internationale Skalen für Psychiatrie. Weinheim: Beltz Test.

Coles, M. E., Gibb, B. E. & Heimberg, R. G. (2001). Psychometric evaluation of the Beck depression inventory in adults with social anxiety disorder. Depression and Anxiety, 14, 145–148.

De Jong-Meyer, R., Hautzinger, M., Rudolf, G. A. E., Strauß, W. & Frick, U. (1996). Die Überprüfung der Wirksamkeit einer Kombination von Antidepressiva- und Verhaltenstherapie bei endogen depressiven Patienten: Varianzanalytische Ergebnisse zu den Haupt- und Nebenkriterien des Therapieerfolgs. Zeitschrift für Klinische Psychologie, 25, 93–109.

Frick, U., Rehm, J. & Thien, U. (1997). On the latent structure of the Beck Depression Inventory (BDI): Using the „somatic" subscale to evaluate a clinical trial. In J. Rost & R. Langeheine (Eds.), Applications of latent trait and latent class models in the social sciences (pp. 305–313). Münster: Waxmann.

Hautzinger, M. (1991). Das Beck-Depressionsinventar in der Klinik. Nervenarzt, 62, 689–696.

Hautzinger, M. & Bailer, M. (1993). Allgemeine Depressions Skala (ADS). Göttingen: Beltz Test.

Hautzinger, M. & Bailer, M. (1999). Das Inventar Depressiver Symptome (IDS). Psychologisches Institut der Universität Tübingen. Unveröffentlichte Testbeschreibung.

Hautzinger, M., Bailer, M., Worall, H., & Keller, F. (1995). Beck-Depressions-Inventar (BDI). Testhandbuch (2. Auflage). Bern: Huber.

Hautzinger, M., de Jong-Meyer, R., Treiber, R., Rudolf, G. A. E. & Thien, U. (1996). Wirksamkeit Kognitiver Verhaltenstherapie, Pharmakotherapie und deren Kombination bei nicht-endogenen, unipolaren Depressionen. Zeitschrift für Klinische Psychologie, 25, 130–145.

Kammer, D. (1983). Eine Untersuchung der psychometrischen Eigenschaften des deutschen Beck-Depressionsinventars (BDI). Diagnostica, 29, 48–60.

Keller, F. & Kempf, W. (1997). Some latent trait and latent class analyses of the Beck-Depression-Inventory (BDI). In J. Rost & R. Langeheine (Eds.), Applications of latent trait and latent class models in the social sciences (pp. 314–323). Münster: Waxmann.

Lukesch, H. (1974). Testkriterien des Depressionsinventars von A. T. Beck. Psychologie und Praxis, 18, 60–78.

Möller, H. J. (2000). Rating depressed patients: Observer- vs. self-assessment. European Psychiatry, 15, 160–172.

Naughton, M. J. & Wiklund, I. (1993). A critical review of dimension-specific measures of health-related quality of life in cross-cultural research. Quality of Life Research, 2, 397–432.

Richter, P., Werner, J. & Bastine, R. (1994). Psychometrische Eigenschaften des Beck-Depressionsinventars: Ein Überblick. Zeitschrift für Klinische Psychologie, 23, 3–19.

Schmitt, M. & Maes, J. (2000). Vorschlag zur Vereinfachung des Beck-Depressions-Inventars. Diagnostica, 24, 48–60.

Steer, R. A., Beck, A. T. & Garrison, B. (1986). Applications of the Beck Depression Inventory. In N. Sartorius & T. A. Ban (Eds.), Assessment of depression (pp. 123–142). Berlin: Springer.

Steinmeyer, E. M. (1993). Zur klinischen Validität des Beck-Depressionsinventars: Eine facettentheoretische Reanalyse multizentrischer klinischer Beobachtungsdaten. Nervenarzt, 64, 717–726.

Stiensmeier-Pelster, J., Schürmann, M. & Duda, K. (2000). Depressions-Inventar für Kinder und Jugendliche (DIKJ). 2. überarbeitete und neunormierte Auflage. Göttingen: Hogrefe.

BDI

Name: ______________________ Geschlecht: ______________________

Geburtsdatum: ______________________ Ausfülldatum: ______________________

Dieser Fragebogen enthält 21 Gruppen von Aussagen. Bitte lesen Sie jede Gruppe sorgfältig durch. Suchen Sie dann die eine Aussage in jeder Gruppe heraus, die am besten beschreibt, wie Sie sich in dieser Woche einschließlich heute gefühlt haben und kreuzen Sie die dazugehörige Ziffer (0, 1, 2 oder 3) an. Falls mehrere Aussagen einer Gruppe gleichermaßen zutreffen, können Sie auch mehrere Ziffern markieren. Lesen Sie auf jeden Fall alle Aussagen in jeder Gruppe, bevor Sie Ihre Wahl treffen.

A

0 Ich bin nicht traurig.
1 Ich bin traurig.
2 Ich bin die ganze Zeit traurig und komme nicht davon los.
3 Ich bin so traurig oder unglücklich, daß ich es kaum noch ertrage.

B

0 Ich sehe nicht besonders mutlos in die Zukunft.
1 Ich sehe mutlos in die Zukunft.
2 Ich habe nichts, worauf ich mich freuen kann.
3 Ich habe das Gefühl, daß die Zukunft hoffnungslos ist, und daß die Situation nicht besser werden kann.

C

0 Ich fühle mich nicht als Versager.
1 Ich habe das Gefühl, öfter versagt zu haben als der Durchschnitt,
2 Wenn ich auf mein Leben zurückblicke, sehe ich bloß eine Menge Fehlschläge.
3 Ich habe das Gefühl, als Mensch ein völliger Versager zu sein.

D

0 Ich kann die Dinge genauso genießen wie früher.
1 Ich kann die Dinge nicht mehr so genießen wie früher.
2 Ich kann aus nichts mehr eine echte Befriedigung ziehen.
3 Ich bin mit allem unzufrieden oder gelangweilt.

E

0 Ich habe keine Schuldgefühle.
1 Ich habe häufig Schuldgefühle.
2 Ich habe fast immer Schuldgefühle.
3 Ich habe immer Schuldgefühle.

F

0 Ich habe nicht das Gefühl, gestraft zu sein.
1 Ich habe das Gefühl, vielleicht bestraft zu werden.
2 Ich erwarte, bestraft zu werden.
3 Ich habe das Gefühl, bestraft zu sein.

G

0 Ich bin nicht von mir enttäuscht.
1 Ich bin von mir enttäuscht.
2 Ich finde mich fürchterlich.
3 Ich hasse mich.

H

0 Ich habe nicht das Gefühl, schlechter zu sein als alle anderen.
1 Ich kritisiere mich wegen meiner Fehler und Schwächen.
2 Ich mache mir die ganze Zeit Vorwürfe wegen meiner Mängel.
3 Ich gebe mir für alles die Schuld, was schiefgeht.

I

0 Ich denke nicht daran, mir etwas anzutun.
1 Ich denke manchmal an Selbstmord, aber ich würde es nicht tun.
2 Ich möchte mich am liebsten umbringen.
3 Ich würde mich umbringen, wenn ich die Gelegenheit hätte.

J

0 Ich weine nicht öfter als früher.
1 Ich weine jetzt mehr als früher.
2 Ich weine jetzt die ganze Zeit.
3 Früher konnte ich weinen, aber jetzt kann ich es nicht mehr, obwohl ich es möchte.

_______ Subtotal Seite 1

Fortsetzung auf der Rückseite

K
0 Ich bin nicht reizbarer als sonst.
1 Ich bin jetzt leichter verärgert oder gereizt als früher.
2 Ich fühle mich dauernd gereizt.
3 Die Dinge, die mich früher geärgert haben, berühren mich nicht mehr.

L
0 Ich habe nicht das Interesse an Menschen verloren.
1 Ich interessiere mich jetzt weniger für Menschen als früher.
2 Ich habe mein Interesse an anderen Menschen zum größten Teil verloren.
3 Ich habe mein ganzes Interesse an anderen Menschen verloren.

M
0 Ich bin so entschlußfreudig wie immer.
1 Ich schiebe Entscheidungen jetzt öfter als früher auf.
2 Es fällt mir jetzt schwerer als früher, Entscheidungen zu treffen.
3 Ich kann überhaupt keine Entscheidungen mehr treffen.

N
0 Ich habe nicht das Gefühl, schlechter auszusehen als früher.
1 Ich mache mir Sorgen, daß ich alt oder unattraktiv aussehe.
2 Ich habe das Gefühl, daß Veränderungen in meinem Aussehen eintreten, die mich häßlich machen.
3 Ich finde mich häßlich.

O
0 Ich kann so gut arbeiten wie früher.
1 Ich muß mir einen Ruck geben, bevor ich eine Tätigkeit in Angriff nehme.
2 Ich muß mich zu jeder Tätigkeit zwingen.
3 Ich bin unfähig zu arbeiten.

P
0 Ich schlafe so gut wie sonst.
1 Ich schlafe nicht mehr so gut wie früher.
2 Ich wache 1 bis 2 Stunden früher auf als sonst, und es fällt mir schwer, wieder einzuschlafen.
3 Ich wache mehrere Stunden früher auf als sonst und kann nicht mehr einschlafen.

Q
0 Ich ermüde nicht stärker als sonst.
1 Ich ermüde schneller als früher.
2 Fast alles ermüdet mich.
3 Ich bin zu müde, um etwas zu tun.

R
0 Mein Appetit ist nicht schlechter als sonst.
1 Mein Appetit ist nicht mehr so gut wie früher.
2 Mein Appetit hat sehr stark nachgelassen.
3 Ich habe überhaupt keinen Appetit mehr.

S
0 Ich habe in letzter Zeit kaum abgenommen.
1 Ich habe mehr als 2 Kilo abgenommen.
2 Ich habe mehr als 5 Kilo abgenommen.
3 Ich habe mehr als 8 Kilo abgenommen.

Ich esse absichtlich weniger, um abzunehmen:
☐ JA ☐ NEIN

T
0 Ich mache mir keine größeren Sorgen um meine Gesundheit als sonst.
1 Ich mache mir Sorgen über körperliche Probleme, wie Schmerzen, Magenbeschwerden oder Verstopfung.
2 Ich mache mir so große Sorgen über gesundheitliche Probleme, daß es mir schwerfällt, an etwas anderes zu denken.
3 Ich mache mir so große Sorgen über gesundheitliche Probleme, daß ich an nichts anderes mehr denken kann.

U
0 Ich habe in letzter Zeit keine Veränderung meines Interesses an Sex bemerkt.
1 Ich interessiere mich weniger für Sex als früher.
2 Ich interessiere mich jetzt viel weniger für Sex.
3 Ich habe das Interesse an Sex völlig verloren.

______ Subtotal Seite 2

______ Subtotal Seite 1

______ Summenwert

BRMAS

Bech-**R**afaelsen-**M**anie-**S**kala

Fremdbeurteilung

Deutsche Version: CIPS (1996)
Originalversion: Bech, Rafaelsen, Kramp und Bolwig (1978)

1 Anwendungsbereich

Die BRMAS (auch MAS oder MRS abgekürzt) ist eine Fremdbeurteilungsskala zur Erfassung des Schweregrades eines manischen Zustandes, z. B. bei bipolar affektiven oder schizoaffektiven Störungen. Die Skala ist für Verlaufsmessungen geeignet. In klinischen Studien wird sie zur Beurteilung von akuten anti-manischen Therapien eingesetzt. In Studien zur Langzeit-Therapie von bipolaren Störungen mit wechselnden manischen und depressiven Phasen wird ihr Einsatz in Verbindung mit der komplementären *Bech-Rafaelsen-Melacholie-Skala* (BRMS, siehe Seite 235 in diesem Band) empfohlen.

2 Aufbau und Beschreibung

Die Skala besteht aus 11 Items (Symptomen), die einheitlich, auf einer 5-stufigen Skala zu beurteilen sind. Die Ausprägungsgrade sind operationalisiert, wobei der symptomfreie Normalzustand (Skalenwert 0) als Referenz verwendet wird. Den übrigen Skalenstufen liegt folgende Intensitätsskalierung zu Grunde: 1 = „leicht“, 2 = „mäßig“, 3 = „schwer“, 4 = „extrem“.

Der Summenwert über alle 11 Items (Bereich: 0 bis 44 Punkte) gilt als Maß der Intensität des manischen Zustandes.

Die 11 Items der BRMAS sind nachfolgend aufgelistet und zum Vergleich den Items der analog aufgebauten Melancholie-Skala BRMS gegenübergestellt.

Bei Item 11 („Arbeit und Interessen“) wird zwischen Erstbeurteilung und Folgebeurteilungen unterschieden.

3 Entwicklung

Hintergrund: Die BRMAS fußt inhaltlich auf den älteren Manieskalen von Beigel et al. (1971) und Petterson et al. (1973), die von Bech et al. (1975) psychometrisch analysiert wurden, wobei sich als Hauptkritikpunkt ergab, dass nur eine Untermenge der Skalenitems zur Schweregradmessung beitrug.

BRMAS	BRMS
1) Gesteigerte motorische Aktivität	Verminderte motorische Aktivität
2) Gesteigerte verbale Aktivität	Verminderte verbale Aktivität
3) Ideenflucht	Verlangsamung (intellektuell)
4) Stimme/Lautstärke	Angst (psychisch)
5) Feindseligkeit/Destruktivität	Selbstmordgedanken
6) Stimmung (Gefühl des Wohlbefindens)	Niedergeschlagenheit
7) Selbstwertgefühl (gesteigert)	Selbstentwertung/Schuldgefühle
8) Kontakt (z. B. aufdringlich)	Verlangsamung (emotional)
9) Schlaf (reduziert)	Schlafstörungen
10) Sexuelle Aktivität	Müdigkeit und Schmerzen
11) Arbeit und Interessen	Arbeit und Interessen

Skalenkonstruktion: Ausgehend von dieser Itemauswahl entwickelten Bech et al. (1978) eine eindimensionale 11-Item-Skala, mit der das Kontinuum der Schweregrade abgedeckt werden sollte. Skalenanalysen nach dem probabilistischen Rasch-Modell sowie weitere Analysen zur Reliabilität und Validität bestätigten der Skala zufriedenstellende psychometrische Eigenschaften.

Versionen: Die in Dänemark entwickelte Skala wurde in der Erstveröffentlichung in englischer Sprache vorgestellt (unter dem Akronym MRS für *Mania Rating Scale*; Bech et al., 1978) und nachfolgend in alle skandinavischen sowie in weitere Sprachen übersetzt. Neben der deutschen (CIPS, 1996) sind englische, französische, italienische und spanische Sprachversionen in der Skalensammlung *Rating Scales for Psychiatry, European Edition* (AMDP & CIPS, 1990) abgedruckt.

Eine modifizierte Form (MAS-M) mit vereinfachter Itemskalierung (2 bzw. 3 Stufen, Maximalscore = 16) wurde von Licht und Jensen (1997) zur Verbesserung der eindimensionalen Struktur vorgeschlagen.

4 Hinweise zur Anwendung

Material zur Unterstützung der Anwendung: Außer dem Dokumentationsbogen (siehe *Bezugsquellen* im Anhang des Buches) liegt kein Testmaterial vor.

Voraussetzungen auf Seiten des Patienten/Probanden: Von den Autoren werden hierzu keine Angaben gemacht. Grundsätzlich ist die Skala bei allen erwachsenen Patienten, bei denen der Schweregrad eines manischen Zustandes eingeschätzt werden soll, anwendbar.

Voraussetzungen auf Seiten des Untersuchers: Als Beurteiler kommen Psychiater und Psychologen in Frage, die Erfahrung mit manischen Patienten haben. Ein Ratertraining ist zu empfehlen.

Bearbeitungsdauer: Die Durchführung des Patienteninterviews einschließlich der Codierung der Ratings auf dem Dokumentationsbogen dürfte in den meisten Fällen weniger als 20 Minuten beanspruchen.

Zeitlicher Bezugsrahmen der Beurteilung: Normalerweise die letzten drei Tage einschließlich der Nächte (zur Beurteilung des Schlafs). Falls erforderlich, kann die zu beurteilende Zeitspanne verändert werden.

Durchführung: Die Durchführung erfolgt im Rahmen eines klinischen Interviews. Um den Einfluss tageszeitlicher Schwankungen auszuschließen, sollte die Beurteilung möglichst immer zur gleichen Tageszeit stattfinden. Weitere Angaben werden von den Autoren nicht gemacht. Ein Interviewleitfaden liegt nicht vor.

Auswertung: Die Punktwerte der 11 Items werden aufsummiert und ergeben den Gesamtwert. Auf Grund der im Rahmen des Rasch-Modells nachgewiesenen Eindimensionalität der Skala weist der Summenwert die Eigenschaft einer erschöpfenden Statistik auf. Andere Algorithmen zur Scorebildung oder die Extraktion von Subskalen werden nicht empfohlen.

5 Gütekriterien

Objektivität

Die der Beobachtung gut zugängliche Symptomatik sowie die operationalisierten Skalenstufen bieten günstige Voraussetzungen für objektive Beurteilungen. Die einfache Summenbildung gewährleistet die Objektivität der Auswertung. Die Interpretationsobjektivität wird durch Referenzwerte für Schweregradklassen unterstützt (siehe Tabelle 1).

Nach Bech et al. (1978) liegen die Intraclass- und die Spearman Rang-Korrelationskoeffizienten der Beurteilerübereinstimmung zwischen .80 und .95.

In einer italienischen Studie wird für die Überstimmung der Urteile zweier Rater (unabhängig voneinander durchgeführte Interviews, 30 manischen Patienten) eine Pearson-Korrelation von $r = .92$ angegeben (Rossi et al., 2001).

In einer unveröffentlichten deutschen Studie wurde die Übereinstimmung der Beurteilungen von Videoaufnahmen zweier manischer Patienten durch 16 Beurteiler bestimmt. Der Konsens-Index (Index of Consent) war mit 85 bzw. 86 zufriedenstellend. Der Index ist eine prozentuale Angabe und wird in der Arbeit von Heimann et al. (1977) näher beschrieben.

Reliabilität

Interne Konsistenz: Schätzungen der internen Konsistenz der Skala (Cronbachs Alpha) auf der Grundlage der gepoolten Daten (N = 80, Patienten mit mäßiger oder schwerer manischer Episode) dreier Studien in verschiedenen europäischen Ländern (Belgien, Frankreich, nordische Länder) lagen vor antipsychotischer Behandlung bei $\alpha = .80$ und nach dem ersten Behandlungstag bei $\alpha = .90$ (Bech et al., 2001).

In einer deutschen Studie mit hospitalisierten manischen Patienten (N = 40) wurde die interne Konsistenz vor Behandlung mit $\alpha = .77$ und nach 14 Tagen Behandlung mit $\alpha = .87$ bestimmt (Möller et al., 1986; Müller & Stoll, 1984).

Retest-Reliabilität: Hierzu liegen keine Angaben vor.

Validität

Inhaltliche Validität/Konstruktvalidität: Inhaltliche Validität ist durch die Items der Skala gegeben, mit denen die Kriteriensymptome des manischen Syndroms nach DSM-IV nahezu vollständig erfasst werden. Lediglich das Symptom „Risikoverhalten“ wird nicht explizit angesprochen, jedoch in den Items „Sexuelle Aktivität“ und „Kontakt“ in Teilaspekten mitbewertet.

Teststatistische Analysen nach dem probabilistischen Rasch-Modell bestätigen die Eindimensionalität der Skala (Bech et al., 2001), in der Studie von Licht und Jensen (1997) allerdings nur für eine auf 10 Items verkürzte („Arbeit und Interessen“ ausgeschlossen) und bzgl. Itemskalierung modifizierte Skala.

Faktorenanalytische Ergebnisse rechtfertigen ebenfalls im Wesentlichen die Annahme einer einzigen, der Skala zu Grunde liegenden Dimension, und die Verwendung des Summenscores als Maß für den Schweregrad des manischen Zustandes. Bech et al. (2001) fanden eine varianzstarken Generalfaktor (mehr als 50 % der Gesamtvarianz) mit positiven Ladungen auf allen Items (schwächste Ladung: „Arbeit und Interessen“), während Rossi et al. (2001) in einer gemeinsamen Faktorenanalyse von BRMAS- und BRMS-Items in einer 5-faktoriellen Lösung dem ersten, varianzstärksten Faktor (29 % der Gesamtvarianz) 9 Items der BRMAS zuordnen konnten (ausgenommen „Feindseligkeit/Destruktivität“, „Sexuelle Aktivität“ und „Arbeit und Interessen“). Der zweite Faktor in dieser Studie war durch 7 Items der BRMS markiert.

Die Eigenwerte einer Faktorenanalyse der BRMAS-Daten der erwähnten deutschen Studie sind mit 3.51, .98, .81 und .45 (Baselinewerte) sowie mit 5.4, 1.3, .95 und .28 (nach 14 Tagen Behandlung) ebenfalls mit der Annahme eines einzigen Faktors vereinbar.

Konvergente Validität: Es gibt nur sehr wenige Studien, in denen die BRMAS gemeinsam mit anderen Manieskalen eingesetzt wurde. Dementsprechend spärlich sind Berichte zur konvergenten Validität. Die Korrelation zur Manieskala von Beigel et al., die der BRMAS als Vorlage diente, wird mit $r = .58$ angegeben; die Korrelation mit der Manie-Subskala des *Schedule for Affective Disorders and Schizophrenia* (SADS; Endicott & Spitzer, 1978) war in einer chinesischen Studie ebenfalls nur mäßig ($r < .70$, nach Bech, 2002).

Inhaltlich weist die BRMAS hohe Übereinstimmungen mit der Young-Mania Rating Scale (Young et al., 1987) auf; Korrelationen sind jedoch nicht bekannt.

Zwischen dem BRMAS-Score und dem Klinischen Globalurteil des Schweregrades (CGI) besteht eine monotone Beziehung (s. Tabelle 1), für die Bech et al. (2001) allerdings keinen Korrelationskoeffizienten mitteilen.

Diskriminante Validität: Negative Studienergebnisse in der BRMAS für Behandlungen, die sich bei manischen Patienten auch in anderen Outcomemaßen als unwirksam erwiesen haben (z. B. Verapamil oder Tiagabin), können als Hinweise auf die diskriminante Validität der Skala gelten (Walton et al., 1996; Grunze et al., 1999).

Behandlungssensitivität: Die BRMAS hat sich in Studien mit unterschiedlichen anti-manischen Therapien, u. a. Antipsychotika, Lithium und Antikonvulsiva als behandlungssensitiv erwiesen. In kontrollierten klinischen Studien (überwiegend Vergleich aktiver Therapien) lag die durch die Behandlung erzielte Reduktion des Skalenwertes im Durchschnitt bei 68 %, in unkontrollierten Studien bei 74 %. Ein Überblick über klinische Studien mit der BRMAS als Outcome-Kriterium findet sich bei Bech (2002).

6 Normen, Cut-Off-Werte

Normen liegen nicht vor.

Bech et al. (2001) geben Referenzwerte für Schweregradkategorien an (s. Tabelle 1) und schlagen einen Cut-Off-Score > 10 Punkte für das Vorliegen einer Manie vor.

BRMAS – Tabelle 1: BRMAS-Scores von manischen Patienten (manische Phase einer manisch-depressiven Psychose nach ICD-9) nach Klinischem Globalurteil des Schweregrades (CGI) (Datenquelle: Bech et al., 2001)

Schweregrad nach CGI	BRMAS	
	M	SD
1 No mania	5.2	1.8
2 doubtful	10.0	5.2
3 mild	15.3	7.0
4 moderate	20.9	8.0
5 marked	28.6	7.0
6 severe	32.5	3.5

Die geringe Anzahl von Beobachtungen in der CGI-Schweregradkategorie 7 wurde der Kategorie 6 zugeschlagen.

7 Exemplarische Daten

Die in Tabelle 1 dargestellten Referenzwerte beruhen auf den gepoolten Daten der erwähnten europäischen Studien (Bech et al. 2001; s. Abschnitt *Interne Konsistenz*).

In die Klassifikation gingen alle im Verlauf der Studien gemessenen Werte der 80 Patienten ein, d. h. der Vorbehandlungswert sowie die Verlaufswerte unter Behandlung an den Tagen 1, 3 und 6 für jeden Patienten, soweit vorhanden.

Der Mittelwert vor Behandlung lag bei 28.4 Punkten mit einer Spannweite von 15 bis 44 Punkten. In der deutschen Studie von Müller und Stoll (1984; s. Abschnitt *Interne Konsistenz*) war der der BRMAS-Mittelwert vor Behandlung 23.4 mit einer Standardabweichung von 5.02 Punkten.

8 Literatur

AMDP & CIPS (Eds.). (1990). Rating Scales for Psychiatry. European Edition. Weinheim: Beltz Test.

Bech, P. (2002). The Bech-Rafaelsen Mania Scale in clinical trials of therapies for bipolar disorder: A 20-year review of its use as an outcome measure. CNS Drugs, 16, 47–63.

Bech, P., Baastrup, P. C., de Bleeker, E. & Ropert, R. (2001). Dimensionality, responsiveness and standardization of the Bech-Rafaelsen Mania Scale in the ultra-short therapy with antipsychotics in patients with severe manic episodes. Acta Psychiatrica Scandinavica, 104, 25–30.

Bech, P., Bolwig, T. G., Dein, E., Jacobsen, O. & Gram, L. F. (1975). Quantitative rating of manic states. Acta Psychiatrica Scandinavica, 52, 1–6.

Bech, P., Rafaelsen, O. J., Kramp, P., & Bolwig, T. G. (1978). The mania rating scale: Scale construction and inter-observer agreement. Neuropharmacology, 17, 430–431.

Beigel, A., Murphy, D. L. & Bunney, W. E. (1971). The Manic-State Rating Scale: Scale construction, reliability and validity. Archives of General Psychiatry, 25, 256–262.

CIPS (Hrsg.). (1996). Internationale Skalen für Psychiatrie (4., überarbeitete und erweiterte Auflage). Göttingen: Beltz Test.

Endicott, J. & Spitzer, R. L. (1978). A diagnostic intwerview: The Schedule for Affective Disorders and Schizophrenia. Archives of General Psychiatry, 35, 837–844.

Grunze, H., Erfurth, A., Marcuse, A., Amann, B., Normann, C. & Walden, J. (1999). Tiabagine appears not to be efficious in the treatment of acute mania. Journal of Clinical Psychiatry, 60, 759–762.

Heimann, H., Obermair, W., Boller, W., & Stoll, K.D. (1977). Video-tape training in psychiatric practice. Progress in Neuro-Psychopharmacology and Biological Psychiatry, 1, 141–145.

Licht, R.W. & Jensen, J. (1997). Validation of the Bech-Rafaelsen Mania Scale using latent structure analysis. Acta Psychiatrica Scandinavica, 96, 367–372.

Möller, H.J., Kissling, W., Tavan, S. & Winter, I. (1986). Is carbamazepine able to increase the antimanic effect of haloperidol? Pharmacopsychiatry, 19, 280–281.

Müller, A.A. & Stoll, K.D. (1984). Carbamazepine and oxcarbamazepine in the treatment of manic syndromes – Studies in Germany. In H.M. Emrich, T. Okuma & A.A. Müller (Eds.), Anticonvulsants in affective disorders (pp. 139–147). Amsterdam: Excerpta Medica.

Petterson, U., Fyrö, B. & Sedvall, G. (1973). A new scale for longitudinal rating of manic states. Acta Psychiatrica Scandinavica, 49, 248–256.

Rossi, A., Daneluzzo, E., Arduini, L., Di Domenico, M., Pollice, R. & Petrucci, C. (2001). A factor analysis of signs and symptoms of the manic episode with Bech-Rafaelsen mania and melancholia scales. Journal of Affective Disorders, 64, 267–270.

Walton, S.A., Berk, M. & Brook, S. (1996). Superiority of lithium over verapamil in mania: A randomized, controlled single-blind trial. Journal of Clinical Psychiatry, 57, 543–546.

Young, R.C., Biggs, J.T., Ziegler, V.E. & Meyer, D.A. (1978). A rating scale for mania: Reliability, validity and sensitivity. British Journal of Psychiatry, 133, 429–435.

CIPS Collegium Internationale Psychiatriae Scalarum

BRMAS

Bech-Rafaelsen Manie-Skala

1. Motorische Aktivität

[0] Normale motorische Aktivität, entsprechende Mimik.

[1] Leicht verstärkte motorische Aktivität, lebhafte Mimik.

[2] Etwas übermäßige motorische Aktivität, lebhafte Gestik.

[3] Offensichtlich übermäßige motorische Aktivität, beinahe immer in Bewegung. Steht während des Interviews ein oder mehrere Male auf.

[4] Konstant in Bewegung, ruhelos betriebsam; selbst wenn dazu angehalten, kann Patient nicht still sitzen.

2. Verbale Aktivität

[0] Normale verbale Aktivität.

[1] Etwas zu gesprächig. Sehr redselig, keine spontanen Pausen im Gespräch.

[2] Sehr redselig, keine spontanen Pausen im Gespräch.

[3] Patient ist kaum zu unterbrechen.

[4] Unmöglich zu unterbrechen, dominiert das Gespräch völlig.

3. Ideenflucht

[0] Zusammenhängende Sprache, keine Gedankenflucht.

[1] Lebhafte Assoziationen, Sprache bleibt jedoch zusammenhängend.

[2] Sporadisch Klang-Assoziationen.

[3] Häufiger Klang-Assoziationen.

[4] Schwierig bis unmöglich den Klang-Assoziationen des Patienten zu folgen.

4. Stimme/Lautstärke

[0] Normale Stimme, natürliche Lautstärke.

[1] Spricht laut, ohne lärmig zu sein.

[2] Stimme von weitem zu hören, ist etwas lärmig.

[3] Laute, schallende Stirnme, in weitem Umkreis zu hören, ist etwas lärmig.

[4] Patient schreit, kreischt, singt oder macht wegen Heiserkeit andere Geräusche.

5. Feindseligkeit/Destruktivität

[0] Keine Zeichen von Ungeduld oder Ablehnung.

[1] Leicht ungeduldig oder reizbar, aber immer noch beherrscht.

[2] Ausgeprägt ungeduldig oder gereizt, Herausforderung wird schlecht ertragen.

[3] Provozierend, drohend, kann aber beruhigt werden.

[4] Gewalttätig, physisch destruktiv.

6. Stimmung (Gefühl des Wohlbefindens)

[0] Ausgeglichene Stimmung.

[1] Stimmung leicht gehoben, optimistisch, aber der Situation immer noch angepasst.

[2] Stimmung deutlich gehoben, macht Witze, lacht.

[3] Eindeutige Hochstimmung, überschwenglich in Benehmen und Sprache.

[4] Extreme Hochstimmung, ohne jeden Bezug zur Situation.

CIPS Collegium Internationale Psychiatriae Scalarum

BRMAS

Bech-Rafaelsen Manie-Skala

7. Selbstwertgefühl

- [0] Normales Selbstwertgefühl.
- [1] Leicht gesteigertes Selbstwertgefühl, etwas prahlerisch.
- [2] Mäßig gesteigertes Selbstwertgefühl, prahlerisch, verwendet häufig Superlative.
- [3] Ausgeprägt prahlerisch, unrealistische Ideen.
- [4] Unkorrigierbare Größenideen.

8. Kontakt

- [0] Normaler Kontakt.
- [1] Mischt sich ein, bringt Einwände, will beweisen.
- [2] Mischt sich gelegentlich ungefragt ein.
- [3] Dominierencl, trifft Anordnungen, bestimmt; doch immer noch im Rahmen der Situation.
- [4] Extrem dominierend und manipulierend, ohne jeden Bezug zu den Gegebenheiten.

9. Schlaf (Durchschnitt der letzten drei Nächte)

- [0] Für Patienten übliche Schlafdauer.
- [1] Schlafdauer um 25 % reduziert.
- [2] Schlafdauer um 50 % reduziert.
- [3] Schlafdauer um 75 % reduziert.
- [4] Kein Schlaf mehr.

10. Sexuelle Aktivität

- [0] Für Patienten gewohnte sexuelle Interessen und Aktivität.
- [1] Leicht verstärkte sexuelle Interessen und Aktivität; leicht flirtend.
- [2] Mäßig verstärkte sexuelle Interessen und Aktivität; deutlich flirtend.
- [3] Stark gesteigerte sexuelle Interessen und Aktivität; übermäßig flirtend. Provozierende Kleidung.
- [4] Ausschließlich und auf inadäquate Art und Weise mit Sexualität beschäftigt.

11. Arbeit und Interessen

A. Bei der Erstbeurteilung

- [0] Normales Maß an Aktivität
- [1] Arbeitsaktivität leicht gesteigert, Arbeitsqualität jedoch vermindert, da der Patient weniger motiviert und ab und zu ablenkbar ist.
- [2] Verstärkter Arbeitsdrang bei deutlich schwankender Motivation. Schwierigkeiten bei der Beurteilung der eigenen Leistungen, klar verminderte Arbeitsqualität. Sucht bei der Arbeit öfter Streit.
- [3] Arbeitskapazität deutlich eingeschränkt. Patient verliert ab und zu die Kontrolle, kann nicht mehr arbeiten und ist krankgeschrieben. Bei Krankenhausaufenthalt kann der Patient ein paar Stunden täglich an dortiger Beschäftigung teilnehmen.
- [4] Der Patient ist hospitalisiert – oder sollte es sein – und nicht imstande, an irgendwelcher Beschäftigung teilzunehmen.

B. Bei der wöchentlichen Beurteilung

- [0] a) Der Patient hat seine Arbeit im normalen Rahmen wieder aufgenommen.
  b) Der Patient ist imstande, seine normale Arbeit ohne Schwierigkeiten wieder aufzunehmen.
- [1] a) Der Patient arbeitet, jedoch mit leicht vermindertem Einsatz auf Grund schwankender Motivation.
  b) Es ist zweifelhaft, ob der Patient seine normale Arbeit wieder voll aufnehmen kann, da er ablenkbar und schwankend motiviert ist.
- [2] a) Der Patient arbeitet, jedoch mit deutlich vermindertem Einsatz (z. B. häufigeres Fernbleiben von der Arbeit).
  b) Der Patient ist noch hospitalisiert oder krankgeschrieben. Kann nur unter besonderen Voraussetzungen Arbeit ausführen, d. h. unter strenger Uberwachung und/oder Teilzeit.
- [3] Der Patient ist noch hospitalisiert oder krankgeschrieben und nicht imstande zu arbeiten. Beteiligt sich jedoch täglich ein paar Stunden an Beschäftigungsarbeiten.
- [4] Der Patient ist voll hospitalisiert und im Allgemeinen außerstande, an irgendwelcher Beschäftigung teilzunehmen.

Gesamtwert: [ ][ ]

2

BRMS

Bech-**R**afaelsen-**M**elancholie-**S**kala

Fremdbeurteilung

Deutsche Version: Stieglitz, Smolka, Bech und Helmchen (1998)
Originalversion: Bech und Rafaelsen (1980)

1 Anwendungsbereich

Die BRMS (auch BRMES oder MES abgekürzt) ist eine Fremdbeurteilungsskala zur Einschätzung des Schweregrades einer Depression. Nach Bech und Rafaelson (1986) eignet sich die Skala zur Quantifizierung des Schweregrades depressiver Zustände bei allen Arten von Patienten, darüber hinaus zur Identifikation von depressiven Patienten und vor allem zur Erfassung von Veränderungen unter antidepressiver Therapie. Die BRMS ist nicht geeignet zwischen Patienten mit unterschiedlichen psychiatrischen Diagnosen zu differenzieren, Patienten können jedoch von Gesunden getrennt werden.

Wegen ihrer vorteilhaften psychometrischen Eigenschaften wird die BRMS, neben der als Quasi-Standard etablierten *Hamilton Depression Scale* (HAMD; siehe Seite 261 in diesem Band) als Outcomekriterium in klinischen Psychopharmakastudien empfohlen (Maier & Benkert, 1987; Maier, Philipp et al., 1988).

In Verbindung mit der komplementären *Bech-Rafaelsen-Manie-Skala* (BRMAS; siehe Seite 227 in diesem Band) eignet sich die BRMS auch zur Verlaufsbeschreibung bipolarer Störungen mit depressiv-melancholischen und manischen Episoden.

2 Aufbau und Beschreibung

Die Skala enthält elf Items (Symptome), die einheitlich, auf einer 5-stufigen Skala, hinsichtlich des Schweregrades eingeschätzt werden. Die Skalenstufen sind durch Beschreibungen der jeweiligen Symptomausprägung operationalisiert; ihnen liegt folgende Intensitätsskalierung zu Grunde: 0 = „symptomfrei", 1 = „leicht", 2 = „mäßig", 3 = „schwer", 4 = „extrem".

Der Summenwert über alle 11 Items (Bereich: 0 bis 44 Punkte) kann als Maß des Schweregrades der depressiven Symptomatik gelten.

Nachfolgend sind die 11 Items der Skala aufgelistet und den korrespondierenden Items der analog aufgebauten Manie-Skala BRMAS gegenübergestellt:

BRMS	BRMAS
1) Verminderte motorische Aktivität	Gesteigerte motorische Aktivität
2) Verminderte verbale Aktivität	Gesteigerte verbale Aktivität
3) Verlangsamung (intellektuell)	Ideenflucht
4) Angst (psychisch)	Stimme/Lautstärke
5) Selbstmordgedanken	Feindseligkeit/Destruktivität
6) Niedergeschlagenheit	Stimmung (Gefühl des Wohlbefindens)
7) Selbstentwertung/Schuldgefühle	Selbstwertgefühl (gesteigert)
8) Verlangsamung (emotional)	Kontakt (z. B. aufdringlich)
9) Schlafstörungen	Schlaf (reduziert)
10) Müdigkeit und Schmerzen	Sexuelle Aktivität
11) Arbeit und Interessen	Arbeit und Interessen

Item 11 („Arbeit und Interessen") liegt in zwei Varianten vor, (A) zur Erstbeurteilung einer jeden akuten Episode und (B) für Folgebeurteilungen.

3 Entwicklung

Hintergrund: Die Entwicklung der BRMS erfolgte auf Grund der Kritik an der bis heute noch immer in der Depressionsforschung dominierenden *Hamilton Depression Scale* (HAMD; s. dort). Vor allem die geringe Differenzierungsfähigkeit der HAMD in höheren Schweregraden sowie die Problematik der weit gehend ungeklärten Dimensionalität gaben Anlass zu umfangreichen Methodenstudien (Bech et al., 1975, 1981), die zu einer Reduktion der Skala auf sechs, psychometrischen Kriterien genügenden Kernitems führten. Die 6 Items „Depressive Stimmung", „Schuldgefühle", „Arbeit und Interessen", „Hemmung", „Angst (psychisch)" und „Somatische Symptome (allgemein)", zusammengefasst zu einer *Melancholia Subscale,* bildeten den Ausgangspunkt zur Entwicklung der BRMS.

Skalenkonstruktion: Die 6 ausgewählten HAMD-Items wurden inhaltlich überarbeitet, z. T. in separat zu bewertende Einzelsymptome aufgespalten (Hemmung: motorisch, verbal, intellektuell, emotional) und ergänzt durch Itemformulierungen, die der *Cronholm-Ottoson Depressions-Skala* (Cronholm & Ottoson, 1960) entlehnt wurden. Die resultierende 11-Item-Skala wurde mittels latenter Strukturanalysen (Rasch-Modell) auf Eindimensionalität überprüft und hinsichtlich ihrer Reliabilität und Validität mit zufriedenstellenden Ergebnissen analysiert.

Versionen: Die ursprünglich im Dänischen entwickelte Skala wurde in mehrere Sprachen übertragen. Neben der deutschen sind englische, französische, italienische und spanische Übersetzungen in der Skalensammlung *Rating Scales for Psychiatry, European Edition* (AMDP & CIPS, 1990) abgedruckt. Mit der Testveröffentlichung von Stieglitz et al. (1998) liegen offizielle deutsch- und englischsprachige Versionen vor, die sich in einzelnen Formulierungen geringfügig von den entsprechenden Sprachversionen in CIPS (1996) und AMDP und CIPS (1990) unterscheiden.

Bech (1993) entwickelte eine Selbstbeurteilungsversion der BRMS sowie weitere Fremdbeurteilungsvarianten, u. a. eine 23-Item-Skala, die die HAMD mit der BRMS kombiniert, eine vereinfachte Skala mit 2-stufiger Itemskalierung („absent", „present") für die Allgemeinmedizin und verschiedene auf die Anwendung bei diagnostischen Subgruppen (Recurrent Brief Depression, Seasonal Affective Disorder) speziell zugeschnittene Varianten.

4 Hinweise zur Anwendung

Material zur Unterstützung der Anwendung: Die Skala ist als Test veröffentlicht (siehe *Bezugsquellen* im Anhang des Buches). Die Testmappe enthält eine Handanweisung mit umfangreicher Dokumentation zum Verfahren sowie einen für die Durchführung der Untersuchung entwickelten strukturierten Interviewleitfaden.

Voraussetzungen auf Seiten des Patienten/Probanden: Die Skala kann bei erwachsenen Patienten (ab 18 Jahren) aller Störungsgruppen, bei denen der Schweregrad einer depressiven Verstimmung eingeschätzt werden soll, eingesetzt werden. Es werden keine besonderen, die Anwendung einschränkenden Voraussetzungen auf Seiten der Patienten genannt.

Voraussetzungen auf Seiten des Untersuchers: Als Beurteiler kommen geschulte Psychiater und Psychologen in Frage. Klinische Erfahrung mit depressiven Patienten wird vorausgesetzt. Ein Ratertraining ist zu empfehlen.

Bearbeitungsdauer: Für die Durchführung des strukturierten Interviews einschließlich der anschließenden Dokumentation der Ratings auf dem Skalenbogen sind 15 bis 25 Minuten zu veranschlagen.

Zeitlicher Bezugsrahmen der Beurteilung: Normalerweise bezieht sich die Beurteilung auf den gegenwärtigen Zeitpunkt und die vergangenen drei Tage. Die Nächte werden mit einbezogen, um Schlafstörungen einschätzen zu können. Falls aus Vergleichsgründen erforderlich, kann der Beurteilungszeitraum an den anderer Verfahren angeglichen werden.

Durchführung: Die zur Beurteilung erforderliche Information wird im Rahmen eines strukturierten Interviews mit dem Patienten erhoben. Um den Einfluss tageszeitlicher Schwankungen auszuschließen, sollte die Beurteilung möglichst immer zur gleichen Tageszeit stattfinden. Hinweise zur Durchführung des Interviews bei Erst- und Folgeuntersuchung, einschließlich detaillierter Vorschläge zur Formulierung von Explorationsfragen zu den einzelnen Items sind im Interviewleitfaden enthalten. Neben den Selbstauskünften des Patienten und der Vehaltensbeobachtung während des Interviews können, falls dienlich, auch Informationen von dritter Seite (z. B. Angehörige oder Pflegepersonal) berücksichtigt werden. Die Gewichtung der Informationsgrundlage (Selbstauskunft, Fremdbeurteilung) für die einzelnen Items ist im Interviewleitfaden kenntlich gemacht.

Auswertung: Die Auswertung besteht in der Addition der Itemwerte zu einem Gesamtwert. Auf Grund der im Rahmen des Rasch-Modells nachgewiesenen Eindimensionalität der Skala weist der Summenwert die Eigenschaft einer erschöpfenden Statistik auf. Andere Algorithmen zur Scorebildung oder die Extraktion von Subskalen werden nicht empfohlen.

5 Gütekriterien

Objektivität

Bei Benutzung des Interviewleitfadens ist die Durchführung weit gehend standardisiert, wodurch Fehlerquellen bei der Informationserhebung eingeschränkt werden. Weiterhin tragen die operationalisierten Skalenstufen zur Verminderung der Beurteilervarianz bei. Auswertungsobjektivität ist durch die einfache Summenbildung gegeben, ebenso Interpretationsobjektivität, wenn sie sich auf die durch Cut-Off-Werte definierten Schweregradstufen beschränkt (siehe Abschnitt *Normen, Cut-Off-Werte*).

Die Beurteilerübereinstimmung, gemessen mit der Intraclasskorrelation liegt in der Mehrzahl der Studien mit depressiven Patienten in dem zufriedenstellenden Bereich von ICC > .75 (Bech, 2002). Aus zwei Studien mit der deutschsprachigen BRMS (Maier, Philipp et al., 1988; Stieglitz, 2000) werden Beurteilerübereinstimmungen zwischen ICC = .71 und ICC = .91 berichtet, wobei der letztgenannte Koeffizient auf Beurteilungen von videodokumentierten Patienteninterviews beruht, die unter Verwendung des für die Skala entwickelten strukturierten Interviewleitfadens durchgeführt worden waren. Dies kann als Hinweis gelten, dass bei standardisierter Gesprächsführung sehr hohe Grade der Beurteilungsobjektivität zu erzielen sind. In beiden Studien waren die auf Itemebene erreichten Übereinstimmungen naturgemäß geringer, aber bei keinem Item durchgängig im nichtakzeptablen Bereich von ICC < .40.

Reliabilität

Interne Konsistenz: Schätzungen der internen Konsistenz (Cronbachs Alpha) bei Stichproben depressiver Patienten liegen zwischen $\alpha = .70$ (französiche Version; Chambon et al., 1990) und $\alpha = .89$ (dänisches Original; Bech et al., 1997). Für die deutsche BRMS werden Konsistenzkoeffizienten von $\alpha = .83$ (Smolka, 1996 nach Stieglitz et al., 1998) und $\alpha = .88$ (Maier & Philipp, 1993) angegeben.

Nach Bech (2002) bewegen sich die Item-Total-Korrelationen (Spearman Rangkorrelationskoeffizienten) im Bereich von $r_{itS} = .58$ („Müdigkeit und Schmerzen") bis $r_{itS} = .94$ („Verlangsamung, intellektuell"). Somit tragen alle Items substanziell zum Gesamtskalenwert bei.

Retest-Reliabilität: Abgesehen von Untersuchungen, in denen zwei Interviewer unabhängigig voneinander in kurzem Zeitabstand (< 1 Stunde) einundenselben Patienten beurteilten (ICC = .79 und .88; Maier, Philipp et al., 1998) sind keine systematischen Studien zur Retest-Reliabilität bekannt.

Validität

Inhaltliche Validität/Konstruktvalidität: Inhaltlich deckt die Skala die Kernsymptome eines depressiven Syndroms ab; sie kann daher als inhaltsvalide gelten. Mit Ausnahme von Veränderungen im Appetit und im Gewicht sind alle Kriteriensymptome einer Major Depression nach DSM-IV in den Items der BRMS repräsentiert.

Die dem Konstrukt des Schweregrades der Depression entsprechende Eindimensionalität der Skala wurde durch Analysen nach dem Rasch-Modell mehrfach bestätigt (Bech et al., 1981; Chambon et al., 1990; Maier, Philipp et al., 1988). In der Studie von Maier, Philipp et al. erfüllte allein die BRMS im Vergleich zur HAMD und *zur Montgomery-Asberg Depression Rating Scale* (MADRS; siehe Seite 271 in diesem Band) die Kriterien der Rasch-Skalierbarkeit.

Weniger eindeutig sind die Belege für Eindimensionalität auf Grund von Faktorenanalysen. Chambon et al. (1988) und Stieglitz et al. (1998) fanden bei depressiven Patienten übereinstimmend positive Ladungen aller Items der Skala auf einem „Generalfaktor“, der allerdings nur 32 bzw. 40 % der Gesamtvarianz erklärte. Bei Patienten anderer Diagnosegruppen kann die Eindimensionalität des mit der BRMS quantifizierten depressiven Syndroms nicht vorausgesetzt werden. So fanden Müller und Wetzel (1998) bei Patienten mit einem kombinierten psychotischen und depressiven Syndrom mit konfirmatorischer Faktorenanalyse eine dreidimensionale Struktur der BRMS, die auch in einer Replikationsstudie bestätigt wurde (Müller et al., 1999).

Konvergente Validität: Auf Grund der Schnittmenge gemeinsamer Iteminhalte korreliert die BRMS hoch mit anderen Fremdbeurteilungsskalen der Depressivität. Zum Teil werden Korrelationen berichtet, die im Bereich der Reliabilitätskennwerte der jeweiligen Skalen liegen (BRMS vs. HAMD oder MADRS: $r > .80$; Maier, Heuser et al., 1998). Hohe Korrelationen, im Bereich zwischen $r = .70$ und $r = .81$ wurden auch zu verschiedenen Globalskalen des Schweregrades ermittelt (Maier, Heuser et al., 1998; Maier & Philipp, 1993).

Erwartungsgemaß sind die Korrelationen mit Selbstbeurteilungsverfahren der Depression geringer, z. B. $r = .53$ mit dem *Beck Depressions Inventar* (BDI) (Smolka & Stieglitz, 1999) oder $r = .68$ mit einer Selbstbeurteilungsversion der BRMS (Bent-Hansen et al., 1995).

Diskriminante Validität: In Stichproben depressiver Patienten korreliert die BRMS mäßig mit verschiedenen Angstskalen, z. B. $r = .42$ mit der *Covi Anxiety Scale* (Maier, Heuser et al., 1988) oder $r = .53$ mit der *Hamilton Anxiety Scale* (HAMA) (Gjerris et al., 1983). Die Korrelationen sind geringer als die mit Fremdbeurteilungsskalen der Depressivität, sie bewegen sich jedoch im Bereich der Korrelationen mit Depressions-Selbstbeurteilungsskalen. Wie dies auch für die HAMD gilt, ist diskriminante Validität bzgl. Angst nur partiell, d. h. bei gleichgehaltener Beurteilunsperspektive (Fremdbeurteilung) gegeben.

Behandlungssensitivität: In einer Reihe von psychopharmakologischen Studien konnte gezeigt werden, dass die BRMS geeignet ist Behandlungseffekte sowohl im Placebo-Verum Vergleich als auch im Vergleich verschiedener Antidepressiva darzustellen. Dabei wurde in Studien mit direktem Vergleich zu anderen Skalen die größten Effektstärken häufig mit der BRMS erzielt. Ein Überblick über klinische Studien mit der BRMS als Outcome-Kriterium findet sich bei Bech (2002).

6 Normen, Cut-Off-Werte

Normen liegen nicht vor.

Im Manual werden jedoch Referenzwerte für verschiedene klinische Gruppen sowie folgende Cut-Off-Werte zur Schweregradklassifikation angegeben, die auch zur Beurteilung eines Therapieerfolgs dienen können:

0 bis 5	kein depressives Syndrom (Vollremission nach Therapie)
6 bis 14	leichtes depressives Symdrom (Teilremission nach Therapie)
15 bis 24	mittleres depressives Symdrom
25 bis 44	schweres depressives Symdrom

Weiterhin wird die Bewertung von individuellen Skalenwerten durch die Angabe von auf dem Standardmessfehler beruhenden Vertrauensbereichen unterstützt.

7 Exemplarische Daten

Die in Tabelle 1 dargestellten Daten aus einer randomisierten, multizentrischen doppelblinden Studie zeigen einen statistisch äquivalenten Behandlungseffekt im BRMS-Score nach 6-wöchiger ambulanter Therapie mit dem selektiven Serotonin-Wiederaufnahme-Hemmer Paroxetin oder dem selektiven Noradrenalin-Wiederaufnahme-Hemmer Maprotilin. Die auf den Ausgangswert bezogenen relativen Verbesserungen im Mittelwert liegen nach beiden Behandlungen über der 50%-Schwelle, die in Antidepressivastudien üblicherweise als Erfolgskriterium gilt (Angst et al., 1989). In der parallel eingesetzten MADRS zeigten sich die Behandlungseffekte noch deutlicher ausgeprägt (s. MADRS-Tabelle 2).

BRMS – Tabelle 1: BRMS-Scores von Patienten mit Major oder Minor Depression (nach Research Diagnostic Criteria, RDC) vor und nach 6-wöchiger ambulanter Behandlung mit Paroxetin oder Maprotilin. Dargestellt sind Mittelwerte (M), Standardabweichungen (SD) und prozentuale Verbesserungen relativ zum Ausgangswert. (Datenquelle: Szegedi et al., 1997)

Score	Paroxetin (N = 271)			Maprotilin (N = 273)		
	M	(SD)	Reduktion %	M	(SD)	Reduktion %
Ausgangswert	14.4	(4.9)		14.5	(4.9)	
Woche 6	4.5	(5.5)	68.8	4.8	(5.4)	66.9

Prozentwerte errechnet vom Bearbeiter (GW) dieses Buches.

Affektive Störungen

8 Literatur

AMDP & CIPS (Eds.). (1990). Rating scales for psychiatry. European Edition. Weinheim: Beltz Test.

Angst, J., Bech, P., Boyer, P., Bruinvels, J., Engel, R., Helmchen, H., Hippius, H., Lingjaerde, O., Racagni, G., Saletu, B., Sedvall, G., Silverstone, J. T., Stefanis, C. N., Stoll, K. & Woggon, B. (1989). Consensus Conference on the Methodology of Clinical Trials of Antidepressants, Zurich, march 1988: Report of the Consensus Committee. Pharmacopsychiatry, 22, 3–7.

Bech, P. (1993). Rating scales for psychopathology, health status and quality of life. Berlin: Springer.

Bech, P. (2002). The Bech-Rafaelson Melancholia Scale (MES) in clinical trials of therapies in depressive disorders: A 20-year review of its use as outcome measure. Acta Psychiatrica Scandinavica, 106, 252–264.

Bech, P., Allerup, P., Gram, L. F., Reisby, N., Rosenberg, R., Jacobsen, O. & Nagy, A. (1981). The Hamilton Depression Scale: Evaluation of objectivity using logistic models. Acta Psychiatrica Scandinavica, 63, 290–299.

Bech, P., Gram, L. F., Dein, E., Jacobsen, O., Vitger, J. & Bolwig, T. G. (1975). Quantitative rating of depressive states. Acta Psychiatrica Scandinavica, 51, 161–170.

Bech, P. & Rafaelsen, O. J. (1980). The use of rating scales exemplified by a comparison of the Hamilton and the Bech-Rafaelsen Melancholia Scale. Acta Psychiatrica Scandinavica, 62, (Suppl. 285), 128–131.

Bech, P. & Rafaelsen, O. J. (1986). The Melancholia Scale: Development, consistency, validity and utility. In N. Sartorius & T. A. Ban (Eds.), Assessment of depression (pp. 259–269). Berlin: Springer.

Bech, P., Stage, K. B., Nair, N. P. V., Larsen, J. K., Kragh-Soerensen, P., Gjerris, A. & DUAG (1997). The Major Depression Rating Scale (MDS). Inter-rater reliability and validity across different settings in randomized moclobomide trials. Journal of Affective Disorders, 42, 39–48.

Bent-Hansen, J., Lauritzen, L., Clemmesen, L., Lunde, M. & Körner, A. (1995). A definite and semidefinite questionnaire version of the Hamilton/Melancholia (HDS/MES) Scale. Journal of Affective Disorders, 33, 143–150.

Chambon, O., Cialdella, P., Kiss, L., Poncet, F., Chevance, M. & Milani-Bachman, D. (1990). Study of the unidimensionality of the Bech-Rafaelsen Melancholia Scale using Rasch analysis in a French sample of major depressive disorders. Pharmacopsychiatry, 23, 243–245.

CIPS (Hrsg.). (1996). Internationale Skalen für Psychiatrie (4., überarbeitete und erweiterte Auflage). Göttingen: Beltz Test.

Cronholm, B. & Ottoson, J. O. (1960). Experimental studies of the therapeutic action of electroconvulsive therapy in endogenous depression. Acta Psychiatrica Neurologica Scandinavica, 35 (Suppl. 145), 69–101.

Gjerris, A., Bech, P., Bojholm, S., Bolwig, T. G., Kramp, P., Clemmesen, L., Andersen, J., Jensen, E. & Rafaelsen, O. J. (1983). The Hamilton Anxiety Scale: Evaluations of homogeneity and inter-observer reliability in patients with depressive disorders. Journal of Affective Disorders, 5, 163–170.

Maier, W. & Benkert, O. (1987). Methodenkritik des Wirksamkeitsnachweises antidepressiver Pharmakotherapie. Nervenarzt, 58, 595–602.

Maier, W., Heuser, I., Philipp, M., Frommberger, U. & Demuth, W. (1988). Improving depression severity assessment II: Content, concurrent and external validity of three observer depression scales. Journal of Psychiatric Research, 22, 13–19.

Maier, W., Philipp, M., Heuser, I., Schlegel, S., Buller, R. & Wetzel, H. (1988). Improving depression severity assessment I: Reliability, internal validity and change of the three observer depression scales. Journal of Psychiatric Research, 22, 3–12.

Maier, W. & Philipp, M. (1993). Reliabilität und Validität der Subtypisierung und Schweregradmessung depressiver Syndrome. Berlin: Springer.

Müller, M. J. & Wetzel, H. (1998). Dimensionality of depression in acute schizophrenia: A methodological study using the Bech Rafaelsen Melancholia Scale (BRMS). Journal of Psychiatric Research, 32, 369–378.

Müller, M. J., Wetzel, H., Szegedi, A. & Benkert, O. (1999). Three dimensions of depression in patients with acute psychotic disorders: A replication study. Comprehensive Psychiatry, 40, 449–457.

Smolka, M. & Stieglitz, R.-D. (1999). On the validity of the Bech-Rafaelsen Melancholia Scale (BRMS). Journal of Affective Disorders, 54, 119–128.

Stieglitz, R.-D. (2000). Diagnostik und Klassifikation psychischer Störungen: Konzeptuelle und methodische Beiträge zur Evaluierung psychiatrischer Diagnostikansätze. Göttingen: Hogrefe.

Stieglitz, R.-D., Smolka, M., Bech, P. & Helmchen, H. (1998). Bech-Rafaelsen-Melancholie-Skala (BRMS). Göttingen: Hogrefe.

Szegedi, A., Wetzel, H., Angersbach, D., Dunbar, G. C., Schwarze, H., Philipp, M. & Benkert, O. (1997). A double-blind study comparing paroxetine and maprotiline in depressed outpatients. Pharmacopsychiatry, 30, 97–105.

BECH-RAFAELSEN-MELANCHOLIE-SKALA (BRMS)
Dokumentationsbogen

Name des Patienten ______________________ Datum ☐☐ ☐☐ ☐☐ (Tag Monat Jahr)

Patienten-Code ☐☐☐☐☐ Geschlecht ☐ m ☐ w Alter ☐☐ Jahre

ICD-10 Diagnose F☐☐.☐☐ unbekannt ☐

F☐☐.☐☐ nicht zutreffend ☐

F☐☐.☐☐

Name des Untersuchers ______________________ Untersucher-Code ☐☐☐☐☐

Instruktion:
Bitte jeweils nur diejenige Ziffer ankreuzen, die den Zustand des Patienten am besten beschreibt. Bitte kein Item auslassen!

1	**Aktivität (motorisch)**
0	Normale motorische Aktivität, adäquater Gesichtsausdruck.
1	Leicht verminderte motorische Aktivität, Gesichtsausdruck etwas starr (verlangsamt).
2	Stärker ausgeprägte Retardierung der motorischen Reaktionen (z.B. reduzierte Gestik, langsamer Gang).
3	Alle Bewegungen sind sehr langsam.
4	Die Retardierung der motorischen Aktivität nähert sich dem Stupor oder beinhaltet Stupor.

2	**Aktivität (verbal)**
0	Normale verbale Aktivität.
1	Verbale Ausdrucksfähigkeit ist leicht eingeschränkt oder der Patient mag nicht sprechen.
2	Deutlich passiv im Gespräch (z.B. Tendenz zu längeren Pausen).
3	Infolge langer Pausen und kurzer Antworten dauert das Gespräch eindeutig länger.
4	Die Befragung kann nur unter großen Schwierigkeiten zu Ende geführt werden.

3	**Verlangsamung (intellektuell)**
0	Normale verbale Aktivität.
1	Der Patient muß sich anstrengen, um sich auf seine Arbeit zu konzentrieren.
2	Auch mit größerer Anstrengung ist es für den Patienten schwierig, sich auf seine Arbeit zu konzentrieren. Weniger initiativ als sonst. Der Patient verspürt schnell geistige Ermüdung.
3	Ausgeprägte Mühe, sich zu konzentrieren, eine Initiative zu ergreifen und eine Entscheidung zu treffen. Zum Beispiel kann der Patient kaum eine Zeitung lesen oder fernsehen. Stufe 3 ist zu markieren, solange die Verlangsamung keinen deutlichen Einfluß auf das Interview hat.
4	Der Patient zeigt während des Interviews deutliche Schwierigkeiten, einem normalen Gespräch zu folgen.

4	**Angst (Psychisch)**
0	Der Patient ist nicht mehr und nicht weniger ängstlich, gespannt oder unsicher als sonst.
1	Der Patient ist etwas ängstlicher, gespannter oder unsicherer als sonst.
2	Der Patient äußert deutliche Gefühle der Angst, der Unsicherheit, der Sorge und der Spannung, die er nur mit Mühe beherrschen kann und die ihn deshalb in seiner täglichen Arbeit beeinträchtigen können.
3	Angst und Unsicherheit sind zeitweise sehr ausgeprägt und werden als Panik erlebt, d.h. die Angstgefühle geraten außer Kontrolle.
4	Der Patient ist fast dauernd in einem panikartigen Zustand. Es ist schwierig, den Patienten von seinem Panikgefühl abzulenken. Das Gespräch ist dadurch behindert.

5	**Selbstmordgedanken**
0	Keine Selbstmordgedanken.
1	Der Patient findet das Leben nicht lebenswert, aber er äußert nicht den Wunsch zu sterben.
2	Der Patient möchte sterben, hat aber keine konkreten Selbstmordpläne.
3	Es ist wahrscheinlich, daß der Patient beabsichtigt, Selbstmord zu begehen.
4	Der Patient hat in den Tagen vor dem Interview einen Selbstmordversuch unternommen oder wird auf der Station wegen Selbstmordgefahr besonders überwacht.

6	**Niedergeschlagenheit**
0	Stimmung neutral.
1	Der Patient läßt schwach erkennen, daß er etwas verzagter und niedergeschlagener ist als gewöhnlich.
2	Der Patient ist deutlicher beeinträchtigt durch unangenehme Erlebnisse, ist jedoch nicht hilflos oder hoffnungslos.
3	Der Patient zeigt deutlich nicht-verbale Zeichen von Depressivität, z.B. häufiges Weinen, bleiche, fahle Gesichtsfarbe, Stirnfalten und unsichere Stimme.
4	Die Äußerungen des Patienten über seine Verzagtheit und Hilflosigkeit oder entsprechende nicht-verbale Krankheitszeichen bestimmen das Gespräch. Der Patient läßt sich nicht ablenken.

7	**Selbstentwertungs- und Schuldgefühle**
0	Keine Selbstentwertungs- oder Schuldgefühle.
1	Unbestimmtes Minderwertigkeitsgefühl. Der Patient findet, er habe die in ihn gesetzten Hoffnungen nicht erfüllt, er habe möglicherweise versagt.
2	Stärkere Selbstentwertungs- oder Schuldgefühle. Der Patient kann sich als eine Belastung für seine Familie fühlen, oder er glaubt, seine Arbeitsfähigkeit ist während der aktuellen Episode reduziert. Es ist wichtig zu erkennen, ob sich der Patient in unvernünftiger Weise Selbstvorwürfe macht bezüglich kleiner Unterlassungen oder Versäumnisse, ungenügender Pflichterfüllung oder der Vorstellung, anderen Unrecht getan zu haben. Solche Selbstanklagen konzentrieren sich oft auf Ereignisse in der Vergangenheit vor der jetzigen Krankheitsepisode.
3	Der Patient leidet unter schweren Schuldgefühlen. Er äußert oft die Meinung, sein gegenwärtiges Leben sei eine Art Strafe. Stufe 3 ist anzukreuzen, so lange der Patient verstandesmäßig einsieht, daß seine Selbstanklagen unbegründet sind.
4	Der Patient hält unbeirrt an seinen Schuldgefühlen fest und läßt keine Gegenargumente gelten. Seine Schuldgefühle werden zur paranoiden Idee.

8	**Emotionale Retardierung**
0	Normale Interessen und emotionaler Kontakt zu Dritten.
1	Bedürfnis oder Fähigkeit, mit neuen oder flüchtigen Bekannten zusammen zu sein, ist vermindert.
2	Der Patient sondert sich selbst bis zu einem bestimmten Grad ab. Er empfindet kein Bedürfnis oder ihm fehlt die Fähigkeit, außerhalb seines Hauses einen engeren Kontakt mit Menschen zu pflegen (Arbeitskollegen, Mitpatienten, Pflegepersonal).
3	Der Patient sondert sich auch von Familienmitgliedern ab. Er ist selbst gegenüber engen Freunden und gegenüber seiner Familie gleichgültig.
4	Der Patient ist vollständig isoliert. Er ist unfähig, irgendeinen menschlichen Kontakt zu empfinden. Er empfindet sich emotional als tot.

9	**Schlafstörungen**
0	Gewohnte Schlafdauer und Schlaftiefe.
1	Schlafdauer leicht verkürzt (z.B. infolge von Einschlafschwierigkeiten), Schlaftiefe ist jedoch unverändert.
2	Schlaftiefe ist ebenfalls vermindert, der Schlaf ist oberflächlicher. Der Schlaf ist insgesamt leicht gestört.
3	Sowohl Schlafdauer wie Schlaftiefe sind deutlich verändert. Die einzelnen Schlafabschnitte belaufen sich innerhalb von 24 Stunden insgesamt nur auf wenige Stunden.
4	Die Schlafdauer und Schlaftiefe sind schwierig zu bestimmen, da der Schlaf so flach ist, daß der Patient nur von kurzen Schlafperioden oder kurzem Dösen, aber keinem eigentlichen Schlaf berichtet.

10	**Müdigkeit und Schmerzen**
0	Der Patient fühlt sich nicht mehr oder weniger müde als sonst oder empfindet nicht mehr oder weniger körperliches Unwohlsein als sonst.
1	Unbestimmtes Gefühl von Muskelschwäche oder anderem körperlichen Unbehagen.
2	Das Gefühl der Muskelschwäche oder eines anderen körperlichen Unbehagens ist stärker ausgeprägt. Gelegentlich werden Schmerzen verspürt.
3	Muskelschwäche oder diffuser Schmerz sind eindeutig vorhanden, die den Patienten bei seiner täglichen Arbeit beeinträchtigen.
4	Muskelschwäche und diffuser Schmerz sind dem Patienten eine ständige, große Belastung.

11	**Arbeit und Interessen** **A Anläßlich der ersten Beurteilung bei jeder akuten Episode**
0	Normale Arbeitsaktivität.
1	Der Patient drückt ein Ungenügen aus infolge mangelnder Motivation und/oder wegen Schwierigkeiten beim Bewältigen der normalen Arbeitslast, allerdings kann er diese noch in vollem Umfang leisten.
2	Das Ungenügen ist ausgeprägter infolge mangelnder Motivation und/oder wegen zunehmender Schwierigkeiten beim Bewältigen der normalen Arbeit. Die Arbeitsleistung ist reduziert, das Arbeitstempo nimmt ab, und der Patient ist den Anforderungen am Arbeitsplatz oder zu Hause nicht mehr gewachsen. Der Patient bleibt manchmal ein paar Tage zu Hause oder geht früher nach Hause.
3	Der Patient ist krankgeschrieben oder hospitalisiert (Tagesklinik oder volle Hospitalisierung), kann aber in der Klinik täglich ein paar Stunden an den Aktivitäten der Station teilnehmen .
4	Der Patient ist voll hospitalisiert und generell unbeschäftigt. Er nimmt an den Stationsaktivitäten nicht teil.

11	**Arbeit und Interessen** **B Anläßlich der folgenden Beurteilungen**
0	a) Der Patient hat seine Arbeit im normalen Rahmen wieder aufgenommen. b) Der Patient ist imstande, seine Arbeit wieder im gewohnten Rahmen aufzunehmen.
1	a) Der Patient arbeitet, allerdings nur reduziert infolge mangelnder Arbeitsmotivation oder wegen Schwierigkeiten bei der Bewältigung seiner normalen Arbeitslast. b) Der Patient arbeitet nicht, und es ist fraglich, ob er sein normales Arbeitspensum bewältigen kann.
2	a) Der Patient arbeitet, allerdings nur in sehr beschränktem Umfang, da er zeitweilig fehlt oder verkürzte Arbeitszeit hat. b) Der Patient ist immer noch hospitalisiert oder krankgeschrieben und nimmt mehr als 3–4 Stunden täglich an den Aktivitäten der Station (oder zu Hause) teil. Seine normale Arbeit kann er nur in beschränktem Ausmaß wieder aufnehmen. Ein hospitalisierter Patient ist in der Lage, in den Status eines Tagesklinikpatienten überzuwechseln.
3	Der Patient ist nicht imstande, seine normale Arbeit zu verrichten, nimmt aber während 3–4 Stunden täglich an den Stationsaktivitäten teil. Die Versetzung des Patienten in den Status eines Tagesklinikpatienten ist wünschenswert, eine Entlassung empfiehlt sich aber noch nicht.
4	Der Patient ist immer noch voll hospitalisiert und generell unfähig, an den Stationsaktivitäten teilzunehmen.

Summenwert:

☐☐

Interpretationshinweis:

0– 5	kein depressives Syndrom
6–14	leichtes depressives Syndrom
15–24	mittleres depressives Syndrom
25–44	schweres depressives Syndrom

GDS

Geriatrische **D**epressions**s**kala

Selbstbeurteilung (auch als Fremdbeurteilung anwendbar)

Deutsche Version: Gauggel, Schmidt und Didie (1994); Gauggel und Birkner (1999)
Originalversion: Yesavage, Brink, Rose, Lum, Huang, Adey und Leirer (1983); Sheik und Yesavage (1986).

1 Anwendungsbereich

Die GDS ist ein Seltbeurteilungsverfahren, das für das Depressions-Screening, speziell bei älteren Menschen entwickelt wurde. Die Skala, insbesondere die Kurzversion, eignet sich für den Routine-Einsatz in der geriatrischen Diagnostik und wird hierzu von geriatrischen Fachgesellschaften empfohlen (Hofmann et al., 1995; Nikolaus, 2001). Die Diagnose einer depressiven Störung kann jedoch nicht allein mit einem erhöhten Skalenwert in der GDS begründet werden. Die Eignung der GDS zur Verlaufskontrolle bei antidepressiver Therapie, wie von Bach et al. (1995) vorgeschlagen, ist nicht belegt.

2 Aufbau und Beschreibung

Die GDS besteht aus 30 Fragen (in der Kurzform 15 Fragen) nach typischen Symptomen eines depressiven Zustandes bei älteren Menschen. Die Fragen sind mit „ja" oder „nein" zu beantworten; 20 Fragen (in der Kurzform 10 Fragen) weisen bei positiver Beantwortung auf Depression hin (Bsp.: „Haben Sie viele Ihrer Interessen und Aktivitäten aufgegeben?"), die übrigen 10 Fragen (in der Kurzform 5 Fragen) bei negativer Beantwortung (Bsp.: „Finden Sie es schön, jetzt in dieser Zeit zu leben?"

Inhaltlich beziehen sich die Fragen auf kognitive und affektive Symptome einer Depression; Fragen zu somatischen und vegetativen Symptomen, zur Sexualität, zum Schlaf und zur Suizidneigung sind im Fragebogen nicht enthalten.

Der Skalenwert für das Ausmaß der depressiven Verstimmung ergibt sich aus der Summe der symptomatisch beantworteten Items (Maximalwert = 30 Punkte, bei der Kurzform 15 Punkte).

3 Entwicklung

Hintergrund: Das Erkennen und die Schweregradbeurteilung einer depressiven Störung ist bei älteren Menschen erschwert, u. a. durch die generell häufig vorkommenden körperlichen Beschwerden, durch die Symptomüberlappung mit demenziellen Störungen, durch die verminderte Kooperationsfähigkeit auf Grund sensorischer, motorischer oder kognitiver Einschränkungen oder durch eine oft reservierte Einstellung gegenüber psychologischen Untersuchungen.

Unter Berücksichtigung der genannten Faktoren wurde die GDS mit dem Ziel entwickelt, ein speziell auf ältere Menschen abgestimmtes Selbstbeurteilungsverfahren zur Erfassung depressiver Symptome zur Verfügung zu stellen. Das Verfahren sollte ökonomisch (Selbstbeurteilung), einfach zu beantworten (Ja/Nein-Format) und auf die Charakteristika einer Altersdepression (Iteminhalte) zugeschnitten sein (Brink et al., 1982).

Skalenkonstruktion: Ausgehend von einer von Experten erarbeiteten Sammlung von 100 potenziell diagnostisch relevanten Items, wurden diejenigen ausgewählt, die in einer gemischten Stichprobe von älteren depressiven Patienten und älteren Kontrollpersonen (N = 47) die höchsten Korrelationen mit dem 100-Item-Gesamtskalenwert aufwiesen. Mit der so entstandenen, 30 Items umfassenden Endform der Skala wurden an unabhängigen Stichproben weitere Untersuchungen zur Reliabiltät und Validität, mit insgesamt zufriedenstellenden Ergebnissen, durchgeführt (Yesavage et al., 1983).

Eine Kurzversion besteht aus den 15 Items, die sich in den Validierungsstudien durch die höchsten Kriterienkorrelationen ausgezeichnet hatten (Sheikh & Yesavage, 1986). In der Originaluntersuchung korrelierte die Kurzskala hoch mit der Langversion (r = .84), in einer späteren Untersuchung wurde lediglich eine mäßige Korrelation gefunden (r = .66; Alden et al., 1989). Die Kurzskala hat inzwischen bei Screening-Untersuchungen weite Verbreitung gefunden und dürfte, wegen ihrer offensichtlichen ökonomischen Vorteile, heute häufiger verwendet werden als die ursprüngliche 30-Item-Skala.

Versionen: Die GDS wurde in zahlreiche, auch außereuropäische Sprachen übersetzt. Einen Überblick über verfügbare Sprachversionen geben Montorio und Izal (1996) und Gauggel und Birkner (1998). Unter der Internetadresse http://www.standford.edu/~yesavage/GDS.html stehen z. Zt. etwa 40 Übersetzungen der Skala zum Download zur Verfügung.

Die in der hier wiedergegebenen deutschsprachigen 30-Item-Version enthaltenen 15 Items der Kurzform unterscheiden sich in einzelnen Formulierungen geringfügig von einer Kurzform, die von der Arbeitsgruppe „Geriatrisches Assessment" erarbeitet worden ist (Bach et al., 1995; Hofmann et al., 1995).

Neben der 15-Item-Kurzversion existieren weitere Kurzformen (D'Ath et al., 1994; Van Marwijk et al., 1995), u. a. eine bzgl. ihrer Screening-Eigenschaften der 15-Item-Skala gleichwertige 5-Item-Version (Hoyl et al., 1999).

4 Hinweise zur Anwendung

Material zur Unterstützung der Anwendung: Außer dem Fragebogen in Lang- und Kurzform (siehe *Bezugsquellen* im Anhang des Buches) ist kein weiteres Testmaterial verfügbar.

Voraussetzungen auf Seiten des Patienten/Probanden: Der Fragebogen kann bei älteren körperlich gesunden und körperlich erkrankten Personen angewandt werden. Eine untere Altersgrenze wird nicht angegeben. (In der Konstruktionsstichprobe und in den Validierungsstichproben waren Personen ab 55 Jahren eingeschlossen.) Für die selbstständige Bearbeitung des Fragebogens müssen Lesefähigkeit, Sprachverständnis und Auskunftsbereitschaft vorausgesetzt werden. Bei eingeschränkter Sehfähigkeit oder Motorik, kann die Untersuchung auch in Interviewform, durch Vorlesen der Fragen durchgeführt werden. Bei Patienten mit kognitiver Beeinträchtigung, mit Ausnahme sehr leichter Formen, ist das Selbstauskunftverfahren nicht anwendbar (Burke et al., 1989; Feher et al., 1992).

Voraussetzungen auf Seiten des Untersuchers: Die Fragebogenuntersuchung inklusive Auswertung kann, nach Einweisung von technischem Personal durchgeführt werden.

Bearbeitungsdauer: Der 30-Item-Fragebogen kann in etwa 10 bis 15 Minuten beantwortet werden, die Kurzform in 5 bis 10 Minuten. Die Auswertung dauert weniger als eine Minute.

Zeitlicher Bezugsrahmen der Beurteilung: Die Beantwortung der Fragen soll sich auf den Zeitraum der zurückliegenden Woche beziehen.

Durchführung: Die Untersuchung kann durch Vorgabe des Fragebogens zum Selbstausfüllen oder durch Vorlesen der Fragen durchgeführt werden. Bei der Instruktion muss auf den Beurteilungszeitraum von einer Woche hingewiesen werden.

Die Durchführung in Form eines Telefoninterviews wurde ebenfalls erprobt. Bei dieser im Rahmen epidemiologischer Studien ökonomisch einsetzbaren Durchführungsform müssen jedoch Einbußen an den sonst günstigen diagnostischen Eigenschaften (Sensitivität, Spezifität) in Kauf genommen werden (Burke et al., 1995).

Eine vom Original des Selbstauskunftverfahrens abweichende Durchführungsvariante besteht darin, die entsprechend umformulierten Fragen (Bsp.: „Hat der Patient viele seiner Interessen und Aktivitäten aufgegeben?") einem Angehörigen zur Beantwortung vorzulegen. In der Variante der Fremdbeurteilung durch Dritte, die für das Depressions-Screening bei dementen Patienten in Frage kommt, hat sich die Skala (30-Item-Version) bzgl. ihrer psychometrischen und diagnostischen Eigenschaften bewährt (Logsdon & Teri, 1995).

Auswertung: Die Auswertung besteht in der Addition der symptomatisch beantworteten Items zu einem Skalenwert.

Die „Nein"-Antworten auf die Fragen 1, 5, 7, 9, 15, 19, 21, 27, 29 und 30 weisen in Richtung Depression, bei den übrigen Fragen zählen die „Ja"-Antworten.

In der 15-Item-Kurzform sind folgende Items enthalten: *1*, 2, 3, 4, *7*, 8, *9*, 10, 12, 14, *15*, 17, *21*, 22 und 23 (Die symptomatischen „Nein"-Antworten sind hier nochmals zur Verdeutlichung kursiv gedruckt).

Fehlende Itemantworten werden durch den gerundeten Mittelwert der übrigen gleichsinnig gepolten Items ersetzt.

5 Gütekriterien

Übersichten zu psychometrischen Eigenschaften der GDS finden sich bei Geiger-Kabisch und Weyerer (1991), Montorio und Izal (1996) und Gauggel und Birkner (1998). Die überwiegende Anzahl der Methodenstudien zur GDS bezieht sich auf die 30-Item-Version; zur 15-Item-Kurzform liegen nur wenige Ergebnisse vor.

Objektivität

Der standardisierte Fragebogen gewährleistet eine objektive Durchführung. Dies gilt ohne wesentliche Einschränkungen auch für die Durchführung in Interviewform, wenn die Fragen im Wortlaut gestellt werden. Variationen der Instruktion haben einen nur geringen Einfluss auf die Ergebnisse (Dunn & Sacco, 1988). Auswertungsobjektivität ist durch die einfache Summenbildung gegeben.

Bei Angabe eines Cut-Off-Wertes kann die Interpretation im Sinne eines Depressionsverdachts als objektiv gelten.

Reliabilität

Interne Konsistenz: Die 30-Item-Skala weist eine hohe interne Konsistenz auf. Die aus verschiedenen, überwiegend nordamerikanischen Studien berichteten Konsistenzkoeffizienten (Cronbachs Alpha) liegen durchweg über .80 (.87$\leq\alpha\leq$.99; Gauggel & Birkner, 1998), für die deutsche Version bei α=.91 (Gauggel & Birkner, 1999).

Die interne Konsistenz der 15-Item-Kurzfassung ist mit α=.78 (englischsprachige Skala) bzw. α=.76 (deutsche Version) entsprechend geringer, aber noch immer in einem zufriedenstellenden Bereich (Steiner et al., 1996; Goetz et al., 2001).

Retest-Reliabilität: Die Retest-Reliabilität der englischsprachigen 30-Item-Skala wird mit r_{tt}=.85 (1 Woche und 1 Monat) angegeben (Yesavage et al., 1983; Parmelee et al., 1989), die der deutschsprachigen Kurzversion mit r_{tt}=.88 (3 bis 13 Tage) (Goetz et al., 2001).

Validität

Inhaltliche Validität/Konstruktvalidität: Durch die Beschränkung auf psychische Symptome bildet die GDS nicht das gesamte Spektrum der Depressionssymptomatik ab, gewinnt aber gerade wegen der Nichtberücksichtigung körperlicher Symptome an diagnostischer Validität in der Zielpopulation älterer Menschen. Viele körperliche Symptome, die bei jüngeren Menschen auf eine Depression hinweisen, sind bei älteren Menschen mit ihren häufig koexistierende körperlichen Erkrankungen nur wenig spezifisch für eine Depression. Allerdings sind auch in der GDS Items enthalten, die unspezifisch die Allgemeinbefindlichkeit bei körperlichen Erkrankungen ansprechen (Bsp.: „Fühlen Sie sich voller Energie?").

Ein erhöhter Skalenwert sollte als Hinweis auf eine mögliche depressive Verstimmung mit weiterem diagnostischen Klärungsbedarf gewertet werden.

Nach den Untersuchungen von Cappeliez (1989) ist nur in geringem Maße mit Verfälschungstendenzen im Sinne sozial erwünschten Antwortverhaltens zu rechnen (geringe Korrelation der GDS mit der *Marlow-Crowne Social Desirability Scale*).

Die Ergebnisse verschiedener Faktorenanalysen der GDS (30-Item-Skala) mit jeweils mehrfaktoriellen Lösungen (5, 6, und 9 Faktoren bei 42 bis 59 % Varianzaufklärung; Sheikh et al., 1991; Parmelee et al., 1989; Salamero & Marcos, 1992), stehen in Widerspruch zu der hohen internen Konsistenz der Skala, sind aber bei der Faktorisierung von binär kodierten Variablen nicht ungewöhnlich und z. T. Ausdruck sog. „Schwierigkeitsfaktoren". Eine inhaltliche Interpretation von Subskalen (Faktoren), in Ergänzung zu dem den Schweregrad der Verstimmung anzeigenden Gesamtskalenwert, wie von Sheikh et al. (1991) vorgeschlagen, erscheint daher fragwürdig.

Konvergente Validität: In ihrer Literaturübersicht dokumentieren Gauggel und Birkner (1998) überwiegend hohe Korrelationen der GDS (30-Item-Version) mit inhaltsverwandten Selbst- und Fremd-Beurteilungsskalen: GDS vs. BDI (*Beck Depression Inventory*; siehe Seite 215 in diesem Band): $.73 \leq r \leq 84$; GDS vs. SDS (*Self-Rating Depression Scale*; Zung, 1965; CIPS, 1977): $.59 \leq r \leq .84$; GDS vs. HAMD (*Hamilton Depression Scale*; siehe Seite 261 in diesem Band): $.77 \leq r \leq .80$. Die Korrelation mit einem an den *Research Diagnostic Criteria* (RDC; Spitzer et al., 1978) orientierten 3-stufigen Fremdrating der Depressionsschwere („normal", „mild", „severe") wird in der Original-Validierungsstudiemit $r = .82$ angegeben (Yesavage et al., 1983).

Diskriminante Validität: Hinweise auf diskriminante Validität in Bezug auf Demenz ergeben sich aus den geringen (inversen) Korrelationen mit Maßen der kognitiven Beeinträchtigung. In einer Untersuchung bei Altenpflegeheim-Bewohnern fanden Schumacher et al. (1997) Korrelationen deutschsprachigen GDS (30-Item-Version) mit der *Global Deterioration Scale* (Reisberg-GDS; s. Seite 119 in diesem Band) von $r = -.12$ und mit dem *Mini-Mental Status Test* (MMST; siehe Seite 125 in diesem Band) von $r = .32$.

Behandlungssensitivität: Es sind keine Anwendungen der Skala als Outcomemaß in klinischen Studien antidepressiver Behandlungen bekannt.

6 Normen, Cut-Off-Werte

Für die englische 15-Item-Version der GDS liegen Normen vor, die an einer Repräsentativstichprobe von 14.545 in Allgemeinpraxen behandelten Patienten (75 Jahre und älter) in Großbritannien gewonnen wurden (Osborn et al., 2002; s. Tabelle 1).

In der Literatur finden sich verschiedene Cut-Off-Werte für die Verdachtsdiagnose einer Altersdepression.

Der für die 15-Item-Version am häufigsten angegebene Wert, der auch für die deutsche Fassung bestätigt werden konnte, liegt bei 6 und mehr Punkten (Sensitivität: 84 %, Spezifität: 89 %; Gauggel & Birkner, 1999).

Brink et al. (1982) empfehlen für die 30-Item-Skala einen Cut-Off-Wert von 11 und mehr Punkten (Sensitivität 84 %, Spezifität 95 %), Gauggel und Birkner schlagen auf Grund ihrer Untersuchung von 25 depressiven und 18 nicht-depressiven Patienten für die deutsche Version einen Cut-Off-Wert von 13 und mehr Punkten vor (Sensitivität 84 %, Spezifität 89 %).

7 Exemplarische Daten

GDS – Tabelle 1: Score-Verteilung der 15-Item-GDS in einer repräsentativen Stichprobe (N = 14.545) von in Allgemeinpraxen behandelten Patienten (75 Jahre und älter) in Großbritannien (Datenquelle: Osborn et al., 2002)

Score	≥1	≥2	≥3	≥4	≥5	≥6	≥7
N %	11.383 78.3	7.822 53.8	5.035 34.6	3.176 21.8	1.908 13.1	1.159 8.0	706 4.9
Score	≥8	≥9	≥10	≥11	≥12	≥13	≥14
N %	444 3.1	277 1.9	163 1.1	81 0.6	43 0.3	13 0.1	2 0.1

8 Literatur

Alden, D., Austin, C. N. & Sturgeon, R. (1989). A correlation between the Geratric Depression Scale Long and Short Forms. Journal of Gerontology, 44, 124–125.

Bach, M., Nikolaus, T., Oster, P. & Schlierf, G. (1995). Depressionsdiagnostik im Alter. Die „Geriatric Depression Scale". Zeitschrift für Gerontologie und Geriatrie, 28, 42–46.

Brink, T. L., Yesavage, J. A., Lum, O., Heersema, P. H., Adey, M. & Rose, T. L. (1982). Screening tests for geriatric depression. Clinical Gerontologist, 1, 37–43.

Burke, W. J., Houston, M. J., Boust, S. J. & Roccaforte, W. H. (1989). Use of the Geriatric Depression Scale in dementia of the Alzheimer type. Journal of the American Geriatrics Society, 37, 856–860.

Burke, W. J., Roccaforte, W. H., Wengel, S. P., Conley, D. M. & Potter, J. F. (1995). The reliability and validity of the Geriatric Depression Scale administered by telephone. Journal of the American Geriatrics Society, 43, 674–679.

Cappeliez, P. (1989). Social desirability response set and self-report depression inventories in the elderly. Clinical Gerontologist, 9, 45–52.

D'Ath, P., Katona, P., Mullan, E., Evans, S. & Katona, C. (1994). Screening, detection and management of depression in elderly primary care attenders. I: The acceptability and performance of the 15 item Geriatric Depression Scale (GDS15) and the development of short versions. Family Practice, 11, 260–266.

Dunn, V. K. & Sacco, W. P. (1988). Effect of instructional set on responses to the Geriatric Depression Scale. Psychology and Aging, 3, 315–316.

Feher, E. P., Larrabee, G. J. & Crook (III), T. H. (1992). Factors attenuating the validity of the Geriatric Depression Scale in a dementia population. Journal of the American Geriatrics Society, 40, 906–909.

Geiger-Kabisch, C. & Weyerer, S. (1991). Zur Reliabilität und Validität von Screening-Instrumenten zur Erfassung von Depression bei älteren Menschen: Ein Überblick. Zeitschrift für Gerontopsychologie und -psychiatrie, 4, 75–89.

Gauggel, S. & Birkner, B. (1998). Diagnostik depressiver Störungen bei älteren Menschen: Eine Übersicht über Entwicklung und Evaluation der „Geriatric Depression Scale" (GDS). Zeitschrift für Gerontopsychologie und -psychiatrie, 11, 159–171.

Gauggel, S. & Birkner, B. (1999). Validität und Reliabilität einer deutschen Version der Geriatrischen Depressionsskala. Zeitschrift für Klinische Psychologie, 28, 18–27.

Gauggel, S., Schmidt, A. & Didie, M. (1994). Der Einfluß von körperlichen Beschwerden auf die Diagnostik depressiver Störungen bei älteren Menschen. Zeitschrift für Gerontopsychologie und -psychiatrie, 7, 203–210.

Goetz, S. M., Stuck, A. E., Hirschi, A., Gillmann, G., Dapp, U., Nikolaus, T., Minder, C. E. & Beck, J. C. (2001). Test-Retest-Reliabilität eines deutschsprachigen multidimensionalen Assessmentinstruments bei älteren Personen. Zeitschrift für Gerontologie und Geriatrie, 34, 196–206.

Hofmann, W., Nikolaus, T., Pientka, L. & Stuck, E. (1995). Arbeitsgruppe „Geriatrisches Assessment" (AGAST): Empfehlungen für den Einsatz von Assessment-Verfahren. Zeitschrift für Gerontologie und Geriatrie, 28, 29–34.

Hoyl, M. T., Alessi, C. A., Harker, J. O., Josephson, K. R., Pietruszka, F. M., Koelfgen, M., Vervis, J. R., Fitten, L. J. & Rubinstein, L. Z. (1999). Development and testing of a five-item version of the Geriatric Depression Scale. Journal of the American Geriatrics Society, 47, 873–878.

Logsdon, R. G. & Teri, L. (1995). Depression in Alzheimer's disease patients: Caregivers as surrogate reporters. Journal of the American Geriatrics Society, 43, 150–155.

Montorio, I. & Itzal, M. (1996). The Geriatric Depression Scale: A review of its development and utility. International Psychogeriatrics, 8, 103–112.

Nikolaus, T. (2001). Das geriatrische Assessment: Aktueller Erkenntnisstand hinsichtlich der Eignungskriterien (Diskrimination, Prädiktion, Evaluation, Praktikabilität). Zeitschrift für Gerontologie und Geriatrie, 34, Suppl. 1, I/36–I/42.

Osborn, D. P. J., Fletcher, A. E., Smeeth, L., Stirling, S., Nunes, M., Breeze, E., Siu-Woon, E., Bulpitt, C. J., Jones, D. & Tulloch, A. (2002). Geriatric Depression Scale scores in a representative sample of 14545 people aged 75 and over in the United Kingdom: Results from the MRC trial of assessment and management of older people in the community. International Journal of Geriatric Psychiatry, 17, 375–382.

Parmelee, P. A., Lawton, M. P. & Katz, I. R. (1989). Psychometric properties of the Geriatric Depression Scale among the institutionalized aged. Psychological Assessment, 1, 331–338.

Salamero, M. & Marcos, T. (1992). Factor structure of the Geriatric Depression Scale. Acta Psychiatrica Scandinavica, 86, 283–286.

Schumacher, J., Zedlick, D. & Frenzel, G. (1997). Depressivität und kognitive Beeinträchtigungen bei Altenpflegeheim-Bewohnern. Zeitschrift für Gerontologie und Geriatrie, 30, 46–53.

Sheikh, J. I. & Yesavage, J. A. (1986). Geriatric Depression Scale (GDS): Recent evidence and development of a shorter version. Clinical Gerontologist, 5, 165–173.

Sheikh, J. I., Yesavage, J. A. Brooks, J. O., Friedmann, L., Gratzinger, P., Hill, R. D., Zadeik, A. & Crook, T. (1991). Proposed factor structure of the Geriatric Depression Scale. International Psychogeriatrics, 3, 23–28.

Spitzer, R. L., Endicott, J. & Robins, E. (1978). Research Dignostic Criteria: Rationale and reliability. Archives of General Psychiatry, 35, 773–782.

Steiner, A., Raube, K., Szuck, A. E., Aronow, H. U., Draper, D., Rubenstein, L. Z. & Beck, J. C. (1996). Measuring psychosocial aspects of well-being in older community residents: Performance of four short scales. Gerontologist, 36, 54–62.

Van Marwijk, H. W., Wallace, P., de Bock, G. H. Hermans, J., Kaptein, A. A. & Mulder, J. D. (1995). Evaluation of the feasability, reliability and diagnostic value of shortened versions of the geriatric depression scale. British Journal of General Practice, 45, 195–199.

Yesavage, J. A., Brink, T. L., Rose, T. L., Lum, O., Huang, V., Adey, M. & Leirer, O. (1983). Development and validation of a geriatric depression screening scale: A preliminary report. Journal of Psychiatric Research, 17, 37–49.

Zung, W. W. K. (1965). A self-rating depression scale. Archives of General Psychiatry, 12, 63–70.

CIPS Collegium Internationale Psychiatriae Scalarum

GDS

Langform

Bitte, wählen Sie bei den folgenden Fragen jeweils die Antwort aus, die Ihrem Befinden während der letzten Woche am besten entsprochen hat.

1. Sind Sie im Wesentlichen mit Ihrem Leben zufrieden?	☐ Nein	☐ Ja
2. Haben Sie viele Ihrer Interessen oder Aktivitäten aufgegeben?	☐ Ja	☐ Nein
3. Haben Sie das Gefühl, dass Ihr Leben leer ist?	☐ Ja	☐ Nein
4. Sind Sie oft gelangweilt?	☐ Ja	☐ Nein
5. Schauen Sie zuversichtlich in die Zukunft?	☐ Nein	☐ Ja
6. Machen Ihnen Gedanken zu schaffen, die Ihnen nicht aus dem Kopf wollen?	☐ Ja	☐ Nein
7. Haben Sie meistens gute Laune?	☐ Nein	☐ Ja
8. Sind Sie besorgt darüber, dass Ihnen etwas Schlimmes zustoßen könnte?	☐ Ja	☐ Nein
9. Fühlen Sie sich die meiste Zeit glücklich?	☐ Nein	☐ Ja
10. Fühlen Sie sich oft hilflos?	☐ Ja	☐ Nein
11. Sind Sie oft unruhig und nervös?	☐ Ja	☐ Nein
12. Ziehen Sie es vor, Zuhause zu bleiben, anstatt auszugehen und sich mit etwas Neuem zu beschäftigen?	☐ Ja	☐ Nein
13. Machen Sie sich oft Sorgen um die Zukunft?	☐ Ja	☐ Nein
14. Haben Sie den Eindruck, mit dem Gedächtnis in letzter Zeit mehr als sonst Probleme zu haben?	☐ Ja	☐ Nein
15. Finden Sie es schön, jetzt in dieser Zeit zu leben?	☐ Nein	☐ Ja
16. Fühlen Sie sich oft niedergeschlagen und bedrückt?	☐ Ja	☐ Nein
17. Fühlen Sie sich, so wie Sie im Augenblick sind, wertlos?	☐ Ja	☐ Nein
18. Machen Sie sich viele Gedanken über die Vergangenheit?	☐ Ja	☐ Nein
19. Finden Sie das Leben sehr aufregend?	☐ Nein	☐ Ja
20. Bereitet es Ihnen Mühe, neue Aufgaben zu beginnen?	☐ Ja	☐ Nein
21. Fühlen Sie sich voller Energie?	☐ Nein	☐ Ja
22. Haben Sie das Gefühl, dass ihre Situation hoffnungslos ist?	☐ Ja	☐ Nein
23. Haben Sie den Eindruck, dass es den meisten Menschen besser geht als Ihnen?	☐ Ja	☐ Nein
24. Regen Sie sich oft über Kleinigkeiten auf?	☐ Ja	☐ Nein
25. Ist Ihnen oft nach Weinen zu Mute?	☐ Ja	☐ Nein
26. Haben Sie Schwierigkeiten, sich zu konzentrieren?	☐ Ja	☐ Nein
27. Freuen Sie sich darauf, morgens aufzustehen?	☐ Nein	☐ Ja
28. Vermeiden Sie gesellige Zusammenkünfte?	☐ Ja	☐ Nein
29. Ist es für Sie einfach, Entscheidungen zu treffen?	☐ Nein	☐ Ja
30. Konnten Sie in der letzten Woche klare Gedanken fassen?	☐ Nein	☐ Ja
GESAMT:	☐	☐

HADS-D

Hospital **A**nxiety and **D**epression **S**cale – **D**eutsche Version

Selbstbeurteilung

Deutsche Version: Herrmann, Buss und Snaith (1995)
Originalversion: Zigmont und Snaith (1983); Snaith und Zigmont (1994)

1 Anwendungsbereich

Die HADS-D ist ein Selbstbeurteilungsverfahren zur Erfassung von Angst und Depressivität. Der Fragebogen wurde als Screeninginstrument zur Identifikation von Auffälligkeiten in den beiden Symtombereichen, primär bei Patienten mit körperlichen Erkrankungen konzipiert; er eignet sich aber auch zur Fallidentifikation bei epidemiologischen Studien in der Allgemeinbevölkerung, zur Quantifizierung der Störungsausprägung und zur Verlaufsbeschreibung bei therapeutischen Maßnahmen. Die HADS-D eignet sich nicht zur Diagnosestellung. Sie gehört zu den international am weitest verbreiteten Selbstbeurteilungs-Screeningverfahren.

2 Aufbau und Beschreibung

Die HADS-D besteht aus 14 Selbstbeschreibungsaussagen, die auf unterschiedlichen, sprachlich verankerten Beurteilungsdimensionen (Häufigkeit, Intensität, Vorher-Jetzt- und Soll-Ist-Vergleiche) jeweils auf einer 4-stufigen Skala (0 bis 3) beantwortet werden. Aussagen zur Angst und zur Depression wechseln regelmäßig miteinander ab. Jeweils 7 Aussagen beschreiben Angst- oder Depressions-Symptome; sie werden dementsprechend zu einer Angstskala und einer Depressionsskala zusammengefasst. Der Maximalwert in beiden Skalen, der die jeweils höchste Symptomausprägung angibt, beträgt 21 Punkte.

Gelegentlich wird auch ein Gesamtwert über beide Skalen gebildet, der als Globalmaß für „psychischen Distress" interpretiert wird.

Von den 7 Aussagen zur Erfassung der Angst beschreiben 6 die Anwesenheit („angespannt oder überreizt") und 1 die Abwesenheit („behaglich dasitzen und entspannen"); von den 7 Aussagen zur Depression beschreiben 2 die Anwesenheit („in Aktivitäten gebremst") und 5 die Abwesenheit („glücklich") des jeweiligen Symptoms. Akquieszenz (Zustimmungstendenz) und Symptomatik sind also in beiden Subskalen unterschiedlich konfundiert: Bei Personen mit hoher Neigung zur Akquieszenz ist mit einer Überschätzung der Angst und einer Unterschätzung der Depression zu rechnen.

3 Entwicklung

Hintergrund: Psychische Störungen von Patienten in nicht-psychiatrischen medizinischen Einrichtungen bleiben vielfach unerkannt und demzufolge auch unbehandelt. Leichtere Störungsformen mit Depressivitäts- und/oder Angstsymptomatik kommen dabei am häufigsten vor. Mit der Entwicklung der HADS wurde das Ziel verfolgt, ein einfaches, praktikables Screeningverfahren für diese beiden Störungsformen zur Verfügung zu stellen, das sich für den Routine-Einsatz in der medizinischen Praxis eignet.

Skalenkonstruktion: Die Items der HADS stützen sich z.T. auf die *Clinical Anxiety Scale* (CAS; Snaith et al., 1982) und die *Present State Examination* (Wing et al., 1974). Bei der Itemauswahl waren folgende Gesichtspunkte maßgebend: Items mit Bezug zu körperlichen Symptomen wurden ausgeschlossen, um eine Konfundierung mit somatischen Erkrankungen zu vermeiden (z.B. Kopfschmerzen oder Schlafstörungen), ebenfalls nicht berücksichtigt wurden Items, die auf schwere psychische Störungen hinweisen (z.B. Suizidgedanken oder phobiebedingte Einschränkungen). Weiterhin wurde die größtmögliche Trennung der

Konzepte „Angst“ und „Depression“ angestrebt. Die für die Depressionsskala ausgewählten Items zielen schwerpunktmäßig auf die Erfassung von Aspekten der Anhedonie, dem nach Zigmont und Snaith zentralen Konzept einer leichten Depression, während die Items der Angstskala ein breiteres Spektrum umfassen, das die psychischen Angstkomponenten der Erregtheit und Besorgnis sowie das Auftreten von Panikattacken einbezieht.

Die rational begründete Itemselektion wurde an Patienten einer Medizinischen Poliklinik empirisch überprüft, woraus nach Ausscheiden wenig trennscharfer Items die endgültige 14-Item-Version entstand, mit der dann weitere Validierungsstudien durchgeführt wurden (Zigmont & Snaith, 1983).

Die HADS-D ist eine ins Deutsche übersetzte und teststatistisch überprüfte Version der im Original englischen HADS.

Versionen: Die HADS liegt in zahlreichen (mindestens 33), z. T. validierten Sprachversionen vor. Eine Übersicht findet sich bei Herrmann (1997).

4 Hinweise zur Anwendung

Material zur Unterstützung der Anwendung: Die HADS-D ist als Test veröffentlicht mit Handanweisung, ausführlicher Testdokumentation und Durchschreibefragebogen zur Erleichterung der Auswertung (siehe *Bezugsquellen* im Anhang des Buches).

Voraussetzungen auf Seiten des Patienten/Probanden: Die Skala ist bei Erwachsenen und Jugendlichen ab 15 Jahren anwendbar. Als Fragebogen zur Selbstbeurteilung setzt sie Lesefähigkeit, Sprachverständnis und Auskunftsbereitschaft voraus. Nach Herrmann (1997) ist die Akzeptanz bei Patienten und Nicht-Patienten sehr hoch.

Voraussetzungen auf Seiten des Untersuchers: Die Fragebogenuntersuchung inklusive Auswertung kann, nach Einweisung von technischem Personal durchgeführt werden.

Bearbeitungsdauer: Etwa 2 bis 6 Minuten zur Beantwortung und etwa eine Minute zur Auswertung. *Zeitlicher Bezugsrahmen der Beurteilung:* Bei der Beantwortung soll die letzte Woche berücksichtigt werden.

Durchführung: Die dem Fragebogen vorangestellte Instruktion ist auf Patienten abgestellt, die in einer medizinischen Klinik oder Praxis wegen körperlicher Beschwerden untersucht und behandelt werden. Bei anderen Zielgruppen und in anderen Settings sollte die Instruktion entsprechend angepasst werden. Die Begriffe „Angst“ und „Depression“ werden in der gedruckten Instruktion nicht erwähnt und sollten auch bei Erläuterungen oder modifizierten Instruktionen vermieden werden.

Im Regelfall bearbeiten die Patienten den Fragebogen selbstständig; falls erforderlich, z. B. bei motorisch oder visuell eingeschränkten Patienten, können die Fragen und Antwortmöglichkeiten auch vom Untersucher vorgelesen werden.

Auswertung: Die beiden Skalenwerte werden durch Addition der entsprechenden Itemwerte ermittelt. Die Skalenzuordnung sowie die Inversion der in Richtung Symptomabwesenheit formulierten Items ist auf dem Durchschreibebogen bereits berücksichtigt. Zur Interpretation der ermittelten Skalenrohwerte für Angst und Depressivität sind drei für beide Skalen einheitliche Kategorien vorgegeben: negativer Befund (0 bis 7 Punkte), fraglicher Befund (8 bis 10 Punkte) und positiver Befund (11 bis 21). Spalten für den Eintrag von T-Werten und Perzentilwerten sind ebenfalls vorgesehen.

Maximal 1 fehlendes Item pro Skala kann durch den gerundeten Mittelwert der 6 ausgefüllten Items der betreffenden Skala geschätzt werden.

5 Gütekriterien

Zusammenfassende Darstellungen der psychometrischen Eigenschaften der internationalen HADS-Versionen einschließlich der deutschen HADS-D finden sich in der Testdokumentation (Herrmann et al., 1995) sowie in den Übersichtsarbeiten von Herrmann (1997) und Bjelland et al. (2002).

Objektivität

Durchführung und Auswertung sind standardisiert und insofern im psychometrischen Sinne objektiv. Die Objektivität der Interpretation ist durch Normen und Cut-Off-Werte gegeben.

Reliabilität

Interne Konsistenz: Die interne Konsistenz beider Skalen ist zufriedenstellend. Bei ihrer Durchsicht der internationalen Literatur fanden Bjelland et al. (2002) Konsistenzkoeffizienten (Cronbachs Alpha) für die Angstskala im Bereich von $\alpha = .68$ bis .93 (im Mittel $\alpha = .83$) und für die Depressionsskala Werte zwischen $\alpha = .67$ und .90 (im Mittel $\alpha = .82$). In einer norwegischen regionalen Bevölkerungs-Vollerhebung (N = 51.930) lagen die Konsistenzkoeffizienten bei $\alpha = .80$ für die Angstskala und bei $\alpha = .76$ für die Depressionsskala (Mykletun et al., 2001). Für eine deutsche Repräsentativstichprobe (N = 2.037) werden Konsistenzkoeffizienten von $\alpha = .72$ (Angstskala) und $\alpha = .82$ (Depressionsskala) berichtet (Hinz & Schwarz, 2001), für kardiologische Patienten (N = 5.338) von $\alpha = .80$ (Angstskala) und $\alpha = .81$ (Depressionsskala) (Herrmann et al., 1995).

Retest-Reliabilität: Die Retest-Reliabilitäten der HADS-D, über Zeitabstände von 1 bis 2 Wochen, 3 bis 6 Wochen und mehr als 6 Wochen liegen mit $r_{tt} = .84$, .73 und .70 (Angstskala) und $r_{tt} = .85$, .76 und .70 (Depressionsskala) in einem Bereich, der für nur langsam veränderliche Befindlichkeitszustände typisch ist (Herrmann, 1997).

Validität

Inhaltliche Validität/Konstruktvalidität: Die inhaltliche Validität der HADS-(D) in Bezug auf die diagnostischen Kategorien „Angststörungen" und „affektive Störungen" ist durch die Itemauswahl der Skalen begrenzt. Insbesondere das der Depressionsskala zu Grunde liegende Anhedoniekonzept erscheint relativ schmal und lässt wesentliche (auch nicht-somatische) Indikatoren eines depressiven Zustandes (Traurigkeit, Hoffnungslosigkeit, Schuldgefühle) bewusst außer Acht. Gemäß ihrer Konzeption als Screeningverfahren richten sich beide Skalen auf die Erfassung leichter Symptomatiken; Items mit für höhere Schweregrade charakteristischen Inhalten sind in den Skalen nicht enthalten.

Erhöhte Skalenwerte in einer oder beiden Skalen sollten als Hinweise auf psychische Auffälligkeiten mit weiterem diagnostischen Klärungsbedarf gewertet werden.

Faktorenanalysen bestätigen überwiegend die zweidimensionale Struktur der HADS-(D) mit einem Depressions- und einem Angstfaktor bei etwa 50 bis 70 % Varianzaufklärung (Bjelland et al., 2002; Mykletun et al., 2001; Herrmann, 1997; Hinz & Schwarz, 2001). Die in diesen Studien gefundenen mäßigen Faktor- und Skalenrohwert-Interkorrelationen ($.40 \leq r \leq .74$; im Mittel $r = .56$) weisen, im Einklang mit anderen empirischen und theoretischen Analysen (Helmchen & Linden, 1986; Mineka et al., 1998) auf zwar unterscheidbare aber doch überlappende Symptombereiche von Angst und Depression hin.

Vereinzelt werden auch dreifaktorielle (Clark & Watson, 1991) oder einfaktorielle (Razavi et al., 1990) Lösungen favorisiert.

Konvergente Validität: In der englischen Originalarbeit werden Korrelationen der HADS-Skalen mit konkordanten Fremdratings von $r = .54$ (Angst) und $r = .79$ (Depression) angegeben (Zigmont & Snaith, 1983). Erwartungsgemäß positive Beziehungen, meist mittleren Grades, zu konstruktverwandten Selbst- und Fremdbeurteilungsverfahren werden auch in der neueren internationalen Literatur berichtet (Herrmann, 1997).

Diskriminante Validität: Die in der Originalarbeit berichteten diskordanten Korrelationen lagen bei $r = .19$ (HADS „Angst" vs. Fremdrating „Depression") und $r = .08$ (HADS „Depression" vs. Fremdrating „Angst"). Diese in hohem Maß für diskriminante Validität bzgl. der beiden angezielten Konstrukte sprechenden Befunde konnten in späteren Untersuchungen nicht repliziert werden. Zwar sind die konkordanten Korrelationen überwiegend höher als die diskordanten, doch fallen die Differenzen zwischen den Korrelation weit geringer aus als die in der Originalarbeit angegebenen. Z. B. korreliert die Zustandsangst-Skala des *State-Trait-Angstinventars* (STAI; siehe Seite 315 in diesem Band) bei kardiologischen Patienten mit r=.64 mit der Angstskala der englischen HADS und mit r=.52 mit der Depressionsskala (Elliott, 1993). Korrelationen in der gleichen Größenordnung, ebenfalls mit dem STAI bei kardiologischen Patienten wurden mit der deutschen HADS-D gefunden: r=.66 (Angst-Skala) und r = .59 (Depressions-Skala) (Herrmann et al., 1991).

Behandlungssensitivität: Wenn die HADS-(D) auch in erster Linie als Screeninginstrument konzipiert ist, so eignen sich die beiden Skalen, auf Grund ihrer internen Konsistenz und faktoriellen Homogenität doch auch zur Schwergradmessung und somit zur Beschreibung von Veränderungen unter Behandlung. Dies konnte in einer Reihe von kontrollierten und unkontrollierten Studien psychosozialer Interventionen bei Krebs- und Herz-Patienten bestätigt werden (Herrmann, 1997). Seltener ist die Verwendung der HADS-(D) in Studien psychotherapeutischer oder psychopharmakologischer Behandlungen bei psychiatrischen Patienten (Tignol et al., 1993; Tyrer et al., 1988). Hierbei werden meist Fremdbeurteilungsskalen, wegen ihrer den Selbstbeurteilungsverfahren i. a. überlegenen Behandlungssensitivität vorgezogen.

6 Normen, Cut-Off-Werte

Für die HADS-D liegen an einer Repräsentativstichprobe gewonnene Normen für die Allgemeinbevölkerung (N=2.037, Perzentilwerte bezogen auf Alter und Geschlecht; Hinz & Schwarz, 2001) sowie Normen für kardiologische Patienten vor (N=5.579, Perzentil- und T-Werte, Herrmann et al., 1995). Sowohl in der Allgemeinbevölkerung als auch, in etwas geringerem Maß, bei kardiologischen Patienten, zeigen sich beide HADS-D Skalen als alters- und geschlechtsabhängig: Frauen geben im Mittel höhere Angst- und Depressionswerte an als Männer, ältere Personen tendieren zu höheren Skalenwerten.

Vergleichsdaten sind für viele klinische Gruppen vorhanden (Herrmann et al., 1995).

Zigmont und Snaith (1983) empfehlen für beide Skalen einheitlich zwei Cut-Off-Werte: ≥8 Punkte für leichte bzw. fragliche und ≥11 Punkte für deutliche Auffälligkeiten (s. auch Auswertungsbogen der HADS-D). Bei einem Cut-Off von ≥8 Punkten liegen Sensitivität und Spezifität im Mittel bei 80 % (Bjelland et al., 2002).

Für eine dichotome Bewertung „unauffällig/auffällig" schlagen Herrmann et al. (1999) einen Cut-Off-Wert für Angst von ≥11 Punkten und für Depression von ≥9 Punkten vor.

7 Exemplarische Daten

HADS-D – Tabelle 1: Mittelwerte (M) und Standardabweichungen (SD) der Angst- und Depressions-Skala sowie relative Häufigkeiten auffällig erhöhter Werte (Angst ≥11; Depression ≥9) für Männer und Frauen verschiedener Altersgruppen in einer repräsentativen Stichprobe der deutschen Allgemeinbevölkerung (Datenquelle: Hinz & Schwarz, 2001)

	Gesamt		bis 39 Jahre		40–59 Jahre		60 Jahre und älter	
	m (N=895)	w (N=1.142)	m (N=282)	w (N=396)	m (N=320)	w (N=372)	m (N=293)	w (N=373)
Angst								
M	4.4	5.0	3.7	4.6	4.4	5.2	5.0	5.4
SD	3.1	3.4	2.8	3.2	2.9	3.4	3.3	3.4
Score ≥11 (in %)	3.9	7.4	2.5	5.3	3.4	7.8	5.8	8.8
Depression								
M	4.6	4.7	3.0	3.2	4.8	4.8	6.0	6.3
SD	3.8	3.9	3.1	3.1	3.7	3.7	4.0	4.1
Score ≥9 (in %)	14.8	16.6	6.4	7.1	13.1	15.8	24.6	27.3

HADS-D – Tabelle 2: Relative Häufigkeiten auffällig erhöhter Werte (Angst ≥ 11; Depression ≥ 9) in verschiedenen deutschen Patienten- und Gesunden-Stichproben (Datenquelle: Herrmann, 1997)

Gruppe	N	Angst ≥ 11 (in %)	Depression ≥ 9 (in %)	Angst ≥ 11 und/ oder Depression ≥ 9 (in %)
Medizinstudenten	136	9	2	10
Gesunde Kontrollpersonen	152	7	5	10
Nicht-Patienten mit Gesundheitsbeschwerden	55	33	13	38
Krebspatienten (ambulant)	73	10	21	25
Kardiologische Patienten	5.579	19	17	26
Neurologische Patienten (ambulant)	11	18	27	27
Dialyse-Patienten	18	22	50	50
Rückenschmerz-Patienten	70	36	29	47
Fibromyalgie-Patienten	33	39	39	52
Psychiatrische Patienten	69	56	48	71

8 Literatur

Bjelland, I., Dahl, A. A., Haug, T. T. & Neckelman, D. (2002). The validity of the Hospital Anxiety and Depression Scale: An updated literature review. Journal of Psychosomatic Research, 52, 69–77.

Clark, L. A. & Watson, D. (1991). Tripartite model of anxiety and depression: Psychometric evidence and taxonomic implications. Journal of Abnormal Psychology, 100, 316–336.

Elliott, D. (1993). Comparison of three instruments for measuring patient anxiety in a coronary care unit. Intensive and Critical Care Nursing, 9, 195–200.

Helmchen, H. & Linden, M. (Hrsg.). (1986). Die Differenzierung von Angst und Depression. Berlin: Springer.

Herrmann, C. (1997). International experiences with the Hospital Anxiety and Depression Scale – A review of validation data and clinical results. Journal of Psychosomatic Research, 42, 17–41.

Herrmann, C., Buss, U. & Snaith, R. P. (1995). HADS-D. Hospital Anxiety and Depression Scale – Deutsche Version. Ein Fragebogen zur Erfassung von Angst und Depressivität in der somatischen Medizin; Testdokumentation und Handanweisung. Bern: Huber.

Herrmann, C., Kaminsky, B., Rüger, U. & Kreuzer, H. (1999). Praktikabilität und klinische Relevanz eines routinemäßigen psychologischen Screenings von Patienten internistischer Allgemeinstationen. Psychotherapie, Psychosomatik, Medizinische Psychologie, 49, 48–54.

Herrmann, C., Scholz, H.-K. & Kreuzer, H. (1991). Psychologisches Screening von einer kardiologischen Akutklinik mit einer deutschen Fassung der „Hospital Anxiety and Depression" (HAD)-Skala. Psychotherapie, Psychosomatik, Medizinische Psychologie, 41, 83–92.

Hinz, A. & Schwarz, R. (2001). Angst und Depression in der Allgemeinbevölkerung. Psychotherapie, Psychosomatik, Medizinische Psychologie, 51, 193–200.

Mineka, S., Watson, D. & Clark, L. A. (1998). Comorbidity of anxiety and unipolar mood disorders. Annual Review of Psychology, 49, 377–412.

Mykletun, A., Stordal, E. & Dahl, A. A. (2001). Hospital Anxiety and Depression (HAD) scale: Factor structure, item analyses and internal consistency in a large population. British Journal of Psychiatry, 179, 540–544.

Razavi, D., Delvaux, N., Farvacques, C. & Robaye, E. (1990). Screening for adjustment disorders and major depressive disorders in cancer patients. British Journal of Psychiatry, 156, 79–83.

Snaith, R. P., Baugh, S. J., Clayden, A. D, Husain, A. & Sipple, M. A. (1982). The Clinical Anxiety Scale: An instrument derived from the Hamilton Anxiety Scale. British Journal of Psychiatry 141, 518–523.

Snaith, R. P. & Zigmont, A. S. (1994). The Hospital Anxiety and Depression Scale. Manual. Windsor: NFER-Nelson.

Tignol, J. (1993). A double-blind, randomized, fluoxetine-controlled, multicenter study of paroxetine in the treatment of depression. Journal of Clinical Psychopharmacology, 13 (Suppl. 2), 18S–22S.

Tyrer, P., Murphy, S., Kingdon, D., Brothwell, J., Gregory, S., Seivewright, N., Ferguson, B., Barczak, P., Darling, C. & Johnson, A. L. (1988). The Nottingham study of neurotic disorder: Comparison of drug and psychological treatments. Lancet, ii, 235–240.

Wing, J. K., Cooper, J. E. & Sartorius, N. (1974). The measurement and classification of psychiatric symptoms. Cambridge: Cambridge University Press.

Zigmont, A. S. & Snaith, R. P. (1983). The Hospital Anxiety and Depression Scale. Acta Psychiatrica Scandinavica, 67, 361–370.

HADS-D

Name, Vorname: ______________________

Geburtsdatum: ______________ Code-Nummer: ______________

Datum: ______________

Sehr geehrte Patientin, sehr geehrter Patient!

Sie werden von uns wegen körperlicher Beschwerden untersucht und behandelt. Zur vollständigen Beurteilung Ihrer vermuteten oder bereits bekannten Erkrankung bitten wir Sie im vorliegenden Fragebogen um einige persönliche Angaben. Man weiß heute, daß körperliche Krankheit und seelisches Befinden oft eng zusammenhängen. Deshalb beziehen sich die Fragen ausdrücklich auf Ihre allgemeine und seelische Verfassung.

Die Beantwortung ist selbstverständlich freiwillig. Wir bitten Sie jedoch, jede Frage zu beantworten, und zwar so, wie es für Sie persönlich **in der letzten Woche** am ehesten zutraf. Machen Sie bitte nur ein Kreuz pro Frage und lassen Sie bitte keine Frage aus! Überlegen Sie bitte nicht lange, sondern wählen Sie die Antwort aus, die Ihnen auf Anhieb am zutreffendsten erscheint! Alle Ihre Antworten unterliegen der ärztlichen Schweigepflicht.

Ich fühle mich angespannt oder überreizt
- ☐ meistens
- ☐ oft
- ☐ von Zeit zu Zeit/gelegentlich
- ☐ überhaupt nicht

Ich kann mich heute noch so freuen wie früher
- ☐ ganz genau so
- ☐ nicht ganz so sehr
- ☐ nur noch ein wenig
- ☐ kaum oder gar nicht

Mich überkommt eine ängstliche Vorahnung, dass etwas Schreckliches passieren könnte
- ☐ ja, sehr stark
- ☐ ja, aber nicht allzu stark
- ☐ etwas, aber es macht mir keine Sorgen
- ☐ überhaupt nicht

Ich kann lachen und die lustige Seite der Dinge sehen
- ☐ ja, so viel wie immer
- ☐ nicht mehr ganz so viel
- ☐ inzwischen viel weniger
- ☐ überhaupt nicht

Mir gehen beunruhigende Gedanken durch den Kopf
- ☐ einen Großteil der Zeit
- ☐ verhältnismäßig oft
- ☐ von Zeit zu Zeit, aber nicht allzu oft
- ☐ nur gelegentlich/nie

Ich fühle mich glücklich
- ☐ überhaupt nicht
- ☐ selten
- ☐ manchmal
- ☐ meistens

Ich kann behaglich dasitzen und mich entspannen
- ☐ ja, natürlich
- ☐ gewöhnlich schon
- ☐ nicht oft
- ☐ überhaupt nicht

Ich fühle mich in meinen Aktivitäten gebremst
- ☐ fast immer
- ☐ sehr oft
- ☐ manchmal
- ☐ überhaupt nicht

Ich habe manchmal ein ängstliches Gefühl in der Magengegend
- ☐ überhaupt nicht
- ☐ gelegentlich
- ☐ ziemlich oft
- ☐ sehr oft

Ich habe das Interesse an meiner äußeren Erscheinung verloren
- ☐ ja, stimmt genau
- ☐ ich kümmere mich nicht so sehr darum, wie ich sollte
- ☐ möglicherweise kümmere ich mich zu wenig darum
- ☐ ich kümmere mich so viel darum wie immer

Ich fühle mich rastlos, muss immer in Bewegung sein
- ☐ ja, tatsächlich sehr
- ☐ ziemlich
- ☐ nicht sehr
- ☐ überhaupt nicht

Ich blicke mit Freude in die Zukunft
- ☐ ja, sehr
- ☐ eher weniger als früher
- ☐ viel weniger als früher
- ☐ kaum bis gar nicht

Mich überkommt plötzlich ein panikartiger Zustand
- ☐ ja, tatsächlich sehr oft
- ☐ ziemlich oft
- ☐ nicht sehr oft
- ☐ überhaupt nicht

Ich kann mich an einem guten Buch, einer Radio- oder Fernsehsendung freuen
- ☐ oft
- ☐ manchmal
- ☐ eher selten
- ☐ sehr selten

Verlag Hans Huber Bestellnummer 03 069 03

HAMD

Hamilton **D**epression Scale

Fremdbeurteilung

Deutsche Version: CIPS (1977)
Originalversion: Hamilton (1960)

1 Anwendungsbereich

Bei der HAMD (im englischen Sprachraum HDRS für *Hamilton Depression Rating Scale* oder HDS für *Hamilton Depression Scale*) handelt sich um das international am weitesten verbreitete Fremdbeurteilungsverfahren zur Einschätzung des Schweregrades einer Depression. Die Skala sollte nur bei Patienten mit bereits vorliegender Diagnose einer depressiven Störung angewandt werden; sie ist kein Diagnoseinstrument. Die HAMD ist nicht geeignet zwischen Patienten mit unterschiedlichen psychiatrischen Diagnosen zu differenzieren, Patienten können jedoch von Gesunden getrennt werden.

Obwohl seit längerem unter inhaltlichen, anwendungspraktischen und methodisch-psychometrischen Gesichtspunkten kritisiert (Bech & Coppen, 1990; Gibbons et al., 1993), gilt die Skala als Standardinstrument zur Evaluation des Therapieerfolgs in klinischen Studien zur Prüfung der Wirksamkeit von Antidepressiva. Allein schon aus Gründen der Vergleichbarkeit der Studienergebnisse empfiehlt sich hierbei ihr Einsatz (Stieglitz et al., 2001). Problematisch sind u. a. die verschiedenen Versionen der Skala mit unterschiedlicher Itemanzahl und somit unterschiedlichen Wertebereichen (siehe die Abschnitte *Aufbau und Beschreibung* und *Versionen*), dies besonders, wenn Skalenwerte als Selektionskriterien von Studienpopulationen dienen. In einschlägigen Richtlinien für Antidepressivaprüfungen wird die 17-Item Version als Outcomekriterium empfohlen (CPMP, 2002).

2 Aufbau und Beschreibung

Die HAMD besteht aus einer Liste von insgesamt 21 Symptomen oder Symptomkomplexen, von denen auf Empfehlung Hamiltons (1960, 1986) jedoch nur die ersten 17 Symptome (Items) zu einem den Schweregrad der Depression repräsentierenden Skalenwert zusammengefasst werden. Die 4 zusätzlichen Variablen, mit denen ggf. wichtige klinische Informationen eingeholt werden, charakterisieren entweder den Typ der Depression („Tagesschwankungen") oder tragen wegen ihrer Seltenheit („Depersonalisation", „paranoide Symptome" und „Zwangssymptome") nur wenig zur Schweregradeinstufung einer Depression bei. Tatsächlich sind heute – neben weiteren Varianten (s. unten) – sowohl die 17- als auch die 21-Item-Version in Gebrauch.

Zur Beurteilung des Vorhandenseins bzw. der Schwere der Symptome stehen dem Beurteiler mehrstufige Kategorienskalen zur Verfügung. Bei der Mehrzahl der Items sind die Kategorien durch Beschreibungen oder Aufzählung typischer Symptomausprägungen charakterisiert (z. B. Item 2: „Schuldgefühle"; Item 13: „Körperliche Symptome"), bei anderen ist lediglich eine quantitative Intensitätsskala vorgegeben (z. B. Item 14: „Genitalsymptome").

Wenn auch im Dokumentationsbogen für die Items mit verbaler Kategorienbeschreibung nicht explizit angegeben, so liegt doch allen Beurteilungskategorien eines der beiden folgenden Graduierungssysteme zu Grunde:

- Elf Symptome werden bzgl ihres Vorhandenseins 3-stufig beurteilt, wobei 0 = „fehlt", 1 = „leicht oder zweifelhaft" und 2 = „deutlich vorhanden" bedeuten.
- Bei den übrigen 10 Symptomen wird innerhalb der letzten Kategorie nochmals nach der Schwere differenziert, wodurch eine 5-stufige Skala entsteht, mit den Skalenstufen 0 = „fehlt", 1 = „gering" und 2 = „mäßig", 3 = „stark" und 4 = „extrem".

Bei der Beurteilung der Symptomausprägung sollen nach Hamilton (1960) sowohl die Auftretenshäufigkeit als auch die Intensität berücksichtigt werden.

Der den Schweregrad der Depression anzeigende Summenwert variiert bei der 17-Item-Version zwischen 0 und 52, bei der 21-Item-Version zwischen 0 und 64.

3 Entwicklung

Hintergrund: Mit der Skala sollte ein quantitatives Maß des Schweregrades der Erkrankung bei Patienten mit diagnostizierter Depression zur Verfügung gestellt werden. Primär für Forschungszwecke zur Bewertung von Behandlungsmaßnahmen konzipiert, sollte die Skala kurz und im üblichen Rahmen eines klinischen Interviews anwendbar sein. Hamilton weist ausdrücklich darauf hin, dass der Wert der Skala ausschließlich vom Geschick des Interviewers abhängt, die erforderlichen Informationen zu gewinnen (Hamilton, 1960, 1967, 1986).

Skalenkonstruktion: Bei der Auswahl der Items spielten nach Hamilton (1986) folgende Gesichtpunkte eine Rolle: Sie sollten klar definiert, voneinander unterscheidbar und relevant für die zu beurteilende Krankheit sein, sowie sich auf häufig vorkommende Symptome beziehen. „Face validity" und Akzeptanz bei Klinikern waren weitere Auswahlkriterien. Die unterschiedlich Skalierung der Items (3-stufig oder 5-stufig) und die Anzahl der Schweregradstufen werden ebenfalls rational begründet, u. a. mit der Differenzierungsfähigkeit und dem Urteilsverhalten der potenziellen Nutzer.

Versionen: Die HAMD wurde in viele Sprachen übersetzt und liegt in einer Vielzahl von unterschiedlichen Versionen vor. Neben der deutschen sind englische, französische, italienische und spanische Übersetzungen in der Skalensammlung *Rating Scales for Psychiatry, European Edition* (AMDP & CIPS, 1990) abgedruckt. Die dort präsentierten Sprachversionen (wie auch die hier besprochene deutsche Version) beruhen auf der im *ECDEU Assessment Manual for Psychopharmacology* (Guy, 1976) veröffentlichten Skala (17 skalenbildende plus 4 zusätzliche Items).

Nach den Übersichten von Zitman et al. (2000) und Williams (2001) sind mindestens 11 publizierte Versionen der Skala bekannt, die sich bzgl. der Anzahl der Items unterscheiden. Die Spannweite liegt zwischen 14 und 36 Items; weitere Unterschiede bestehen in der Umschreibung der Symptome, der verbalen Verankerung der Skalenstufen und in den Bewertungskonventionen.

Unbefriedigend ist, dass in der veröffentlichten Literatur häufig die Originalversion zitiert wird, obwohl offensichtlich eine andere Version verwendet wurde (Zitman et al., 1990). In einer Durchsicht psychiatrischer Zeitschriften des Jahres 1994 findet Snaith (1996), dass in 40 % der Fälle keine Angaben zur verwendeten Version gemacht werden und wenn Angaben vorliegen, die 17-Item Version am häufigsten genannt wird.

Zur Standardisierung der 17- bzw. 21-Item Version (HAMD-17 bzw. HAMD-21) wurden u. a. folgende Vorschläge gemacht:

- Definition von expliziten Beurteilungskriterien für alle Items (Bech et al., 1986),
- Entwicklung von strukturierten Interviewleitfäden, z. B. der *Structured Interview Guide for the Hamilton Depression Rating Scale* (SIG-H; Williams, 1988), der im englischen Sprachraum weite Verbreitung gefunden hat
- Formulierung von Selbstbeurteilungsversionen im „Papier und Bleistift Format", z. B. die *Carroll Self Rating Depression Scale* (CDRS; Carroll et al., 1981) oder das *Hamilton Depression Inventory* (HDI; Reynolds & Kobak, 1995), allerdings mit zusätzlichen Items und erweiterten Auswertungsmöglichkeiten, als PC-Version (Kobak et al., 1990), oder als IVR-Version (IVR *interactive voice response*; Kobak et al., 2000).

Derzeit befindet sich eine im Konsens von Repräsentanten aus Forschung, Klinik, Industrie und Behörden *(Depression Rating Scale Standardization Team)* erarbeitete standardisierte (zunächst englischsprachige) Version, die sog. GRID-HAMD, im Stadium der Felderprobung (Williams, 2001).

Neben der „klassischen" 17- bzw. 21-Itemversion sind mehrere durch Verkürzung oder Erweiterung entstandene Abkömmlinge der Skala in Gebrauch.

Die 6 bis 8 Items umfassenden Kurzversionen von Bech et al. (1981), Gibbons et al. (1993) und Maier und Philipp (1985) reduzieren die HAMD auf die wesentlichen, zur Schweregradskalierung beitragenden Items (siehe Tabelle 1). Die resultierenden Skalen zeichnen sich durch Eindimensionalität und im Vergleich zum Original überlegene Behandlungssensitivität aus. Die 6 Items der Bech et al. Kurzversion sind in der *Bech-Rafaelsen-Melancholie-Skala* (BRMS, siehe Seite 227 in diesem Band) enthalten.

Verschiedene erweiterte Versionen der HAMD wurden zur Anwendung an unterschiedlichen Patientenpopulationen entwickelt, darunter das *Inventory of Depressive Symptomatology* (IDS; Rush et al., 1986), das systematisch auf das gesamte Spektrum der DSM-Kriteriensymptome einer Major Depression abzielt. Das Inventar umfasst 28, in einer neueren Version 30 Items; es liegt in einer Fremd- und einer Selbstbeurteilungsversion vor und ist bzgl. seiner psychometrischen Eigenschaften gut untersucht (Rush et al., 1996). Eine deutsche, noch unveröffentlichte Version weist ebenfalls zufriedenstellende psychometrische Kennwerte auf (Hautzinger & Bailer, 1999).

4 Hinweise zur Anwendung

Material zur Unterstützung der Anwendung: Außer dem Dokumentationsbogen (siehe *Bezugsquellen* im Anhang des Buches) liegt kein Testmaterial vor. Eine Zusammenstellung von in englischer Sprache veröffentlichten Interviewleitfäden findet sich bei Williams (2001).

Voraussetzungen auf Seiten des Patienten/Probanden: Erwachsene Patienten mit einer Diagnose aus dem Bereich der affektiven Störungen. Bei Patienten mit atypischer Depression oder einer bipolaren affektiven Störung ist die Skala wegen des Fehlens entsprechender Items nur von begrenztem Nutzen. Wegen der starken Gewichtung körperlicher Symptome ist auch die Anwendung bei älteren Patienten problematisch.

Voraussetzungen auf Seiten des Untersuchers: Als Beurteiler kommen erfahrene Kliniker in Frage. Ein Ratertraining ist dringend zu empfehlen.

Bearbeitungsdauer: Die Beurteilung findet im Rahmen eines zeitlich nicht begrenzten Interviews statt. Für die Durchführung des Interviews sind etwa 30 Minuten zu veranschlagen.

Zeitlicher Bezugsrahmen der Beurteilung: Der Beurteilungszeitraum schließt die dem Interview vorausgehende Woche ein.

Durchführung: Nach Hamilton sollte das Patienteninterview in einer entspannten Atmospäre mit wenig direkten Fragen durchgeführt werden. Zwei weiteren Empfehlungen Hamiltons, (a) die Untersuchung mit zwei Interviewern, die voneinander unabhängige Beurteilungen abgeben, durchzuführen und (b) bei der Beurteilung auch Informationen von Angehörigen, Ärzten oder Pflegepersonal zu berücksichtigen, wird heute aus Ökonomiegründen kaum nachgekommen.

Auswertung: Die Auswertung besteht in der Addition der Itemwerte zu einem Gesamtwert. Es ist in jedem Falle zu dokumentieren auf welche Version (17 oder 21 Items) sich der Gesamtwert bezieht.

Zu beachten ist, dass es bei Item 16 (Gewichtsverlust) zwei mögliche Informationsquellen gibt, (a) Schilderung des Patienten oder (b) gemessenes Körpergewicht. Bei Item 18 (Tagesschwankungen) geht nur Teil b (Ausmaß der Tagessschwankungen) in die Summenbildung ein.

Die von Hamilton ursprünglich vorgeschlagene Verdoppelung des Summenwertes, wenn er auf der Beurteilung nur eines Raters beruht, spielt heute keine Rolle mehr, da die Beurteilung durch zwei Rater praktisch nicht vorkommt.

5 Gütekriterien

Eine umfassende Zusammenstellung älterer Studien zu psychometrischen Eigenschaften der HAMD findet sich bei Hedlund und Vieweg (1979).

Objektivität

Bei der Durchführung des Interviews und der Bewertung der Symptomausprägung ist dem Beurteiler weiter Spielraum gegeben. Durch Trainingsmaßnahmen, die Verwendung von Interviewleitfäden und die Vereinbarung von Bewertungskonventionen kann die Durchführungs- und Beurteilungsobjektivität erhöht werden. Auswertungsobjektivität und Interpretationsobjektivität sind nur dann unproblematisch, wenn die Skalenversion und die entsprechenden Cut-Off-Scores angegeben werden.

Cicchetti und Prusoff (1983) fanden im Verlauf einer klinischen Studie eine Steigerung der Beurteilerübereinstimmung (Intraclass-Korrelationskoeffizient ICC) mit zunehmender Erfahrung, von anfangs ICC = .46 bis auf ICC = .82 (HAMD-21) nach 16 Wochen und mehreren zwischenzeitlichen Beurteilungen. Stieglitz (2000) berichtet eine Intraclasskorrelation der Beurteilerübereinstimmung von ICC = .98 (HAMD-21) bei einer Gruppe von Ratern mit unterschiedlichem Erfahrungshintergrund nach sorgfältiger Einweisung, Definition von Beurteilungskriterien, video-gestütztem Training und Nutzung eines Interviewleitfadens. Bei erfahrenen Klinikern scheint die Vorgabe einer strukturierten Interviewform nur geringen Einfluss auf die Objektivität der Beurteilungen zu haben: ICC = .70 (HAMD-17) und ICC = .66 (HAMD-21) bei Beurteilung im Rahmen eines strukturierten Interviews, ICC = .70 bis .72 (HAMD-17) und ICC = .69 bis .70 (HAMD-21) bei freier Exploration (Maier, Philipp et al., 1988).

In allen drei Studien zeigten sich große Unterschiede zwischen den Items bzgl. der erreichbaren Beurteilerübereinstimmung. Für die Items 5 („Durchschlafstörung“), 9 („Erregung“) und 20 („Paranoide Symptome“) wurde auch nach intensiven Training in der Studie von Stieglitz keine zufriedenstellende Übereinstimmung erzielt, während die in der Studie von Cicchetti und Prusoff im Zufallsbereich um Null rangierenden Intraclass-Korrelationskoeffizienten der Items 15 („Hypochondrie“), 16 („Gewichtsverlust“) und 17 („Krankheitseinsicht“) auf Werte über .90 angehoben werden konnten.

Reliabilität

Interne Konsistenz: Nach den umfassenden Zusammenstellungen von Hedlund und Vieweg (1979) bewegen sich die Schätzungen der inneren Konsistenz (Cronbachs Alpha) zwischen $\alpha = .52$ und $\alpha = .95$. Baumann (1976) berichtet Konsistenzkoeffizienten für die deutsche 17-Item-Version im Bereich von $\alpha = .73$ bis $\alpha = .88$. Für eine in Form eines strukturierten Interviews ausgearbeitete, aber bzgl. der Iteminhalte unveränderte 17-Item-Version geben Potts et al. (1990) Werte zwischen $\alpha = .80$ und $\alpha = .83$ an.

Retest-Reliabilität: Hinweise auf die Kurzzeitstabilität des 17-Item-Scores und der einzelnen Items finden sich zwei Studien, in denen die Beurteilungen an zwei Zeitpunkten, jeweils im Rahmen eines strukturierten Interviews von unterschiedlichen Interviewern vorgenommen wurden. Williams (1988) ermittelte für den Gesamtscore einen Retest-Reliabilitätskoeffizienten über durchschnittlich 4 Tage von $r_{tt} = .81$ und für die einzelnen Items im Bereich von $r_{tt} = .00$ („Krankheitseinsicht“) bis $r_{tt} = .80$ („Depressive Stimmung“). Die von Potts et al. (1990) für ein Intervall von durchschnittlich 15 Tagen ermittelten Werte lagen bei $r_{tt} = .65$ für den Gesamtscore und für die einzelnen Items zwischen $r_{tt} = -.04$ („Erregung“) und $r_{tt} = .77$ („Einschlafstörungen“).

Validität

Inhaltliche Validität/Konstruktvalidität: Inhaltlich wird die vor Einführung der DSM-III Kriterien entwickelte Skala sowohl bzgl. der Repräsentativität als auch der Bandbreite der abgebildeten Symptomatik kritisiert. Körperliche Symptome nehmen bei der HAMD einen breiten Raum ein, während affektive und insbesondere kognitive Symptome nur schwach repräsentiert sind. Einige, unterscheidbare Symptome kommen nur im Konglomerat vor: Item 8 („Depressive Hemmung“) schließt Verlangsamung von Denken, Sprache und Motorik ein. Andere Symptome, wie Hypersomnie, Gewichts- und Appetitzunahme, die für atypische Depression charakteristisch sind, können nicht beurteilt werden; sie sind nur in entgegengesetzter Polungsrichtung vorhanden.

Faktorenanalytische Studien mit widersprüchlichen Ergebnissen (2 bis 7 Faktoren unterschiedlicher Gewichtung) lassen den Schluss zu, dass dem Gesamtskalenwert kein auf einer eindimensionalen Schweregradskala abbildbares Konstrukt zu Grunde liegt. Itemauswahlen, die dem Kriterium der Eindimensionalität genügen (Bech et al., 1981; Gibbons et al., 1993; Maier & Philipp, 1985; vgl. Abschnitt *Versionen*) variieren je nach methodischem Ansatz (Rasch-Skalierung, Item Response Theorie, Faktorenanalyse) geringfügig;

HAMD – Tabelle 1: Eindimensionale Subskalen (nach Entsuah et al., 2002)

Item	Bech et al.	Gibbons et al.	Maier & Philipp
1 Depressive Stimmung	✓	✓	✓
2 Schuldgefühle	✓	✓	✓
3 Suizid		✓	
7 Arbeit, sonstige Tätigkeiten	✓	✓	✓
8 Depressive Hemmung	✓		✓
9 Erregung		✓	✓
10 Angst – psychisch	✓	✓	✓
11 Angst – somatisch		✓	
13 Körperl. Symptome allgemein	✓		
14 Genitalsymptome		✓	

sie beinhalten jedoch gemeinsam die Items 1, 2, 7 und 10 (s. Tabelle 1). Die Differenzierung einer Gruppe von Kern-Items, die den Schweregrad anzeigen und zusätzlichen, die Symptomatik beschreibenden Items wird auch durch nichtmetrische facettentheoretische Analysen unterstützt (Steinmeyer & Möller, 1995).

Konvergente Validität: Die in der Literatur berichteten Korrelationen der HAMD mit anderen Depressionsskalen variieren über einen weiten Bereich (Hedlund & Vieweg, 1979). Erwartungsgemäß sind die Korrelationen mit anderen Fremdbeurteilungsskalen in der Regel höher als die mit Selbstbeurteilungsskalen.

Die Korrelationen der deutschsprachigen HAMD-21 mit der *Montgomery-Asberg-Depression-Rating-Skala* (MADRS; siehe Seite 271 in diesem Band) lagen in einer Studie von Neumann und Schulte (1988) zwischen r = .72 und r = .92, bei Patienten mit einer Major Depressiven Episode oder einer Dysthymen Störung. Maier, Heuser et al. (1988) fanden bei Patienten mit einer Major Depressiven Episode Korrelationen zur MADRS von r = .83 (HAMD-21) und r = .85 (HAMD-17), zur BRMS von r = .86 (HAMD-21) und r = .87 (HAMD-17) und zu einem Globalurteil der Depressionsschwere von r = .62 (HAMD-21) und r = .65 (HAMD-17).
Dagegen bewegen sich die Korrelationen mit Selbstbeurteilungsverfahren der Depressivität auf einem niedrigeren Niveau: Carroll et al. (1973) ermittelten eine Korrelation von r = .41 der HAMD-17 zur Zungschen SDS (*Self-Rating Depression Scale;* Zung, 1965; CIPS, 1977) bei einer gemischten Gruppe von ambulanten und stationären Patienten mit Depression. Hautzinger et al. (1991) berichten Rangkorrelationen von $r_S = .34$ bis .37 zwischen einer deutschen Version der HAMD (keine genaueren Angaben zur Skalenversion) und dem *Beck Depressions-Inventar* (BDI; siehe Seite 217 in diesem Band) bei depressiven Patienten verschiedener diagnostischer Gruppen.

In einer Studie von Domken et al. (1994) wurden bei Patienten mit Major Depression Korrelationen von r = .39 zwischen der HAMD-17 und der Selbstbeurteilungsversion des *Inventory of Depressive Symptomatology* (IDS-SR, *self rating*) und von r = .82 mit der bzgl. der Iteminhalte äquivalenten Fremdbeurteilungsversion (IDS-C, *clinician rating*) ermittelt. Rush et al. (1996) berichten wesentlich höhere Korrelationen der HAMD-17 mit beiden Versionen des IDS, ebenfalls bei Patienten mit Major Depression (IDS-SR: r = .85; IDS-C: r = .94).

Diskriminante Validität: Wegen der in ihr enthaltenen Angstitems (9, 10 und 11) korreliert die HAMD mit Angstskalen mäßig (z. B. HAMD-17 vs. *Covi Anxiety Scale:* r = .45; Maier, Heuser et al., 1988), wenn auch geringer als mit anderen Fremdbeurteilungsskalen der Depression. Allerdings bewegen sich die Korrelationen zu Angstmaßen im Bereich von Korrelationen zu Selbstbeurteilungsmaßen der Depressivität. Diskriminante Validität bzgl. Angst ist demnach nur partiell, d. h. bei gleichgehaltener Beurteilunsperspektive (Fremdbeurteilung) gegeben.

Behandlungssensitivität: Die HAMD hat sich in einer Vielzahl von psychopharmakologischen Studien als behandlungssensitiv erwiesen. Beim Vergleich verschiedener Antipressiva ist auf Grund der drei schlafbezogenen Items mit Verzerrungen zu Gunsten von sedierenden Substanzen (trizyklische Antidepressiva vom Amitriptylin-Typ) zu rechnen, während neuere Substanzklassen (z. B. Serotonin-Wiederaufnahme-Inhibitoren) wegen ihres Nebenwirkunsprofils (gastrointestinale Symptome, Schlafstörungen, Erregung) eher benachteiligt werden (Möller, 2001; siehe auch Abschnitt *Exemplarische Daten*). Mit den nur eine Auswahl von Kernitems der HAMD enthaltenden eindimensionalen Kurzskalen (siehe oben) werden systematische Verzerrungen vermieden und überdies im Verum-Placebo Vergleich größere Effektstärken erzielt als mit der Gesamtskala (Entsuah et al., 2002).

6 Normen, Cut-Off-Werte

Normen liegen nicht vor.

Nach den ROC-Analysen von Rush et al. (1996) liegt der optimale Cut-Off-Wert der HAMD-17 zur Abgrenzung von Patienten mit Major Depression (N = 338) von einer Vergleichsgruppe gesunder Kontrollpersonen und remittierter Patienten (N = 118) bei 8 und mehr Punkten. Dies stimmt mit einer von Frank et al. (1991) vorgeschlagenen Einteilung überein, nach der ein Skalenwert ≤ 7 auf der HAMD-17 als asymptomatisch gilt und ein Skalenwert ≥ 15 als deutlich symptomatisch. Die Abgrenzung weiterer Schweregradklassen wird uneinheitlich gehandhabt.

7 Exemplarische Daten

Die in Tabelle 1 dargestellten Daten zeigen statistisch äquivalente Behandlungseffekte für das trizyklische Antipressivum Amitriptylin und den Serotonin-Wiederaufnahmehemmer Sertralin in drei HAMD-Scores. Dabei deuten sich in den prozentualen Verbesserungen des Skalenmittelwerts für Sertralin marginal günstigere Ergebnisse an, wenn statt des Gesamtskalenwertes der HAMD-17 die 6-Item Bech-Skala bewertet wird (Zunahme von 55.9 % auf 57.1 %). Diese Tendenz wird deutlicher beim Vergleich von Responderraten (definiert durch Reduktion des individuellen Scores um 50 %). Hier steigt der Anteil der Responder nach Sertralinbehandlung von 51 % in der HAMD-21 auf 57 % in der Bech-Skala an, während nach Amitriptylin die entgegengesetzte Tendenz zu beobachten ist: Abnahme von 68 % auf 63 %.

HAMD – Tabelle 2: HAMD-Scores von Patienten mit Major Depression (nach DSM-III-R Kriterien, HAMD-21 ≥ 21) vor Behandlung und Veränderungen nach 6-wöchiger ambulanter Behandlung mit Sertralin oder Amitriptylin. Dargestellt sind Mittelwerte (M), Standardabweichungen (SD) und prozentuale Verbesserungen relativ zum Ausgangswert. (Datenquelle: Möller et al., 2000)

Score	Sertralin (N = 100)			Amitriptylin (N = 105)		
	M	(SD)	Diff. %	M	(SD)	Diff. %
HAMD-17						
Ausgangswert	24.7	(3.9)		25.0	(3.6)	
Diff. Woche 6	–13.8	(7.2)	55.9	–15.3	(7.1)	61.2
HAMD-21						
Ausgangswert	27.1	(4.2)		27.5	(4.5)	
Diff. Woche 6	–15.4	(7.9)	56.5	–16.9	(8.1)	60.5
6 Bech Items						
Ausgangswert	11.2	(2.5)		11.4	(2.6)	
Diff. Woche 6	–6.4	(3.9)	57.1	–6.9	(4.0)	60.5

Prozentwerte errechnet vom Bearbeiter (GW) dieses Buches.

8 Literatur

AMDP & CIPS (Eds., 1990). Rating scales for psychiatry: European edition. Weinheim: Beltz Test.

Baumann, U. (1976). Methodische Untersuchungen zur Hamilton-Depression-Skala. Archiv für Psychiatrie und Nervenkrankheiten, 222, 359–375.

Bech, P., Allerup, P., Gram, L. F., Reisby, N., Rosenberg, R., Jacobson, O. & Nagy, A. (1981). The Hamilton Depression Scale: Evaluation of objectivity using logistic models. Acta Psychiatrica Scandinavica, 63, 290–299.

Bech, P. & Coppen, A. (Eds.). (1990). The Hamilton scales. Psychopharmacology Series 9. Berlin: Springer.

Bech, P., Kastrup, M. & Rafaelsen, O. J. (1986). Mini-compendium of rating scales for states of anxiety, depression, mania, schizophrenia with corresponding DSM-III syndromes. Acta Psychiatrica Scandinavica (Suppl.) 326, 1–37.

Carroll, B. J., Fielding, J. M. & Blashki, T. G. (1973). Depression rating scales: A critical review. Archives of General Psychiatry, 28, 361–366.

Cicchetti, D. V. & Prusoff, B. A. (1983). Reliability of depression and associated clinical symptoms. Archives of General Psychiatry, 40, 987–990.

CIPS (Hrsg.). (1977). Internationale Skalen für Psychiatrie. Weinheim: Beltz Test.

CPMP (2002). Note for guidance on clinical investigation of medicinal products in the treatment of depression. London: The European Agency for the Evaluation of Medicinal Products.

Domken, M., Scott, J. & Kelly, P. (1994). What factors predict discrepancies between self and observer ratings of depression? Journal of Affective Disorders, 31, 253–259.

Entsuah, R., Shaffer, M. & Zhang, J. (2002). A critical examination of the sensivity of unidimensional subscales derived from the Hamilton Depression Rating Scale to antidepressant drug effects. Journal of Psychiatric Research, 36, 437–448.

Frank, E., Prien, R. F., Jarrett, R. B., Keller, M. B., Kupfer, D. J., Lavori, P. W., Rush, A. J. & Weissman, M. M. (1991). Conceptualization and rationale for consensus definitions of terms in major depressive disorder. Remission, recovery, relapse, and recurrence. Archives of General Psychiatry, 48, 851–855.

Gibbons, R. D., Clark, D. C. & Kupfer, D. J. (1993). Exactly what does the Hamilton Depression Rating Scale measure? Journal of Psychiatric Research, 27, 259–273.

Guy, W. (Ed.). (1976). ECDEU Assessment manual for psychopharmacology, revised. Rockville, MD: National Institute of Mental Health.

Hamilton, M. (1960). A rating scale for depression. Journal of Neurology Neurosurgery and Psychiatry, 23, 56–62.

Hamilton, M. (1967). Development of a rating scale for primary depressive illness. British Journal of Social and Clinical Psychology, 6, 278–296.

Hamilton, M. (1986). The Hamilton Rating Scale for Depression. In N. Sartorius & T. A. Ban (Eds), Assessment of depression (pp. 143–152). Berlin: Springer.

Hautzinger, M. (1991). Das Beck-Depressionsinventar in der Klinik. Nervenarzt, 62, 689–696.

Hautzinger, M. & Bailer, M. (1999). Das Inventar Depressiver Symptome (IDS). Universität Tübingen, Psychologisches Institut (unveröffentlichte Testbeschreibung).

Hedlund, J. L. & Vieweg, B. W. (1979). The Hamilton Rating Scale for Depression: A comprehensive review. Journal of Operational Psychiatry, 10, 149–165.

Kobak, K. A., Mundt, J. C., Greist, J. H., Katzelnick, D. J. & Jefferson, J. W. (2000). Computer assessment of depression: Automating the Hamilton Depression Rating Scale. Drug Information Journal, 34,145–156.

Kobak, K. A., Reynolds, W. R., Rosenfeld, R. & Greist, J. H. (1990). Development and validation of a computer administered Hamilton Depression Rating Scale. Psychological Assessment, 2, 56–63.

Maier, W., Heuser, I., Philipp, M., Frommberger, U. & Demuth, W. (1988). Improving depression severity assessment – II. Content, concurrent and external validity of three observer depression scales. Journal of Psychiatric Research, 22, 13–19.

Maier, W. & Philipp, M. (1985). Improving the assessment of severity of depressive states: A reduction of the Hamilton Depression Scale. Pharmacopsychiatry, 18, 114–115.

Maier, W., Philipp, M., Heuser, I., Schlegel, S., Buller, R. & Wetzel, H. (1988). Improving depression severity assessment – I. Reliability, internal validity and sensitivity to change of three observer depression scales. Journal of Psychiatric Research, 22, 3–12.

Möller, H.-J. (2001). Methodological aspects in the assessment of severity of depression by the Hamilton Depression Scale. European Archives of Clinical Neurosciences, 251 (Suppl. 2), II/13–II/20.

Möller, H.-J., Glaser, K., Leverkus, F. & Göbel, C. (2000). Double-blind, multicenter comparative study of sertraline versus amitriptyline in outpatients with major depression. Pharmacopsychiatry, 33, 206–212.

Neumann, N.-U. & Schulte, R.-M. (1988). Montgomery - Asberg - Depressions - Rating - Skala. Bestimmung der Validität und Interrater-Reliabilität der deutschen Fassung. psycho 14, 911–924.

Potts, M. K., Daniels, M., Burnam, M. A. & Wells, K. B. (1990). A structured interview version of the Hamilton Depression Rating Scale: Evidence of reliability and versatility of administration. Journal of Psychiatric Research, 24, 335–350.

Reynolds, W. M. & Kobak, K. A. (1995). Development and validation of the Hamilton Depression Inventory: A self-report version of the Hamilton Depression Rating Scale. Psychological Assessment, 7, 472–483.

Rush, A. J., Giles, D. E., Schlesser, M. A., Fulton, C. L., Weissenburger, J. E., & Burns, C. T. (1986). The Inventory of Depressive Symptomatology (IDS): Preliminary findings. Psychiatry Research, 18, 65–87.

Rush, A. J., Gullion, C. M., Basco, M. R., Jarrett, R. B. & Trivedi, M. H. (1996). The Inventory of Depressive Symptomatology (IDS): Psychometric properties. Psychological Medicine, 26, 477–486.

Snaith, R. P. (1996). Present use of the Hamilton Depression Rating Scale: Observations on method of assessment in research of depressive disorders. British Journal of Psychiatry, 168, 594–597.

Steinmeyer, E. M. & Möller, H.-J. (1992). Facet theoretic analysis of the Hamilton-D scale. Journal of Affective Disorders, 25, 53–61.

Stieglitz, R.-D. (2000). Diagnostik und Klassifikation psychischer Störungen: Konzeptuelle und methodische Beiträge zur Evaluierung psychiatrischer Diagnostikansätze. Göttingen: Hogrefe.

Stieglitz, R.-D., Ferner, U. & Woggon, B. (2001). Diagnostik in Psychopharmakastudien. In R.-D. Stieglitz, U. Baumann & H. J. Freyberger (Hrsg), Psychodiagnostik in Klinischer Psychologie, Psychiatrie, Psychotherapie (pp. 365–376). Stuttgart: Thieme.

Williams, J. B.W. (1988). A structured interview guide for the Hamilton Depression Rating Scale. Archives of General Psychiatry, 45, 742–747.

Williams, J. B.W. (2001). Standardizing the Hamilton Depression Rating Scale: Past, present, and future. European Archives of Psychiatry and Clinical Neurosciences, 251, (Suppl. 2), II/6–II/12.

Zitman, F. G., Mennen, M. F., Griez, E. & Hooijer, C. (1990). The different versions of the Hamilton Depression Rating Scale. In P. Bech & A. Coppen (Eds.), The Hamilton Scales. Psychopharmacology Series 9 (pp. 28–34). Berlin: Springer.

Zung, W. W. K. (1965). A self-rating depression scale. Archives of General Psychiatry, 12, 63–70.

CIPS Collegium Internationale Psychiatriae Scalarum

HAMD

Hamilton Depression Scale

Anleitung
Bitte jeweils nur die zutreffende Ziffer ankreuzen! **Bitte alle Feststellungen beantworten!**

1. Depressive Stimmung (Gefühl der Traurigkeit, Hoffnungslosigkeit, Hilflosigkeit, Wertlosigkeit)

Keine	0
Nur auf Befragen geäußert	1
Vom Patienten spontan geäußert	2
Aus dem Verhalten zu erkennen (z. B. Gesichtsausdruck, Körperhaltung, Stimme, Neigung zum Weinen)	3
Patient drückt FAST AUSSCHLIESSLICH diese Gefühlszustände in seiner verbalen und nicht verbalen Kommunikation aus	4

2. Schuldgefühle

Keine	0
Selbstvorwürfe, glaubt Mitmenschen enttäuscht zu haben	1
Schuldgefühle oder Grübeln über frühere Fehler und Sünden	2
Jetzige Krankheit wird als Strafe gewertet, Versündigungswahn	3
Anklagende oder bedrohende akustische oder optische Halluzinationen	4

3. Suizid

Keiner	0
Lebensüberdruss	1
Todeswunsch, denkt an den eigenen Tod	2
Suizidgedanken oder entsprechendes Verhalten	3
Suizidversuche (jeder ernste Versuch ≙ 4)	4

4. Einschlafstörung

Keine	0
Gelegentliche Einschlafstörung (mehr als 1/2 Stunde)	1
Regelmäßige Einschlafstörung	2

5. Durchschlafstörung

Keine	0
Patient klagt über unruhigen oder gestörten Schlaf	1
Nächtliches Aufwachen bzw. Aufstehen (falls nicht nur zur Harn- oder Stuhlentleerung)	2

6. Schlafstörungen am Morgen

Keine	0
Vorzeitiges Erwachen, aber nochmaliges Einschlafen	1
Vorzeitiges Erwachen ohne nochmaliges Einschlafen	2

7. Arbeit und sonstige Tätigkeiten

Keine Beeinträchtigung	0
Hält sich für leistungsunfähig, erschöpft oder schlapp bei seinen Tätigkeiten (Arbeit oder Hobbys) oder fühlt sich entsprechend.	1
Verlust des Interesses an seinen Tätigkeiten (Arbeit oder Hobbys), muss sich dazu zwingen. Sagt das selbst oder lässt es durch Lustlosigkeit, Entscheidungslosigkeit und sprunghafte Entschluss-änderungen erkennen.	2
Wendet weniger Zeit für seine Tätigkeiten auf oder leistet weniger. Bei stationärer Behandlung Ziffer 3 ankreuzen, wenn der Patient weniger als 3 Stunden an Tätigkeiten teilnimmt. Ausgenommen Hausarbeiten auf der Station.	3
Hat wegen der jetzigen Krankheit mit der Arbeit aufgehört. Bei stationärer Behandlung ist Ziffer 4 anzukreuzen, falls der Patient an keinen Tätigkeiten teilnimmt, mit Ausnahme der Hausarbeit auf der Station, oder wenn der Patient die Hausarbeit nur unter Mithilfe leisten kann.	4

8. Depressive Hemmung (Verlangsamung von Denken und Sprache; Konzentrationsschwäche, reduzierte Motorik)

Sprache und Denken normal	0
Geringe Verlangsamung bei der Exploration	1
Deutliche Verlangsamung bei der Exploration	2
Exploration schwierig	3
Ausgeprägter Stupor	4

9. Erregung

Keine	0
Zappeligkeit	1
Spielen mit den Fingern, Haaren usw.	2
Hin- und herlaufen, nicht still sitzen können	3
Händeringen, Nägelbeißen, Haareraufen, Lippenbeißen usw.	4

10. Angst – psychisch

Keine Schwierigkeit	0
Subjektive Spannung und Reizbarkeit	1
Sorgt sich um Nichtigkeiten	2
Besorgte Grundhaltung, die sich im Gesichtsausdruck und in der Sprechweise äußert	3
Ängste werden spontan vorgebracht	4

CIPS Collegium Internationale Psychiatriae Scalarum

HAMD

Hamilton Depression Scale

11. Angst – somatisch
Körperliche Begleiterscheinungen der Angst wie:
Gastrointestinale (Mundtrockenheit, Winde, Verdauungsstörungen, Durchfall, Krämpfe, Aufstoßen) – Kardiovasculäre (Herzklopfen, Kopfschmerzen) – Respiratorische (Hyperventilation, Seufzen) – Pollakisurie – Schwitzen

Keine	0
Geringe	1
Mäßige	2
Starke	3
Extreme (Patient ist handlungsunfähig)	4

12. Körperliche Symptome – gastrointestinale

Keine	0
Appetitmangel, isst aber ohne Zuspruch. Schweregefühle im Abdomen	1
Muss zum Essen angehalten werden. Verlangt oder benötigt Abführmittel oder andere MagenDarmpräparate	2

13. Körperliche Symptome – allgemeine

Keine	0
Schweregefühl in Gliedern, Rücken oder Kopf. Rücken-, Kopf- oder Muskelschmerzen. Verlust der Tatkraft Erschöpfbarkeit	1
Bei jeder deutlichen Ausprägung eines Symptoms 2 ankreuzen	2

14. Genitalsymptome wie etwa: Libidoverlust, Menstruationsstörungen etc.

Keine	0
Geringe	1
Starke	2

15. Hypochondrie

Keine	0
Verstärkte Selbstbeobachtung (auf den Körper bezogen)	1
Ganz in Anspruch genommen durch Sorgen um die eigene Gesundheit	2
Zahlreiche Klagen, verlangt Hilfe etc.	3
Hypochondrische Wahnvorstellungen	4

16. Gewichtsverlust (entweder a oder b ankreuzen)

a. Aus Anamnese

Kein Gewichtsverlust	0
Gewichtsverlust wahrscheinlich in Zusammenhang mit jetziger Krankheit	1
Sicherer Gewichtsverlust laut Patient	2

b. Nach wöchentlichem Wiegen in der Klinik, wenn Gewichtsverlust

weniger als 0,5 kg/Woche	0
mehr als 0,5 kg/Woche	1
mehr als 1 kg/Woche	2

17. Krankheitseinsicht

Patient erkennt, dass er depressiv und krank ist	0
Räumt Krankheit ein, führt sie aber auf schlechte Ernährung, Klima, Überarbeitung, Virus, Ruhebedürfnis etc. zurück	1
Leugnet Krankheit ab	2

18. Tagesschwankungen

a. Geben Sie an, ob die Symptome schlimmer am Morgen oder am Abend sind. Sofern KEINE Tagesschwankungen auftreten, ist 0 (≙ keine Tagesschwankungen) anzukreuzen.

Keine Tagesschwankungen	0
Symptome schlimmer am Morgen	1
Symptome schlimmer am Abend	2

b. Wenn es Schwankungen gibt, geben Sie die Stärke der SCHWANKUNGEN an. Falls es KEINE gibt kreuzen Sie 0 (≙ keine) an.

Keine	0
Geringe	1
Stark	2

19. Depersonalisation, Derealisation
wie etwa: Unwirklichkeitsgefühle, nihilistische Ideen

Keine	0
Gering	1
Mäßig	2
Stark	3
Extrem (Patient ist handlungsunfähig)	4

20. Paranoide Symptome

Keine	0
Misstrauisch	1
Beziehungsideen	2
Beziehungs- und Verfolgungswahn	3
Halluzinationen mit Verfolgungsinhalten	4

21. Zwangssymptome

Keine	0
Gering	1
Stark	2

Bitte prüfen Sie, ob Sie alle Feststellungen zutreffend beantwortet haben!

HAMD-17 ☐☐ HAMD-21 ☐☐

MADRS

Montgomery **A**sberg **D**epression **S**cale

Fremdbeurteilung

Deutsche Version: Schmidtke, Fleckenstein, Moises und Beckmann (1988)
Originalversion: Montgomery und Asberg (1979)

1 Anwendungsbereich

Die MADRS ist eine Fremdbeurteilungsskala zur Einschätzung des Schweregrades einer Depression. Bei der Entwicklung der Skala stand der Aspekt der Veränderungssensitivität im Vordergrund. Als diagnostisches Instrument ist die MADRS nicht konzipiert; sie ist nicht geeignet zwischen Patienten mit unterschiedlichen psychiatrischen Diagnosen zu differenzieren, Patienten können jedoch von Gesunden getrennt werden.

Klinische Studien zur Bewertung von antidepressiven Behandlungen sind das Hauptanwendungsgebiet der Skala. Neben der noch immer dominierenden *Hamilton Depression Scale* (HAMD, siehe Seite 261 in diesem Band) gewinnt sie in diesem Bereich zunehmend an Bedeutung und wird in einschlägigen Richtlinien für Antidepressivaprüfungen als Outcomekriterium empfohlen (CPMP, 2002).

2 Aufbau und Beschreibung

Die Skala besteht aus 10 Items, die sich auf folgende Symptome beziehen:

1) Sichtbare Traurigkeit
2) Mitgeteilte Traurigkeit
3) Innere Anspannung
4) Reduzierter Schlaf
5) Reduzierter Appetit
6) Konzentrationsschwierigkeiten
7) Antriebsmangel
8) Gefühl der Gefühllosigkeit
9) Pessimistische Gedanken
10) Suizidgedanken

Die Items werden einheitlich auf einer 7-stufigen Skala (0 bis 6) hinsichtlich des Schweregrades des jeweiligen Symptoms beurteilt. Jede zweite Skalenstufe (0, 2, 4 und 6) ist sprachlich operationalisiert. Alle Items werden durch Symptombeschreibungen und Hinweise zur Exploration erläutert.

Der Summenwert über die 10 Items (Bereich: 0 bis 60 Punkte) gibt den Schweregrad der depressiven Symptomatik an.

Wegen ihrer Kürze und guten Operationalisierung gilt die MADRS als ökonomisches und vergleichsweise einfach zu handhabendes Instrument.

3 Entwicklung

Hintergrund: Mit ihrer Kritik an vorhandenen Depressionsskalen hinsichtlich ihrer mangelnden Veränderungssensitivität und den damit verbundenen unbefriedigenden Ergebnissen von Vergleichsstudien verschiedener Antidepressiva, begründen Montgomery und Asberg (1979) die Entwicklung einer neuen Skala, der MADRS. Ziel der Konstruktion war eine Skala, mit der Veränderungen unter Behandlung präzise abgebildet werden können.

Skalenkonstruktion: Die MADRS wurde aus der 65-Item *Comprehensive Psychopathological Rating Scale* (CPRS, Asberg et al., 1978) entwickelt. Auf der Grundlage der Itemscores von 54 englischen und 52 schwedischen Patienten mit Depression (diagnostische Kriterien nach Feighner et al., 1971) wurden diejenigen Items ausgewählt, die bei diesen Patienten die am häufigsten vorkommenden Symptome repräsentierten. Diese 17 Items bildeten eine Vorform der Skala, die dann an einer Teilstichprobe von 64 Patienten überprüft wurde um die Items zu ermitteln, die unter antidepressiver Behandlung die größten absoluten Veränderungen und gleichzeitig die engsten Korrelationen mit der Veränderung des 17-Item Gesamtscores zeigten. Die 10 Items, die beide Kriterien am besten erfüllten, wurden für die endgültige Skala ausgewählt.

Die deutschsprachige MADRS liegt in zwei Fassungen vor (s. unten); bei beiden handelt es sich um eng an das Original angelehnte Übersetzungen.

Versionen: Die in Schweden und England entwickelte Skala wurde im Original in Englisch publiziert (Montgomery & Asberg, 1979) und in der Folge in verschiedene Sprachen übertragen. Neben dem englischen Original und einer deutschen Version sind französische, italienische und spanische Übersetzungen in der Skalensammlung *Rating Scales for Psychiatry, European Edition* (AMDP & CIPS, 1990) wiedergegeben.

Die hier präsentierte deutschsprachige Version (übersetzt von W. Moises) ist seit 1982 in Gebrauch (Beckmann & Moises, 1982), aber erst 1988 im Wortlaut veröffentlicht worden (Schmidtke et al., 1988; s. auch AMDP & CIPS, 1990 und CIPS, 1996).

Eine weitere deutsche Übersetzung der Skala wurde von Neumann und Schulte 1988 vorgelegt und 1989 als Test veröffentlicht.

Die geringfügigen, einzelne Formulierungen betreffende, Unterschiede zwischen den beiden Fassungen dürften in der Anwendungspraxis und bei der Bewertung der Skaleneigenschaften vernachlässigbar sein.

4 Hinweise zur Anwendung

Material zur Unterstützung der Anwendung: Für die Version von Schmidtke et al. ist außer dem Dokumentationsbogen kein weiteres Testmaterial verfügbar (siehe *Bezugsquellen* im Anhang des Buches).

Die Testveröffentlichung von Neumann und Schulte beinhaltet zusätzlich noch eine kurze Skalenbeschreibung.

Voraussetzungen auf Seiten des Patienten/Probanden: Die Skala ist bei erwachsenen Patienten mit Depression anwendbar. Einschränkende Bedingungen oder besondere Voraussetzungen werden nicht genannt.

Voraussetzungen auf Seiten des Untersuchers: Nach Montgomery et al. (1978) können die Beurteilungen nicht nur von Psychiatern, sondern auch von Allgemeinmedizinern, Psychologen und geschultem Pflegepersonal vorgenommen werden. Schmidtke et al. (1988) weisen allerdings auf erhebliche Unterschiede im Urteilsverhalten von Ratern verschiedener Berufsgruppen hin. Neumann und Schulte (1988) nennen „theoretische und klinische Erfahrung“ als Voraussetzung für aussagekräftige Beurteilungen.

Ein Ratertraining ist zu empfehlen.

Bearbeitungsdauer: Hierzu werden keine Angaben gemacht. Das Patienteninterview dürfte jedoch selten mehr als 15 Minuten beanspruchen.

Zeitlicher Bezugsrahmen der Beurteilung: Ein zeitlicher Bezugsrahmen für die Beurteilung ist nicht vorgegeben, muss jedoch in jedem Falle dokumentiert und in klinischen Studien verbindlich vereinbart werden.

Durchführung: Die Beurteilung basiert auf einem Interview, das mit allgemeinen Fragen beginnen und mit spezifischen Symptomen abschließen sollte. Wenn der Patient keine ausreichenden Auskünfte geben kann, können auch andere Informationsquellen verwendet werden.

Nach Untersuchungen von Schmidtke et al. (1988) ist die MADRS sensitiv gegenüber Modifikationen des Beobachtungszeitraums und der Tageszeit der Beurteilung. Deshalb sollte bei Längsschnittuntersuchungen darauf geachtet werden, dass sowohl das Zeitintervall zwischen den Ratings als auch die Tageszeit der Untersuchung konstant bleiben.

Auswertung: Die Item-Scores werden zu einem Gesamt-Score aufaddiert. Andere Auswertungen sind nicht vorgesehen.

5 Gütekriterien

Objektivität

Die weit gehende Operationalisierung der Symptome und Skalenstufen bietet günstige Voraussetzungen für objektive Beurteilungen. Die Auswertungsobjektivität ist durch die einfache Summenbildung gewährleistet. Die Objektivität der Interpretation wird durch Cut-Off-Werte für Schweregradklassen unterstützt.

Die Beurteilerübereinstimmung (Spearman Rangkorrelationskoeffizienten) lag in der Originalstudie (Montgomery & Asberg, 1979) für verschiedene Paare von Ratern (2 englische Rater, 2 schwedische Rater, englischer vs. schwedischer Rater, Psychiater vs. Allgemeinmediziner, Psychiater vs. Pflegekraft) im Bereich von $r_S = .89$ bis .97. Etwas niedrigere, aber ebenfalls zufriedenstellende Koeffizienten ($.76 \leq r_S \leq .95$) ermittelten Davidson et al. (1986).

Für die deutsche Skala berichten Neumann und Schulte (1988) Rangkorrelationen der Beurteilerübereinstimmung (2 Ärzte, davon ein Psychiater; N = 272 depressive Patienten) von $r_S = .82$ (vor Behandlung), $r_S = .87$ (nach 14 Tagen) und $r_S = .92$ (nach 28 Tagen). Intraclass-Korrelationskoeffizienten der Beurteilerübereinstimmung werden von Maier, Philipp et al. (1988) mit ICC = .66 bis .82 angegeben, wobei ebenfalls die die höchste Übereinstimmung nach Behandlung gefunden wurde. In dieser Vergleichsstudie von drei Depressionsskalen lag die Beurteilerübereinstimmung für die MADRS im mittleren Bereich; eine geringfügig bessere wurde mit der *Bech-Rafaelsen-Melacholie-Skala* (BRMS, siehe Seite 235 in diesem Band), eine geringere mit der *Hamilton Depression Scale* (HAMD; siehe Seite 261 in diesem Band) erreicht.

Reliabilität

Interne Konsistenz: Schätzungen der internen Konsistenz (Cronbachs Alpha) einer deutschen Version der Skala liegen bei $\alpha = .86$ (Maier & Philipp, 1985). Die zufriedenstellende interne Konsistenz wird durch Trennschärfekoeffizienten (Item-Gesamtwert Korrelationen) im Bereich von $r_{it} = .52$ („Reduzierter Schlaf") bis $r_{it} = .75$ („Mitgeteilte Traurigkeit" und „Gefühl der Gefühllosigkeit") bestätigt (Neumann & Schulte, 1988).

Retest-Reliabilität: Hierzu liegen keine Angaben vor.

Validität

Inhaltliche Validität/Konstruktvalidität: Die Kernsymptome der Depression werden durch die Items der Skala abgedeckt; sie kann daher als inhaltsvalide gelten. Darüber hinaus entspricht die MADRS mit ihren Iteminhalten weit gehend den DSM-IV-Kriterien einer Major Depression; mit Ausnahme von psychomotorischer Verlangsamung und Müdigkeit sind alle Kriteriensymptome in der Skala repräsentiert.

Faktorenanalysen an Stichproben depressiver Patienten weisen auf eine mehrdimensionale Struktur der Skala hin. Die Ergebnisse von Neumann und Schulte (1988) legen eine 2-dimensionale Struktur der deutschen Skala nahe; für das englische Original werden ebenfalls eine 2-faktorielle (Hammond, 1998), aber auch eine 4-faktorielle Lösung (Craighead & Evans, 1996) berichtet.

Auch in probabilistischen Testanalysen nach dem Rasch-Modell konnte die Annahme der Eindimensionalität nicht bestätigt werden (Maier, Philipp et al., 1988). Lediglich in einer Studie von Bech et al. (2002) wurde mit der Methode der Mokken-Skalenanalyse (Mokken, 1971), die dem Konstrukt des Schweregrades gemäße Eindimensionalität belegt.

Konvergente Validität: Enge korrelative Zusammenhänge zwischen der deutschsprachigen MADRS und anderen Fremdbeurteilungsskalen der Depression sprechen für die konvergente Validität der Skala: Schmidtke et al. (1988) berichten mittlere quer- und längsschnittliche Korrelationen (R- und P-Technik nach Cattell, 1957) zur HAMD (21 Patienten, Messzeitpunkte während 28-tägiger antidepressiver Behandlung) von $r_M = .85$ (gemittelt über Zeitpunkte) und $r_{PM} = .94$ (gemittelt über Patienten). Neumann und Schulte (1988) ermittelten Korrelationen zur HAMD (21-Item Version) von r = .72 bis .92 (r = .83–.87 für Differenzen zum Ausgangswert); die von Maier, Heuser et al. (1988) gefundenen Korrelationen mit der HAMD-21 lagen bei r = .83, mit der HAMD- 17 bei r = .85 und mit der BRMS bei r = .89.

In beiden Untersuchungen wurden auch Korrelationen zu einem Globalurteil des Schweregrades der Erkrankung bestimmt: r = .67 (Neumann & Schulte), r = .71 (Maier, Heuser et al.).

Diskriminante Validität: Als Hinweise für diskriminante Validität können die nur gering bis mäßig ausgeprägten Korrelationen zu Maßen der Angst und der Schizophrenie gelten: r = .42 mit der *Covi Anxiety Scale* bei depressiven Patienten (Maier, Heuser et al., 1988), r = .29 bis .51 mit faktorenalytisch ermittelten Komponenten der *Positive and Negative Syndrome Scale* (PANSS, siehe Seite 165 in diesem Band) bei schizophrenen Patienten (Wolthaus et al., 2000). Die Korrelation zur Depressionskomponente der PANSS lag mit r = .87 im Bereich der Korrelationen mit anderen Depressionsskalen (s. oben).

Behandlungssensitivität: Die Behandlungssensitivität der MADRS wurde in Studien mit unterschiedlichen Antidepressiva bestätigt (Montgomery et al., 1985). Dabei wurden im Placebo-Vergleich mit der MADRS i. a. Effektstärken erzielt, die denen der HAMD (17-Item-Version) entsprechen (Khan et al. 2002) oder diese geringfügig übertreffen (Bech et al., 2002; Calabrese et al., 1999).

6 Normen, Cut-Off-Werte

Normen liegen nicht vor.

Neumann und Schulte (1988) schlagen eine Schweregradklassifikation der MADRS-Scores vor und geben zum Vergleich die entsprechen HAMD-Scores (17-Item Version) an:

Schweregrad	MADRS	HAMD-17
Geheilt:	0–12	0–8
Leicht:	13–21	9–16
Mäßig:	22–28	17–24
Schwer:	29–60	25–52

Nach Schmidtke et al. (1988) ist der MADRS-Skalenwert unabhängig vom Alter und vom Geschlecht.

7 Exemplarische Daten

Tabelle 1 zeigt vergleichend Veränderungen in der MADRS und in der HAMD-17 nach Behandlung von Patienten mit bipolarer Depression während einer depressiven Episode mit einer stimmungs-stabilisierenden (anti-epileptischen) Substanz. Im Placebo-Vergleich stellten sich die Behandlungseffekte in der MADRS geringfügig besser dar als in der HAMD-17. Die Daten entstammen einer multizentrischen, randomisierten Doppelblindstudie.

Die in Tabelle 2 dargestellten Daten aus einer multizentrischen, randomisierten Doppelblind-Studie zeigen einen statistisch äquivalenten Behandlungseffekt im MADRS-Score nach 6-wöchiger ambulanter Therapie mit Paroxetin oder Maprotilin. Die auf den Ausgangswert bezogenen relativen Verbesserungen im Mittelwert liegen nach beiden Behandlungen deutlich über der 50 %-Schwelle, die in Antidepressivastudien üblicherweise als Erfolgskriterium gilt (Angst et al., 1989). In der parallel angewandten BRMS stellten sich die Behandlungseffekte etwas schwächer dar (s. BRMS-Tabelle 1).

MADRS – Tabelle 1: MADRS- und HAMD-17-Scores von Patienten mit bipolarer Störung (Typ I) während einer Episode einer Major Depression (nach DSM-IV-Kriterien, HAMD-17 ≥ 18) vor Behandlung und Veränderungen nach 7-wöchiger ambulanter Behandlung mit Lamotrigin 50 mg oder 200 mg pro Tag oder Placebo. Dargestellt sind Mittelwerte (M), Standardabweichungen (SD) und prozentuale Verbesserungen relativ zum Ausgangswert. (Datenquelle: Calabrese et al., 1999)

Score	Placebo (N = 65)			Lamotrigin 50 mg/d (N = 64)			Lamotrigin 200 mg/d (N = 63)		
	M	(SD)	Diff. %	M	(SD)	Diff. %	M	(SD)	Diff. %
MADRS									
Ausgangswert	28.9	(5.9)		28.0	(6.5)		28.9	(6.5)	
Diff. Woche 7	–7.8	(10.4)	27.0	–11.2	(12.6)	40.0	–13.3	(11.4)	46.0
HAMD-17									
Ausgangswert	24.3	(3.9)		23.7	(4.4)		23.8	(3.9)	
Diff. Woche 7	–7.8	(7.9)	32.1	–9.3	(8.9)	39.2	–10.5	(8.1)	44.1

Prozentwerte errechnet vom Bearbeiter (GW) dieses Buches

MADRS – Tabelle 2: MADRS-Scores von Patienten mit Major oder Minor Depression (nach Research Diagnostic Criteria, RDC) vor und nach 6-wöchiger ambulanter Behandlung mit Paroxetin oder Maprotilin. Dargestellt sind Mittelwerte (M), Standardabweichungen (SD) und prozentuale Verbesserungen relativ zum Ausgangswert. (Datenquelle: Szegedi et al., 1997)

Score	Paroxetin (N = 271)			Maprotilin (N = 273)		
	M	(SD)	Reduktion %	M	(SD)	Reduktion %
Ausgangswert	22.5	(7.5)		22.7	(7.9)	
Woche 6	4.9	(6.6)	78.2	5.5	(7.1)	75.7

Prozentwerte errechnet vom Bearbeiter (GW) dieses Buches

8 Literatur

AMDP & CIPS (Eds.). (1990). Rating scales for psychiatry. European Edition. Weinheim: Beltz Test.

Angst, J., Bech, P., Boyer, P., Bruinvels, J., Engel, R., Helmchen, H., Hippius, H., Lingjaerde, O., Racagni, G., Saletu, B., Sedvall, G., Silverstone, J. T., Stefanis, C. N., Stoll, K. & Woggon, B. (1989). Consensus Conference on the Methodology of Clinical Trials of Antidepressants, Zurich, march 1988: Report of the Consensus Committee. Pharmacopsychiatry, 22, 3–7.

Asberg, M., Montgomery, S. A., Perris, C., Schalling, D. & Sedvall, G. (1978). A comprehensive Psychopathological Rating Scale. Acta Psychiatrica Scandinavica, Suppl. 271, 5–25.

Bech, P., Tanghöj, P., Andersen, H. F. & Overö, K. (2002). Citalopram dose-response revisited using an alternative psychometric approach to evaluate clinical effects of four fixed citalopram doses compared to placebo in patients with major depression. Psychopharmacology, 163, 20–25.

Beckmann, H. & Moises, W. (1982). The cholinergic biperiden in depression. Archiv für Psychiatrie und Nervenkrankheiten, 231, 213–220.

Calabrese, J. R., Bowden, C. L., Sachs, G. S., Ascher, J. A., Monoghan, E., Rudd, G. D., for the Lamictal 602 Study Group. (1999). A double-blind placebo-controlled study of lamotrigine monotherapy in outpatients with bipolar I depression. Journal of Clinical Psychiatry, 60, 79–88.

Cattell, R. B. (1957). Personality and motivation: Structure and measurement. New York: World Book.

CIPS (Hrsg.). (1996). Internationale Skalen für Psychiatrie (4., überarbeitete und erweiterte Auflage). Göttingen: Beltz Test.

CPMP (2002). Note for guidance on clinical investigation of medicinal products in the treatment of depression. London: The European Agency for the Evaluation of Medicinal Products.

Craighead, W. E. & Evans, D. D. (1996). Factor analysis of the Montgomery-Asberg depression rating scale. Depression, 4, 31–33.

D R. & Graves, K. (1986). The Montgomery-Asberg depression rating scale: reliability and validity. Acta Psychiatrica Scandinavica 73, 544–548.

Feighner, J. P., Robins, E., Guze, S. B., Woodruff, R. A., Winokur, G. & Munoz, R. (1972). Diagnostic criteria for use in psychiatric research. Archives of General Psychiatry, 26, 57–63.

Hammond, M. F. (1998). Rating depression severity in the elderly physically ill patient: Reliability and factor structure of the Hamilton and the Montgomery-Asberg Depression Scales. International Journal of Geriatric Psychiatry, 13, 257–261.

Khan, A., Khan, S. R., Shankles, E. B. & Polissar, N. L. (2002). Relative sensitivity of the Montgomery-Asberg Depression Rating Scale, the Hamilton Depression rating scale and the Clinical Global Impressions rating scale in antidepressant clinical trials. International Clinical Psychopharmacology, 17, 281–285.

Maier, W., Heuser, I., Philipp, M., Frommberger, U. & Demuth, W. (1988). Improving depression severity assessment – II. Content, concurrent and external validity of three observer depression scales. Journal of Psychiatric Research, 22, 13–19.

Maier, W. & Philipp, M. (1985). Comparative analysis of observer rating scales. Acta Psychiatrica Scandinavica, 72, 239–245.

Maier, W., Philipp, M., Heuser, I., Schlegel, S., Buller, R. & Wetzel, H. (1988). Improving depression severity assessment – I. Reliability, internal validity and sensitivity to change of three observer depression scales. Journal of Psychiatric Research, 22, 3–12.

Mokken, R. J. (1971). A theory and procedure of scale analysis. Paris: Mouton.

Montgomery, S. A. & Asberg, M. (1979). A new depression rating scale designed to be sensitive to change. British Journal of Psychiatry, 134, 382–389.

Montgomery, S. A., Asberg, M., Jörnestedt, L., Thoren, P. Träskman, L., McAuley, R., Montgomery, D. & Shaw, P. (1978). Reliability of the CPRS between the disciplines of psychiatry, general practice, nursing and psychology. Acta Psychiatrica Scandinavica, Suppl. 272, 29–32.

Montgomery, S. A., Smeyatsky, N., de Ruiter, M. & Montgomery, D. B. (1985). Profiles of antidepressant activity with the Montgomery-Asberg depression rating scale. Acta Psychiatrica Scandinavica, 72 (Suppl. 320), 38–42.

Neumann, N.-U. & Schulte, R.-M. (1988). Montgomery - Asberg - Depressions - Rating - Skala. Bestimmung der Validität und Interrater-Reliabilität der deutschen Fassung. psycho, 14, 911–924.

Neumann, N.-U. & Schulte, R.-M. (1989). MADR-Skala zur psychometrischen Beurteilung depressiver Symptome. Erlangen: Perimed.

Schmidtke, A., Fleckenstein, P., Moises, W. & Beckmann, H. (1988). Untersuchungen zur Reliabilität und Validität einer deutschen Version der Montgomery-Asberg Depression Rating Scale (MADRS). Schweizer Archiv für Neurologie und Psychiatrie, 139, 51–65.

Szegedi, A., Wetzel, H., Angersbach, D., Dunbar, G. C., Schwarze, H., Philipp, M. & Benkert, O. (1997). A double-blind study comparing paroxetine and maprotiline in depressed outpatients. Pharmacopsychiatry, 30, 97–105.

Wolthaus, J. E. D., Dingemans, P. M. A. J., Schene, A. H., Linszen, D. H., Knetgering, H., Holthausen, E. A. E., Cahn, W. & Hijman, R. (2000). Component structure of the Positive And Negative Syndrome Scale (PANSS) in patients with recent onset schizophrenia and spectrum disorders. Pschopharmacology, 150, 399–403.

CIPS Collegium Internationale Psychiatriae Scalarum

MADRS

Montgomery Asberg Depression Scale

Anleitung
Die Bewertung sollte nach einem Interview durchgeführt werden, das von mehr allgemeinen Fragen ausgeht und zu detaillierten Symptomen führt, um eine genaue Bewertung des Schweregrades zu erreichen. Der Untersucher muss sich entscheiden, ob seine Beurteilung mit der genauen Beschreibung der Stufen 0, 2, 4, 6 übereinstimmt oder dazwischen liegt (1, 3, 5) Depressive Patienten, die nicht nach den folgenden 10 Items beurteilt werden können, sind extrem selten! Wenn vom Patienten selbst keine genauen Antworten zu erhalten sind, sollte sich die Beurteilung auf alle relevanten Anhaltspunkte und Informationen aus anderen Quellen in Übereinstimmung mit der üblichen klinischen Erfahrung stützen.

1. Sichtbare Traurigkeit
Dieses Item beinhaltet die sich in Sprache, Mimik und Haltung ausdrückende Mutlosigkeit, Niedergeschlagenheit und Verzweiflung.

[0] Keine Traurigkeit.
[1]
[2] Sieht niedergeschlagen aus, ist aber ohne Schwierigkeiten aufzuheitern.
[3]
[4] Wirkt die meiste Zeit über traurig und unglücklich.
[5]
[6] Sieht die ganze Zeit über traurig und unglücklich aus. Extreme Niedergeschlagenheit.

2. Berichtete Traurigkeit
Beinhaltet die vom Patienten berichtete traurige Stimmung, gleichgültig ob sich diese sichtbar ausdrückt oder nicht, einschließlich Entmutigung, Niedergeschlagenheit, dem Gefühl der Hilflosigkeit und Hoffnungslosigkeit. Bewerten Sie nach Stärke, Dauer und dem Ausmaß der Stimmungsbeeinflussbarkeit durch äußere Ereignisse.

[0] Vorübergehende Traurigkeit je nach den Umständen.
[1]
[2] Traurig oder mutlos, jedoch ohne Schwierigkeiten aufzuheitern.
[3]
[4] Intensives Gefühl der Traurigkeit und Hoffnungslosigkeit. Die Stimmung ist jedoch immer noch durch äußere Umstände beeinflussbar.
[5]
[6] Andauernde oder unveränderliche Traurigkeit, Mutlosigkeit oder Hoffnungslosigkeit.

3. Innere Spannung
Beinhaltet sowohl ein schwerdefinierbares Gefühl von Missbehagen als auch Gereiztheit, Unruhe, innere Erregung bis hin zu Angst und Panik. Bewerten Sie nach Stärke, Häufigkeit, Dauer und dem Ausmaß, in dem Beruhigung gesucht wird.

[0] Leicht. Nur vorübergehende innere Spannung.
[1]
[2] Gelegentlich Gefühl von Missbehagen und Gereiztheit.
[3]
[4] Anhaltendes Gefühl innerer Spannung oder Erregung. Kurzzeitige Panikanfälle, die der Patient nur mit Mühe beherrscht.
[5]
[6] Nicht beherrschbare Angst oder Erregung. Überwältigende Panik.

4. Schlaflosigkeit
Beinhaltet die subjektive Erfahrung verminderter Schlafdauer oder -tiefe, verglichen mit dem vorher normalen Schlafverhalten.

[0] Schläft wie gewöhnlich.
[1]
[2] Leichte Schwierigkeiten einzuschlafen. Oberflächlicher, unruhiger Schlaf. Geringfügig verkürzte Schlafdauer.
[3]
[4] Schlaf mindestens 2 Stunden verkürzt oder unterbrochen.
[5]
[6] Weniger als 2 bis 3 Stunden Schlaf.

CIPS Collegium Internationale Psychiatriae Scalarum

MADRS

Montgomery Asberg Depression Scale

5. Appetitverlust
Beinhaltet das Gefühl der Abnahme des Appetits, verglichen mit dem vorherigen normalen Zustand. Bewerten Sie nach Stärke des Appetitverlusts oder dem zum Essen benötigten Zwang.

[0] Normaler oder verstärkter Appetit.
[1]
[2] Geringfügige Appetitminderung.
[3]
[4] Kein Appetit. Nahrung wie ohne Geschmack.
[5]
[6] Nur mit Uberredung zum Essen zu bewegen.

6. Konzentrationsschwierigkeiten
Beinhaltet Schwierigkeiten der Konzentration, angefangen vom einfachen Sammeln der eigenen Gedanken bis zum völligen Verlust der Konzentrationsfähigkeit. Bewerten Sie nach Stärke, Häufigkeit und Ausmaß der Unfähigkeit zur Konzentration.

[0] Keine Konzentrationsschwierigkeiten.
[1]
[2] Gelegentliche Schwierigkeiten die eigenen Gedanken zu sammeln.
[3]
[4] Schwierigkeiten sich zu konzentrieren und einen Gedanken festzuhalten.
[5]
[6] Nicht in der Lage ohne Schwierigkeiten zu lesen oder ein Gespräch zu führen.

7. Untätigkeit
Beinhaltet Schwierigkeiten „In Schwung zu kommen" oder Verlangsamung bei Beginn oder Durchführung der täglichen Arbeiten.

[0] Nahezu keine Schwierigkeiten „In Schwung zu kommen". Keine Trägheit.
[1]
[2] Schwierigkeiten, aktiv zu werden.
[3]
[4] Schwierigkeiten einfache Routinetätigkeiten in Angriff zu nehmen, Ausführung nur mit Mühe.
[5]
[6] Vollständige Untätigkeit. Unfähig ohne Hilfe etwas zu tun.

8. Gefühllosigkeit
Beinhaltet das subjektive Empfinden des verminderten Interesses für die Umgebung oder Aktivitäten, die vorher Freude bereiteten.

[0] Normales Interesse für Umgebung oder für andere Menschen.
[1]
[2] Vermindertes Interesse für Aktivitäten, die vorher Freude bereiteten.
[3]
[4] Verlust des Interesses für die Umgebung. Verlust der Gefühle für Freunde und Angehörige.
[5]
[6] Die Erfahrung der Gefühllosigkeit. Unfähig Ärger, Trauer oder Freude zu empfinden. Vollständiger oder schmerzhaft empfundener Verlust des Gefühls für nahe Vervandte und Freunde.

9. Pessimistische Gedanken
Beinhaltet Schuldgefühle, Minderwertigkeitsgefühle, Selbstvorwürfe, Versündigungsideen, Reuegefühle und Verarmungsideen.

[0] Keine pessimistischen Gedanken.
[1]
[2] Zeitweise Gedanken „versagt zu haben", Selbstvorwürfe und Selbsterniedrigungen.
[3]
[4] Beständige Selbstanklagen. Eindeutige, aber logisch noch haltbare Schuid- und Versündigungsideen. Zunehmend pessimistisch in bezug auf die Zukunft.
[5]
[6] Verarmungswahn, Reuegefühl nicht wiedergutzumachende Sünden und Schuid. Selbstanklagen, die logisch absurd, jedoch unkorrigierbar sind.

10. Selbstmordgedanken
Beinhaltet das Gefühl, das Leben sei nicht mehr lebenswert, der natürliche Tod sei eine Erlösung, Selbstmordgedanken und Vorbereitung zum Selbstmord. Selbstmordversuche sollten die Bewertung nicht direkt beeinflussen.

[0] Freude am Leben oder die Ansicht, dass man im Leben die Dinge nehmen muss, wie sie kommen.
[1]
[2] Lebensmüde. Nur zeitweise Selbstmordgedanken.
[3]
[4] Lieber tot. Selbstmordgedanken sind häufig. Selbstmord wird als möglicher Ausweg angesehen, jedoch keine genauen Pläne oder Absichten.
[5]
[6] Deutliche Selbstmordpläne und -absichten, falls sich eine Gelegenheit bietet. Aktive Vorbereitung zum Selbstmord.

Gesamtwert [ ][ ]

Angst- und Zwangsstörungen

HAMA

Hamilton **A**nxiety Scale

Fremdbeurteilung

Deutsche Version: CIPS (1977)
Originalversion: Hamilton (1959)

1 Anwendungsbereich

Die HAMA (im englischen Sprachraum HARS für *Hamilton Anxiety Rating Scale* oder HAS für *Hamilton Anxiety Scale*) dient der Beurteilung des Schweregrades der Angst unabhängig von der Ätiologie, bei Patienten, für die bereits eine Diagnose aus dem Bereich der Angststörungen („neurotische Angstzustände"; Hamilton 1959) gestellt wurde. Die HAMA ist kein Diagnoseinstrument; sie differenziert nicht zwischen verschiedenen Angststörungen. Zur Verlaufsbeschreibung ist die Skala geeignet. Sie wird weltweit zur Überprüfung der Wirksamkeit von anxiolytisch wirkenden Psychopharmaka eingesetzt, so dass sich ihre Verwendung hier schon aus Gründen der Vergleichbarkeit empfiehlt (Angst et al., 1993).

Obwohl hierfür nicht konzipiert, findet die Skala Anwendung bei anderen psychischen Störungen, bei denen das Phänomen Angst begleitend auftritt (zum Beispiel Substanzabhängigkeiten, Somatoformen Störungen, Depressionen).

2 Aufbau und Beschreibung

Die 14 Items der HAMA beziehen sich auf 7 psychische und 7 somatische Angstsymptome, die jeweils durch einen umfassenden Begriff (z. B. „ängstliche Stimmung") und durch eine Reihe von exemplarischen Angstsymptomen (z. B. „Sorgen", „Erwartung des Schlimmsten" etc.) gekennzeichnet werden.

Die Items werden einheitlich auf einer 5-stufigen Schweregradskala beurteilt, wobei 0 „nicht vorhanden", 1 „gering", 2 „mäßig", 3 „stark" und 4 „sehr stark" bedeutet. Die zu den Items angegebenen Einzelsymptome sollen dem Untersucher als Anhaltspunkte für die zu beurteilenden Phänomene dienen. Hinweise zur Operationalisierung der Schweregradeinstufung werden nicht gegeben.

Die Beurteilungen beruhen auf einem klinischen Interview mit dem Patienten, in dem die einzelnen Symptomkomplexe exploriert werden, ausgenommen Item 14, das sich auf beobachtete Verhaltenssymptome während der Befragung stützt.

Die Itemurteile werden additiv zusammengefasst zu einem Gesamtwert (Bereich: 0 bis 56 Punkte), der als globales Maß des Schweregrades der Angst interpretiert werden kann.

3 Entwicklung

Hintergrund: Das Verfahren wurde von Hamilton als Forschungsinstrument zur quantitativen Charakterisierung von Patientengruppen und zur Verwendung in Therapiestudien konzipiert. Die HAMA gehört zu den Verfahren der 1. Generation, die speziell für die Therapieevaluation bei psychiatrischer Störungen entwickelt wurden.

Skalenkonstruktion: Hierzu wurde eine Reihe von Symptomen, die im Zusammenhang mit Angstzuständen zu beobachten sind, gesammelt und gemäß klinischer Erfahrung gruppiert. Durch Zusammenfassung bzw. Aufspaltung von Symptomgruppen (15 Symptomgruppen zusammengefasst zu 13 oder 14 Items; Hamilton, 1959, 1969) und unterschiedliche Skalierungsvarianten (5 bzw. 6 Stufen) kamen verschiedene Skalenversionen in Gebrauch, deren Entstehung nur unzureichend dokumentiert ist. Die deutsche Version basiert auf der 14-Item-Skala (Hamilton, 1969) und nutzt die ursprüngliche 5-stufige Skalierung (Hamilton, 1959).

Versionen: Die Skala liegt in zahlreichen Sprachversionen vor, davon sind 5 (deutsch, englisch, französisch, italienisch, spanisch) in der Skalensammlung *Rating Scales for Psychiatry, European Edition* (AMDP & CIPS, 1990) abgedruckt.

Von den ebenfalls zahlreichen Abkömmlingen der HAMA ist die *Clinical Anxiety Scale* (CAS) (Snaith et al., 1982) eine der gebräuchlichsten. Die CAS stellt eine auf 6 Items verkürzte Version der HAMA dar, bei der nur noch die Einzelsymptome 1. Besorgtheit, 2. psychische Anspannung, 3. Fähigkeit, sich zu entspannen, 4. Schreckreaktion, 5. Zukunftssorgen und 6. Ruhelosigkeit (alle aus den beiden ersten psychischen Symptomgruppen der HAMA) skaliert werden. Für die CAS existieren explizite Kodierungshinweise.

Daten zu einer englischen Computerversion *(Interactive Voice Response System)* der HAMA wurden von Kobak et al. (1999) veröffentlicht. Informationen hierzu findet man auch unter folgender Internetadresse: http://www.healthtechsys.com.

Beide Verfahren (CAS und Computerversion der HAMA) stehen bisher noch nicht in deutscher Sprache zur Verfügung.

4 Hinweise zur Anwendung

Material zur Unterstützung der Anwendung: Dokumentationsbogen (siehe *Bezugsquellen* im Anhang des Buches). Veröffentlichte Interviewleitfäden zur Standardisierung der Informationsgewinnung liegen in englischer Sprache vor (Bruss et al., 1994; Williams, 1996).

Voraussetzungen auf Seiten des Patienten/Probanden: Jugendliche und erwachsene Patienten mit einer Diagnose aus dem Bereich der Angststörungen. Bei älteren Patienten ist die HAMA wegen ihrer starken Gewichtung körperlicher Symptome nur bedingt zur Beurteilung der Angstsymptomik geeignet.

Voraussetzungen auf Seiten des Untersuchers: Als Anwender kommen geschulte Beurteiler (Psychiater, Psychologen) in Frage. Wird das Verfahren für klinische Studien eingesetzt, wird ein vorgeschaltetes standardisiertes Rater-Training dringend empfohlen.

Bearbeitungsdauer: Die Grundlage für die Beurteilung ist ein zeitlich nicht limitiertes Interview, das i. a. etwa 30 Minuten dauert.

Zeitlicher Bezugsrahmen der Beurteilung: Die der Beurteilung der Symptomausprägung zu Grunde zu legende Zeitspanne sollte möglichst die Woche vor dem Interview mit berücksichtigen.

Durchführung: Es ist zu empfehlen, das klinische Interview gestützt auf einen Leitfaden durchzuführen.

Auswertung: Die Ausprägung der somatischen und der psychischen Angstsymptomatik kann jeweils getrennt berechnet werden.

Die Summe der Items 7, 8, 9, 10, 11, 12, 13 bildet den Wert 1 (Somatische Angst), die Summe der Items 1, 2, 3, 4, 5, 6, 14 den Wert 2 (Psychische Angst).

Der Gesamtwert (Wert 3) ergibt sich aus der Summe von Wert 1 und Wert 2.

5 Gütekriterien

Objektivität

Fehlende Ankerpunkte der Skalierung und nicht scharf eingegrenzte Iteminhalte lassen dem Untersucher bei Informationserhebung und Beurteilung großen Spielraum. Die Objektivität der Durchführung und der Beurteilung können durch Strukturierung des Interviews (Leitfaden) und standardisierte Schulung der Beurteiler erhöht werden.

Hamilton (1976) gibt für die Interrater-Reliabilität der englischen Version einen Korrelationskoeffizienten von r = .89 an (nach z-Transformation der gewichteten Mittelwerte der Korrelation von drei erfahrenen Beurteilern). Bruss et al. (1994) berichten Korrelationskoeffizienten von r = .74 bis .96 für die Übereinstimmung von Beurteilern nach sorgfältiger Ausbildung.

Reliabilität

Interne Konsistenz: Die interne Konsistenz der deutschen Version wird von Beneke (1987) mit r = .83 (Spearman-Brown) bzw. r = .87 (Flanagan) angegeben.

Retest-Reliabilität: Für die englische Version werden sehr gute bis mäßige Stabilitätskoeffizienten angegeben: r_{tt} = .96 über 1 Tag und 1 Woche, r_{tt} = .64 über 1 Jahr (Bruss et al., 1994; Clark & Donovan, 1994).

Validität

Inhaltliche Validität/Konstruktvalidität: Die 14 Symptomgruppen bilden ein breites Spektrum von Angstsymptomen ab, wobei allerdings somatische Symptome und Symptome der autonomen Aktiviertheit im Vergleich zu den Kernsymptomen der psychischen Angst „Besorgtheit" und „Spannung" übergewichtet erscheinen.

Die Faktorenanalyse von Hamilton (1969) ergab drei Faktoren, die man nach den jeweils höchsten Ladungen als „emotionale Erregung" (Spannung), „Besorgtheit" (Ängstliche Stimmung) und „Furcht" (Furcht) bezeichnen kann. Damit sind einmal die beiden klassischen Komponenten des Angstzustands, Emotionalität und Besorgtheit, und zusätzlich die Furcht erfasst. Letztere korreliert allerdings meistens nicht mit den beiden ersten Komponenten (Becker, 1982; Hodapp, 1991; Laux & Glanzmann, 1996).

Eine Faktorenanalyse von Beneke (1987) ergab neben dem Faktor psychische Angst zwei somatische Faktoren, nämlich kardiovaskuläre/respiratorische Symptome (2 Symptomgruppen) und gastro-intestinale / uro-genitale / neurovegetative Symptome (5 Symptomgruppen). Die Daten wurden von Patienten (N = 3.980) bei der Aufnahme erhoben; sie sind nicht krankheitsspezifisch.

Konvergente Validität: Die vorliegenden Validitätsangaben weisen mäßige bis enge Zusammenhänge mit konstruktverwandten Maßen auf, z. B. Korrelationen $.49 \leq r \leq .81$ mit einem globalen Angstmaß (Snaith et al., 1982), von $.36 \leq r \leq .94$ mit einer anderen Angstskala (Wang et al., 1976) und von $.31 \leq r \leq .61$ mit dem Neurotizimus-Wert des *Eysenck Personality Inventory* (Bianchi & Fergusson, 1977) auf.

Maier et al. (1988) berichten folgende Korrelationen mit der *Covi Anxiety Scale* (Covi et al., 1979): r = .56 bei Panikpatienten; r = .75 bei Patienten mit Major Depression.

Diskriminante Validität: Hohe Korrelationen der HAMA von $.62 \leq r \leq .73$ mit der HAMD (siehe Seite 261 in diesem Band) weisen auf geringe diskriminative Validität in Bezug auf Depressivität hin (Clark & Donovan, 1994, Riskind et al., 1987). Dies wird durch den hohen Anteil an überlappenden Symptomgruppen, die in beiden Skalen thematisiert werden, verständlich.

Behandlungssensitivität: In einer Vielzahl von klinischen Studien hat sich die HAMA als behandlungssensitiv erwiesen (s. z. B. Tabelle 2).

6 Normen, Cut-Off-Werte

Weder für das englische Original, noch für die deutsche Version existieren Normen auf der Grundlage von Eichstichproben. Doch liegen Vergleichsdaten von unterschiedlichen Stichproben und aus zahlreichen Studien vor (z. B. Tabellen 1 und 2).

Für die englische Originalskala gelten Werte größer als 13 i. a. als Hinweis auf klinisch bedeutsame Angst (Kobak et al. 1993). Rickels und Rynn (2001) berichten, dass die Cut-Off-Werte in psychotherapeutischen Studien in der Regel > 14 Punkte und in psychopharmakologischen Untersuchungen dagegen > 19 Punkte betragen.

7 Exemplarische Daten

HAMA – Tabelle 1: HAMA-Gesamtwerte für Männer und Frauen verschiedener klinischer Untergruppen (nach ICD-9) im Rahmen einer Anwendungsbeobachtung an 4.184 ambulanten Patienten erhoben. Dargestellt sind Mittelwerte (M) und Standardabweichungen (SD) der deutschen HAMA. (Datenquelle: Beneke, 1987)

Diagnosegruppe	Mittleres Alter (Männer und Frauen)	Männer			Frauen		
		N	M	(SD)	N	M	(SD)
Organic disorders	50.5	430	23.1	(7.9)	675	25.1	(8.6)
Organic cerebral disorders	62.5	48	26.9	(6.3)	73	27.8	(8.2)
Endogenous depression	47.3	92	26.7	(8.4)	219	26.8	(7.8)
Involutional depression	66.5	38	26.7	(7.0)	187	28.3	(7.8)
Neurotic depression	47.5	265	27.6	(8.5)	574	27.5	(8.3)
Psychosomatic disorders	43.2	347	23.2	(7.1)	616	25.5	(8.1)
Anxiety neurosis	39.7	117	26.4	(8.5)	214	25.8	(8.4)
Schizophrenic psychoses	42.4	33	27.5	(9.9)	65	27.6	(8.9)
Neuroses	35.7	62	24.6	(8.4)	84	25.6	(8.2)

HAMA – Tabelle 2: HAMA-Skalenwerte aus einer klinischen Studie mit 307 Patienten mit Generalisierter Angststörung nach DSM-III vor und nach einer 28-tägigen Behandlung mit Opipramol, Alprazolam oder Placebo. Die Wirkung der beiden aktiven Substanzen war der des Placebo überlegen. Dargestellt sind Mittelwerte (M) und Standardabweichungen (SD). (Datenquelle: Möller et al., 2001)

HAMA-Skala	Opipramol (N = 100)		Alprazolam (N = 102)		Placebo (N = 105)	
	M	(SD)	M	(SD)	M	(SD)
Gesamt						
Ausgangswert	27.7	(7.4)	27.9	(7.6)	29.3	(7.0)
Tag 28	13.1	(7.7)	12.6	(7.5)	16.2	(8.7)
Psychisch						
Ausgangswert	14.6	(3.7)	14.6	(3.7)	14.9	(3.8)
Tag 28	7.0	(4.6)	6.6	(4.2)	8.5	(4.2)
Somatisch						
Ausgangswert	13.1	(4.8)	13.2	(5.0)	14.4	(4.3)
Tag 28	6.1	(3.8)	6.0	(4.1)	7.7	(4.6)

8 Literatur

AMDP & CIPS (Eds.). (1990). Rating scales for psychiatry: European edition. Weinheim: Beltz Test.

Angst, J., Ansseau, M., Bech, P., Engel, R. R., Hippius, H., Lader, M., Lecrubier, Y., Lingjaerde, O., Paes de Sousa, M., Rossi, A., Rüther, E., Saletu, B., Stefanis, C. N., Stoll, K. D., Westenberg, H. G. M. & Woggon, B. (1993). Report on the Fourth Consensus Conference on the Methodology of Clinical Trials with Anxiolytic Drugs. Pharmacopsychiatry, 26, 1–5.

Becker, P. (1982). Interaktions-Angst-Fragebogen. Weinheim: Beltz.

Beneke, M. (1987). Methodological investigation of the Hamilton Anxiety Scale. Pharmacopsychiatry, 20, 249–255.

Bianchi, G. N. & Fergusson, D. H. (1977). The effect of mental state on EPI scores. British Journal of Psychiatry, 131, 306–309.

Bruss, G. S., Gruenberg, A. M., Goldstein, R. D. & Barber, J. P. (1994). Hamilton Anxiety Rating Scale Interview: Joint interview and test-retest methods for interrater reliability. Psychiatry Research, 53, 191–202.

CIPS (Hrsg.). (1977). Internationale Skalen für Psychiatrie. Weinheim: Beltz Test.

Clark, D. B. & Donovan, J. E. (1994). Reliability and validity of the Hamilton Anxiety Rating Scale in an adolescent sample. Journal of the American Academy of Child and Adolescent Psychiatry, 33, 354–360.

Covi, L., Lipman, R. S., McNair, D. M. & Czerlinsky, T. (1979). Symptomatic volunteers in multicenter drug trials. Prog. Neuro-Psychopharmacology, 3, 521–533

Hamilton, M. (1959). The assessment of anxiety states by rating. British Journal Medical Psychology, 32, 50–55.

Hamilton, M. (1969). Diagnosis and rating of anxiety. In: M. H. Lader (Ed.). Studies of anxiety. British Journal of Psychiatry, Special Publication 3, 76–79.

Hamilton, M. (1976). HAMA – Hamilton Anxiety Scale. In W. Guy (Ed.), ECDEU assessment manual for psychopharmacology. rev. ed. Rockville, MD: National Institute of Mental Health.

Hodapp, V. (1991). Das Prüfungsänsgtlichkeitsinventar TAI-G: Eine erweiterte und modifizierte Version mit vier Komponenten. Zeitschrift für Pädagogische Psychologie, 5, 121–130.

Kobak, K. A., Reynolds, W. M. & Greist, J. H. (1993). Development and validation of a computer-administered version of the Hamilton Anxiety Scale. Psychological Assessment, 5, 487–492.

Kobak, K. A., Greist, J. H., Jefferson, J. W., Mundt, J. C. & Katzelnick, D. J. (1999). Computerized assessment of depression and anxiety over the telephone using Interactive Voice Response. MD Computing, May/June, 64–68.

Laux, L. & Glanzmann, P. G. (1996). Angst und Ängstlichkeit. In K. Pawlik & M. Amelang (Hrsg.), Enzyklopädie der Psychologie. Themenbereich C: Theorie und Forschung. Serie „Differentielle Psychologie und Persönlichkeitsforschung". Bd. 3: Temperaments- und Persönlichkeitsunterschiede (S.107–151). Göttingen: Hogrefe.

Maier, W., Buller, R., Phillip, M., & Heuser, I. (1988). The Hamilton Anxiety Scale: reliability, validity and sensitivity to change in anxiety and depressive disorders. Journal of Affective Disorders, 14, 61–68.

Möller, H.-J., Volz, H. P., Reimann, I.W. & Stoll, K. D. (2001). Opipramol for the treatment of generalized anxiety disorder: A placebo-controlled trial including an alprazolam-treated group. Journal of Clinical Pharmacology, 21, 59–65.

Rickels, K. & Rynn, M. (2001). Overview and clinical presentation of Generalized Anxiety Disorder. The Psychiatric Clinics of North America, 24, 1–17.

Riskind, J. H., Beck, A. T., Brown, G. & Steer, R. A. (1987). Taking the measure of anxiety and depression. Validity of the reconstructed Hamilton scales. Journal of Nervous and Mental Disease, 175, 474–479.

Snaith, R. P., Baugh, S. J., Clayden, A. D., Husain, A. & Sipple, M. A. (1982). The Clinical Anxiety Scale: An instrument derived from the Hamilton Anxiety Scale. British Journal of Psychiatry 141, 518–523.

Wang, R. L., Wiesen, R. L., Treul, S. & Stockdale, S. (1976). A brief anxiety scale in evaluating anxiolytics. Journal of Clinical Pharmacology 16, 99–105.

Williams, J. B.W. (1996). Structured Interview Guide for the Hamilton Anxiety Scale (SIGH-A). New York: New York State Psychiatric Institute, Biometrics Research Department.

CIPS Collegium Internationale Psychiatriae Scalarum

HAMA

Hamilton Anxiety Scale

Anleitung
Bitte jeweils nur die zutreffende Ziffer ankreuzen! **Bitte alle Feststellungen beantworten!**

nicht vorhanden | gering | mäßig | stark | sehr stark

	0	1	2	3	4
1. Ängstliche Stimmung Sorgen, Erwartung des Schlimmsten, furchtvolle Erwartungen, Reizbarkeit	0	1	2	3	4
2. Spannung Gefühl von Gespanntheit, Erschöpfbarkeit, Schreckhaftigkeit, Neigung zum Weinen, Zittern, Gefühl von Unruhe, Rastlosigkeit, Unfähigkeit, sich zu entspannen	0	1	2	3	4
3. Furcht vor Dunkelheit, vor Fremden, vor Alleingelassenwerden, vor Tieren, vor Straßenverkehr, vor Menschenmengen	0	1	2	3	4
4. Schlaflosigkeit Einschlafschwierigkeiten, Durchschlafstörungen, Nicht-Ausgeruhtsein u. Abgeschlagenheit beim Aufwachen, Träume, Alpträume, Pavor nocturnus	0	1	2	3	4
5. Intellektuelle Leistungsbeeinträchtigung Konzentrationsschwierigkeiten, Gedächtnisschwäche	0	1	2	3	4
6. Depressive Stimmung Interessenverlust, mangelnde Freude an Hobbys, Niedergeschlagenheit, vorzeitiges Aufwachen, Tagesschwankungen	0	1	2	3	4
7. Allgemeine somatische Symptome (muskulär) Muskelschmerzen, Muskelzuckungen, Muskelsteifheit, Myoklonische Zuckungen, Zähneknirschen, unsichere Stimme, erhöhter Muskeltonus	0	1	2	3	4
8. Allgemeine somatische Symptome (sensorisch) Tinnitus (Ohrensausen, Ohrenklingen), verschwommenes Sehen, Hitzewallungen und Kälteschauer, Schwächegefühl, Kribbeln	0	1	2	3	4
9. Kardiovaskuläre Symptome Tachykardie, Herzklopfen, Brustschmerzen, Pochen in den Gefäßen, Ohnmachtsgefühle, Aussetzen des Herzschlags	0	1	2	3	4
10. Respiratorische Symptome Druck- oder Engegefühl in der Brust, Erstickungsgefühl, Seufzer, Dyspnoe	0	1	2	3	4
11. Gastro-intestinale Symptome Schluckbeschwerden, Blähungen, Bauchschmerzen, Schmerzen vor oder nach dem Essen, Sodbrennen, Magenbrennen, Völlegefühl, saures Aufstoßen, Übelkeit, Erbrechen, Darmkollern, Durchfall, Gewichtsverlust, Verstopfung	0	1	2	3	4
12. Uro-genitale Symptome Häufiges Wasserlassen, Harndrang, Amenorrhoe, Menorrhagie, Entwicklung einer Frigidität, Ejaculatio praecox, Libidoverlust, Impotenz	0	1	2	3	4
13. Neurovegetative Symptome Mundtrockenheit, Erröten, Blässe, Neigung zum Schwitzen, Schwindel, Spannungskopfschmerz, Gänsehaut	0	1	2	3	4
14. Verhalten beim Interview[1] Zappeligkeit, Rastlosigkeit oder Hin- und Herlaufen, Händetremor, Augenbrauenfurchen, abgespanntes Gesicht, Seufzer oder beschleunigte Atmung, blasses Gesicht, Luftschlucken, Lidzucken, Tics, Schwitzen	0	1	2	3	4

Bitte prüfen Sie, ob Sie alle Feststellungen zutreffend beantwortet haben!

Somatisch ☐☐ Psychisch ☐☐ Gesamt ☐☐

1 gegenüber der Originalfassung geringfügig geändert

HZI-K

Hamburger **Z**wangs**i**nventar – **K**urzform

Selbstbeurteilung (auch als Fremdbeurteilungsskala anwendbar)

Originalversion: Klepsch, Zaworka, Hand, Lünenschloß und Jauernig (1993)
Vorgängerversion: Zaworka, Hand, Lünenschloß und Jauernig (1983)

1 Anwendungsbereich

Das HZI-K kann im Rahmen der ambulanten und stationären klinischen Diagnostik zur dimensionalen Erfassung von Zwangssymptomen (Gedanken- und Handlungszwänge) von Jugendlichen ab 16 Jahren und Erwachsenen eingesetzt werden. Das mit dem Verfahren erfasste Kontinuum von Schweregraden schließt normale Zwangsverhaltensweisen und klinisch relevantes Zwangsverhalten ein. Wegen seiner Spannweite und auf Grund seiner großen Merkmalsbreite ermöglicht es in der Eingangsdiagnostik die Identifikation klinisch auffälliger Zwänge sowie eine erste Orientierung bezüglich der relevanten Störungsbereiche. Auf Grund seiner Konstruktionsprinzipien ist der Fragebogen in der Forschung auch bei Patienten sinnvoll einzusetzen, die primär keine Zwangsstörung aufweisen (vgl. z. B. Maß et al., 1997; Müller et al., 1997, Rohr, 1992).

Das Verfahren ist zur Verlaufsbeschreibung in mittelfristigen Messwiederholungsabständen (> 1 Monat) geeignet. Veränderungen in kürzeren Zeitintervallen können mit dem HZI-K nicht abgebildet werden.

2 Aufbau und Beschreibung

Das HZI-K besteht aus 72 Items, mit denen ein breites Spektrum von Zwangsgedanken und Zwangshandlungen erfragt wird. Alle Fragen sind in Richtung Zwang gepolt. Sie werden vom Patienten entweder mit „stimmt" oder „stimmt nicht" beantwortet.

Je 12 Fragen werden zu einer von 6 Skalen, welche die folgenden Störungsbereiche repräsentieren, zusammengefasst:

A	Kontrollieren
B	Waschen, Reinigen
C	Ordnen
D	Zählen, Berühren, Sprechen
E	Denken von Wörtern und Bildern
F	Gedanken, sich selbst oder anderen ein Leid zuzufügen

Die Skalenwerte (Bereich: 0 bis 12 Punkte) geben den Schweregrad der Zwangssymptomatik in dem jeweiligen Bereich an.

Innerhalb der Skalen werden die Items nach 4 a-priori klassifizierten, und empirisch im Wesentlichen bestätigten, Schwierigkeitsstufen (Schweregraden) unterschieden. Jede Skala enthält je 3 Items der 4 Schwierigkeitsstufen. Aus dieser Schwierigkeitsrangordnung werden Kontrollskalen gewonnen, die dazu dienen Simulationstendenzen zu identifizieren. Auffällig in dieser Hinsicht sind Probanden, die überzufällig häufig Fragen höherer Schwierigkeitsstufen mit „stimmt", einfache Fragen niedrigerer Schwierigkeitsstufe jedoch mit „stimmt nicht" beantworten.

Schließlich werden die Probanden am Ende des Fragebogens gebeten, auf zwei waagerechten visuellen Analogskalen ohne Zwischenmarkierung mit den Polkennzeichnungen „überhaupt nicht" und „extrem" anzugeben, inwieweit sie durch ihre Symptome behindert werden (Behinderung) und inwieweit sie gegen ihre Symptome angehen können (Widerstand).

3 Entwicklung

Hintergrund: Das HZI-K ist die Kurzform des 188 Fragen umfassenden *Hamburger Zwangsinventars* (HZI; Zaworka et al., 1983).

Dem HZI liegt kein bestimmtes theoretisches Modell zu Grunde. Ausgehend von einer Phänomenologie der Zwangssymptomatik wurde der Fragebogen mit dem Ziel der Quantifizierung der wichtigsten klinischen Symptome der Zwangserkrankung entwickelt, psychometrisch überprüft und in der Praxis eingesetzt.

Auf Grund häufig beobachteter Dekompensationserscheinungen von Patienten mit Kontrollzwängen und psychotischen Patienten, denen die Beantwortung des 188 Fragen umfassenden Instruments kaum zugemutet werden konnte, schien eine erhebliche Verkürzung des HZI unumgänglich.

Skalenkonstruktion: Bei der Konstruktion der Kurzform HZI-K sollten die dimensionale Struktur (6 Skalen), die niedrigschwelligen Erfassung von Zwangssymptomen und die Schwierigkeitsklassifikation innerhalb der Skalen beibehalten werden. Die Reduktion der ltemzahl erfolgte auf Basis der 188 ltems des Ursprungsinstrumentes. Anhand der Daten von 4 Gruppen, die eine Rangordnung der Schwere der Symtomatik repräsentieren sollten (1. Normalpersonen; 2. Patienten mit multiplen Phobien; 3. Patienten mit sozialen Ängsten; 4. Zwangskranke; vgl. Tabelle 1) wurden die Items der HZI-K nach psychometrischen Kriterien (Trennschärfe und Schwierigkeit) selektiert. Auf Grund der Itemanalysen werden die 4 Schwierigkeitsstufen in der Auswertung nicht mehr getrennt bewertet, sondern nur noch in einer Zusammenfassung zu den Kategorien „leicht“ und „schwer“.

Versionen: Neben der Langversion in Papier-Format (HZI) existiert auch eine computergestützte Version des HZI-K (HZI-CK; Klepsch, 1989; Klepsch & Hand, 1992), die den Vorteil besitzt, dass bereits beantwortete Fragen nicht wieder aufgerufen werden können. Einige Patienten haben nämlich große Schwierigkeiten, sich von bereits beantworteten Fragen in der Papier-Version zu lösen. Ein weiterer Vorteil besteht darin, dass automatisch die Zeit zur Beantwortung der einzelnen Fragen als indirekte Indikatoren der Intensität der jeweiligen Zwänge mit erfasst wird.

4 Hinweise zur Anwendung

Material zur Unterstützung der Anwendung: Das Verfahren ist als Test veröffentlicht (Manual, Fragebogen, Auswertungsschablonen) und als Computerversion verfügbar (siehe *Bezugsquellen* im Anhang des Buches).

Voraussetzungen auf Seiten des Patienten/Probanden: Außer folgenden Kontraindikationen werden von den Autoren keine einschränkenden Bedingungen auf Seiten der Probanden genannt:
- Patienten mit endogener oder schwerer neurotischer Depression
- Patienten mit ausgeprägten Kontrollzwängen
- Patienten mit deutlichen Suizidtendenzen

Bei diesen Patienten sollte das HZI-K nicht als Selbstbeurteilungsverfahren, sondern als strukturiertes Interview durch einen Therapeuten vorgegeben werden.

Wenn auch im Manual nicht thematisiert, so dürfte das textintensive Selbstbeurteilungsverfahren doch differenzierte muttersprachliche Deutschkenntnisse voraussetzen.

Voraussetzungen auf Seiten des Untersuchers: Es ist kein klinisches Training notwendig, um den Fragebogen anwenden zu können.

Bearbeitungsdauer: Eine Zeitbegrenzung besteht nicht. Die Testbearbeitungsdauer ist von der Schwere der Störung abhängig und beträgt zwischen 15 und 30 Minuten.

Zeitlicher Bezugsrahmen der Beurteilung: Die mit dem HZI-K erhobenen Informationen beziehen sich auf den zurückliegenden Monat.

Durchführung: Das HZI-K kann ohne mündliche Instruktionen sowohl Einzelpersonen als auch Gruppen vorgegeben werden. Der Fragebogen soll vom Probanden selbstständig bearbeitet werden (siehe jedoch Kontraindikationen).

Auswertung: Die Auswertung des HZI-K erfolgt über Schablonen, indem die „stimmt"-Antworten ausgezählt werden. Die Skalenrohwerte (A bis F) ergeben sich durch Addition der entsprechenden „stimmt"-Antworten.

Bei Berücksichtigung der zu den Kategorien „leicht“ und „schwer“ zusammengefassten Schwierigkeitsstufen ergeben sich zunächst 12 Subskalenrohwerte (2 Subskalen pro Skala). Die Differenzen der beiden Subskalenwerte („schwer“ minus „leicht“) stellen die Kontrollwerte für Simulationstendenzen in jedem der 6 Bereiche dar. Inferenzstatistisch lassen sich Auffälligkeiten gegenüber der Normgruppe zeigen, indem die berechneten Differenzwerte mit den kritischen Differenzwerten (siehe Tabelle 26 des Manuals von Klepsch et al., 1993) verglichen werden. Wird eine Simulationstendenz entdeckt, so sollte dies als Aufforderung verstanden werden, mit dem Probanden über sein „Ankreuzverhalten“ zu sprechen.

5 Gütekriterien

Objektivität

Das HZI-K in der Selbstbeurteilungsversion ist hinsichtlich Vorgabe und Auswertung standardisiert und insoweit objektiv. Zur Objektivität der Interpretation tragen die vorliegenden Normen bei.

Reliabilität

Interne Konsistenz: Die interne Konsistenz (Cronbachs Alpha) der Skalen liegt nach Klepsch et al. (1993) in einem Bereich zwischen $.50 \leq \alpha \leq .79$. Mit Ausnahme von Skala E „Denken von Wörtern und Bildern“ ($\alpha = .50$) besitzen alle anderen Skalen eine interne Konsistenz von $\alpha > .70$. In einer Untersuchung von Maß et al. (1997) an Gesunden lagen dagegen alle Skalen unter einem Wert von $\alpha = .70$; einzig der (nicht vorgesehene) Gesamtwert wies eine befriedigende interne Konsistenz auf ($\alpha = .84$).

Retest-Reliabilität: Die 3-Monats-Retest-Reliabilitäten der sechs Skalen liegen bei einer Stichprobe von „Zwangsneurotikern“ (N = 25) im Bereich von $.73 \leq r_{tt} \leq .94$ und bei einer Stichprobe von „Gemischte Neurotikern“ im Bereich von $.55 \leq r_{tt} \leq .74$ (Klepsch et al., 1993; Tabelle 18).

Validität

Inhaltliche Validität/Konstruktvalidität: Inhaltliche Validität ist durch die in großer Merkmalsbreite repräsentierten Zwangssymptome gegeben.

HZI-K- und HZI-Skalen sind hoch miteinander korreliert ($.91 \leq r \leq .97$). Die zweidimensionale Struktur des Instruments (Faktoren „Gedankenzwänge“ und „Handlungszwänge“) konnte sowohl für das HZI wie das HZI-K für unterschiedliche Populationen nachgewiesen werden (Klepsch, Andresen & Hand, 1985; Maß et al., 1997; Rohr, 1992; Zaworka & Hand, 1980).

Konvergente Validität: Mit der Subskala „Reinigen“ einer deutschen Übersetzung des *Maudsley Obsessive-Compulsive Inventory* (MOCQ) von Hodgson und Rachman (1977) korreliert die Skala HZI-K-B („Waschen, Reinigen“) recht hoch ($r = .81$). Die Korrelation der Ordnungs-Kontroll-Skalen der beiden Verfahren (HZI-K-A vs. MOCQ-A) sind nach Klepsch et al. (1993) dagegen erheblich geringer ($r = .55$). Nach unveröffentlichten Daten von 54 Zwangspatienten korrelieren HZI-K Gesamtwert und Y-BOCS (Hand & Büttner-Westphal, 1991; siehe auch Seite 323 in diesem Band) nur mit $r = .47$.

Diskriminante Validität: Klepsch et al. (1993) berichten niedrige bis mäßige, im Vergleich zu konstruktnahen Maßen betragsmäßig geringere Korrelationen mit verschiedenen Angst- und Depressionsmaßen (Angst: max. $r = .43$; Depression: max. $r = .44$).

Behandlungssensitivität: Das HZI-K ist zur Therapieverlaufsbeurteilung prinzipiell geeignet (Mindestintervall: 1 Monat). Seine diesbezügliche Sensitivität ist mehrfach gezeigt worden (vgl. Klepsch et al., 1993; Münchau et al., 1996), wenngleich das Instrument auf symptomatische

Verbesserungen weniger sensibel reagiert als beispielsweise das Fremdbeurteilungsverfahren Y-BOCS.

6 Normen, Cut-Off-Werte

Im Manual sind Normen der 6 Skalen für zwangskranke Patienten (Stanine-Normen) und Normalpersonen (Prozentrang-Normen) angegeben.

Cut-Off-Werte für das wahrscheinliche Vorliegen einer klinisch relevanten Zwangsstörung sind nicht publiziert.

Zur Beurteilung von individuellen Veränderungen im Verlauf werden kritische Differenzen angegeben.

7 Exemplarische Daten

HZI-K – Tabelle 1: Mittelwerte und Standardabweichungen (SD) der HZI-K-Skalen für die vier Diagnosegruppen der Konstruktionsstichprobe. Die Gruppen I bis IV repräsentieren eine a-priori-Rangordung ansteigender Schweregrade der Zwangssymptomatik. (Datenquelle: Klepsch et al., 1993)

HZI-K-Skala	I Normalgesund (N = 200)		II Phobien (N = 121)		III Soziale Ängste (N = 211)		IV Zwänge (N = 125)	
	M	(SD)	M	(SD)	M	(SD)	M	(SD)
A Kontrollieren	8.37	(4.58)	11.00	(5.93)	11.41	(6.87)	17.29	(6.36)
B Waschen	5.40	(3.55)	7.34	(4.53)	6.97	(4.39)	10.96	(6.06)
C Ordnen	7.96	(4.50)	11.04	(6.05)	9.76	(6.25)	14.47	(7.41)
D Zählen	4.88	(2.94)	6.24	(3.72)	6.91	(4.48)	9.68	(5.52)
E Denken	7.84	(4.56)	10.81	(6.97)	12.52	(7.10)	17.22	(7.19)
F Gedanken, Leid zuzufügen	1.67	(2.07)	3.50	(3.87)	3.26	(3.59)	5.19	(4.62)

8 Literatur

Hand, I. & Büttner-Westphal, H. (1991). Die Yale-Brown Obsessive Compulsive Scale (Y-BOCS): Ein halbstrukturiertes Interview zur Beurteilung des Schweregrades von Denk- und Handlungszwängen. Verhaltenstherapie, 1, 223–225.

Hodgson, R. J. & Rachman, S. (1977). Obsessional-compulsive complaints. Behavioural Research and Therapy, 15, 389–395.

Klepsch, R. (1989). Entwicklung computerdialogfähiger Kurzformen des Hamburger Zwangsinventars. Weinheim: Deutscher Studienverlag.

Klepsch, R., Andresen, B. & Hand, I. (1985). Übergeordnete Dimensionen des Hamburger Zwangsinventars (HZI). Zeitschrift für Klinische Psychologie, 14, 282–292.

Klepsch, R. & Hand, I. (1992). Erfahrungen mit dem Hamburger Zwangsinventar in der computerdialogfähigen Kurzform (HZI-CK). In I. Hand, W. K. Goodman & U. Evers (Hrsg.), Zwangsstörungen. Neue Forschungsergebnisse (pp. 199–208). Berlin: Springer.

Klepsch, R., Zaworka, W., Hand, I., Lünenschloß, K. & Jauernig, G. (1993). Hamburger Zwangsinventar – Kurzform, HZI-K. Manual. Weinheim: Beltz.

Maß, R., Conradi, M., Moritz, S. & Andresen, B. (1997). Analyse der Kurzform des Hamburger Zwangsinventars (HZI-K). Verhaltenstherapie, 7, 90–95.

Müller, N., Putz, A., Kathmann, N., Lehle, R., Günther, W. & Straube, A. (1997). Characteristics of obsessive-compulsive symptoms in Tourette's syndrome, obsessive-compulsive disorder, and Parkinson's disease. Psychiatry Research, 70,105–114.

Münchau, N., Hand, I., Schaible, R., Lotz, C. & Weiss, A. (1996). Aufbau von Selbsthilfegruppen für Zwangskranke unter verhaltenstherapeutischer Expertenanleitung: Empirische Ergebnisse. Verhaltenstherapie, 6, 143–160.

Rohr, W. (1992). Handlungs- und Gedankenzwänge bei Patienten mit Myasthenia gravis. Schweizer Archiv für Neurologie und Psychiatrie,143, 105–115.

Zaworka, W. & Hand, I. (1980). Phänomenologie (Dimensionalität) der Zwangssymptomatik. Archiv für Psychiatrie und Nervenheilkunde, 28, 257–273.

Zaworka, W., Hand, I., Lünenschloss, K. & Jauernig, G. (1983). Das Hamburger Zwangsinventar. Weinheim: Beltz Test.

HZI-K-Fragebogen

Kurzform

Name ____________________ Datum ____________________

Vorname ____________________ Alter ____________________

Familienstand
ohne Partnerbeziehung ☐ verheiratet ☐
feste Partnerbeziehung ☐ geschieden ☐
verwitwet ☐

Geschlecht männlich ☐ weiblich ☐

Beruf ____________________

Sie werden auf den folgenden Seiten Fragen über mehr oder weniger verbreitete Alltagsgewohnheiten und Gedanken finden.

Bitte beantworten Sie jede Frage erst nach sorgfältigem Durchlesen!
Kennzeichnen Sie bitte Ihre Antworten mit „stimmt“ oder „stimmt nicht“ auf der dafür vorgesehenen Linie durch ein Kreuz (x) und lassen Sie bitte keine Frage aus.

Alle Fragen beziehen sich **ausschließlich auf den letzten Monat.**

Ihre Antworten werden selbstverständlich vertraulich behandelt.

Bestell-Nr.0407605

Bitte ausfüllen

1. Vor ungefähr wieviel Jahren haben Sie Ihr Symptom zum ersten Mal als störend empfunden? ________

2. Vor ungefähr wieviel Jahren sind Sie aufgrund Ihrer Beschwerden zum erstenmal in Behandlung gewesen? ________

3. Sind Sie schon in **stationärer** psychiatrischer Behandlung gewesen? ________

Alle Fragen beziehen sich ausschließlich auf den letzten Monat!

	stimmt	stimmt nicht
1. Waschen Sie sich die Hände, nachdem Sie einem Tier zu nahe gekommen sind?	___	___
2. Rücken Sie Tischtücher oder Läufer gerade, wenn Sie glauben, dass sie sich verschoben haben?	___	___
3. Schauen Sie beim Verlassen fremder Räume noch einmal zurück, ob Sie auch nichts vergessen haben?	___	___
4. Haben Sie schon einmal Kleingeld weggeworfen, desinfiziert oder ausgekocht?	___	___
5. Ist Ihnen schon einmal der Gedanke gekommen, dass Sie jemanden umbringen oder verletzen könnten?	___	___
6. Kommt es vor, dass Sie einen ganzen Tag nicht aufstehen können, weil Sie sich nicht von dem Gedanken lösen können, was Sie noch alles zu erledigen haben?	___	___
7. Vermeiden Sie möglichst alle Gespräche, weil Sie hinterher zu lange über den Inhalt nachdenken müssen?	___	___
8. Gibt es Tage, an denen Sie so sehr an ein bestimmtes Wort (Bild, Satz) denken müssen, dass Sie nichts anderes mehr tun können?	___	___
9. Räumen Sie Ihre Wohnung auf, bevor Sie sie verlassen?	___	___
10. Können Sie sich manchmal trotz Ablenkung nicht von dem Gedanken befreien, dass Ihr Partner etwas tut, was sie nicht wissen sollen?	___	___
11. Haben Sie schon einmal Treppenstufen gezählt?	___	___
12. Können Sie sich manchmal trotz Ablenkung nicht von dem Gedanken befreien, dass Sie sich selbst umbringen oder verletzen könnten (z.B. sich vor fahrende Verkehrsmittel werfen, irgendwo gegenzufahren, sich aus einer großen Höhe hinabzustürzen)?	___	___

	stimmt	stimmt nicht
13. Sprechen Sie bisweilen Sätze noch einmal aus, die vorher schon gesprochen worden sind?	___	___
14. Kommt es vor, dass Sie Papiere, die Sie bereits durchgelesen und abgehakt haben, immer wieder hervorholen, um sie zu überprüfen?	___	___
15. Stellen Sie Gläser oder andere Geschirrteile, die ein anderer beim Einordnen im Schrank an eine ungewohnte Stelle plaziert hat, wieder in gewohnter Weise um?	___	___
16. Waschen Sie sich die Hände, nachdem Sie telefoniert haben?	___	___
17. Lenken Sie sich manchmal bewußt von dem Gedanken ab, dass Sie etwas demolieren, zerstören oder in Brand setzen könnten?	___	___
18. Schauen Sie noch einmal in jeden Briefumschlag, bevor Sie ihn wegwerfen?	___	___
19. Legen Sie Gegenstände auf Ihrem Schreibtisch oder in Ihren Schubladen nach Benutzung an den alten Platz zurück?	___	___
20. Vermeiden Sie es soweit wie irgend möglich, in Ihrer Wohnung zu essen, damit dort keine Unordung entsteht?	___	___
21. Ist Ihnen schon einmal der Gedanke gekommen, dass Sie für den Tod, die Krankheit oder den Unfall anderer verantwortlich sein könnten?	___	___
22. Wischen Sie alle Gegenstände, die Besucher in Ihrer Wohnung berührt haben, hinterher ab?	___	___
23. Können Sie sich oft nicht davon lösen, einen Satz ständig zu wiederholen, der vorher schon ausgesprochen wurde?	___	___
24. Kommt es vor, dass Sie sich häufiger am Tag Gedanken über eine Arbeit machen, nachdem Sie sie bereits abgeschlossen haben?	___	___

Alle Fragen beziehen sich ausschließlich auf den letzten Monat!

	stimmt	stimmt nicht
25. Kommt es vor, dass Sie sich nicht dagegen wehren können, vor oder bei einer Tätigkeit zu zählen?	___	___
26. Ordnen Sie jedesmal Ihr Wäschefach neu, wenn Sie ein Stück aus einem Stapel herausnehmen?	___	___
27. Lenken Sie sich manchmal bewußt von dem Gedanken ab, dass Ihr Partner etwas tut, was Sie nicht wissen sollten?	___	___
28. Prüfen Sie mehrmals, ob Sie Ihre Schlüssel, Geldbörse etc. nicht vergessen oder verloren haben, wenn Sie unterwegs sind?	___	___
29. Gibt es Handlungen, die Sie nicht beenden können, bevor Sie nicht bis zu einer bestimmten Zahl gezählt haben?	___	___
30. Gibt es Tage, an denen Sie zu nichts anderem mehr fähig sind, als darüber nachzudenken, dass Sie etwas demolieren, zerstören oder in Brand setzen könnten?	___	___
31. Sorgen Sie stets dafür, dass Teppichkanten, Bücher, Schachteln oder Bleistifte genau ausgerichtet sind oder parallel zu anderen Gegenständen stehen oder liegen?	___	___
32. Können Sie sich manchmal trotz Ablenkung nicht von dem Gedanken befreien, dass Sie für eine Katastrophe verantwortlich sein könnten?	___	___
33. Können Sie sich manchmal trotz Ablenkung nicht von dem Gedanken befreien, dass Sie jemanden umbringen oder verletzen könnten?	___	___
34. Reinigen Sie Möbel und Polster mit Desinfektionsmitteln (z. B. Sagrotan), nachdem sie von Besuchern benutzt worden sind?	___	___
35. Sorgen Sie dafür, dass der größte Teil Ihrer Wohnung nicht betreten wird, damit keine Unordnung entsteht?	___	___

	stimmt	stimmt nicht
36. Lenken Sie sich manchmal bewusst von dem Gedanken ab, dass Sie sich selbst umbringen oder verletzen könnten (z.B. vor fahrende Verkehrsmittel werfen, irgendwo gegenzufahren, sich aus größerer Höhe hinabzustürzen)?	___	___
37. Kommt es vor, dass Ihnen im Laufe eines Tages immer wieder ein bestimmtes Wort, Bild oder ein bestimmter Satz einfällt?	___	___
38. Kommt es vor, dass Sie nicht telefonieren, weil Sie über das bevorstehende Gespräch so lange nachdenken müßten?	___	___
39. Ist Ihnen schon einmal der Gedanke gekommen, dass Sie sich selbst umbringen oder verletzen könnten (z.B. sich vor fahrende Verkehrsmittel werfen, irgendwo gegenzufahren, sich aus größerer Höhe hinabstürzen?	___	___
40. Überzeugen Sie sich von der Sauberkeit der Sitzflächen in öffentlichen Verkehrsmitteln, bevor Sie sich hinsetzen?	___	___
41. Wiederholen Sie manchmal einen Satz laut, der vorher schon ausgesprochen wurde, auch wenn Sie versuchen, es zu vermeiden?	___	___
42. Sind Sie den ganzen Tag damit beschäftigt, Ihre persönlichen Dinge oder Ihre Umgebung in Ordnung zu bringen?	___	___
43. Müssen Sie nach dem Verlassen der Wohnung ständig darüber nachdenken, ob dort auch alles in Ordnung ist?	___	___
44. Kommt es vor, dass Sie sich das Anziehen erst einmal genau vorstellen, bevor Sie damit beginnen?	___	___
45. Ist Ihnen schon einmal aufgefallen, dass Sie ohne Grund Gegenstände gezählt haben?	___	___

Alle Fragen beziehen sich ausschließlich auf den letzten Monat!

	stimmt	stimmt nicht
46. Gab es einen Tag, an dem Sie zu nichts anderem mehr fähig waren, als darüber nachzudenken, dass Sie sich selbst umbringen oder verletzen könnten (z. B. sich vor fahrende Verkehrsmittel werfen, irgendwo gegenzufahren, sich aus großen Höhen hinabzustürzen)?	___	___
47. Waschen Sie Ihre Hände nach dem Zeitungslesen?	___	___
48. Ist Ihnen schon einmal aufgefallen, dass Sie Gegenstände, die Sie benutzen, vorher oder nachher zusätzlich berühren?	___	___
49. Lenken Sie sich manchmal bewußt von dem Gedanken ab, jemanden zu blamieren oder seinen Fehler öffentlich anzuprangern?	___	___
50. Haben Sie schon einmal Schalter an elektrischen Geräten mehrmals angetippt und dabei gezählt, obwohl Sie sich dagegen gewehrt haben?	___	___
51. Prüfen Sie Bücher und Zeitschriften auf Eselsohren und beseitigen Sie diese ggfs. sofort?	___	___
52. Gibt es Tage, an denen Sie zu nichts anderem mehr fähig sind, als darüber nachzudenken, dass Ihren Angehörigen oder Freunden etwas passieren könnte?	___	___
53. Putzen Sie Ihre Zähne häufiger als 3mal pro Tag?	___	___
54. Überprüfen Sie Ihre Wohnung länger als 1/2 Std., bevor Sie sie verlassen?	___	___
55. Achten Sie darauf, dass Zeitungen nach dem Lesen wieder ordnungsgemäß zusammengelegt werden?	___	___
56. Schütteln Sie Ihre Kleidung aus oder wechseln Sie diese, nachdem Sie mit fremden Leuten in Berührung gekommen zu sein glauben?	___	___

	stimmt	stimmt nicht
57. Haben Sie sich schon einmal dabei ertappt, dass Sie bei einem Plattenweg vermieden haben, auf die Ritzen (Fugen) zu treten?	___	___
58. Waschen Sie sich immer vor dem Essen die Hände?	___	___
59. Kommt es vor, dass Sie abends vor dem Einschlafen oder morgens vor dem Aufstehen noch einmal genau überlegen, welche Dinge Sie zu erledigen haben?	___	___
60. Zählen Sie bisweilen Ihre Schritte?	___	___
61. Ist Ihnen schon einmal der Gedanke gekommen, dass Sie erkranken, verrückt werden oder erblinden könnten?	___	___
62. Kommt es vor, dass Sie sich den ganzen Tag gedanklich mit einer bereits abgeschlossenen Arbeit auseinandersetzen, so dass Sie zu keiner anderen Tätigkeit mehr fähig sind?	___	___
63. Gibt es Tage, an denen Sie zu nichts anderem mehr fähig sind, als darüber nachzudenken, dass Sie jemanden umbringen oder verletzen könnten?	___	___
64. Ist Ihnen schon einmal der Gedanke gekommen, dass Sie etwas demolieren, zerstören oder in Brand setzen könnten?	___	___
65. Kommt es vor, dass Sie nach dem Ins-Bett-Gehen wieder aufgestanden sind, um elektrische Geräte noch einmal zu kontrollieren?	___	___
66. Kommt es vor, dass Sie Schalter an elektrischen Geräten so lange antippen und dabei zählen, dass Sie sich kaum davon lösen können?	___	___
67. Haben Sie sich schon einmal gewaschen, weil Sie an etwas Ekliges gedacht haben oder weil jemand etwas Ekliges gesagt hat?	___	___

Alle Fragen beziehen sich ausschließlich auf den letzten Monat!

	stimmt	stimmt nicht
68. Kontrollieren Sie Ihren Wecker abends mehrmals, ob Sie ihn richtig gestellt haben?	___	___
69. Waschen Sie sich erst einmal die Hände, wenn Sie von draußen hereinkommen?	___	___
70. Ordnen Sie Schreibtische, Schrank etc. gewohnheitsmäßig, auch wenn Sie nach dem letzten Aufräumen nichts berührt haben?	___	___
71. Können Sie sich manchmal trotz Ablenkung nicht von dem Gedanken befreien, dass Sie etwas demolieren, zerstören oder in Brand setzen könnten?	___	___
72. Überprüfen Sie die Vollständigkeit von Adressen und Absender, bevor Sie einen Brief in den Kasten werfen?	___	___

Vielen Dank!

Wieviel Zeit haben Sie für die Bearbeitung des Tests benötigt?

___ Minuten

Die folgenden Fragen beziehen sich auf Ihre Gewohnheiten und Gedanken, wie sie in den vorangegangenen Fragen dargestellt wurden.

Bitte beantworten Sie die zweite Frage nur dann, wenn Sie sich durch die Gewohnheiten und Gedanken behindert fühlen!

Beantworten Sie die Fragen, indem Sie jeweils einen senkrechten Strich durch die nachstehenden Linien machen. An dieser Linie sind nur die Extrempunkte bezeichnet; wählen Sie die für Sie zutreffende Stelle auf den Linien aus.

1. Meine Gewohnheiten und Gedanken behindern mich in meinem Tagesablauf:

   überhaupt nicht ____________________ extrem

2. Ich kann gegen meine Gewohnheiten und Gedanken angehen (d.h. zum Beispiel: Gedankenketten unterbrechen, Kontrollhandlungen unterbrechen, mit dem Händewaschen aufhören, wenn ich es möchte, …):

   überhaupt nicht ____________________ extrem

LSAS

Liebowitz Social Anxiety Scale

Fremdbeurteilung (auch als Selbstbeurteilung anwendbar)

Deutsche Bearbeitung: Stangier und Heidenreich (in Vorbereitung)
Originalversion: Liebowitz (1987)

1 Anwendungsbereich

Die LSAS ist eine auf einem halbstrukturierten Experten-Interview beruhende Skala, mit der Furcht und Vermeidung in sozialen Situationen beurteilt werden. Sie dient in erster Linie der Einschätzung des Schweregrades einer bereits diagnostizierten Sozialen Phobie, kann aber auch zum Screening bei Verdacht auf eine Soziale Phobie und zur Unterstützung der Diagnose bei der Zusatzcodierung „Generalisiert“ nach DSM-Kriterien (APA, 2000) herangezogen werden. Die LSAS eignet sich zur Verlaufsbeschreibung und wird häufig zur Evaluation von Behandlungseffekten in Studien zur Wirksamkeit von Psychotherapie und pharmakologischen Therapien eingesetzt. Ein weiteres Anwendungsfeld besteht in der Erarbeitung von Angsthierarchien für kognitiv-behaviorale Therapien.

2 Aufbau und Beschreibung

Die LSAS erfasst die Intensität der Furcht in 24 konkretisierten sozialen Situationen, die Angst auslösen können sowie die Häufigkeit der Vermeidung dieser Situationen. Nach einer auf klinischer Erfahrung basierenden a-priori-Einteilung von Liebowitz (1987) werden 13 sogenannte Leistungssituationen und 11 Interaktionssituationen aufgeführt. Als Leistungssituationen („performance situations“) gelten Situationen, in denen sich Personen der (kritischen) Beobachtung anderer ausgesetzt sehen oder in denen sie befürchten, von anderen (kritisch) beobachtet zu werden (Bsp.: „An öffentlichen Plätzen essen“). Interaktionssituationen („interaction situations“) dagegen sind Situationen, in denen Probanden mit anderen Menschen in irgendeinen direkten sozialen Kontakt treten (Bsp.: „Eine Party besuchen“).

Der Beurteiler (Interviewer) schätzt für jede einzelne dieser Situationen auf einer vierstufigen Skala ein, inwieweit diese Situation für den Probanden zum einen angstbesetzt ist (0 = keine Angst; 1 = geringe Angst; 2 = mäßige Angst; 3 = schwere Angst) und zum anderen, wie häufig diese Situation gemieden wird (0 = nie; 1 = gelegentlich, nämlich in 10 bis 33 % der Fälle; 2 = oft, nämlich in 33 bis 67 % der Fälle; 3 = in der Regel; in 67 bis 100 % der Fälle).

Auf Grund dieser Einschätzungen können folgende Subskalen und Gesamtwerte gebildet werden:

Skala	Wertebereich
Furcht/Angst vor sozialer Interaktion	0–33
Furcht/Angst vor Leistung	0–39
Vermeidung sozialer Interaktion	0–33
Vermeidung von Leistung	0–39
Furcht/Angst gesamt	0–72
Vermeidung gesamt	0–72
LSAS-Gesamtwert	0–144

Gelegentlich werden noch zwei weitere Skalenwerte ermittelt, „Leistung gesamt“ (0 bis 78) und „soziale Interaktionen gesamt“ (0 bis 66), jeweils summiert über Furcht- und Vermeidungsurteile.

3 Entwicklung

Hintergrund: Liebowitz (1987) konstruierte die LSAS zur differenzierten Erfassung der Sozialen Phobie nach DSM-Kriterien.

Skalenkonstruktion: Die Skala wurde so konstruiert, dass möglichst die ganze Bandbreite von Situationen aufgeführt wird, in denen Sozial-Phobiker Probleme haben können. Weiterhin sollte zwischen Leistungssituationen und sozialen Interaktionssituationen unterschieden werden können, und schließlich sollten auch noch separate Einschätzungen des Angstpotenzials dieser Situationen und der Häufigkeit, mit der sie vermieden werden, vorgenommen werden können.

Versionen: In englischer Sprache existiert eine parallele Selbstbeschreibungsversion (Fresco et al., 2001), die bezüglich ihrer ermittelten psychometrische Kennwerte der Fremdbeurteilungsversion vergleichbar ist (Baker et al., 2002; Fresco et al., 2001).

Auch Daten einer computergestützten Selbstbeschreibungsversion des amerikanischen Originals sind publiziert (Kobak et al., 1998).

4 Hinweise zur Anwendung

Material zur Unterstützung der Anwendung: Eine Testveröffentlichung ist in Vorbereitung (siehe *Bezugsquellen* im Anhang des Buches).

Voraussetzungen auf Seiten des Patienten/Probanden: Die Skala kann bei Personen mit Verdacht auf eine Soziale Phobie oder mit bereits diagnostizierter Sozialer Phobie eingesetzt werden. Weitere Voraussetzungen werden nicht genannt.

Voraussetzungen auf Seiten des Untersuchers: Zwar ist kein systematisches Beurteilertraining erforderlich, jedoch sollten die Interviewer mit dem klinischen Bild der Sozialen Phobie vertraut sein.

Bearbeitungsdauer: Das Interview dauert in der Regel 15 bis 20 Minuten.

Zeitlicher Bezugsrahmen der Beurteilung: Die Beurteilung bezieht sich auf die zurückliegende Woche.

Durchführung: Die Beurteilung erfolgt im Rahmen eines teilweise strukturierten Interviews. Bei der Durchführung des Interviews sollte berücksichtigt werden, dass für einen Patienten mit Sozialer Phobie die Interviewsituation selbst furchtauslösend sein kann.

Auswertung: Die Subskalenwerte für Furcht und Vermeidung, jeweils in Leistungssituationen und sozialen Interaktionssituationen werden durch Aufsummierung der entsprechenden Itemurteile ermittelt, wobei folgende Zuordnung gilt:

Subskala	Items
Leistungssituationen	1, 2, 3, 4, 6, 8, 9, 13, 14, 16, 17, 20, 21
Interaktionssituationen	5, 7, 10, 11, 12, 15, 18, 19, 22, 23, 24

Die gebräuchlichen übergeordneten Skalenwerte „Furcht-Gesamt“, „Vermeidung-Gesamt“ sowie „LSAS-Gesamt“ ergeben sich aus der Addition der entsprechenden Subskalenwerte, ebenso die Gesamtwerte für Interaktions- und Leistungssituationen.

5 Gütekriterien

Objektivität

Anschaulichkeit und Konkretheit der Iteminhalte lassen wenig Spielraum für Interpretationen des Interviewers und begünstigen somit die Objektivität der Durchführung. Empirische Belege hierfür stehen jedoch aus; Daten zur Beurteiler-Übereinstimmung liegen nicht vor.

Bei der Selbstbeurteilungsvariante kann von einer hohen Durchführungsobjektivität ausgegangen werden.

Die Auswertungsobjektivität ist gegeben. Die Interpretation kann als objektiv gelten, wenn sie sich auf Cut-Off-Werte bzw. Algorithmen zur kategorialen Typisierung stützt (s. unten).

Reliabilität

Interne Konsistenz: Heimberg et al. (1999) konnten belegen, dass die amerikanische Originalversion sowohl hinsichtlich der Gesamtskala als auch hinsichtlich der Subskalen befriedigende innere

Konsistenzen aufweist (LSAS-Gesamt: $\alpha = .96$; Subskalen: $.81 \leq \alpha \leq .92$). Die hohe interne Konsistenz der Gesamtsskala und der Subskalen wurde in einer weiteren Methodenstudie sowohl für die Fremd- als auch für die Selbstbeurteilungsversion bestätigt (Fresco et al., 2001).

Die Gesamtskala der deutschen Version weist ebenfalls eine hohe interne Konsistenz von $\alpha = .91$ auf; für die kürzeren Subskalen sind die Konsistenzkoeffizienten niedriger (niedrigster Wert: „Angst in Leistungssituationen" mit $\alpha = .67$).

Retest-Reliabilität: Angaben zur Retest-Reliabilität der Fremdbeurteilungsversion liegen bislang weder für die Originalversion noch für die deutsche Übersetzung vor. Für die amerikanische Selbstbeurteilungsvariante werden zufriedenstellende Retest-Reliabilitäten angegeben (Baker et al., 2002).

Validität

Inhaltliche Validität/Konstruktvalidität: Durch die Berücksichtigung eines breiten Spektrums von Leistungssituationen und sozialen Situationen, die bei Personen mit sozialer Phobie angstbesetzt sein können, ist die Skala inhaltlich valide.

Analysen zur faktoriellen Validität der amerikanischen LSAS bestätigten nicht die von Liebowitz postulierte zweifaktorielle Struktur (Leistungsangst, Soziale Angst): Safren et al. (1999) fanden, dass vierfaktorielle Lösungen die Datenstruktur am besten abbilden. Die Faktoren wurden von den Autoren „Soziale Interaktion", „Öffentliches Reden", „Beobachtet werden durch Andere" und „Essen und Trinken in der Öffentlichkeit" genannt, mit folgender Zuordnung der Situationen (Items) zu den 4 Faktoren:

Soziale Interaktion:	2, 5, 7, 10, 11, 12, 18, 19, 21, 22, 24
Öffentliches Reden:	1, 6, 16, 17, 20, 23
Beobachtet werden durch Andere:	8, 9, 13, 14, 15
Essen und Trinken in der Öffentlichkeit:	3, 4

Untersuchungen zur faktoriellen Validität der deutschen Version der LSAS liegen bisher noch nicht vor.

Konvergente Validität: In Analysen zur konvergenten Validität der amerikanischen Originalversion (Brown et al., 1995; Fresco et al., 2001; Heimberg et al., 1999) korreliert die LSAS-Gesamt hoch signifikant mit verschiedenen anderen Maßen sozialer Angst und Vermeidung (z. B. LSAS-Gesamt vs. *Social Interaction Anxiety Scale* (SIAS): $.70 \leq r \leq .73$; LSAS-Gesamt vs. *Social Phobia Scale* (SPS): $.61 \leq r \leq .64$).

Die konvergente Validität der deutschen Version ist ebenfalls durch hohe Korrelationen mit der *Sozialen Interaktionsangst-Skala* (SIAS) und der Sozialen Phobie-Skala (SPS) sowie dem *Social Phobia and Anxiety Inventory* (SPAI) belegt (Heidenreich & Stangier, 2002).

Diskriminante Validität: Korrelationen der Gesamtskala und der Subskalen des amerikanischen Originals zu Depressionsskalen sind gering bis mäßig und deutlich niedriger als die zu konstruktnahen Maßen (z. B. LSAS-Gesamt vs. BDI: $r = .39$; LSAS-Gesamt vs. HAMD: $r = .22$) (Fresco et al., 2001).

Für die deutsche Version stehen Belege zur diskriminanten Validität noch aus.

Behandlungssensitivität: Die LSAS (amerikanisches Original) hat sich in einer Reihe von Pharmakastudien sowohl im Prä-Post-Vergleich als auch im Vergleich zu Placebo-Kontrollen als behandlungssensitiv erwiesen (s. Datenbeispiel, Tabelle 2). Eine Zusammenstellung placebokontrollierter klinischer Studien zur Sozialen Phobie mit der LSAS als Wirksamkeitsmaß auf dem Stand von 1998 findet sich bei Linden et al. (1999).

6 Normen, Cut-Off-Werte

Normen liegen nicht vor.

Auf Grund von ROC-Analysen *(Receiver Operating Characteristics)* schlagen Mennin et al. (2002) für den LSAS-Gesamtwert einen Cut-Off-Wert von >30 zur Abgrenzung von Personen mit Sozialer

Phobie von klinisch unauffälligen Normalpersonen vor, und einen Cut-Off-Wert von > 60 zur Zusatzcodierung „Generalisiert" bei Patienten mit Sozialer Phobie.

Nach einer von Bobes (1998) vorgeschlagenen Schweregradeinteilung weisen LSAS-Gesamtwerte von 25 bis 52 auf eine leichte Soziale Phobie (oder subklinische soziale Angst), Werte von 52 bis 81 auf eine mittelgradige, und Werte von > 82 auf eine schwere Soziale Phobie hin. Zu berücksichtigen ist, dass verlässliche Aussagen über einen kritischen Wert nur für die Zusatzcodierung „Generalisiert" bei der Sozialen Phobie gemacht werden können. Liegt die Zusatzcodierung bei einer Sozialen Phobie (z. B. Redeangst) nicht vor, existieren zwar hohe Werte in spezifischen Situationen, in der Regel jedoch kein hoher Gesamtwert. Die Abgrenzung von subklinischer sozialer Angst und einer Sozialen Phobie ist somit auf der alleinigen Grundlage des LSAS-Gesamtwertes nicht verlässlich.

Die bisherigen Erfahrungen mit der deutschen Version lassen die Angabe eines zuverlässigen Cut-Off-Wertes noch nicht zu. Vergleichsdaten sind bisher erst in geringem Umfang veröffentlicht (s. Tabelle 1).

Neben der quantitativen Abgrenzung der Zusatzcodierung „Generalisiert" bei der Sozialen Phobie mithilfe eines Cut-Off-Wertes bietet sich ein kategorial-klassifikatorischer Ansatz an. Die Zusatzcodierung „Generalisiert" sollte nach den DSM-IV-Kriterien dann spezifiziert werden, wenn „in den meisten Situationen" Angst erlebt wird. Dies kann als gegeben angesehen werden, wenn in 2 oder mehr Situationen der LSAS sowohl Angst als auch Vermeidung mit dem Maximalwert (jeweils 3) skaliert werden. Aufgrund der Untersuchung von Safren et al. (1999) erscheint es jedoch angemessener, Situationen zu Situationsbereichen zusammenzufassen. Auf der Grundlage der Faktorenlösung von Safren et al. sollte die Spezifizierung „generalisiert" bei der Sozialen Phobie dann getroffen werden, wenn aus mindestens 2 der 4 faktoriell unterscheidbaren Situations*bereiche* jeweils mindestens eine Situation als stark angstauslösend (Wert von 3) beurteilt wird und auch starke Vermeidung (Wert von 3) hervorruft.

7 Exemplarische Daten

Vergleichsdaten mit der deutschen Version (siehe Tabelle 1) zeigen statistisch signifikante Mittelwertsunterschiede ($p < .001$) zwischen Patienten

LSAS – Tabelle 1: Vergleichsdaten von Patienten mit Sozialer Phobie aus einer Therapiestudie vor Behandlung an der Verhaltenstherapieambulanz der Universität Frankfurt/a. M. Dargestellt sind Mittelwerte (M) und Standardabweichungen (SD). (Datenquelle: Stangier et al., 2003)

LSAS-Skala	Gesamtstichprobe Soziale Phobie (N = 71)		Generalisierte Soziale Phobie (N = 43)		Nichtgeneralisierte Soziale Phobie (N = 18)	
	M	(SD)	M	(SD)	M	(SD)
LSAS-Gesamt	62.3	(22.9)	68.8	(20.5)	42.5	(18.2)
Angst-Gesamt	34.7	(11.3)	38.2	(9.6)	23.8	(8.9)
Vermeidung-Gesamt	28.5	(11.9)	31.8	(10.7)	18.7	(10.0)
Angst in Leistungssituationen	19.5	(5.9)	20.9	(5.2)	15.2	(5.8)
Vermeidung von Leistungssituationen	15.4	(6.4)	16.6	(6.1)	11.7	(6.0)
Angst in Interaktionssituationen	15.0	(6.5)	17.1	(5.7)	8.5	(3.9)
Vermeidung in Interaktionssituationen	12.7	(6.6)	14.6	(6.1)	7.0	(4.5)

mit generalisierter und nicht generalisierter Sozialer Phobie. Es finden sich keine signifikanten Geschlechtsunterschiede, jedoch eine geringfügige Altersabhängigkeit (r = –.26, p < .03). Die mit der deutschen LSAS gefundenen Werte liegen generell niedriger als die von amerikanischen Patienten berichteten Werte (z. B. Fresco et al., 2001), in der Gesamtstichprobe der Patienten mit Sozialer Phobie um etwa 11 Punkte, in der Substichprobe der Generalisierten Sozialen Phobie um etwa 5 Punkte niedriger. Dieser Effekt zeigt sich auch bei deutschen Versionen der Selbstbeurteilungsinstrumente SIAS und SPS (Stangier et al., 1999); er könnte möglicherweise auf kulturspezifische Unterschiede oder Stichprobeneffekte auf Grund verschiedener Versorgungsstrukturen (beispielsweise geringere Schwelle zum Aufsuchen einer ambulanten Behandlung in Deutschland) zurückzuführen sein.

LSAS – Tabelle 2: Angst- und Vermeidungsskalenwerte von Patienten mit Generalisierter Sozialer Phobie vor und nach Behandlung mit Paroxetin oder Placebo. Dargestellt sind Mittelwerte (M), Standardabweichungen (SD) und prozentuale Verbesserungen relativ zum Ausgangswert. Die Daten beruhen auf der amerikanische Originalskala (Datenquelle: Stein et al., 1998).

LSAS-Skala	Paroxetin (N = 90)			Placebo (N = 92)		
	M	(SD)	Verbesserung %	M	(SD)	Verbesserung %
Angst-Gesamt						
Ausgangswert	41.2	(10.4)		43.3	(10.6)	
Woche 12	25.4	(18.6)	38.3	36.3	(12.5)	16.2
Vermeidung-Gesamt						
Ausgangswert	36.9	(12.3)		40.2	(12.5)	
Woche 12	22.1	(18.6)	40.1	32.6	(13.4)	18.9

Mittelwertdifferenzen in Prozent; errechnet vom Bearbeiter (GW) diese Buches.

8 Literatur

American Psychiatric Association. (2000). Diagnostic and statistical manual of mental disorders. Fourth edition. Text revision. Washington, DC: APA.

Baker, S. L., Heinrichs, N., Kim, H. J. & Hofmann, S. G. (2002). The Liebowitz Social Anxiety Scale as a self-report instrument: a preliminary psychometric analysis. Behaviour Research and Therapy, 40,701–715.

Bobes, J. (1998). How is recovery from social anxiety disorder defined? Journal of Clinical Psychiatry, 59, Suppl. 17, 12–19.

Brown, E. J., Heimberg, R. G. & Juster, H. R. (1995). Social phobia subtype and Avoidant Personality Disorder: Effect on severity of social phobia, impairment, and outcome of cognitive-behavioral treatment. Behavior Therapy, 26, 467–486.

Fresco, D. M., Coles, M. E., Heimberg, R. G., Liebowitz, M. R., Hami, S., Stein, M. B. & Goetz, D. (2001). The Liebowitz Social Anxiety Scale: A comparison of the psychometric properties of self-report and clinician-administered formats. Psychological Medicine, 31, 1025–1035.

Heidenreich, T. & Stangier, U. (2002). Störungsspezifische Diagnostik der Sozialen Phobie. In U. Stangier & T. Fydrich (Hrsg.), Soziale Phobie und Soziale Angststörung: Psychologische Grundlagen, Diagnostik und Therapie (pp. 66–86). Göttingen: Hogrefe

Heimberg, R. G., Horner, K. J., Juster, H. R., Safren, S. A., Brown, E. J., Schneier, F. R. & Liebowitz, M. R. (1999). Psychometric properties of the Liebowitz Social Anxiety Scale. Psychological Medicine, 29, 199–212.

Kobak, K. A., Schaettle, S. C., Greist, J. H. Jefferson, J. W., Katzelnick, D. J. & Dottl, S. L. (1998). Computer-assisted rating scales for social anxiety in a clinical drug trial. Depression and Anxiety, 7, 97–104.

Liebowitz, M. R. (1987). Social phobia. Modern Problems of Pharmacopsychiatry, 22, 141–173.

Linden, M., Gastpar, M., Hagen, S., Kossow, K. D. Margraf, J. & Wittchen, M. (1999). Empfehlungen zur Diagnostik und Therapie der Sozialen Phobie. Münchner Medizinische Wochenschrift, 141 (7), 74–79.

Mennin, D. S., Fresco, D. M., Heimberg, R. G., Schneier, F. R., Davies, S. O. & Liebowitz, M. R. (2002). Screening for social anxiety disorder in the clinical setting: using the Liebowitz Social Anxiety Scale. Journal of Anxiety Disorders, 393, 1–13.

Safren, S. A., Heimberg, R. G., Horner, K. J., Juster, H. R., Schneier, F. R. & Liebowitz, M. R. (1999). Factor structure of social fears: the Liebowitz social anxiety scale. Journal of Anxiety Disorders, 13, 253–270.

Stangier, U. & Heidenreich, T. (in Vorbereitung). Sozialphobie-Skalen (SOPHOS). Soziale Interaktionsangst-Skala (SIAS), Soziale Phobie-Skala (SPS) und Liebowitz Soziale Angst-Skala (LSAS). Göttingen: Hogrefe.

Stangier, U., Heidenreich, T., Peitz, M., Lauterbach, W. & Clark, D. M. (2003). Cognitive-behavioral treatment for social phobia: individual versus group treatment. Behaviour Research and Therapy, 41, 991–1007.

Stein, M. B., Liebowitz, M. R., Lydiard, R. B., Pitts, C. D., Bushnell, W. & Gergel, I. (1998). Paroxetine treatment of generalized social phobia (social anxiety disorder): A randomized controlled trial. Journal of the American Medical Association, 280, 708–713.

SOPHOS

Fremdbeurteilungsbogen LSAS

Name: ______________________ Alter: _________ Testdatum: ___________

	Angst: keine	gering	mäßig	schwer	Vermeidung: nie	gelegentlich (10–33 % der Situationen)	oft (33–67 % der Situationen)	gewöhnlich (10–33 % der Situationen)
1. In der Öffentlichkeit telefonieren.	0	1	2	3	0	1	2	3
2. An kleinen Gruppen teilnehmen.	0	1	2	3	0	1	2	3
3. An öffentlichen Plätzen essen.	0	1	2	3	0	1	2	3
4. Mit anderen Personen an öffentlichen Plätzen trinken.	0	1	2	3	0	1	2	3
5. Mit Autoritätspersonen sprechen.	0	1	2	3	0	1	2	3
6. Vor Zuhörern oder Zuschauern etwas tun, auftreten oder eine Rede halten.	0	1	2	3	0	1	2	3
7. Eine Party besuchen.	0	1	2	3	0	1	2	3
8. Von anderen beim Arbeiten beobachtet werden.	0	1	2	3	0	1	2	3
9. Von anderen beim Schreiben beobachtet werden.	0	1	2	3	0	1	2	3
10. Jemanden anrufen, den Sie nicht gut kennen.	0	1	2	3	0	1	2	3
11. Mit Personen reden, die Sie nicht gut kennen.	0	1	2	3	0	1	2	3
12. Fremden begegnen.	0	1	2	3	0	1	2	3
13. In einer öffentlichen Toilette ein Urinbecken benutzen.	0	1	2	3	0	1	2	3
14. Einen Raum betreten, in dem bereits andere Personen sitzen.	0	1	2	3	0	1	2	3
15. Im Mittelpunkt der Aufmerksamkeit stehen.	0	1	2	3	0	1	2	3
16. Sich bei einer Besprechung äußern.	0	1	2	3	0	1	2	3
17. Eine Prüfung ablegen.	0	1	2	3	0	1	2	3
18. Eine andere oder gegenteilige Meinung gegenüber Personen äußern, die Sie nicht gut kennen.	0	1	2	3	0	1	2	3
19. Personen, die Sie nicht gut kennen, in die Augen schauen.	0	1	2	3	0	1	2	3
20. Einer Gruppe Bericht erstatten.	0	1	2	3	0	1	2	3
21. Mit einer Person flirten.	0	1	2	3	0	1	2	3
22. Bereits gekaufte Ware in einem Geschäft zurückgeben.	0	1	2	3	0	1	2	3
23. Eine Party geben.	0	1	2	3	0	1	2	3
24. Einem aufdringlichen Verkäufer widerstehen.	0	1	2	3	0	1	2	3

Furcht/Angst-Gesamt: ☐☐ **Vermeidung-Gesamt:** ☐☐

LSAS-Gesamt: ☐☐☐

PAS

Panik- und **A**goraphobie-**S**kala

Fremdbeurteilung (auch als Selbstbeurteilung verfügbar)

Deutsche Version: Bandelow (1997)
Internationale Version: Bandelow (1999)

1 Anwendungsbereich

Die PAS (international meist als P&A bezeichnet) ist ein Fremdbeurteilungsverfahren zur Schweregradbestimmung der Symptomatik bei Patienten mit Panikstörung mit oder ohne Agoraphobie (nach den Kriterien von DSM-IV (APA, 1994) oder ICD-10 (WHO, 1992)). Sie kann bei Personen ab 15 Jahren eingesetzt werden. Die Skala eignet sich zur differenzierten Erfassung von Veränderungen im Schweregrad der klinischen Symptomatik und damit zur Evaluation psychologischer oder medikamentöser Behandlungen im Rahmen klinischer Studien. Übersetzungen in mehrere Sprachen sowie eine Selbstbeurteilungsversion sind ebenfalls verfügbar. Als Diagnoseinstrument ist sie nicht geeignet.

2 Aufbau und Beschreibung

Die Skala besteht aus insgesamt 13 Items (Fragen zu Symptomen) mit je 5 Antwortkategorien (0 bis 4), die unterschiedlich präzise verbalisiert sind. So sind bei 3 Items die Skalenstufen durch exakte Häufigkeiten oder Zeitintervalle definiert (z. B. „4 bis 6 Panikattacken in der letzten Woche"), bei den anderen 9 Items werden Einschätzungen der Häufigkeit, der Intensität oder des Grades des Zutreffens verlangt (z. B. „nie", „selten", „manchmal", „häufig", „ständig", oder „keine", „gering", „mäßig", „stark", „sehr stark", oder „trifft nicht zu", „trifft kaum zu", „trifft teilweise zu", „trifft überwiegen zu", „trifft ausgesprochen zu").

Der Gesamtwert, der durch Addition der 13 Werte errechnet wird, dient zur Schweregradbestimmung; die Werte reichen von 0 (keine Störung) bis 52 (höchster Schweregrad).

Zusätzlich zum Gesamtschweregrad können 5 Komponenten der Sympomatik durch Subskalen beschrieben werden. Die Zuordnung der 13 Items zu den 5 Subskalen ist in folgender Übersicht aufgelistet:

Subskala	Item
1. Panikattacken	A.1. Häufigkeit A.2. Intensität A.3. Dauer
2. Agoraphobische Vermeidung	B.1. Häufigkeit der Vermeidung B.2. Anzahl der Situationen B.3. Relevanz der Situationen
3. Antizipatorische Angst	C.1. Häufigkeit C.2. Intensität
4. Einschränkung	D.1. Familie, Partnerschaft D.2. sozialer und Freizeitbereich D.3. Beruf/Hausarbeit
5. Gesundheitsbefürchtungen	E.1. gesundheitliche Schäden E.2. organische Krankheit

Eine zusätzliche Frage, die aber nicht in die Summenbildung mit eingeht, bezieht sich auf die Unerwartetheit der Panikattacken.

3 Entwicklung

Hintergrund: Die Skala wurde speziell zur Therapieevaluation bei Panikstörungen nach ICD-10 und DSM-IV entwickelt. Die Unspezifität vorhandener Angsskalen, oder deren Inkompatibiltät mit den diagnostischen Kriterien für Panikstörungen nach ICD-10 oder DSM-IV ließen die Entwicklung einer umfassenden und spezifischen Panikskala notwendig erscheinen.

Skalenkonstruktion: Die Auswahl der Items orientierte sich an den diagnostischen Kriterien von ICD-10 und DSM-IV. Nach Expertenbefragung wurde eine Vorläuferversion der Skala verbessert, aus der dann auf Grund von Trennschärfe- und Faktorenanalysen einige ungeeignete Items eliminiert wurden (Bandelow, 1995).

Versionen: Die Skala ist in zwei Versionen verfügbar, als Fremdbeurteilungsskala und als Selbstbeurteilungsskala. Zusätzlich zu den Items der Fremdbeurteilungsskala sind im Patientenfragebogen (Selbstbeurteilungsskala) 14 Symptome von Panikattacken und 23 Auslöse- und/oder Vermeidungssituationen aufgeführt. Ansonsten decken sich beide Varianten in der Art und Anzahl der zu beurteilenden Items und den entsprechenden Punktwerten. Fremd- und Selbstbeurteilungversion korrelieren mit $r_S = .90$ (Spearman-Rangkorrelation).

Von der Skala existieren 17 Sprachversionen, die im internationalen (englischsprachigen) Manual der PAS abgedruckt sind. Zur türkischen Version liegt eine veröffentlichte Methodenstudie vor (Tural et al., 2002).

Eine Computerversion der Selbstbeurteilungsskala ist erhältlich.

4 Hinweise zur Anwendung

Material zur Unterstützung der Anwendung: Die Skala (Fremd- und Selbstbeurteilungsversion) ist als Test veröffentlicht. Das Manual liegt in deutscher und in englischer Sprache vor (Bandelow, 1977, 1999; siehe *Bezugsquellen* im Anhang des Buches). Im Manual werden ausführliche Hinweise zur Anwendung gegeben, u. a. Erläuterungen zu den Items, die auch als Interviewleitfaden für die Fremdbeurteilungsversion dienen können.

Voraussetzungen auf Seiten des Patienten/Probanden: Patienten mit Panikstörung (mit oder ohne Agoraphobie) nach ICD-10 und DSM-IV. Der Altersbereich erstreckt sich von 15 bis 65 Jahre.

Die Anwendung der Selbstbeurteilungsversion setzt voraus, dass der Untersucher vor dem ersten Ausfüllen im Gespräch dem Patienten erklärt hat, was unter einer Panikattacke bzw. unter Agoraphobie zu verstehen ist.

Voraussetzungen auf Seiten des Untersuchers: Die Fremdbeurteilungsversion sollte ausschließlich von Psychiatern und Psychologen mit klinischer Erfahrung verwendet werden. Der Beurteiler muss mit dem Diagnoseschema DSM-IV bzw. ICD-10 vertraut sein. Angaben zu Trainingserfordernissen werden nicht gemacht.

Bearbeitungsdauer: Nach Angaben des Autors, kann die Fremdbeurteilungsskala in 5 bis 10 Minuten ausgefüllt werden.

Zeitlicher Bezugsrahmen der Beurteilung: Die Bewertung bezieht sich auf die vergangene Woche. Es wird ausdrücklich darauf hingewiesen, dass nicht eine „ängstliche Persönlichkeit“, sondern ein momentaner Zustand beurteilt werden soll.

Durchführung: Die Beurteilung erfolgt im Rahmen eines halbstrukturierten Interviews (Fremdbeurteilungsversion). Die im Manual gegebenen Anweisungen zur Durchführung und Beurteilung sollten im Sinne eines Interviewleitfadens verwendet werden.

Für klinische Prüfungen sollte bevorzugt die Fremdbeurteilungsversion eingesetzt werden; stehen Ökonomieerwägungen im Vordergrund, ist die Selbstbeschreibungsversion vorzuziehen.

Auswertung: Die Auswertung erfolgt durch Addition der angekreuzten Werte für die Gesamtskala. Die fünf Subskalenwerte werden durch Mittelwertsbildung über die entsprechenden Items gewonnen (siehe Abschnitt *Beschreibung*).

Bei der Selbstbeurteilungsversion muss zur Bewertung von Item B.2. zunächst die Anzahl der angstauslösenden Situationen ausgezählt und nach einer eindeutigen, im Manual angegebenen Zuordnungsregel in das Bewertungsschema der Fremdbeurteilungsversion überführt werden.

5 Gütekriterien

Die Angaben in den folgenden Abschnitten beziehen sich – wenn nicht anders gekennzeichnet – auf das Testmanual (Bandelow, 1997), in dem die bisher zu Gütekriterien vorliegenden Daten (N = 452) zusammengefasst sind.

Objektivität

Bei der Fremdbeurteilungsversion sind die Fehlerquellen bei der Durchführung durch die detaillierten Erläuterungen zu den einzelnen Items reduziert.

Als Maß der Beurteiler-Übereinstimmung der Fremdbeurteilungsversion wird ein Spearmann-Rang-Korrelationskoeffizient von $r_S = .78$ angegeben (2 Beurteiler, 23 Patienten).

Die Durchführungsobjektivität der Selbstbeschreibungsversion hängt davon ab, inwieweit der Patient die Begriffe Panikattacke und Agoraphobie versteht.

Die Auswertungsobjektivität ist bei beiden Versionen gewährleistet, ebenso die Interpretationsobjektivität, wenn sie sich auf die angegeben Schweregradstufen beschränkt (siehe Abschnitt *Normen, Cut-Off-Werte*).

Reliabilität

Interne Konsistenz: Cronbachs Alpha der Gesamtskala beträgt $\alpha = .85$ für die Fremdbeurteilungsversion und $\alpha = .86$ für die Selbstbeurteilungsversion. Mit $.65 \leq \alpha \leq .83$ ist die interne Konsistenz der fünf Subskalen (Fremdbeurteilungsversion) erwartungsgemäß geringer, wobei die Skala „Angst vor organischer Erkrankung“ mit $\alpha = .66$ am schlechtesten abschneidet.

Retest-Reliabilität: Die Retest-Reliabilität (Spearman-Rang-Korrelationskoeffizient; n = 24) der Fremdbeurteilungsversion beträgt nach einem Intervall von 1 Woche $r_{ttS} = .73$.

Validität

Inhaltliche Validität/Konstruktvalidität: Die Skala ist inhaltlich valide in Bezug auf die diagnostischen Kriterien nach ICD-10 und DSM-IV für Panikstörungen mit oder ohne Agoraphobie.

Hauptkomponentenanalysen, mit übereinstimmenden Ergebnissen für die Fremd- und die Selbstbeurteilungsversion, legen eine drei-dimensionale Struktur der mit der PAS erfassten Symptomatik nahe, wobei die Items der Subskalen „Agoraphobische Vermeidung“ und „Einschränkung“ den ersten Faktor kennzeichnen, die Items der Subskala „Panikattacken“ den zweiten, und die Items der Subskalen „Antizipatorische Angst“ und „Gesundheitsbefürchtungen“ den dritten Faktor.

Konvergente Validität: Hohe Korrelationen mit anderen phobie- und panikspezifischen Skalen sowie mit Globalen des Schwergrades der Störung sprechen für die konvergente Validität der Skala: Die Spearman-Rang-Korrelation der Fremdbeurteilungsversion mit einem Globalmaß des Schweregrades (ähnlich CGI) beträgt $r_S = .91$, mit der *Panic-Associated Symptom Scale* (PASS; Argyle et al., 1991) $r_S = .81$.

Die Korrelation der Selbstbeurteilungsversion mit dem globalen Patientenurteil des Schweregrades (PGI) beträgt $r_S = .76$, mit der Subskala „phobische Angst“ der Symptom-Checkliste (SCL-90-R) $r_S = .70$.

Diskriminante Validität: Die zum Teil etwas geringeren, aber ebenfalls substantiellen Korrelationen mit allgemeinen Angstskalen im Vergleich zu Phobie-Skalen liefern keine eindeutig interpretierbaren Hinweise für diskriminante Validität in Bezug auf die betreffenden diagnostischen Kategorien: Die Fremdbeurteilungsversion korreliert mit mit der *Hamilton Anxiety Scale* (HAMA) mit $r_S = .63$, die Selbstbeurteilungsversion mit der State-Skala des *State-Trait-Angstinventar* (STAI) mit $r_S = .58$. Die Korrelation mit der SCL-90-R-Subskala „Ängstlichkeit“ liegt mit $r_S = .72$ im gleichen Bereich wie die Korrelation mit der Subskala „phobische Angst“ (s. oben).

Behandlungssensitivität: Bislang vorliegende Daten aus klinischen Studien, darunter offene Studien und kontrollierte Doppelblindstudien, belegen die Behandlungssensitivität der Skala (Bandelow et al.,1998, 2000; Broocks et al., 1998). Der auch mit anderen Skalen gemachten Erfahrung entsprechend, stellen sich Behandlungseffekte in der Fremdbeurteilungsversion deutlicher dar als in der Selbstbeurteilungsversion (vgl. Tabelle 1).

6 Normen, Cut-Off-Werte

Normen im engeren, testtheoretischen Sinn liegen nicht vor.

Auf Grund eines Vergleichs mit einer 5-stufigen Globalskala schlagen die Testautoren folgende Schweregradeinteilung vor:

Schweregrad	Fremdbeurteilungs-Skala	Selbstbeurteilungs-Skala
Grenzwertig oder Remission	0–6	0–8
Leicht	7–17	9–18
Mittel	18–28	19–28
Schwer	29–39	29–39
Sehr schwer	≥40	≥40

7 Exemplarische Daten

Die in einer klinischen Studie gewonnen Daten (Tabelle 1) zeigen, dass die PAS zwischen verschiedenen Behandlungen zu differenzieren vermag. Die Reduktion des Gesamtwertes der Fremdbeurteilungsskala, bezogen auf den Ausgangswert betrug 68,9 % nach Clomipramin und 43,5 % nach körperlicher Übung. Der Gesamtwert der Selbstbeurteilungsskala verminderte sich um 59,3 % nach Clomipramin und um 32,6 % nach den Sportübungen. Unter Placebo zeigten sich keine Besserungen. Mit Ausnahme des Fremdbeurteilungsvergleichs der beiden aktiven Behandlungen sind die Behandlungsunterschiede, trotz der geringen Fallzahlen statistisch gesichert.

Von den Subskalen, zeigte „Behinderung“ die ausgeprägtesten Symptombesserungen an (Clomipramin im Fremdurteil: 85,7 %; im Selbsturteil: 76,2 %).

PAS – Tabelle 1: Gesamt- und Subskalenwerte von Patienten mit Panikstörung mit oder ohne Agoraphobie (DSM-V und ICD-10) vor und nach 10-Wochen-Behandlung mit Clomipramin oder Placebo (doppelblind, randomisiert) oder einem sportlichen Lauftraining. Dargestellt sind Mittelwerte und Standardabweichungen (SD). (Datenquelle: Bandelow et al., 2000)

PAS-Fremdbeurteilung	Clomipramin (N = 15)		Lauftraining (N = 16)		Placebo (N = 15)	
	M	(SD)	M	(SD)	M	(SD)
Gesamt						
Ausgangswert	24.4	(9.1)	28.5	(9.2)	23.2	(7.4)
Woche 10	7.6	(6.5)	16.1	(11.1)	23.7	(7.4)
1. Panikattacken						
Ausgangswert	6.1	(2.4)	6.5	(2.7)	5.7	(2.5)
Woche 10	2.3	(2.8)	3.7	(3.3)	5.0	(3.6)
2. Vermeidung						
Ausgangswert	6.1	(2.5)	7.2	(2.5)	4.0	(4.0)
Woche 10	2.0	(2.7)	4.5	(3.2)	6.1	(2.9)

PAS – Tabelle 1: Fortsetzung

PAS-Fremdbeurteilung	Clomipramin (N = 15)		Lauftraining (N = 16)		Placebo (N = 15)	
	M	(SD)	M	(SD)	M	(SD)
3. Antizipatorische Angst						
Ausgangswert	4.2	(2.0)	4.8	(2.4)	4.4	(2.6)
Woche 10	1.4	(1.5)	3.4	(2.8)	5.3	(2.3)
4. Behinderung						
Ausgangswert	4.9	(2.3)	6.3	(3.0)	4.6	(2.7)
Woche 10	0.7	(1.2)	3.2	(3.3)	5.1	(2.8)
5. Gesundheitsbefürcht.						
Ausgangswert	3.0	(2.4)	3.7	(1.6)	2.5	(2.2)
Woche 10	1.1	(1.5)	1.5	(1.7)	2.6	(2.2)
PAS-Selbstbeurteilung						
Gesamt						
Ausgangswert	23.1	(5.1)	27.0	(10.2)	24.8	(6.7)
Woche 10	9.4	(7.2)	18.2	(10.7)	24.9	(9.1)
1. Panikattacken						
Ausgangswert	6.1	(2.4)	6.4	(2.9)	5.1	(2.7)
Woche 10	2.5	(3.1)	3.9	(3.6)	5.1	(3.6)
2. Vermeidung						
Ausgangswert	5.7	(3.0)	7.4	(2.9)	7.1	(2.8)
Woche 10	2.7	(2.7)	5.6	(2.1)	7.6	(2.6)
3. Antizipatorische Angst						
Ausgangswert	4.0	(1.7)	4.7	(2.7)	5.0	(1.9)
Woche 10	1.7	(1.8)	3.5	(2.5)	4.5	(2.3)
4. Behinderung						
Ausgangswert	4.2	(2.0)	5.3	(2.7)	4.9	(2.5)
Woche 10	1.0	(1.7)	3.3	(2.8)	5.6	(3.7)
5. Gesundheitsbefürcht.						
Ausgangswert	3.1	(1.4)	3.2	(2.4)	2.7	(1.8)
Woche 10	1.4	(1.4)	1.9	(1.6)	2.5	(1.4)

8 Literatur

American Psychiatric Association. (1994). Diagnostic and statistical manual of mental disorders, 4. Edition. Washington, DC: APA.

Argyle, N., Deltito, J., Allerup, P., Meier, W., Albus, M., Nutzinger, D., Rasmussen, S., Ayuso, J. L. & Bech, P. (1991). The Panic-Associated Symptom Scale: Measuring the severity of panic disorder. Acta Psychiatrica Scandinavica, 83, 20–26.

Bandelow, B. (1995). Assessing the efficacy of treatments for panic disorder and agoraphobia. II. The Panic and Agoraphobia Scale. International Clinical Psychopharmacology, 10, 73–82.

Bandelow, B. (1997). Panik- und Agoraphobieskala (PAS). Göttingen: Hogrefe.

Bandelow, B. (1999). Panic and Agoraphobia Scale (PAS). Seattle, WA: Hogrefe & Huber.

Bandelow, B., Broocks, A., Pekrun, G., George, A., Meyer, T., Pralle, L., Bartmann, U., Hillmer-Vogel, U. & Rüther, E. (2000). The use of the Panic and Agoraphobia Scale (P & A) in a controlled clinical trial. Pharmacopsychiatry, 33, 174–181.

Bandelow, B., Brunner, E., Broocks, A., Beinroth, D., Hajak, G., Pralle, L. & Rüther, E. (1998). The use of the Panic and Agoraphobia Scale in a clinical trial. Psychiatry Research, 77, 43–49.

Broocks, A., Bandelow, B., Pekrun, G., George, A., Meyer, T., Bartmann, U., Hillmer-Vogel, U. & Rüther, E. (1998). Comparison of aerobic exercise, domipramine, and placebo in the treatment of panic disorder. American Journal of Psychiatry, 155, 603–609.

Tural, Ü., Fidaner, H., Alkin, T. & Bandelow, B. (2002). Assessing the severity of panic disorder and agoraphobia – validity, reliability and objectivity of the Turkish translation of the Panic and Agoraphobia Scale. Journal of Anxiety Disorders, 16, 331–340.

World Health Organization (1992). The ICD-10 Classification of Mental and Behavioural Disorders: Clinical descriptions and diagnostic guidelines. Geneva: WHO.

B. Bandelow
PANIK- UND AGORAPHOBIE-SKALA
Fremdbeurteilungsfragebogen

Patient:

Rater: **Datum:** **Kontakt Nr.:**
Studie:

Beurteilen Sie die letzte Woche!

A) Panikattacken
A.1. Häufigkeit
❑ 0 keine Panikattacke in der letzten Woche
❑ 1 1 Panikattacke in der letzten Woche
❑ 2 2 oder 3 Panikattacken in der letzten Woche
❑ 3 4 - 6 Panikattacken in der letzten Woche
❑ 4 mehr als 6 Panikattacken in der letzten Woche

A.2. Schweregrad
❑ 0 keine Panikattacken
❑ 1 die Attacken waren meist leicht
❑ 2 die Attacken waren meist mittelschwer
❑ 3 die Attacken waren meist schwer
❑ 4 die Attacken waren meist extrem schwer

A.3. durchschnittliche Dauer eines Panikanfalls
❑ 0 keine Panikattacken
❑ 1 nur 1 bis 10 Minuten
❑ 2 über 10 bis 60 Minuten
❑ 3 über 1 bis 2 Stunden
❑ 4 über 2 Stunden und mehr

U. Traten die meisten Attacken unerwartet (spontan) auf oder erwartet (in gefürchteten Situationen)?

❑ 9 keine Panikattacken

❑0	❑1	❑2	❑3	❑4
meistens unerwartet	häufiger unerwartet als erwartet	teilweise unerwartet, teilweise erwartet	häufiger erwartet als unerwartet	meistens erwartet

B) Agoraphobie, Vermeidungsverhalten
B.1. Häufigkeit des Vermeidungsverhaltens
❑ 0 keine Vermeidung angstauslösender Situationen
❑ 1 selten Vermeidung angstauslösender Situationen
❑ 2 gelegentlich Vermeidung angstauslösender Situationen
❑ 3 häufig Vermeidung angstauslösender Situationen
❑ 4 sehr häufig Vermeidung angstauslösender Situationen

B.2. Anzahl der angstauslösenden Situationen
Wieviele Situationen werden vermieden bzw. führen zu Panikattacken oder Beklemmung?
❑ 0 keine (bzw. keine Agoraphobie)
❑ 1 1 Situation
❑ 2 2 - 3 Situationen
❑ 3 4 - 8 Situationen
❑ 4 mehr als 8 Situationen

B.3. Relevanz der vermiedenen Situationen
Wie wichtig waren die Situationen, die vermieden wurden?
❑ 0 unwichtig (bzw. keine Agoraphobie)
❑ 1 nicht besonders wichtig
❑ 2 mittelgradig wichtig
❑ 3 sehr wichtig
❑ 4 extrem wichtig

C) Antizipatorische Angst (Erwartungsangst, „Angst vor der Angst")
C.1. Häufigkeit der antizipatorischen Angst
❑ 0 keine antizipatorische Angst
❑ 1 selten Angst, eine Panikattacke zu bekommen
❑ 2 manchmal Angst, eine Panikattacke zu bekommen
❑ 3 häufig Angst, eine Panikattacke zu bekommen
❑ 4 ständig Angst, eine Panikattacke zu bekommen

C.2. Intensität der antizipatorischen Angst
❑ 0 keine antizipatorische Angst
❑ 1 gering
❑ 2 mäßig
❑ 3 stark
❑ 4 sehr stark

D) Einschränkung
D.1. Einschränkung im familiären Bereich (Partnerschaft, Kinder usw.)
❑ 0 keine Einschränkung
❑ 1 leichte Einschränkung
❑ 2 mittlere Einschränkung
❑ 3 starke Einschränkung
❑ 4 maximale Einschränkung

D.2. Einschränkung im sozialen und Freizeitbereich (gesellschaftliche Veranstaltungen wie Kino usw.)
❑ 0 keine Einschränkung
❑ 1 leichte Einschränkung
❑ 2 mittlere Einschränkung
❑ 3 starke Einschränkung
❑ 4 maximale Einschränkung

D.3. Einschränkung im beruflichen Bereich (bzw. Hausarbeit)
❑ 0 keine Einschränkung
❑ 1 leichte Einschränkung
❑ 2 mittlere Einschränkung
❑ 3 starke Einschränkung
❑ 4 maximale Einschränkung

E) Gesundheitssorgen
E.1. Sorge um gesundheitlichen Schaden
Der Patient war in ständiger Sorge, durch die Störung gesundheitlichen Schaden zu erleiden (z.B. einen Herzinfarkt zu erleiden oder verrückt zu werden).
❑ 0 trifft überhaupt nicht zu
❑ 1 trifft kaum zu
❑ 2 trifft teilweise zu
❑ 3 trifft überwiegend zu
❑ 4 trifft ausgesprochen zu, gesundheitlicher Schaden befürchtet

E.2. Annahme einer organischen Störung
Der Patient war fest davon überzeugt, daß seine Angstsymptome auf eine körperliche und nicht auf eine seelische Störung zurückzuführen waren.
❑ 0 trifft überhaupt nicht zu, eher seelische Ursache angenommen
❑ 1 trifft kaum zu
❑ 2 trifft teilweise zu
❑ 3 trifft überwiegend zu
❑ 4 trifft ausgesprochen zu, eher körperliche Ursache angenommen

	Gesamtwert: Addieren Sie alle Itemwerte außer U.

STAI

Stait-Trait-Angstinventar

Selbstbeurteilung

Deutsche Bearbeitung: Laux, Glanzmann, Schaffner und Spielberger (1981)
Originalversion: Spielberger, Gorsuch, und Lushene (1970)

1 Anwendungsbereich

Das State-Trait-Angstinventar ist ein Selbstbeschreibungsverfahren, das ursprünglich als Forschungsinstrument zur Erfassung von Angstzustand und Angstneigung bei gesunden Jugendlichen und Erwachsenen konzipiert wurde. Anwendungsbereiche des STAI im medizinisch-klinischen Kontext finden sich bei Patienten, bei denen Angst eine wesentliche Begleiterscheinung der Erkrankung (z. B. Krebs, Herzinfarkt, HIV-Infektion) oder der Behandlung (z. B. Chirurgie, Zahnmedizin) ist, sowie bei Patienten mit Angststörungen. Das Verfahren eignet sich zur Verlaufsbeschreibung und Therapie-Evaluation. Es kann zum Screening von Patienten mit Verdacht auf eine Angststörung eingesetzt werden; zur Diagnose von Angststörungen ist das STAI nicht geeignet.

Das STAI stellt gegenwärtig im deutschen Sprachraum das verbreitetste Selbstbeurteilungsinstrument zur Angstmessung dar; wegen der zahlreichen fremdsprachigen Versionen ist es gleichzeitig das internationale Standardverfahren zur Angsterfassung und dementsprechend geeignet für den Einsatz in multilingualen Studien.

2 Aufbau und Beschreibung

Das STAI besteht aus zwei separaten Teilen: Skala X1 erfasst Angst als Zustand (zeit- und situationsgebundene Angstintensität; State-Angst), Skala X2 erfasst Angst als Persönlichkeitseigenschaft (relativ überdauernde allgemeine Angstneigung; Trait-Angst).

Die Skala X1 enthält 20 einfache, als Ich-Aussagen formulierte Feststellungen, die sich auf das gegenwärtige emotionale Erleben des Probanden/Patienten beziehen. Die Aussagen werden auf einer 4-stufigen *Intensitäts-Skala* beantwortet: „überhaupt nicht“ (1), „ein wenig“ (2), „ziemlich“ (3) und „sehr“ (4). Zur Kontrolle der Akquieszenz (Zustimmungstendenz) sind 10 Aussagen in Richtung Angst, 10 Aussagen in Richtung Abwesenheit von Angst formuliert. Inhaltlich werden affektive (z. B. „nervös“, „angespannt“, „froh“, „zufrieden“) und kognitive (z. B. „besorgt dass etwas schiefgehen könnte“) Komponenten des Angsterlebens thematisiert.

Die Skala X2, die ebenfalls 20 Ich-Aussagen enthält, bezieht sich auf das zeit- und situationsunabhängige Allgemeinbefinden. Hier wird auf einer vierstufigen *Häufigkeits-Skala* geantwortet: „fast nie“ (1), „manchmal“ (2), „oft“ (3) und „fast immer“ (4). Dreizehn Aussagen sind in Richtung Angst, 7 Aussagen in Richtung Angstfreiheit formuliert. Wie bei der Skala X1 können die Aussagen inhaltlich einem affektiven („nervös und unruhig“, „vergnügt“) und einem kognitiven Bereich („Schwierigkeiten wachsen über den Kopf“) zugeordnet werden.

Die Summenwerte beider Skalen variieren zwischen dem Minimalwert 20 und dem Maximalwert 80. Hohe Summenwerte zeigen eine hohe Intensität des aktuellen Angstzustandes an (Skala X1), bzw. eine ausgeprägte generalisierte Bereitschaft Situationen als angstauslösend zu erleben (Skala X2). Die in Richtung Angstfreiheit gepolten Items werden vor der Summenbildung invertiert.

3 Entwicklung

Hintergrund: Das STAI basiert auf dem Trait-State-Modell der Angst von Spielberger (1972), das eine Weiterentwicklung der Triebtheorie der Angst (Spence & Spence, 1966) darstellt, unter Berücksichtigung der von Cattell und Scheier

(1961) eingeführten Differenzierung von Eigenschafts- und Zustandsangst. Ziel der Skalenentwicklung war es, die beiden konzeptionell unterscheidbaren Aspekte der Angst zu operationalisieren. Eine ausführliche Darstellung des theoretischen Hintergrundes des Verfahrens findet sich bei Laux und Glanzmann (1996).

Skalenkonstruktion: Die amerikanischen Originalskalen wurden auf der Grundlage einer Sammlung von Feststellungen aus im Jahre 1964 bereits existierender Trait-Angstskalen gebildet, die so umformuliert worden waren, dass sie mit unterschiedlichen Instruktionen sowohl Angst als Zustand als auch Angst als Eigenschaft (Form A) erfassen konnten (Spielberger et al., 1970). Die Form X des STAI entstand dann zunächst auf der Basis der psycholinguistischen Erwägung, dass einige Aussagen eher dispositionelle („I tire quickly") andere dagegen eher fluktuierende Merkmale („I feel upset") implizieren. Folglich wurden zwei weitgehend verschiedene Aussagenlisten zur Erfassung von A-State und A-Trait gebildet. Die Form X wurde dann nach den Kriterien der klassischen Testtheorie entwickelt; sie weist sehr gute Item- und Testwert-Statistiken auf (Spielberger et al., 1970).

Bei der Konstruktion der deutschen Version (Laux et al., 1981) wurde auf Äquivalenz zum Original (Spielberger et al., 1970) geachtet. Ausgehend von verschiedenen Übersetzungsvarianten der Originalitems wurden in einem mehrstufigen Prozess diejenigen für die Endform ausgewählt, die sowohl nach sprachlogischen als auch nach item-metrischen Gesichtspunkten dem Original am nächsten kamen.

Versionen: Vom STAI liegen Adaptationen in 62 Sprachen und Dialekten vor (Spielberger, persönliche Mitteilung, 01. 06. 2002), davon sind fünf (deutsch, englisch, französisch, italienisch, spanisch) in der Skalensammlung *Rating Scales for Psychiatry, European Edition* (AMDP & CIPS, 1990) abgedruckt.

Eine von Spielberger (1983) entwickelte Variante des STAI (Form Y), in der jeweils sechs depressionstypische Aussagen der Skalen X1 und X2 durch angsttypische ersetzt wurden, hat sich bisher international noch nicht durchgesetzt, obwohl bereits mehrere fremdsprachige Versionen existieren. Die meisten Sprachversionen beziehen sich derzeit noch auf die Form STAI-X (Spielberger et al., 1970).

Eine auf den Einsatz bei Kindern zugeschnittene Version (STAI-C) gibt es bisher nur in englischer Sprache (Spielberger, 1973).

Eine Kurzform der Skala X1, die aus den trennscharfen Aussagen 5, 9, 10, 12, 15 und 18 besteht, kann auch ohne gravierenden Verlust der internen Konsistenz zur Erfassung von Veränderungen der Angstintensität in sehr kleinen Zeitintervallen (unter 5 Minuten) eingesetzt werden.

4 Hinweise zur Anwendung

Material zur Unterstützung der Anwendung: Das STAI ist als Test veröffentlicht (Testmappe mit Manual und Durchschreibeantwortbogen; siehe *Bezugsquellen* im Anhang des Buches).

Voraussetzungen auf Seiten des Patienten/Probanden: Jugendliche und Erwachsene (15 bis 75 Jahre) mit Schrift- und Sprachverständnis und einem Verbal-IQ über 80.

Voraussetzungen auf Seiten des Untersuchers: Die Untersuchung kann, nach Einweisung von technischem Personal durchgeführt werden.

Bearbeitungsdauer: Etwa 2 bis 6 Minuten pro Skala.

Zeitlicher Bezugsrahmen der Beurteilung: Die Beurteilung der Skala X1 bezieht sich normalerweise auf den Zeitpunkt der Testdurchführung. Mit leicht abgewandelter Instruktion kann die Skala X1 jedoch auch zur Erfassung der Zustandsangst in einer beliebigen erlebten oder vorgestellten spezifischen Situation eingesetzt werden (Glanzmann, 1985). Auch der Beurteilungszeitraum kann für spezifische Anwendungen frei gewählt werden.

Die Beurteilung der Skala X2 bezieht sich dagegen grundsätzlich auf ein relativ stabiles Persönlichkeitsmerkmal und gibt damit keinen bestimmten zeitlichen oder situativen Rahmen vor.

Durchführung: Je nach Fragestellung können beide Skalen einzeln oder kombiniert sowie in Einzel- und Gruppenuntersuchungen eingesetzt werden. Beim gleichzeitigen Einsatz beider Skalen sollte immer die Skala X1 zuerst bearbeitet werden. Vor Bearbeitung der Skala X2 sollte in diesem Fall noch einmal darauf hingewiesen werden, dass sich die Angaben in X2 auf das Befinden *im Allgemeinen* beziehen.

Der Untersucher sollte bei der Instruktion den Begriff „Angst" vermeiden, und bei Nachfragen lediglich auf den ausgedruckten Titel „Fragebogen zur Selbstbeurteilung" hinweisen.

Auswertung: Als Maße der Zustandsangst und der Ängstlichkeit werden für die Skalen X1 und X2 durch Addition der Itemwerte, bei Beachtung der Polung, jeweils ein Gesamtwert gebildet.

Folgende Items sind nach der Formel $X_{inv} = 5 - X$ zu invertieren:
Skala X1: 1, 2, 5, 8, 10, 11, 15, 16, 19, 20.
Skala X2: 21, 26, 27, 30, 33, 36, 39.

Die beiden Skalen stehen als Durchschreibebögen zur Verfügung, so dass nach dem Abtrennen des für den Probanden sichtbaren Bogens die Inversionen auf dem Durchschreibeblatt bereits berücksichtigt sind. Hier müssen die angekreuzten Werte nur noch addiert werden.

5 Gütekriterien

Objektivität

Durchführung und Auswertung des STAI sind standardisiert und insofern im psychometrischen Sinne objektiv. Dies gilt auch für die Interpretation des Skalenwertes X2 (Eigenschaftsangst), wenn sie sich auf die publizierten Normwerte stützt. Die Interpretation des Skalenwertes X1 (Zustandsangst) ist nur unter Bezugnahme auf den jeweiligen situativen Kontext sinnvoll.

Reliabilität

Interne Konsistenz: Beide Skalen sind durch eine sehr hohe interne Konsistenz (Cronbachs Alpha) gekennzeichnet, die für die Skala X1 zwischen $\alpha = .90$ und $\alpha = .92$ und für die Skala X2 zwischen $\alpha = .88$ und $\alpha = .94$ variiert (Laux et al., 1981; Schwenkmezger, 1985).

Retest-Reliabilität: Die Retest-Reliabilitäten der Skala X1 sind konstruktkonform eher gering und instabil; sie variieren zwischen $r_{tt} = .18$ und $r_{tt} = .55$, da sich das Ausmaß der State-Angst zeit- und situationsbedingt verändert (Laux et al., 1981; Schwenkmezger, 1985).

Die Retest-Reliabilitäten der Skala X2 variieren zwischen $r_{tt} = .89$ (49 Tage) und $r_{tt} = .68$ (174 Tage) (Laux et al., 1981; Schwenkmezger, 1985).

Validität

Inhaltliche Validität/Konstruktvalidität: Die Skala X1 (Angst als Zustand) erfasst Angst als unangenehmen, bewusst wahrgenommenen emotionalen Zustand, der gekennzeichnet ist durch Anspannung, Nervosität, innere Unruhe und Besorgtheit sowie durch eine erhöhte Aktivität des autonomen Nervensystems. Angst als vorübergehender emotionaler Zustand variiert in der Intensität über Zeit und Situationen (Spielberger, 1972). Mit Ausnahme der erhöhten autonomen Aktivität lässt sich Angst als Zustand zuverlässig als homogenes Konstrukt nachweisen, das deutlich vom Aktivierungsgeschehen auf der Schlaf-Wach-Dimension abgegrenzt werden kann (Glanzmann, 1989).

Die Skala X2 (Angst als Eigenschaft) bezieht sich demgegenüber auf relativ stabile interindividuelle Differenzen in der Neigung, Situationen als bedrohlich zu bewerten und hierauf mit einem Anstieg der Zustandsangst zu reagieren. Die interindividuellen Differenzen manifestieren sich sowohl in der Häufigkeit als auch in der Intensität der Reaktionen: Hochängstliche tendieren dazu, mehr Situationen als bedrohlich einzustufen und auf solche Situationen mit einem höheren Zustandsangstanstieg zu reagieren als Niedrigängstliche (Spielberger, 1972). Hier sind es vor allem ich-involvierende, selbstwertbedrohliche Situationen, in denen Angst als Eigenschaft verhaltenswirksam wird (Laux & Glanzmann, 1996).

Angst als Eigenschaft weist relativ hohe Korrelationen mit Verfahren zur Erfassung von Neurotizismus und Depressivität auf. Die Skala X2 kann somit auch als Operationalisierung der negativen Affektivität gelten (Watson & Clark,1984).

Die Korrelation zwischen State- und Trait-Angst wird von Sartory und Brandl (1992) mit r=.78 angegeben; sie kann allerdings je nach situativem Kontext sehr stark im Bereich zwischen r=–.02 und r=.74 variieren (Schwenkmezger, 1985). Im Manual sind für verschiedene Stichproben Korrelationen zwischen State- und Trait-Angst von r=.43 bis r=.75 angegeben.

In Faktorenanalysen, in denen State- und Trait-Items gemeinsam analysiert wurden, konnte die konzeptuelle Unterscheidung durch separate, wenn auch korrelierte State- und Trait-Faktoren bestätigt werden (z. B. Oei, Evans & Crook, 1990). Innerhalb der beiden Skalen werden, je nach Analysestrategie, jeweils 2 bis 3 Faktoren extrahiert, die im Sinne der Itempolung Angstanwesenheit und Angstabwesenheit reflektieren oder inhaltlich als kognitive und affektive Komponenten (Besorgnis und Emotionalität) interpretiert werden können (Hodapp, 1989).

Konvergente Validität: Im amerikanischen Original ergaben sich hohe Korrelationen der Skala X2 (r=.75 bis .84) mit anderen Angstskalen, z. B. mit der IPAT Angst-Skala (Cattell & Scheier, 1963) und der *Manifest Anxiety Scale* (Taylor, 1953) sowie der Skala X1 mit der *Affect Adjective Checklist* (Zuckerman & Lubin, 1965).

Die Korrelationen der deutschen Version der Trait-Angstskala mit der *Skala zur Messung Manifester Angst* (MAS) von Lück und Timaeus (1969) liegen zwischen r=.73 und r=.90. Herrmann, Scholz und Kreuzer (1991) fanden eine Korrelation von r=.66 mit dem Angstwert der *Hospital Anxiety and Depression Scale* (HADS; siehe Seite 253 in diesem Band).

Diskriminante Validität: Wie auch bei anderen Angstskalen ist diskriminante Validität in Bezug auf Depressivität nicht gegeben. In der Studie von Herrmann et al. (1991) betrug die Korrelation zwischen STAI-X2 und dem Depressionswert der HADS r=.59. Auch in anderen Studien wurden hohe Korrelationen mit Depressionsmaßen gefunden (z. B. Richter, Scheurer & Krober, 1991; Sartory & Brandl, 1992).

Behandlungssensitivität: Während die Skala X1 sehr sensibel Veränderungen im Minutenbereich bei Probanden und Patienten registriert, sind Veränderungen bei der Skala X2 erst wesentlich langfristiger (im Bereich von mehreren Wochen oder Monaten) zu erwarten. Dementsprechend unterschiedlich sind die möglichen Einsatzgebiete der beiden Skalen im Rahmen klinischer Studien.

Die Skala X1 eignet sich hauptsächlich zur Erfassung von kurzfristigen pharmakologischen Wirkungen unter definierten situativen Bedingungen, z. B. in Studien der Phase I der Medikamentenentwicklung oder zur Kontrolle von angstlösenden Maßnahmen bei nicht-psychiatrischen Patienten, z. B. vor chirurgischen Operationen (s. Tabelle 2). Die Skala X2 dagegen eignet sich bedingt, d. h. nur bei Definition eines Beurteilungszeitraums, für den Einsatz in Studien zur Evaluation der Wirksamkeit von medikamentösen oder psychologischen Therapien bei Patienten mit einer Angststörung, wenn auch Selbstbeurteilungsverfahren im Allgemeinen weniger sensitiv sind, Therapieunterschiede zu entdecken als Fremdbeurteilungsverfahren (Angst et al., 1993, Maier et al., 1990).

6 Normen, Cut-Off-Werte

Die Normierung des STAI (T-Werte, Stanine-Werte, Prozentränge) wurde 1977 an einer repräsentativen Eichstichprobe (N=2.385) vorgenommen. Aus testtheoretischen Überlegungen liegen die Normentabellen (jeweils drei Altersgruppen für Frauen und Männer) nur für die Trait-Angstwerte (Skala X2) vor.

Es existieren bisher keine Cut-Off-Werte für das Vorliegen einer Angststörung, jedoch sollte bei Trait-Angstwerten, die das höchste Dezil überschreiten (Frauen: X2>50; Männer: X2>46), deren mögliche klinische Relevanz in Betracht gezogen werden.

7 Exemplarische Daten

STAI – Tabelle 1: Mittelwerte (M) und Standardabweichungen (SD) von State- und Trait-Angstskala für Männer und Frauen verschiedener Altersgruppen in der Eichstichprobe (Datenquelle: Laux et al., 1981)

	Gesamt		15–29 Jahre		30–59 Jahre		60 Jahre und älter	
	m (N = 1.107)	w (N = 1.278)	m (N = 273)	w (N = 342)	m (N = 742)	w (N = 747)	m (N = 123)	w (N = 189)
X1 State								
M	36.8	38.1	36.6	37.0	37.3	38.1	34.4	40.1
(SD)	(9.8)	(10.3)	(9.5)	(10.3)	(9.8)	(10.1)	(10.1)	(10.7)
X2 Trait								
M	34.5	37.0	34.5	35.7	34.6	36.9	33.5	40.1
(SD)	(8.8)	(10.0)	(8.36)	(9.8)	(8.9)	(9.5)	(9.4)	(11.1)

STAI – Tabelle 2: Angstzustand (X1 State) von Patienten vor einem operativen Eingriff unmittelbar vor und 90 Minuten nach Prämedikation mit Clonidin oder Midazolam. Dargestellt sind Mittelwerte und Standardabweichungen (SD). (Datenquelle: Frank et al., 2002)

	Clonidin (N = 25)		Midazolam (N = 25)	
X1 State	M	(SD)	M	(SD)
Prä	46.2	(8.0)	43.1	(8.9)
90 min post	38.3	(7.8)	36.6	(8.5)

8 Literatur

AMDP & CIPS (Eds.). (1990). Rating scales for psychiatry: European edition. Weinheim: Beltz Test.

Angst, J., Ansseau, M., Bech, P., Engel, R. R., Hippius, H., Lader, M., Lecrubier, Y., Lingjaerde, O., Paes de Sousa, M., Rossi, A., Rüther, E., Saletu, B., Stefanis, C. N., Stoll, K. D., Westenberg, H. G. M. & Woggon, B. (1993). Report on the Fourth Consensus Conference on the Methodology of Clinical Trials with Anxiolytic Drugs. Pharmacopsychiatry, 26, 1–5.

Cattell, R. B. & Scheier, I. H. (1961). The meaning and measurement of neuroticism and anxiety. New York NY: Wiley.

Cattell, R. B. & Scheier, I. H. (1963). Handbook for the IPAT anxiety scale. Champaign, Ill.: Institute for Personality and Ability Testing.

Frank, T., Wehner, M., Heinke, W. & Schmädicke, I. (2002). Clonidin vs. Midazolam zur Prämedikation: Vergleich des anxiolytischen Effekts mittels STAI-Test. Anästhesiologie Intensivmedizin Notfallmedizin Schmerztherapie, 37, 89–93.

Glanzmann, P. (1985). Zusammenhänge zwischen Angstneigung und Zustandsangst in unterschiedlichen Stress-Situationen. Zeitschrift für Differentielle und Diagnostische Psychologie, 6, 161–173.

Glanzmann, P. G. (1989). Methoden zur Messung von Angst und Ängstlichkeit. In H. G. Sergl & H. Müller-Fahlbusch (Hrsg.), Angst und Angstabbau in der Zahnmedizin (pp.17–28). Berlin: Quintessenz.

Herrmann, C., Scholz, H.-K. & Kreuzer, H. (1991). Psychologisches Screening von einer kardiologischen Akutklinik mit einer deutschen Fassung der „Hospital Anxiety and Depression“

(HAD)-Skala. Psychotherapie Psychosomatik Medizinische Psychologie, 41, 83–92.

Hodapp, V. (1989). Theoretische und empirische Analysen der Struktur der STAI-Angstskalen. Archiv für Psychologie, 141, 27–47.

Laux, L., Glanzmann, P, Schaffner, P. & Spielberger, C. D. (1981). Das State-Trait-Angstinventar. Theoretische Grundlagen und Handanweisung. Weinheim: Beltz Test.

Laux, L. & Glanzmann, P. G. (1996). Angst und Ängstlichkeit. In K. Pawlik & M. Amelang (Hrsg.), Enzyklopädie der Psychologie. Themenbereich C: Theorie und Forschung. Serie 8: Differentielle Psychologie und Persönlichkeitsforschung. Bd. 3: Temperaments- und Persönlichkeitsunterschiede (S. 107–151). Göttingen: Hogrefe.

Lück, H. E. & Timaeus, E. (1969). Skalen zur Messung Manifester Angst (MAS) und sozialer Wünschbarkeit (SDS-E und SDS-CM). Diagnostica, 15, 134–141.

Maier, W., Albus, M., Buller, R., Nutzinger, D., Shera, D. & Bech, P. (1990). Self and observer assessment in anxiolytic drug trials: A comparison of their validity. European Archives of Psychiatry and Clinical Neuroscience, 240, 103–108.

Oei, T. P. S., Evans, L. & Crook, G. M. (1990). Utility and validity of the STAI with anxiety disorder patients. British Journal of Clinical Psychology, 29, 429–432.

Richter, P., Scheurer, H. & Krober, H. L. (1991). Zur Messung von Depression bei Straftätern. Zeitschrift für Klinische Psychologie, Psychopathologie und Psychotherapie, 39, 382–388.

Sartory, G. & Brandl, A. (1992). Psychodiagnostische Erfassung von Krebspatienten in der Nachversorgung. Zeitschrift für Klinische Psychologie, 21, 239–250.

Schwenkmezger, P. (1985). Modelle der Eigenschafts- und Zustandsangst. Göttingen: Hogrefe.

Spence, J. T. & Spence, K. W. (1966). The motivational components of manifest anxiety: drive and drive stimuli. In C. D. Spielberger (Ed.), Anxiety and behavior (pp. 291–326). New York, NY: Academic Press.

Spielberger, C. D. (1972). Anxiety as an emotional state. In C. D. Spielberger (Ed.), Anxiety: Current trends in theory and research (Vol. 1, pp. 23–49). New York, NY: Academic Press.

Spielberger, C. D. (1973). Preliminary test manual for the State-Trait Anxiety Inventory for children. Palo Alto, CA: Consulting Psychologists Press.

Spielberger, C. D. (1983). State-trait anxiety inventory (Form Y). Redwood City, CA: Mind Garden, Inc.

Spielberger, C. D., Gorsuch, R. L. & Lushene, R. E. (1970). STAI, Manual for the State-Trait-Anxiety-Inventory. Palo Alto, CA: Consulting Psychologist Press.

Taylor, J. A. (1953). A personality scale of manifest anxiety. Journal of Abnormal and Social Psychology, 48, 285–290.

Watson, D. & Clark, L. A. (1984). Negative affectivity: The disposition to experience aversive emotional states. Psychological Bulletin, 96, 465–490.

Zuckerman, M. & Lubin, B. (1965). Manual for the Multiple Affective Adjective Check List. San Diego, CA.: Educational and Industrial Testing Service.

Fragebogen zur Selbstbeschreibung

STAI-G Form X 1

Name ______________________ Mädchenname ______________________

Vorname ______________________ Geburtsdatum ______________ Alter ______ Jahre

Beruf ____ Geschlecht m/w

Datum ______________________ Institution ______________________

Uhrzeit ______________________

Anleitung: Im folgenden Fragebogen finden Sie eine Reihe von Feststellungen, mit denen man sich selbst beschreiben kann. Bitte lesen Sie jede Feststellung durch und wählen Sie aus den vier Antworten diejenige aus, die angibt, wie Sie sich **jetzt,** d. h. **in diesem Moment,** fühlen. Kreuzen Sie bitte bei jeder Feststellung die Zahl unter der von Ihnen gewählten Antwort an.
Es gibt keine richtigen oder falschen Antworten. Überlegen Sie bitte nicht lange und denken Sie daran, diejenige Antwort auszuwählen, die Ihren **augenblicklichen** Gefühlszustand am besten beschreibt.

	ÜBERHAUPT NICHT	EIN WENIG	ZIEMLICH	SEHR
1. Ich bin ruhig	1	2	3	4
2. Ich fühle mich geborgen	1	2	3	4
3. Ich fühle mich angespannt	1	2	3	4
4. Ich bin bekümmert	1	2	3	4
5. Ich bin gelöst	1	2	3	4
6. Ich bin aufgeregt	1	2	3	4
7. Ich bin besorgt, daß etwas schiefgehen könnte	1	2	3	4
8. Ich fühle mich ausgeruht	1	2	3	4
9. Ich bin beunruhigt	1	2	3	4
10. Ich fühle mich wohl	1	2	3	4
11. Ich fühle mich selbstsicher	1	2	3	4
12. Ich bin nervös	1	2	3	4
13. Ich bin zappelig	1	2	3	4
14. Ich bin verkrampft	1	2	3	4
15. Ich bin entspannt	1	2	3	4
16. Ich bin zufrieden	1	2	3	4
17. Ich bin besorgt	1	2	3	4
18. Ich bin überreizt	1	2	3	4
19. Ich bin froh	1	2	3	4
20. Ich bin vergnügt	1	2	3	4

Fragebogen zur Selbstbeschreibung STAI-G Form X 2

Name ______________________ Mädchenname ______________________

Vorname ______________________ Geburtsdatum ______________ Alter _____ Jahre

Beruf ____ Geschlecht m/w

Datum ______________________ Institution ______________________

Uhrzeit ______________________

Anleitung: Im folgenden Fragebogen finden Sie eine Reihe von Feststellungen, mit denen man sich selbst beschreiben kann. Bitte lesen Sie jede Feststellung durch und wählen Sie aus den vier Antworten diejenige aus, die angibt, wie Sie sich **im allgemeinen** fühlen. Kreuzen Sie bitte bei jeder Feststellung die Zahl unter der von Ihnen gewählten Antwort an. Es gibt keine richtigen oder falschen Antworten. Überlegen Sie bitte nicht lange und denken Sie daran, diejenige Antwort auszuwählen, die am besten beschreibt, wie Sie sich im **allgemeinen** fühlen.	FAST NIE	MANCHMAL	OFT	FAST IMMER
21. Ich bin vergnügt	1	2	3	4
22. Ich werde schnell müde	1	2	3	4
23. Mir ist zum Weinen zumute	1	2	3	4
24. Ich glaube, mir geht es schlechter als anderen Leuten	1	2	3	4
25. Ich verpasse günstige Gelegenheiten, weil ich mich nicht schnell genug entscheiden kann	1	2	3	4
26. Ich fühle mich ausgeruht	1	2	3	4
27. Ich bin ruhig und gelassen	1	2	3	4
28. Ich glaube, daß mir meine Schwierigkeiten über den Kopf wachsen	1	2	3	4
29. Ich mache mir zuviel Gedanken über unwichtige Dinge	1	2	3	4
30. Ich bin glücklich	1	2	3	4
31. Ich neige dazu, alles schwer zu nehmen	1	2	3	4
32. Mir fehlt es an Selbstvertrauen	1	2	3	4
33. Ich fühle mich geborgen	1	2	3	4
34. Ich mache mir Sorgen über mögliches Mißgeschick	1	2	3	4
35. Ich fühle mich niedergeschlagen	1	2	3	4
36. Ich bin zufrieden	1	2	3	4
37. Unwichtige Gedanken gehen mir durch den Kopf und bedrücken mich	1	2	3	4
38. Enttäuschungen nehme ich so schwer, daß ich sie nicht vergessen kann	1	2	3	4
39. Ich bin ausgeglichen	1	2	3	4
40. Ich werde nervös und unruhig, wenn ich an meine derzeitigen Angelegenheiten denke	1	2	3	4

Y-BOCS

Yale-Brown Obsessive Compulsive Scale

Fremdbeurteilung (auch als Selbstbeurteilungsversion verfügbar)

Deutsche Bearbeitung: Büttner-Westphal und Hand (1991)
Originalversion: Goodman, Price, Rasmussen, Mazure, Fleischmann, Hill, Henninger und Charney (1989b)
Selbstbeurteilungsversion: Baer (1993)

1 Anwendungsbereich

Die Y-BOCS ist ein Fremdbeurteilungsverfahren (halbstrukturiertes Interview) zur qualitativen Spezifizierung und Quantifizierung des Schweregrades von Zwangsstörungen nach DSM-III-R (APA, 1987). Die Schweregradbeurteilung ist unabhängig von der Anzahl und Art der Zwangssymptome, sie ermöglicht somit den Vergleich von Patienten mit unterschiedlichen Denk- und Handlungszwängen. Die Skala eignet sich zur Erfassung von symptomatischen Änderungen im Verlauf von therapeutischen Interventionen. International gilt die Y-BOCS seit einigen Jahren als Standardinstrument zur Evaluierung der Wirksamkeit pharmakologischer und psychologischer Behandlungen von Zwangsstörungen. Zur diagnostischen oder differenzial-diagnostischen Absicherung einer Zwangserkrankung ist das Instrument dagegen nicht geeignet.

2 Aufbau und Beschreibung

Im Unterschied zu anderen Instrumenten quantifiziert die Y-BOCS nicht die Ausprägung einzelner Zwangssymptome, sondern sie verlangt die weitaus ökonomischere Gesamtbeurteilung der individuell vorliegenden Denk- und Handlungszwänge.

Die Y-BOCS besteht aus zwei Teilen, einer Symptom-Checkliste und der eigentlichen Beurteilungsskala. Die Symptom-Checkliste dient der Exploration der Zwangssymptomatik, die der nachfolgenden Gesamtbeurteilung zu Grunde liegt.

Die Beurteilungsskala enthält 10 Haupt- oder Kern-Items, die in den Gesamtskalenwert eingehen, sowie 9 weitere Items, die zusätzliche Informationen liefern, aber im Gesamtskalenwert nicht berücksichtigt werden. Mit je 5 der 10 Haupt-Items werden Denk- und Handlungszwänge separat bewertet in Bezug auf:

a) Zeitaufwand,
b) Beeinträchtigung im Alltagsleben,
c) Leidensdruck,
d) Widerstand gegen die Zwänge und
e) Kontrolle über die Zwänge.

Die Einschätzung des Schweregrades erfolgt einheitlich auf einer 5-Punkte-Skala mit den Stufen 0 = „nicht vorhanden", 1 = „leicht", 2 = „mäßig", 3 = „stark", und 4 = „extrem". Die Schweregradstufen sind durch Angaben zur Auftretenshäufigkeit operational definiert.

Der Summenwert über alle 10 Haupt-Items gibt den Schweregrad der Zwangssymptomatik an (Bereich: 0 bis 40 Punkte). Separate Summenwerte für Denkzwänge (Items 1 bis 5) und Handlungszwänge (Items 6 bis 10) können ebenfalls gebildet werden (Bereich: jeweils 0 bis 20 Punkte).

Zu den Items 1 und 6 (Zeitaufwand für Zwangsgedanken bzw. Zwangshandlungen) sind zusätzliche Beurteilungen (1b, 6b) für die jeweils zwangsfreien Zeitintervalle vorgesehen, die jedoch nicht in die Skalenwerte eingehen.

Zusatzitems 11 bis 16 messen weitere Aspekte der Störung wie Einsicht, Vermeidung, Ausmaß von Entscheidungsschwierigkeiten, übertriebenes Verantwortungsgefühl, anhaltende Langsamkeit/Trägheit und pathologisches Zweifeln, die ebenfalls in die Berechnung des Gesamtwerts nicht eingehen, da sie nach Goodman et al. (1989b) keine Kardinalsymptome der Erkrankung erfassen.

Die Items 17 bis 19 schließlich sind globale Beurteilungen des Gesamtschweregrads, der Gesamtverbesserung und der Reliabilität der Patientenangaben. Die Items „Gesamtschweregrad" und „Gesamtverbesserung" wurden der *Clinical Global Impression Scale* (CGI; siehe Seite 33 in diesem Band) entnommen.

3 Entwicklung

Hintergrund: Die Y-BOCS wurde von Goodman und Mitarbeitern entwickelt um die Wirksamkeit von pharmakologischen Behandlungen von Zwangsstörungen bewerten zu können. Die zu der Zeit verfügbaren Verfahren wurden in Bezug auf Praktikabilität, Validität, Spezifität oder Veränderungssensitivität für diesen Zweck als wenig geeignet erachtet. Mit der Y-BOCS sollte ein Maß entwickelt werden, das unabhängig von Art und Anzahl der Symptome, den Schweregrad einer Zwangsstörung (definiert nach DSM-III-R Kriterien) quantifiziert und deren Veränderungen im Verlauf erfasst (Goodman et al., 1989b).

Skalenkonstruktion: Die Itemselektion erfolgte auf der Basis klinischer Erfahrung. Verschiedene Vorversionen der Y-BOCS wurden von Goodman und Mitarbeitern seit 1986 über einen Zeitraum von einem halben Jahr erprobt, bevor die endgültige Form festgelegt wurde. Zur Erhöhung der diagnostischen Spezifität wurden mit Depression oder anderen Angststörungen assoziierte ltems ausgeschlossen, was aber offenbar nur im Falle der Angstitems erfolgreich war (siehe Abschnitt *Diskriminante Validität*). Die Y-BOCS enthält vor allem änderungssensitive Fragen, während eigenschaftskennzeichnende Variablen wie „Perfektionismus" bewusst unberücksichtigt blieben.

Versionen: Die derzeit gültige Fremdbeurteilungsversion der Y-BOCS (19 Items plus die beiden explorativen Items 1b und 6b, siehe oben) ist bisher in 25 Sprachen übertragen worden.

Eine für die Untersuchung von Kindern modifizierte Form (CY-BOCS) liegt bisher nur in englischer Sprache vor (Scahill et al. 1997).

Eine englische Version der Selbstbeurteilungsskala findet sich bei Baer (1991), die deutsche Version bei Baer (1993). Erste Untersuchungen (Schaible, Armbrust & Nutzinger, 2001) zeigen eine sehr gute Übereinstimmung zwischen Selbst- und Fremdbeurteilung. Die englischen Variante der Selbstbeschreibungsversion ist über die Internet-Adresse *http://healthnet.umassmed.edu/mhealth/mhscales.cfm* zu beziehen.

Die Skala wurde weiterhin im Englischen für den Einsatz zur Diagnostik in den Bereichen „Störungen im Zusammenhang mit Alkohol", „Essstörungen" und andere „Verhaltensstörungen" modifiziert *(http://www.psych.med.ufl.edu).*

Phillips et al. (1997) beschreiben eine Version zum Einsatz bei der körperdysmorphen Störung (BDD-YBOCS).

4 Hinweise zur Anwendung

Material zur Unterstützung der Anwendung: Die Y-BOCS besteht aus einem Leitfaden mit Instruktion für den Anwender, einer Checkliste mit 64 Symptomen aus 8 Bereichen von Zwangsgedanken und 7 Bereichen von Zwangshandlungen und dem Beurteilungsbogen mit 10 ltems (mit 2 Zusatzitems) zur Einschätzung vorhandener Zwangsgedanken und Zwangshandlungen sowie 9 weiteren ltems, die unter anderem Einsicht, Vermeidung, Entscheidungsschwierigkeiten sowie die Zuverlässigkeit der Patienteninformation bewerten. Der Leitfaden, die Checkliste und der Beurteilungsbogen sind frei verfügbar.

Voraussetzungen auf Seiten des Patienten/Probanden: Eine Zwangssymptomatik sollte bereits diagnostiziert sein.

Voraussetzungen auf Seiten des Untersuchers: Ein Beurteiler-Training ist für Forschungsvorhaben erforderlich; die Modalitäten des Trainings sind aber nicht verbindlich festgelegt.

Bearbeitungsdauer: Der Zeitaufwand für die Durchführung beträgt zwischen 30 und 60 Minuten, nach Einarbeitung etwa 30 Minuten. Bei der wiederholten Bearbeitung mit dem selben Patienten reduziert sich die Bearbeitungszeit auf 10 bis 15 Minuten, wenn Definition und Beispiele nicht nochmals vorgelesen werden müssen.

Zeitlicher Bezugrahmen der Beurteilung: Die mit der Y-BOCS erhobenen Informationen beziehen sich auf die letzte Woche.

Durchführung: Die vor Beginn des Interviews optional abzufragende Checkliste mit 64 Symptomen ist ein nützliches Hilfsmittel in der Eingangsdiagnostik zur Erfassung aller relevanten Störungsbereiche (1. Aggressive Gedanken, 2. Gedanken, die sich auf Ansteckung beziehen, 3. Sexuelle Gedanken, 4. Gedanken, die das Aufbewahren oder Sammeln von Dingen betreffen, 5. Religiöse Gedanken, 6. Gedanken, die Symmetrie oder Genauigkeit betreffen, 7. Verschiedene Gedanken, wie etwa die Furcht, etwas zu verlieren, 8. Gedanken, die Krankheiten oder das äußere Erscheinungsbild betreffen, 9. Reinigungs- und Waschzwänge, 10. Kontrollzwänge, 11. Wiederholungsrituale, 12. Zählzwänge, 13. Ordnungszwänge, 14. Sammel- und Aufbewahrungszwänge und 15. Verschiedene Zwänge, wie etwa ritualisiertes Essverhalten oder Trichotillomanie).

Vor Beginn des Interviews sollten dem Patienten Zwangsgedanken und Zwangshandlungen definiert und durch Beispiele erläutert werden. Im Interview selbst sollten die Fragen anhand des Leitfadens in der vorgegebenen Reihenfolge gestellt werden. Zur weiteren Klärung können zusätzliche Fragen gestellt werden, auch Informationen von Dritten können zur Beurteilung herangezogen werden, wenn der gleiche Informant bei allen Folgeuntersuchungen zur Verfügung steht.

Auswertung: Der Gesamtwert errechnet sich aus dem Summenwert für die Gedankenzwänge (ltems 1 bis 5 ohne Item 1 b) und die Handlungszwänge (ltems 6 bis 10 ohne Item 6 b).

5 Gütekriterien

Objektivität

Der Interviewleitfaden und die operationalisierten Schweregradstufen bieten günstige Voraussetzungen für die Objektivität der Durchführung und Beurteilung.

Goodman et al. (1989b) berichten Intraclass-Korrelationen der Beurteiler-Überstimmung (4 Beurteiler, 40 Zwangspatienten) von ICC = .96 bis .98 für die drei Skalenwerte der Y-BOCS und von ICC = .86 bis .97 für die ersten10 Items.

Reliabilität

Interne Konsistenz: Die interne Konsistenz (Cronbachs Alpha) der 10-Item-Skala liegt nach Goodman et al. (1989b) gemittelt über 4 Beurteiler bei $\alpha = .89$, nach Woody et al. 1995 zwischen $\alpha = .51$ und $\alpha = .77$. Für die deutschsprachige Version berichten Moritz et al. (2002) Konsistenzkoeffizienten von $\alpha = .79$ und .88 (Zwangspatienten bei Aufnahme und Entlassung) bei konventioneller Bildung des Summenscores und etwas höhere Koeffizienten ($\alpha = .83$ und .90) bei Mitberücksichtigung der Zusatzitems 1b und 6b.

Retest-Reliabilität: Wegen der zeitlichen Instabilität der Zwangssymptomatik wurden keine Analysen der Retest-Reliabilität durchgeführt (Goodman et al., 1989b).

Validität

Inhaltliche Validität/Konstruktvalidität: Inhaltlich bildet die Y-BOCS die Kardinalsymptome von Zwangsstörungen ab.

Faktorenanalysen legen eine zwei- bis dreifaktorielle Struktur der Skala nahe. McKay et al. (1995) fanden 2 Dimensionen, die Gedanken- und Handlungszwänge repräsentieren und somit der vorgegebenen Struktur der Skala entsprechen. Kim et al. (1994) extrahierten noch einen weiteren Faktor, der vor allem durch die beiden ltems zur Messung von Widerstand gekennzeichnet ist. Die dreifaktorielle Lösung wurde auch für die deutschsprachige Version bestätigt (Moritz et al., 2002). In der zweifaktoriellen Lösung von Amir et al. (1997) bestimmen dagegen der Grad der Beeinträchtigung einerseits und die Stärke der Symptomatik andererseits die Interpretation der Faktoren.

Konvergente Validität: Goodman et al. (1989a) berichten mäßige Korrelationen mit dem Selbstbeurteilungsverfahren *Maudsley-Obsession-Compulsion Questionnaire* ($.40 \leq r \leq .59$) und mit einer Zwangsskala (NIMH-OC) des *National Institute of Mental Health* ($r = .67$).

Diskriminante Validität: Die diskriminante Validität wurde durch Korrelationen mit den Hamilton-Skalen für Depression und Angst (HAMD bzw. HAMA; siehe Seiten 261 und 281 in diesem Band) untersucht (Goodman et al., 1989a).

Die Ergebnisse (HAMD: r = .60; HAMA: r = .47) weisen auf die nur geringen differenzial-diagnostischen Möglichkeiten der drei Skalen in Bezug auf die entsprechenden Störungen hin. Die Ergebnisse wurden im Wesentlichen durch Woody et al. (1995) bestätigt, durch ebenfalls mäßige Korrelationen mit den Subskalen „Depression" und „Angst" der *Symptom-Checkliste* (SCL-90-R; Depression: $.42 \leq r \leq .51$; Angst: $.23 \leq r \leq 37$).

Behandlungssensitivität: In verschiedenen Pharma- und Psychotherapie-Studien hat sich die Y-BOCS als behandlungssensitiv erwiesen. So konnte in einer Studie von Schaible et al. (2001) mit der deutschen Version der Y-BOCS gezeigt werden, dass sowohl die Fremdbeurteilungsskala als auch die Selbstbeurteilungsskala Veränderungen im Prä-Post-Vergleich bei einer stationären Psychotherapie darstellen können. Die Symptomverbesserung im Gesamtwert der Selbstbeurteilungsskala lag im Mittel bei 8.8 Punkten und bei der Fremdbeurteilungsskala bei 10.3 Punkten (s. Tabelle 1). Peter et al. (2000) untersuchten Zwangspatienten (N = 33) nach einem 10-wöchigen verhaltenstherapeutischen Programm unter Fluvoxamin versus Placebo. Die Y-BOCS-Werte verbesserten sich unter Fluvoxamin im Mittel um 53.5 % und unter Placebo um 34.4 %.

6 Normen, Cut-Off-Werte

Normen liegen nicht vor.

Als Cut-Off-Wert für eine klinisch ausgeprägte Symptomatik oder als Eingangskriterium für Pharmakastudien gilt in den bisher publizierten Studien ein Gesamtwert von 16 (von 40) bei gleichzeitig vorliegenden Denk- und Handlungszwängen und von 10 (von 20) bei ausschließlichem Vorliegen von entweder Denk- oder Handlungszwängen, sofern die Diagnose einer Zwangsstörung nach DSM-III-R gesichert ist (Hand & Büttner-Westphal, 1991).

Folgende, für die amerikanische Version vorgeschlagene Schweregradbezeichnungen (Y-BOCS Gesamtwert, Items 1 bis 10) wurden auf die deutsche Version übertragen:

Wertebereich	Schweregrad
0–7	Subklinische Zwänge
8–15	Leichte Zwänge
16–23	Mäßige Zwänge
24–31	Schwere Zwänge
32–40	Extreme Zwänge

7 Exemplarische Daten

Y-BOCS – Tabelle 1: Mittelwerte (M) und Standardabweichungen (SD) der Y-BOCS-Skalen zu Beginn und am Ende einer stationären Psychotherapie (N = 28) (Datenquelle: Schaible et al., 2001)

Skala	Fremdbeurteilung prä		Fremdbeurteilung post		Selbstbeurteilung prä		Selbstbeurteilung post	
	M	(SD)	M	(SD)	M	(SD)	M	(SD)
Gesamtwert	25.46	(6.35)	14.21	(6.97)	25.14	(6.61)	15.18	(6.84)
Zwangsgedanken	12.32	(4.30)	7.21	(4.37)	12.07	(4.22)	7.68	(4.46)
Zwangshandlungen	13.14	(3.29)	7.04	(3.76)	12.71	(3.26)	7.50	(3.51)

8 Literatur

Amir, N., Foa, E. B. & Coles, M. E. (1997). Factor structure of the Yale-Brown Obsessive Compulsive Scale. Psychological Assessment, 9, 312–316.

American Psychiatric Association. (1987). Diagnostic and statistical manual of mental disorders (3rd ed., revised). Washington, DC: APA.

Baer, L. (1991). Getting control. Boston, MA: Little, Brown & Co.

Baer, L. (1993). Alles unter Kontrolle – Zwangsgedanken und Zwangshandlungen überwinden. Bern: Huber.

Büttner-Westphal, H. & Hand, I. (1991). Yale-Brown Obsessive Compulsive Scale (Y-BOCS). Autorisierte deutsche Übersetzung und Bearbeitung. Verhaltenstherapie, 1, 226–233.

Goodman, W. K., Price, L. H., Rasmussen, S. A., Mazure, C., Delgado, P., Heninger, G. R. & Charney, D. S. (1989a). The Yale-Brown Obsessive Compulsive Scale. II. Validity. Archives of General Psychiatry, 46, 1012–1016.

Goodman, W. K., Price, L. H., Rasmussen, S. A., Mazure, C., Fleischmann, R. L., Hill, C. L., Heninger, G. R. & Charney, D. S. (1989b). The Yale-Brown Obsessive Compulsive Scale. I. Development, use, and reliability. Archives of General Psychiatry, 46, 1006–1011.

Hand, I. & Büttner-Westphal, H. (1991). Die Yale-Brown Obsessive-Compulsive Scale (Y-BOCS): Ein halbstrukturiertes Interview zur Beurteilung des Schweregrades von Denk- und Handlungszwängen. Verhaltenstherapie, 1, 223–225.

Kim, S. W., Dysken, M. W., Pheley, A. M. & Hoover, K. M. (1994). The Yale-Brown Obsessive-Compulsive Scale: Measures of internal consistency. Psychiatry Research, 51, 203–211.

McKay, D., Dankyo, S., Neziroglu, F. & Yaryura-Tobias, J. A. (1995). Factor structure of the Yale-Brown Obsessive-Compulsive Scale: A two-dimensional measure. Behaviour Research and Therapy, 33, 865–869.

Moritz, S., Meier, B., Kloss, M., Jacobson, D., Wein, C., Fricke, S. & Hand, I. (2002). Dimensional structure of the Yale-Brown Obsessive-Compulsive Scale (Y-BOCS). Psychiatry Research, 109, 193–199.

Peter, H., Tabrizian, S. & Hand, I. (2000). Serum cholesterol in patients with obsessive compulsive disorder during treatment with behavior therapy and SSRI or placebo. International Journal of Psychiatry in Medicine, 30, 27–39.

Phillips, K. A., Hollander, E., Rasmussen, S. A., Aronowitz, B. A., De Caria, C. & Goodman, W. K. (1997). A severity rating scale for body dysmorphic disorder: development, reliability, and validity of a modified version of the Yale-Brown Obsessive Compulsive Scale. Psychopharmacology Bulletin, 33,17–22.

Scahill, L., Riddle, M. A., McSwiggin-Hardin, M., Ort, S. I., King, R. A., Goodman, W. K., Ciccetti, D. & Leckman, J. F. (1997). Children's Yale-Brown Obsessive Compulsive Scale: Reliability and validity. Journal of the American Academy of Child and Adolescent Psychiatry, 36, 844–852.

Schaible, R., Armbrust, M. & Nutzinger, D. O. (2001). Yale-Brown Obsessive Compulsive Scale: Sind Selbst- und Fremdrating äquivalent? Verhaltenstherapie, 11, 298–303.

Woody, S. R., Stetekee, G. & Chambless, D. L. (1995). Reliability and validity of the Yale-Brown Obsessive-Compulsive Scale. Behaviour Research and Therapy, 33, 597–605.

Y-BOCS Symptom-Checkliste (9/89)[1]

„Geben Sie alle Zwänge an, die genannt werden, aber heben Sie die Hauptsymptome mit einem zusätzlichen ‚H' hervor." (Der Interviewer muß klären, ob die angegebenen Verhaltensweisen tatsächlich Symptome einer Zwangsstörung und nicht Symptome einer anderen Störung, wie einfache Phobie oder Hypochondrie, darstellen. Die in der Checkliste mit einem „*" markierten Items können nicht eindeutig der Zwangsstörung bzw. einer anderen Störung zugeordnet werden.)

Aggressive Zwangsgedanken	gegenwärtig	früher
Befürchtungen, sich selbst zu verletzen	☐	☐
Befürchtungen, andere zu verletzen	☐	☐
Gewalttätige oder schreckenerregende Vorstellungen	☐	☐
Befürchtungen, obszöne Gedanken oder Beleidigungen laut von sich zu geben	☐	☐
Befürchtungen, etwas Peinliches zu tun*	☐	☐
Befürchtungen, aufgrund unkontrollierbarer Impulse zu handeln (z. B. auf eine nahestehende Person mit dem Messer einzustechen)	☐	☐
Befürchtungen, einen Diebstahl zu begehen	☐	☐
Befürchtungen, andere zu verletzen, weil man nicht aufmerksam genug ist (z. B. Befürchtung, jemand unbemerkt mit dem Auto angefahren zu haben und dann durch das Weiterfahren Fahrerflucht begangen zu haben)	☐	☐
Befürchtungen, dafür verantwortlich zu sein, daß etwas (anderes als oben bereits angegeben) Schreckliches passiert (z. B. Feuer, Einbruch)	☐	☐
Sonstiges	☐	☐

Zwangsgedanken, die sich auf Verschmutzung beziehen		
Sorgen über oder Ekel in bezug auf körperliche Ausscheidungen (z. B. Urin, Fäzes, Speichel)	☐	☐
Sorgen über Schmutz oder Keime	☐	☐
Exzessive Sorgen über Verunreinigungen in der Umgebung (z. B. Asbest, Strahlen, giftige Abfallstoffe)	☐	☐
Exzessive Sorgen über Dinge im Haushalt (z. B. Reinigungsmittel, Lösungsmittel)	☐	☐
Exzessive Sorgen über bestimmte Tiere (z. B. Insekten)	☐	☐
Sich durch klebrige Substanzen oder andere Rückstände beunruhigt fühlen	☐	☐
Sorgen darüber, aufgrund von Verschmutzung oder Verkeimung krank zu werden	☐	☐
Sorgen darüber, andere dadurch krank zu machen, daß man Keime oder Verschmutzungen weitergibt (aggressive Komponente)	☐	☐
Keine Sorgen über Konsequenzen einer Verschmutzung oder Verkeimung außer derjenigen, welche Gefühle dadurch ausgelöst werden	☐	☐
Sonstiges	☐	☐

Zwangsgedanken mit sexuellem Inhalt		
Verbotene oder perverse sexuelle Gedanken, Bilder oder Impulse	☐	☐
Auf Kinder oder Inzest bezogene Inhalte	☐	☐
Auf Homosexualität bezogene Inhalte*	☐	☐
Sexuelles Verhalten anderen gegenüber (mit aggressiver Komponente)*	☐	☐
Sonstiges	☐	☐

---

[1] Von W. Goodman, S. Rasmussen, L. Price, L. Mazure, G. Heninger und D. Charney (1986, überarbeitete Fassung 1989). Autorisierte deutsche Übersetzung und Bearbeitung von H. Büttner-Westphal und I. Hand. Mit freundlicher Genehmigung des Verlages S. Karger aus der Zeitschrift „Verhaltenstherapie, 1991, Band 1, Heft 3" übernommen.

	gegenwärtig	früher
Zwangsgedanken, die sich auf das Sammeln und das Aufbewahren von Gegenständen beziehen		
(Abzugrenzen gegenüber Hobbies und Beschäftigung mit Objekten, die finanziell wertvoll sind oder einen besonderen Erinnerungswert haben)	☐	☐
Zwangsgedanken mit religiösen oder solchen Inhalten, die ein schlechtes Gewissen erzeugen		
Befürchtung, Gotteslästerung zu begehen	☐	☐
Übermäßige Beschäftigung mit Fragen der Moral und richtigen oder falschen Handlungen	☐	☐
Sonstiges	☐	☐
Zwangsgedanken, die sich auf Symmetrie oder Genauigkeit beziehen		
In Verbindung mit magischem Denken (z. B. Befürchtung, daß die Mutter einen Unfall haben wird, wenn Dinge nicht am richtigen Platz stehen)	☐	☐
Nicht in Verbindung mit magischem Denken		
Verschiedene Zwangsgedanken		
Drang, Dinge wissen oder erinnern zu müssen	☐	☐
Furcht, bestimmte Dinge zu sagen	☐	☐
Furcht, nicht das Richtige zu sagen	☐	☐
Furcht, Dinge zu verlieren	☐	☐
Sich aufdrängende (nicht gewaltbezogene) Bilder	☐	☐
Sich aufdrängende unsinnige Geräusche, Wörter oder Musik	☐	☐
Sich belästigt fühlen durch bestimmte Töne oder Geräusche*	☐	☐
Glücks-/Unglückszahlen	☐	☐
Farben mit bestimmter Bedeutung	☐	☐
Abergläubische Befürchtungen	☐	☐
Sonstiges	☐	☐
Zwangsgedanken in bezug auf den eigenen Körper		
Besorgnis über Mißempfindungen oder Krankheiten	☐	☐
Exzessive Sorgen hinsichtlich bestimmter Körperteile oder Besonderheiten des Aussehens (z. B. Dysmorphophobie)*	☐	☐
Sonstiges	☐	☐
Reinigungs-Wasch-Zwänge		
Exzessives oder ritualisiertes Händewaschen	☐	☐
Exzessives oder ritualisiertes Duschen, Baden, Zähneputzen oder Körperpflege	☐	☐
Beschäftigung mit der Reinigung von Haushalts- oder anderen Gegenständen	☐	☐
Andere Maßnahmen, um Kontakt mit Verschmutzungen zu vermeiden oder zu beseitigen	☐	☐
Sonstiges	☐	☐
Kontrollzwänge		
Kontrollieren von Schlössern, Herd, Elektrogeräten, usw.	☐	☐
Kontrollieren, ob man andere Menschen verletzt hat/ Vorsichtsmaßnahmen, daß dies nicht passieren wird	☐	☐
Kontrollieren, ob man sich selbst verletzt hat/ Vorsichtsmaßnahmen, daß dies nicht passieren wird	☐	☐
Kontrollieren, ob nichts Schreckliches passiert ist oder passieren wird	☐	☐
Kontrollieren, ob man keinen Fehler gemacht hat	☐	☐
Kontrollieren in Verbindung mit Befürchtungen hinsichtlich des eigenen Körpers	☐	☐
Sonstiges	☐	☐

	gegenwärtig	früher
Wiederholungszwänge		
Mehrmaliges Lesen oder Schreiben	☐	☐
Notwendigkeit, Routineaktivitäten zu wiederholen (z. B. durch die Tür hinein- und hinausgehen, sich auf den Stuhl hinsetzen und aufstehen)	☐	☐
Sonstiges	☐	☐
Zählzwänge	☐	☐
Ordnungszwänge	☐	☐
Sammel- und Aufbewahrungszwänge		
(Abgrenzen gegenüber Hobbies und Beschäftigung mit Objekten, die finanziell wertvoll sind oder einen besonderen persönlichen Erinnerungswert haben) z. B. sorgfältiges Durchlesen von Reklamesendungen, Aufeinanderstapeln alter Zeitungen, Durchwühlen von Abfall, Sammeln von nutzlosen Gegenständen	☐	☐
Verschiedene Zwangshandlungen		
Gedankliche Rituale (außer Kontrollieren, Zählen)	☐	☐
Exzessives Erstellen von Listen über Alltagsdinge	☐	☐
Drang zu reden, fragen oder bekennen	☐	☐
Drang, Dinge anzufassen, anzutippen oder zu reiben*	☐	☐
Rituale, die Blinzeln oder Anstarren beinhalten*	☐	☐
Maßnahmen (nicht kontrollieren) zur Verhinderung von: Selbstverletzungen ® Verletzungen anderer Personen ® schrecklichen Konsequenzen ®	☐	☐
Ritualisiertes Eßverhalten*	☐	☐
Abergläubische Verhaltensweisen	☐	☐
Trichotillomanie*	☐	☐
Andere selbstschädigende oder selbstverletzende Verhaltensweisen*	☐	☐
Sonstiges		

Name: Datum:

Liste der Zielsymptome

Zwangsgedanken
1. ______________________________
2. ______________________________
3. ______________________________

Zwangshandlungen
1. ______________________________
2. ______________________________
3. ______________________________

Vermeidung
1. ______________________________
2. ______________________________
3. ______________________________

Yale-Brown Obsessive Compulsive Scale (9/89)[1] – Beurteilungsbogen

Name des Patienten ______________
Lfd. Nummer ______________

Gesamtscore (Summe Items 1-10) ☐☐
Datum ______________
Interviewer ______________

1. Zeitaufwand für Denkzwänge	nicht vorhanden 0	wenig 1	mäßig 2	hoch 3	extrem 4
1b. Zeitintervall ohne Denkzwänge (nicht zum Gesamt- oder Teilscore hinzurechnen)	keine Symptome 0	lang 1	mäßig lang 2	kurz 3	extrem kurz 4
2. Beeinträchtigung durch Denkzwänge	0	1	2	3	4
3. Leidensdruck durch Denkzwänge	0	1	2	3	4
4. Widerstand	0	1	2	3	4
5. Kontrolle über Denkzwänge	völlige Kontrolle 0	hohe Kontrolle 1	mäßige Kontrolle 2	wenig Kontrolle 3	keine Kontrolle 4

Teilscore: Denkzwänge (Summe 1-5) ☐☐

6. Zeitaufwand für Handlungszwänge	nicht vorhanden 0	wenig 1	mäßig 2	hoch 3	extrem 4
6b. Zeitintervall ohne Handlungszwänge (nicht zum Gesamt- oder Teilscore hinzurechnen)	keine Symptome 0	lang 1	mäßig lang 2	kurz 3	extrem kurz 4
7. Beeinträchtigung durch Handlungszwänge	0	1	2	3	4
8. Leidensdruck durch Handlungszwänge	0	1	2	3	4
9. Widerstand	0	1	2	3	4
10. Kontrolle über Handlungszwänge	völlige Kontrolle 0	hohe Kontrolle 1	mäßige Kontrolle 2	wenig Kontrolle 3	keine Kontrolle 4

Teilscore: Handlungszwänge (Summe 6-10) ☐☐

11. Einsicht in die Zwangssymptomatik	ausgezeichnet 0	1	2	nicht vorhanden 3	4
	keine	wenig	mäßig	hoch	extrem
12. Vermeidung	0	1	2	3	4
13. Entscheidungsschwierigkeiten	0	1	2	3	4
14. Übertriebenes Verantwortungsgefühl	0	1	2	3	4
15. Langsamkeit	0	1	2	3	4
16. Pathologisches Zweifeln	0	1	2	3	4

17. Schwere der Gesamtstörung	0	1	2	3	4	5	6
18. Ausmaß der Gesamtverbesserung	0	1	2	3	4	5	6

19. Reliabilität   Hervorragend = 0   Gut = 1   Ausreichend = 2   Schlecht = 3

1 Von W. Goodman, S. Rasmussen, L. Price, L. Mazure, G. Heninger und D. Charney (1986, überarbeitete Fassung 1989). Autorisierte deutsche Übersetzung und Bearbeitung von H. Büttner-Westphal und I. Hand. Mit freundlicher Genehmigung des Verlages S. Karger aus der Zeitschrift „Verhaltenstherapie, 1991, Band 1, Heft 3" leicht modifiziert übernommen.

Y-BOCS Interviewleitfaden[1]

„Ich werde Ihnen jetzt verschiedene Fragen über Ihre Zwangsgedanken stellen." (Beziehen Sie sich dabei vor allem auf die Hauptsymptome des Patienten)

1. Zeitaufwand für die Beschäftigung mit Zwangsgedanken

„Wieviel Zeit nimmt die Beschäftigung mit Zwangsgedanken in Anspruch?" (Wenn die Zwangsgedanken als kurze, wiederkehrende, sich aufdrängende Gedanken auftreten, kann es schwierig sein, die Zeit in Stunden anzugeben. In diesem Falle erfragen Sie sowohl die Häufigkeit der Zwangsgedanken und die Anzahl der Stunden, die pro Tag davon betroffen sind. Fragen Sie dann: „Wie häufig treten die Zwangsgedanken auf?" Achten Sie darauf, daß Sie Grübeleien und Vorstellungen, die – im Gegensatz zu Zwangsgedanken – ichsynton und rational sind, aber übertrieben wirken, ausschließen.)

0 = keine Beschäftigung mit Zwangsgedanken
1 = leichtes (weniger als eine Stunde pro Tag) oder gelegentliches Aufdrängen von Gedanken
2 = mäßiges (ein bis drei Stunden täglich) oder häufiges Aufdrängen von Gedanken, wobei die meisten Stunden des Tages nicht betroffen sind
3 = starkes (mehr als drei und bis zu acht Stunden täglich) oder sehr häufiges Aufdrängen von Gedanken und während der meisten Stunden des Tages
4 = extremes (mehr als acht Stunden täglich) oder fast ständiges Aufdrängen von Gedanken.

1b. Intervalle, in denen keine Zwangsgedanken auftreten

(für den Gesamtscore nicht berücksichtigen)

„Welches ist im Durchschnitt die längste zusammenhängende Anzahl von Stunden pro Tag, in der Sie völlig frei von Zwangsgedanken sind?" (Falls nötig, fragen Sie: „Was ist der längste Zeitabschnitt, über den keine Zwangsgedanken auftreten?")

0 = keine Symptome
1 = langes symptomfreies Intervall, mehr als acht zusammenhängende Stunden pro Tag Symptomfreiheit
2 = mäßig langes symptomfreies Intervall, mehr als drei und bis zu acht zusammenhängende Stunden pro Tag Symptomfreiheit
3 = kurzes symptomfreies Intervall, ein bis drei zusammenhängende Stunden pro Tag Symptomfreiheit
4 = extrem kurzes symptomfreies Intervall, weniger als eine zusammenhängende Stunde pro Tag Symptomfreiheit.

2. Beeinträchtigung durch Zwangsgedanken

„Wie stark werden Sie durch Ihre Zwangsgedanken im Umgang mit anderen Menschen oder bei der Arbeit beeinträchtigt? Gibt es irgend etwas, das Sie deswegen nicht tun?"
(Wenn Patient z.Z. nicht berufstätig ist, ist festzustellen, inwieweit bei Berufstätigkeit Beeinträchtigung vorliegen würde)

0 = keine Beeinträchtigung
1 = leichte oder wenig Beeinträchtigung im Umgang mit anderen oder bei der Arbeit, Aufgaben können aber noch voll erfüllt werden
2 = mäßige, aber doch schon deutliche Beeinträchtigung im Umgang mit anderen bzw. am Arbeitsplatz, Aufgaben können jedoch noch ausreichend erfüllt werden
3 = starke Beeinträchtigung im Umgang mit anderen bzw. am Arbeitsplatz, Aufgaben können nicht mehr ausreichend erfüllt werden
4 = extreme Beeinträchtigung im Alltagsleben.

3. Leidensdruck in Verbindung mit Zwangsgedanken

„Wie stark werden Sie durch Ihre Zwangsgedanken geplagt?"
(In den meisten Fällen korreliert der Leidensdruck mit dem Ausmaß der begleitenden Ängste; einige Patienten berichten jedoch, daß ihre Zwänge „störend" seien, und verneinen zugleich das Vorliegen von „Angst". Es soll nur solche Angst berücksichtigt werden, die durch die Zwangsgedanken hervorgerufen wird, keine generalisierte oder Angst, die anderen Symptomen zugeordnet werden kann.)

0 = gar nicht
1 = leicht, nicht allzu störend
2 = mäßig, störend, aber noch zu bewältigen
3 = stark, sehr störend
4 = extremer, nahezu kontinuierlicher und lähmender Leidensdruck.

4. Widerstand gegen Zwangsgedanken

„Wie stark bemühen Sie sich, den Zwangsgedanken zu widerstehen? Wie oft versuchen Sie, diese Gedanken nicht zu beachten bzw. sich abzulenken, wenn sie sich Ihnen aufdrängen?" (Nur die Bemühung um Widerstand einschätzen, nicht das Gelingen oder Mißlingen des Versuches, Kontrolle über die Zwangsgedanken zu bekommen. Wie sehr der Patient gegen seine Zwangsgedanken Widerstand leistet, kann, muß aber nicht mit seiner Fähigkeit, diese zu kontrollieren, zusammenhängen. Beachten Sie, daß dieses Item nicht direkt die Ausprägung der sich aufdrängenden Gedanken mißt; vielmehr beurteilt es das Ausmaß der noch vorhandenen gesunden Anteile des Patienten, d.h. die Anstrengung, die er unternimmt, um gegen die Zwangsgedanken anzugehen, ohne Vermeidungshandlungen

[1] Von W. Goodman, S. Rasmussen, L. Price, L. Mazure, G. Heninger und D. Charney (1986, überarbeitete Fassung 1989). Autorisierte deutsche Übersetzung und Bearbeitung von H. Büttner-Westphal und I. Hand. Mit freundlicher Genehmigung des Verlages S. Karger aus der Zeitschrift „Verhaltenstherapie, 1991, Band 1, Heft 3" übernommen.

oder Zwangshandlungen abzuwickeln. Je mehr der Patient versucht, Widerstand zu leisten, desto weniger ist folglich dieser Bereich seiner Funktionsfähigkeit beeinträchtigt. Es gibt „aktive" und „passive" Formen des Widerstandes. In einer Verhaltenstherapie können Patienten z. B. ermutigt werden, ihre Zwangsgedanken dadurch zu überwinden, daß sie nicht gegen sie ankämpfen – z. B. „lassen Sie Ihre Gedanken einfach zu" i. S. einer passiven Opposition – oder indem die Zwangsgedanken absichtlich gedacht werden. Um Item 4 richtig beurteilen zu können, berücksichtigen Sie die Anwendung solcher verhaltenstherapeutischer Techniken als Sonderformen von Widerstand. Wenn Zwangsgedanken nur minimal ausgeprägt sind, könnte der Patient keine Notwendigkeit sehen, ihnen zu widerstehen. In diesem Falle sollte eine „0" angekreuzt werden.)

0 = strengt sich an, immer zu widerstehen bzw. die Symptome sind so minimal, daß es nicht nötig ist, dagegen Widerstand zu leisten
1 = versucht, fast immer zu widerstehen
2 = macht einige Anstrengungen zu widerstehen
3 = läßt alle Zwangsgedanken zu, ohne den Versuch, diese zu kontrollieren, tut dies jedoch mit einigem Widerstreben
4 = läßt die Zwangsgedanken vollständig und bereitwillig zu.

5. Grad der Kontrolle über die Zwangsgedanken

„Wieviel Kontrolle haben Sie über Ihre Zwangsgedanken? Wie erfolgreich sind Sie dabei, Ihre Zwangsgedanken zu beenden bzw. sich davon abzulenken? Können Sie Ihre Zwangsgedanken einfach übergehen?"
(Im Gegensatz zu dem vorangegangenen Item zum Widerstand, ist die Fähigkeit des Patienten, seine Zwangsgedanken zu kontrollieren, enger mit dem Ausprägungsgrad der sich aufdrängenden Gedanken verbunden.)

0 = völlige Kontrolle
1 = starke Kontrolle, die normalerweise mit einigem Aufwand und Konzentration die Zwangsgedanken beendet oder davon ablenkt
2 = mäßige Kontrolle, die manchmal die Zwangsgedanken beendet bzw. ablenkt
3 = wenig Kontrolle, Patient ist selten erfolgreich im Beenden der Zwangsgedanken, kann die Aufmerksamkeit nur unter Schwierigkeiten ablenken
4 = keine Kontrolle, Zwangsgedanken werden als völlig unkontrollierbar erfahren, Patient ist selten fähig, die Gedanken auch nur kurzfristig zu ändern.

6. Dauer der Ausführung von Zwangshandlungen

„Wieviel Zeit nimmt die Ausführung von Zwangshandlungen in Anspruch?"
(Wenn hauptsächlich Rituale vorliegen, die Aktivitäten des täglichen Lebens betreffen, fragen Sie: „Wieviel länger brauchen Sie wegen Ihrer Rituale im Vergleich zu den meisten Menschen, um Routinetätigkeiten auszuführen?" Wenn die Zwangshandlungen als kurze, wiederkehrende Verhaltensweisen auftreten, kann es unmöglich sein, die Zeit in Stunden anzugeben. In diesem Falle ist die Häufigkeit des Auftretens zu eruieren, um daraus die Zeitdauer abzuschätzen. Sowohl die Häufigkeit des Auftretens wie auch die Anzahl der täglichen Stunden, die dadurch beeinträchtigt werden, soll letztlich ermittelt werden. Dabei soll die Häufigkeit des Auftretens von Zwangshandlungen, nicht die Anzahl der Wiederholungen einzelner Handlungen erfragt werden; wenn ein Patient z. B. 20mal pro Tag in das Badezimmer geht, um sich fünfmal sehr schnell die Hände zu waschen, so führt er 20mal pro Tag Zwangshandlungen aus, nicht fünfmal oder 5mal 20 = 100mal. Fragen Sie: „Wie oft führen Sie Zwangshandlungen aus?" In den meisten Fällen sind Zwangshandlungen beobachtbare Verhaltensweisen, wie Händewaschen, aber es gibt auch Beispiele von nicht beobachtbaren Zwangshandlungen, etwa leises Kontrollieren.)

0 = kein Zeitaufwand
1 = leichte (weniger als eine Stunde pro Tag) oder gelegentliche Ausführung von Zwangshandlungen
2 = mäßige (ein bis drei Stunden täglich) oder häufige Ausführung von Zwangshandlungen
3 = starke (mehr als drei und bis zu acht Stunden täglich) oder sehr häufige Ausführung von Zwangshandlungen
4 = extreme (mehr als acht Stunden täglich) oder fast durchgängige Ausführung von Zwangshandlungen.

6b. Intervalle, in denen keine Zwangshandlungen auftreten
(für den Gesamtscore nicht berücksichtigen)

„Welches ist im Durchschnitt die längste zusammenhängende Anzahl von Stunden pro Tag, in denen Sie völlig frei von Zwangshandlungen sind?" Falls nötig, fragen Sie: „Was ist der längste Zeitabschnitt, über den keine Zwangshandlungen auftreten?"

0 = keine Symptome
1 = langes symptomfreies Intervall, mehr als acht zusammenhängende Stunden pro Tag Symptomfreiheit
2 = mäßig langes symptomfreies Intervall, mehr als drei und bis zu acht zusammenhängende Stunden pro Tag Symptomfreiheit
3 = kurzes symptomfreies Intervall, eine bis drei zusammenhängende Stunden pro Tag Symptomfreiheit
4 = extrem kurzes symptomfreies Intervall, weniger als eine zusammenhängende Stunde pro Tag Symptomfreiheit.

7. Beeinträchtigung durch Zwangshandlungen

„Wie stark werden Sie durch Ihre Zwangshandlungen im Umgang mit anderen Menschen oder bei der Arbeit beeinträchtigt? Gibt es irgend etwas, das Sie deswegen nicht tun?"
(Wenn Patient z.Z. nicht berufstätig ist, ist festzustellen, inwieweit bei Berufstätigkeit eine Beeinträchtigung vorliegen würde.)

0 = keine Beeinträchtigung
1 = leichte oder wenig Beeinträchtigung im Umgang mit anderen Menschen oder am Arbeitsplatz, dabei insgesamt keine Funktionsverminderung
2 = mäßige, aber doch auch deutliche Beeinträchtigung im Umgang mit anderen Menschen oder am Arbeitsplatz, jedoch noch zu bewältigen
3 = starke Beeinträchtigung im Umgang mit anderen Menschen bzw. am Arbeitsplatz
4 = extreme Behinderung in der täglichen Lebensführung.

8. Leidensdruck in Verbindung mit Zwangshandlungen

„Wie ginge es Ihnen, wenn Sie an der Ausführung Ihrer Zwangshandlungen gehindert würden?" Pause. „Wie ängstlich oder beunruhigt würden Sie dann werden?"
(Beurteilen Sie, wie stark der Leidensdruck sein würde, wenn die Ausführung einer Zwangshandlung plötzlich und ohne Rückversicherung unterbrochen wurde. In den meisten, wenn auch nicht allen, Fällen werden Angst/Unruhe/Mißempfinden durch die Ausführung von Zwangshandlungen reduziert. Wenn dagegen, nach Einschätzung des Interviewers, Angst aber gerade dadurch reduziert wird, daß die Zwangshandlungen in der oben beschriebenen Form verhindert werden, dann fragen Sie: „Wie ängstlich/beunruhigt werden Sie, während Sie Zwangshandlungen ausführen und zu einem für Sie befriedigenden Abschluß bringen?")

0 = gar nicht ängstlich, beunruhigt
1 = wenig, nur leicht ängstlich/beunruhigt, wenn Zwangshandlungen verhindert werden oder nur leichte Angst/Unruhe/Mißempfindungen während ihrer Ausführung
2 = mäßig, Patient berichtet, daß Angst/Unruhe/Mißempfindungen ansteigen, aber zugleich noch zu bewältigen sein würden, wenn Zwangshandlungen verhindert würden bzw., daß sie während der Ausführung von Zwangshandlungen zwar ansteigen, aber noch zu bewältigen sein würden
3 = starke, vorherrschende und als sehr störend empfundene Zunahme der Angst/Unruhe/Mißempfindungen, wenn die Zwangshandlungen unterbrochen werden würden, oder vorherrschende und als sehr störend empfundene Zunahme derselben während der Ausführung von Zwangshandlungen
4 = extreme, behindernde Angst/Unruhe/Mißempfindungen, die entweder durch Interventionen, die versuchen das Zwangsverhalten zu verhindern, provoziert werden oder die auch während der Durchführung einer Zwangshandlung entstehen würden.

9. Widerstand gegen die Zwangshandlungen

„Wie stark bemühen Sie sich, den Zwangshandlungen zu widerstehen?"
(Nur den versuchten Widerstand einschätzen, nicht das Gelingen oder Mißlingen des Versuches, Kontrolle über die Zwangshandlungen zu bekommen. Wie stark der Patient den Zwangshandlungen widersteht, kann, muß aber nicht mit seiner Fähigkeit, diese zu kontrollieren, zusammenhängen. Beachten Sie, daß dieses Item nicht direkt den Ausprägungsgrad der Zwangshandlungen mißt, sondern den Gesundheitszustand des Patienten, d. h. die Anstrengung, die er unternimmt, um den Zwangshandlungen zu widerstehen. Je mehr der Patient versucht zu widerstehen, desto weniger ist er folglich in diesem Bereich seiner Funktionstüchtigkeit beeinträchtigt. Wenn die Zwangshandlungen in minimalem Umfange auftreten, kann es sein, daß der Patient kein Bedürfnis empfindet, diesen zu widerstehen. In diesem Falle sollte eine „0" angekreuzt werden.)

0 = bemüht sich, immer zu widerstehen, oder die Symptome sind so minimal, daß es nicht nötig ist, Widerstand zu leisten
1 = versucht, meistens zu widerstehen
2 = macht einige Anstrengungen, zu widerstehen
3 = führt fast alle Zwangshandlungen aus, ohne den Versuch, diese zu kontrollieren, tut dies aber mit einigem Widerstreben
4 = führt alle Zwangshandlungen vollständig und bereitwillig aus.

10. Ausmaß der Kontrolle über Zwangshandlungen

„Wie stark ist der Drang, die Zwangshandlungen auszuführen?" (Pause) „Wieviel Kontrolle haben Sie über die Zwangshandlungen?" (Im Gegensatz zum vorhergehenden Item zum Widerstand, ist die Fähigkeit des Patienten, seine Zwangshandlungen zu kontrollieren, enger mit dem Ausprägungsgrad der Zwangshandlungen verbunden.)

0 = völlige Kontrolle
1 = starke Kontrolle, der Patient empfindet den Drang, die Handlungen auszuführen, ist jedoch gewöhnlich in der Lage, willkürliche Kontrolle darüber auszuüben
2 = mäßige Kontrolle, starker Drang zur Ausführung der Handlung, Patient kann sie nur unter Schwierigkeiten kontrollieren
3 = wenig Kontrolle, sehr starker Drang zur Ausführung der Handlung, Handlung muß bis zum Ende ausgeführt werden, Patient kann sie nur unter Schwierigkeiten hinauszögern
4 = keine Kontrolle, Drang zur Ausführung der Handlung wird als völlig unfreiwillig und unkontrollierbar empfunden, Patient ist selten fähig, die Handlung auch nur kurzfristig zu verzögern.

„Die weiteren Fragen beziehen sich sowohl auf Ihre Zwangsgedanken wie Ihre Zwangshandlungen. Einige beziehen sich auch auf damit verbundene Probleme." Diese Items dienen vorerst der Hypothesenbildung und werden nicht in den Gesamtwert der Y-BOCS einbezogen, sie können aber hilfreich bei der Gesamtbeurteilung dieser Symptome sein.

11. Einsicht in die Zwangsgedanken und -handlungen

„Glauben Sie, daß Ihre Befürchtungen oder Verhaltensweisen berechtigt sind?" (Pause) „Was meinen Sie, würde passieren, wenn Sie die Zwangshandlungen nicht ausführen? Sind Sie überzeugt davon, daß tatsächlich etwas passieren würde?"
(Schätzen Sie die Einsicht des Patienten in die Sinnlosigkeit und Übertriebenheit seiner Zwangshandlungen ein, und zwar ausgehend von den Überzeugungen oder Annahmen, die der Patient während des Interviews äußert.)

0 = hervorragende Einsicht, völlig rational
1 = gute Einsicht; Patient gibt bereitwillig die Absurdität oder Übertriebenheit seiner (Zwangs-) Gedanken oder Verhaltensweisen zu; er scheint aber nicht völlig überzeugt davon zu sein, daß es neben der Angst nicht doch noch etwas gibt, über das man sich Sorgen machen müßte (d.h. er hat anhaltende Zweifel)
2 = mäßige Einsicht; Patient gibt widerwillig zu, daß seine Gedanken oder Verhaltensweisen unsinnig oder übertrieben scheinen, ist jedoch unschlüssig. Möglicherweise hat er einige unrealistische Ängste, jedoch keine dahinterstehenden festen Überzeugungen
3 = wenig Einsicht; Patient behauptet, daß seine Gedanken oder Verhaltensweisen nicht unsinnig oder übertrieben sind (d.h, er hat überwertige Ideen)
4 = keine Kontrolle, wahnhaft. Patient ist entschieden überzeugt, daß seine Befürchtungen und Verhaltensweisen berechtigt sind, er reagiert nicht auf Gegenbeweise.

12. Vermeidung

„Vermeiden Sie, irgendwelche Dinge zu tun, irgendwo hinzugehen oder aber mit jemandem zusammen zu sein, weil Zwangsgedanken auftreten könnten oder weil sie befürchten, Zwangshandlungen ausführen zu müssen?" Wenn „Ja"-Antwort, fragen Sie: „Wie sehr vermeiden Sie?"
(Schätzen Sie das Ausmaß ein, in dem der Patient vorsätzlich versucht, Dinge zu vermeiden. Manchmal werden Zwangshandlungen ausgeführt, um den Kontakt mit etwas zu „vermeiden", vor dem der Patient Angst hat. Z.B. werden Waschrituale mit Kleidungsstücken als Zwangshandlung bezeichnet, nicht als Vermeidungsverhalten. Wenn der Patient aber aufgehört hat, seine Kleidung überhaupt noch zu waschen, würde dies als Vermeidung gelten.)

0 = kein vorsätzliches Vermeidungsverhalten
1 = leicht; minimales Vermeidungsverhalten
2 = mäßig; etwas Vermeidungsverhalten; deutlich zu erkennen
3 = stark; häufiges Vermeidungsverhalten; Vermeidung steht im Vordergrund
4 = extrem; sehr ausgeprägtes Vermeidungsverhalten; der Patient bemüht sich in jeder Hinsicht zu vermeiden, daß Symptome ausgelöst werden.

13. Ausmaß von Entscheidungsschwierigkeiten

„Haben Sie Probleme, Entscheidungen über unbedeutende Dinge zu treffen, über die andere Leute nicht zweimal nachdenken wurden? Z.B. darüber, welche Kleidung Sie morgens anziehen oder welche Müsli-Marke Sie kaufen wollen?" (Schließen Sie Entscheidungsschwierigkeiten aus, die im Zusammenhang mit Zwangsgrübeleien stehen. Ferner sollten Sie eine Ambivalenz ausschließen, die sich auf eine tatsächlich als schwierig einzustufende Entscheidungssituation bezieht.)

0 = keine Entscheidungsschwierigkeiten
1 = leicht; einige Probleme, Entscheidungen über geringfügige Dinge zu treffen
2 = mäßig; Patient berichtet offen über erhebliche Schwierigkeiten, Entscheidungen zu treffen in Bereichen, in denen andere Menschen nicht zweimal nachdenken müßten
3 = stark; fortlaufendes Abwägen von Pro und Contra bei Nebensächlichkeiten
4 = extrem; unfähig, irgendwelche Entscheidungen zu treffen, mit entsprechender Behinderung.

14. Übertriebenes Verantwortungsgefühl

„Fühlen Sie sich sehr verantwortlich für die Konsequenzen Ihrer Handlungen? Geben Sie sich selbst die Schuld für die Konsequenzen von Ereignissen, die nicht völlig unter Ihrer Kontrolle sind?" (Dies ist zu trennen von normalen Verantwortungsgefühlen, Gefühlen der Wertlosigkeit und pathologischen Schuldgefühlen. Eine von Schuldgefühlen gepeinigte Person erlebt sich selbst oder ihre Aktionen als schlecht oder des Teufels.)

0 = kein übertriebenes Verantwortungsgefühl
1 = leicht; wird nur auf Anfrage erwähnt
2 = mäßig; entsprechende Gedanken werden aber spontan geäußert, sind eindeutig vorhanden; der Patient erlebt ein beträchtliches Ausmaß an übertriebenem Verantwortungsgefühl für Ereignisse, die außerhalb seiner tatsächlichen Kontrolle liegen
3 = stark; entsprechende Gedanken sind vorherrschend und eindringlich; der Patient ist zutiefst besorgt, daß er für Ereignisse verantwortlich ist, die außerhalb seiner tatsächlichen Kontrolle liegen; er

entwickelt Schuldgefühle in übertriebener und nahezu irrationaler Weise
4 = extrem; wahnhaft anmutendes Verantwortungsgefühl (wenn sich z.B. ein Erdbeben in 3000 Meilen Entfernung ereignet, fühlt die Patientin sich dafür verantwortlich, weil sie ihre Zwangshandlungen nicht ausgeführt hat.)

15. Anhaltende Langsamkeit/Trägheit

„Haben Sie Schwierigkeiten, Aufgaben anzufangen oder zu beenden? Dauern viele ihrer Routinetätigkeiten länger, als sie eigentlich dauern sollten?"
(Beachten Sie, daß eine psychomotorische Hemmung im Rahmen einer Depression vorliegen könnte. Raten Sie den erhöhten Zeitaufwand, der auf die Abwicklung von Routinetätigkeiten verwandt wird, auch, wenn spezifische, zugehörige Zwangsgedanken nicht identifiziert werden können.)
0 = keine anhaltende Langsamkeit/Trägheit
1 = leicht; gelegentliche Verzögerung beim Beginnen oder Beenden von Routinetätigkeiten
2 = mäßig; häufiges Ausdehnen von Routineaktivitäten, wobei die Handlungen normalerweise noch abgeschlossen werden. Häufiges Zuspätkommen
3 = stark; anhaltende und auffällige Schwierigkeiten beim Beginnen oder Beenden von Routinetätigkeiten; regelmäßiges Zuspätkommen
4 = extrem; Patient ist nicht in der Lage, ohne fremde Hilfe Routinetätigkeiten zu beginnen oder zu beenden.

16. Pathologisches Zweifeln

„Haben Sie am Ende einer Handlung Zweifel, ob Sie sie richtig ausgeführt haben? Zweifeln Sie daran, ob Sie sie überhaupt getan haben? Haben Sie den Eindruck, daß Sie Ihren eigenen Wahrnehmungen nicht trauen, wenn Sie Routineaktivitäten durchführen – z.B. im Hinblick auf das, was Sie sehen, hören oder berühren?"
0 = keine Zweifel
1 = leicht; wird nur auf Anfrage erwähnt, leichte pathologische Zweifel. Die angegebenen Beispiele könnten noch im Normalbereich liegen
2 = mäßig; Gedanken werden spontan zugegeben, sie sind eindeutig vorhanden und werden zumindest in einigen der Handlungen des Patienten deutlich; Patient wird von deutlichen pathologischen Zweifeln geplagt; diese haben einige Rückwirkungen auf das Verhalten, sind aber noch zu bewältigen
3 = stark; Unsicherheit in bezug auf Wahrnehmung oder Gedächtnis steht im Vordergrund; pathologisches Zweifeln beeinträchtigt häufig das Verhalten
4 = extrem; Unsicherheit in bezug auf Wahrnehmung ist durchgängig vorhanden; pathologisches Zweifeln beeinträchtigt nachhaltig nahezu alle Aktivitäten; schwere Beeinträchtigung (Patient trifft z.B. die Feststellung „Mein Verstand traut dem nicht, was meine Augen sehen").

Items 17 und 18 beziehen sich auf den Gesamtgestörtheitsgrad des Patienten. Der Interviewer sollte daher die globale Funktionsfähigkeit und nicht nur die Schwere der Zwangssymptomatik berücksichtigen.

17. Gesamtschweregrad

(Einschätzung des Gesamtschweregrads der Störung des Patienten auf einer Skala von 0 „keine Störung" bis 6 „gehört zu den am schwersten gestörten Patienten". Berücksichtigen Sie dabei das vom Patienten berichtete Ausmaß an Leidensdruck, die beobachteten Symptome und die berichtete Funktionsbeeinträchtigung im Alltagsleben. Ihre Einschätzung wird einerseits benötigt, um einen Durchschnittswert zu bekommen und andererseits, um die Reliabilität oder Genauigkeit der erhaltenen Informationen zu überprüfen. Diese Einschätzung basiert auf den im Interview erhaltenen Informationen.)
0 = keine Störung
1 = Störung geringfügig, zweifelhaft, vorübergehend; keine Funktionsbeeinträchtigung
2 = leichte Symptome; geringe Funktionsbeeinträchtigung
3 = mäßige Symptome; Funktionsfähigkeit nur noch mit Anstrengung aufrechterhalten
4 = mäßige bis schwere Symptome; eingeschränkte Funktionstüchtigkeit
5 = schwere Symptome; Patient im Alltag überwiegend auf fremde Hilfe angewiesen
6 = extrem schwere Symptome; völlige Funktionsunfähigkeit.

18. Gesamtverbesserung

(Schätzen Sie bitte die Gesamtverbesserung seit der ersten Beurteilung ein, unabhängig davon, ob dies nach Ihrer Meinung auf eine, z.B. medikamentöse, Behandlung zurückzuführen ist oder nicht.)
0 = sehr viel schlechter
1 = viel schlechter
2 = geringfügig schlechter
3 = keine Veränderung
4 = geringfügig besser
5 = viel besser
6 = sehr viel besser

19. Reliabilität

(Schätzen Sie bitte die Gesamtreliabilität der erhaltenen Informationen ein. Faktoren, die die Reliabilität beeinträchtigen könnten, sind z.B. die Kooperation des Patienten und seine Kommunikationsfähigkeit. Die Art und der Schweregrad der vorhandenen Zwangssymptome können die Konzentration, Aufmerksamkeit oder Spontaneität des Patienten beeinträchtigen – so kann z.B. der Inhalt einiger Zwangsgedanken den Patienten veranlassen, seine Worte sehr vorsichtig zu wählen.)

0 = ausgezeichnet, kein Anlaß, den Wahrheitsgehalt der Informationen anzuzweifeln
1 = gut, Faktor(en) vorhanden, der (die) möglicherweise die Reliabilität ungünstig beeinflußt(ssen)
2 = befriedigend, Faktor(en) vorhanden, der (die) definitiv die Reliabilität verringerte(n)
3 = unzureichend, sehr niedrige Reliabilität

Schlafstörungen

ESS

Epworth **S**leepiness **S**cale
Epworth-**S**chläfrigkeits**s**kala
Selbstbeurteilung

Deutsche Version: Müller, Fulda, Eger, Wehrl, Liendl, Crönlein, Wimmer, Hein und Geissler (2000)
Originalversion: Johns (1991)

1 Anwendungsbereich

Die ESS dient der Erfassung der subjektiv erlebten Tagesschläfrigkeit bei Schlafstörungen, vor allem bei Hypersomnien, die u. a. auch bei psychiatrischen Erkrankungen vorkommen. Der Fragebogen wird als Screeninginstrument in der Klinik und in epidemiologischen Studien eingesetzt, er ist jedoch kein Diagnoseinstrument und kann nicht als Ersatz für die Erhebung objektiver Schlafparameter dienen. Die ESS eignet sich zur Verlaufskontrolle in mittelfristigen (mehrwöchigen) Abständen und zur Erfolgsbewertung von therapeutischen Maßnahmen bei Hypersomnien. Die Skala ist international weit verbreitet und gehört zu den von der Deutschen Gesellschaft für Schlafforschung und Schlafmedizin (DGSM) empfohlenen Fragebogenverfahren.

2 Aufbau und Beschreibung

Die ESS erfragt die Wahrscheinlichkeit des Einschlafens in 8 typischen Situationen des täglichen Lebens. Probanden schätzen die Wahrscheinlichkeit ihres Einschlafens in jeder dieser Situationen auf einer vierstufigen Skala ein (0 = „würde niemals einnicken"; 1 = „geringe Wahrscheinlichkeit einzunicken"; 2 = „mittlere Wahrscheinlichkeit einzunicken"; 3 = „hohe Wahrscheinlichkeit einzunicken"). Die Summe der 8 Einschätzungen gibt das Ausmaß der chronischen, subjektiven Tagesschläfrigkeit an.

3 Entwicklung

Hintergrund: Tagesschläfrigkeit ist ein verschiedenartige Schlafstörungen kennzeichnendes Symptom. Zur Beurteilung der Tagesschläfrigkeit stehen sowohl aufwändige objektive Testmethoden, wie der *Multiple Sleep Latency Test* (MSLT) als auch ökonomische Selbsteinschätzungsverfahren, z. B. die *Stanford Sleepiness Scale* (SSS; Hoddes et al., 1973) oder visuelle Analogskalen (VAS; z. B. Ott et al., 1981; siehe auch Seite 373 in diesem Band) zur Verfügung. Beiden Verfahrensgruppen ist gemeinsam, dass sie Aussagen zum aktuellen Zustand der Schläfrigkeit in einer bestimmten Situation machen. Mit der ESS dagegen sollte ein einfaches Verfahren entwickelt werden, mit dem, unabhängig vom situativen Kontext, das generelle Ausmaß der subjektiv erlebten Tagesschläfrigkeit quantifiziert werden kann.

Skalenkonstruktion: Um Unabhängigkeit vom augenblicklichen Zustand der Müdigkeit zu erzielen, sieht das Konzept der ESS die retrospektive Beurteilung der Einschlafneigung vor. Hierzu wurden für den Fragebogen Alltagssituationen ausgewählt, in denen unbeabsichtigtes Einschlafen typischerweise vorkommt. Mit der Instruktion, die Wahrscheinlichkeit (statt der Häufigkeit) des Einschlafens in diesen, allgemein durch geringe körperliche Aktivität und geringes Stimulationsniveau gekennzeichneten Situationen einzuschätzen, sollte darüber hinaus Unabhängigkeit von den Lebensgewohnheiten der Probanden erreicht werden. Das Skalenkonzept ist in psychometrischen Evaluierungen weitgehend bestätigt worden (Johns, 1991, 1992).

Versionen: Die ESS ist in viele, auch außereuropäische Sprachen übersetzt worden. Die verschiedenen Sprachversionen sind z. T. nur unzureichend dokumentiert. Psychometrisch evaluierte Sprachversionen wie die italienische (Vignatelli et al., 2003), die spanische (Izquierdo-Vicario et al., 1997) und die mandarin-chinesische (Chen et al., 2002) sind eher die Ausnahme. Auch in deutscher Sprache existieren mehrere Fassungen. Die hier vorgestellte deutsche Version wurde in einer Arbeitsgruppe der DGSM entwickelt (Müller et al., 2000). Gegenüber konkurrierenden deutschsprachigen Fassungen überzeugt sie durch ihre sprachliche Qualität.

4 Hinweise zur Anwendung

Material zur Unterstützung der Anwendung: Außer dem Selbstbeurteilungsfragebogen liegt kein Testmaterial vor. Die Skala ist frei verfügbar und kann von der Homepage der DGSM heruntergeladen werden (Adresse: http://www.unimarburg.de/sleep/dgsm/fachinfo/fbogen.htm).

Voraussetzungen auf Seiten des Patienten: Es werden keine die Anwendung einschränkenden Voraussetzungen genannt. Die Auswahl der Situationen ist auf den Erfahrungsbereich Erwachsener zugeschnitten. Die sprachlichen Anforderungen sind gering.

Voraussetzungen auf Seiten des Untersuchers: Der Fragebogen kann von den Patienten selbstständig ausgefüllt werden und ist insofern unabhängig vom Untersucher.

Bearbeitungsdauer: 1 bis 2 Minuten Ausfüllzeit. Auswertung < 1 Minute.

Zeitlicher Bezugsrahmen der Beurteilung: In der Instruktion ist als Bezugsrahmen „Ihr normale Alltagsleben in der letzten Zeit" angegeben. Bei Verlaufskontrollen muss das zu beurteilende Zeitintervall spezifiziert werden.

Durchführung: Die Durchführung kann als Einzel- oder Gruppenuntersuchung oder auch brieflich durchgeführt werden. In der Regel benötigen die Patienten keine Hilfe beim Ausfüllen des Fragebogens.

Auswertung: Die Auswertung besteht in der Addition der Itempunktwerte zu einem Skalenwert.

5 Gütekriterien

Daten zur psychometrischen Bewertung stehen für die deutschsprachige DGSM-Version noch aus. Die Angaben in den folgenden Abschnitten beziehen sich auf die sprachlich abweichende Bloch-Version (Bloch et al., 1999).

Objektivität

Der Fragebogen ist hinsichtlich Durchführung und Auswertung standardisiert und insofern im psychometrischen Sinne objektiv. Dies kann auch für die Interpretation gelten, wenn sie sich auf die Klassifikation der Schwere der Tagesschläfrigkeit auf der Grundlage der vorgeschlagenen Cut-Off-Scores beschränkt.

Reliabilität

Interne Konsistenz: Schätzungen der internen Konsistenz (Cronbachs Alpha) der Originalskala bei einer Stichprobe von 150 Patienten mit verschiedenen Schlafstörungen lagen bei $\alpha = .88$, bei einer Stichprobe von 104 Medizinstudenten bei $\alpha = .73$ (Johns, 1992). Die interne Konsistenz der deutschen Skala ist bei schlafgestörten Patienten unterschiedlicher Diagnose (N = 174) mit $\alpha = .83$ ebenfalls hoch, bei Normalpersonen (N = 159; Medizinstudenten, Klinikpersonal) mit $\alpha = .60$ deutlich geringer. In der deutschsprachigen Patientenstichprobe tragen alle Items zum Skalenwert bei. Die Trennschärfekoeffizienten (part-whole korrigierte Item-Test-Korrelationen) der Items liegen zwischen $r_{it} = .41$ („nachmittags ausruhen") und $r_{it} = .71$ („in der Öffentlichkeit sitzen"). In der Normalstichprobe leistet das Item „Autofahrer beim Halt" keinen Beitrag zum Skalenwert: $r_{it} = -.07$. Die Trennschärfe der übrigen sieben Items variiert im Bereich $\alpha = .16$ bis $.49$ (Bloch et al., 1999).

Retest-Reliabilität: Aus Wiederholungsmessungen mit der Originalskala bei 87 Studenten im Abstand von 5 Monaten ergab sich, bei einer mittleren Scoredifferenz von 0.2 ± 2.3, ein Retest-Reliabilitätskoeffizient von $r_{tt} = .82$. Ergebnisse von Wiederholungsuntersuchungen mit der Originalskala bei Patienten und mit der deutschen Skala bei Gesunden und Patienten werden leider nur in Form von Scoredifferenzen mitgeteilt; sie sind nicht als Reliabilitätskennwerte interpretierbar (Johns, 1992; Bloch et al., 1999).

Validität

Inhaltliche Validität/Konstruktvalidität: Unbeabsichtigtes Einschlafen ist in allen in der ESS repräsentierten Situationen erlebnismäßig nachvollziehbar. Dabei ersteckt sich die Spanne der Situationen bzgl. des subjektiv wahrgenommenen Potentials Schlaf auszulösen über einen weiten Bereich: Die Mittelwerte der Itemscores liegen bei Normalprobanden zwischen dem sehr geringen Wert von 0.01 („Autofahrer beim Halt") und einem Wert von 2.1 („nachmittags ausruhen"), der auf eine „mittlere" Wahrscheinlichkeit des Einnickens in dieser Situation hinweist (Bloch et al., 1999). Eindimensionalität des der ESS zu Grunde liegenden Konstrukts wird durch Faktorenalysen der Items der Originalskala und durch Analysen der italienischen Version nach dem Latent-Trait-Modell nahe gelegt (Johns, 1992; Violani et al., 2003). Die somit begründete Interpretation des Skalenwertes als Maß für den Schweregrad der Tagesschläfrigkeit wird unterstützt durch die Ergebnisse einer internationalen Studie (N = 2.802, 7 Länder), in der die ESS-Situationen hinsichtlich der ordinalen Relation ihres schlafinduzierenden Potentials interkulturell weit gehend übereinstimmend beurteilt wurden (Johns, 2002).

Die Unabhängigkeit der mit der ESS selbsteingeschätzten Tagesschläfrigkeit von den situativen Bedingungen der jeweiligen Messung wurde verschiedentlich gezeigt. Z.B in einer Crossover-Studie von Wichniak et al. (2002) hatte das Schlafen unter Laborbedingungen mit polysomnographischen Messungen keinen Einfluss auf die Skalenwerte.

Ebenfalls ewartungsgemäß sind zahlreiche Befunde von im Gruppenmittel höheren Skalenwerten bei verschiedenen Schlafstörungen im Vergleich zu Normalpersonen (Johns, 1991; Bloch et al., 1999; s. auch Tabelle 1). Die Differenzierungsfähigkeit der Skala bzgl. verschiedener Schweregrade einer Hypersomnie ist jedoch begrenzt.

Konvergente Validität: Korrelationen der ESS mit objektiven Indikatoren der Einschlafneigung, wie der Schlaflatenz (SL) im MSLT, sind überwiegend gering (Benbadis et al., 1999: $r = -.17$; Olson et al., 1998: $r_S = -.30$) bis allenfalls mäßig (Johns, 1991: $r = -.51$). Dies trifft auch zu für die Beziehung zum *Respiratory Disturbance Index* (Bloch et al., 1999: $r = .26$; Johns, 1991: $r = .55$) sowie für andere Schweregradmaße einer obstruktiven Schlafapnoe.

Die Ergebnisse zum Zusammenhang mit subjektiven Maßen der Müdigkeit sind uneinheitlich, z. T. sogar konträr zur Erwartung: Z. B. berichten Sauter et al. (1999) eine negative Korrelation zwischen ESS und der mit einer visuellen Analogskala gemessenen Müdigkeit ($r = -.46$).

Bei den geringen, bisweilen sogar konträren Korrelationen ist die ausgedehnte Zeitperspektive der ESS zu beachten, die sich im Gegensatz zu den übrigen, einen augenblicklichen Zustand charakterisierenden Variablen, über mehrere Wochen erstreckt. Der aktuelle Müdigkeitszustand in einer bestimmten Situation muss nicht repräsentativ sein für das habituelle Schläfrigkeitsniveau (zur Situation-Person-Problematik siehe Johns, 1994).

Diskriminante Validität: Der gleiche Vorbehalt gilt für die Hinweise auf diskriminante Validität, die sich aus Null-Korrelationen zu nicht primär müdigkeitsrelevanten polysomnographischen Variablen ergeben (Olson et al., 1998; Sauter et al., 1999). Im Gegensatz zu polygraphischen Schlafvariablen und dem MSLT korreliert die ESS mit fast allen Subskalen der *Symptom-Checklist SCL-90* (Derogatis et al., 1973), einem Selbstbeurteilungsinstrument, das vergleichbar mit der ESS, eher habituelle – wenn auch konstruktferne – Merkmale erfasst. Dies unterstreicht die Bedeutung der zeitlichen Perspektive bei der Beurteilung des Assoziationsmusters der ESS.

Behandlungssensitivität: Die ESS wird standardmäßig als subjektives Erfolgskriterium in Therapiestudien bei obstruktivem Apnoesyndrom (OSAS) und anderen Störungen mit exzessiver

Tagesschläfrigkeit eingesetzt. Dabei konnten in vielen Studien die Effekte unterschiedlicher Behandlungen im Vorher-Nachher-Vergleich sowie im Vergleich zwischen verschiedenen aktiven Behandlungen und gegenüber Placebo dargestellt werden (Hardinge et al., 1995; Bloch et al., 2000; Zimmermann et al., 2000; Adler et al., 2003).

6 Normen, Cut-Off-Werte

Normwerte liegen weder für das australische Original noch für die deutschen Versionen vor. Für die DGSM-Version ist eine Normierung angekündigt. Nach Johns (1991, 1994) sind Werte > 10 klinisch auffällig; Werte > 14 deuten auf eine klinisch relevant erhöhte Tagesschläfrigkeit hin.

7 Exemplarische Daten

Tabelle 1 zeigt Daten von deutschsprachigen Patienten, die – überwiegend mit Schnarchen oder schlafbezogenen Atmungsstörungen – in eine Schlafstudie an der Universitätsklinik Zürich aufgenommen wurden. Bei der Vergleichsgruppe der Normalgesunden handelt es sich um Medizinstudenten und Klinikpersonal.

ESS – Tabelle 1: ESS-Scores bei Patienten mit Schlafstörungen und Normalpersonen (Datenquelle: Bloch et al., 1999)

Diagnose/Gruppe	N	M	SD	95 % CI[a]
Primäres Schnarchen	30	10.3	5.0	8.4–12.2
OSAS[b] leicht (RDI[c] > 5–25 h^{-1})	50	12.7	4.8	11.7–14.1
OSAS[b] mittel (RDI[c] > 25–50 h^{-1})	31	13.5	5.3	11.5–15.4
OSAS[b] schwer (RDI[c] > 50 h^{-1})	25	15.9	4.5	14.0–17.7
Zentrale Schlaf-Apnoe	17	11.7	3.9	9.7–13.7
Psychiatrische Erkrankungen	16	13.2	5.3	10.4–16.0
Narkolepsie, PLM[d]	5	17.0	4.4	11.6–22.4
Patienten (Insgesamt)	174	13.0	5.1	12.2–13.7
Normalgesunde	159	5.7	3.0	5.2– 6.2

[a] 95 % Konfidenzintervall;
[b] Obstruktives Schlafapnoesyndrom;
[c] Respiratory Disturbance Index;
[d] Periodic limb movement disorder.

8 Literatur

Adler, C. H., Caviness, J. N., Hentz, J. G., Lind, M. & Tiede, J. (2003). Randomized trial of modafonil for treating subjective daytime sleepiness in patients with Parkinson's disease. Movement Disorders, 18, 287–293.

Benbadis, S. R., Mascha, E., Perry, M. C., Wolgamuth, B. R., Smolley, L. A. & Dinner, D. S. (1999). Association between the Epworth Sleepiness Scale and the Multiple Sleep Latency Test in a clinical population. Annals of Internal Medicine, 130, 289–292.

Bloch, K. E., Schoch, O. D., Zhang, J. N. & Russi, E.W. (1999). German version of the Epworth Sleepiness Scale. Respiration, 66, 440–447.

Bloch, K. E., Iseli, A., Zhang, J. N., Xie, X., Stoeckli, P. W. & Russi, E. W. (2000). Randomized, controlled trial of two oral appliances for sleep (2002) Validation of a Chinese version of the Epworth Sleepiness Scale. Quality of Life Research, 11, 817–821.

Derogatis, L. R., Lipman, R. S. & Covi, L. (1973). SCL-90: An outpatient psychiatric rating scale – preliminary report. Psychopharmacology Bulletin, 9, 13–28.

Hardinge, F. M., Pitson, D. J. & Stradling, J. R. (1995). Use of the Epworth Sleepiness Scale to demonstrate response to treatment with nasal continuous positive airways pressure in patients with obstructive sleep apnoea. Respiratory Medicine, 89, 617–620.

Hoddes, E., Zarcone, V., Smythe, H., Phillips, R. & Dement, W. C. (1973). Quantification of sleepiness: A new approach. Psychophysiology, 10, 431–436.

Izquierdo-Vicario, Y., Ramos-Platon, M., Conesa-Peralejy, D., Lozano-Parra, A. B. & Espinar-Sierra, J. (1997). Epworth Sleepiness Scale in a sample of the spanish population (letter). Sleep, 20, 676–677.

Johns, M. W. (1991). A new method for measuring daytime sleepiness: The Epworth Sleepiness Scale. Sleep, 14, 540–554.

Johns, M. W. (1992). Reliability and factor analysis of the Epworth Sleepiness Scale. Sleep, 15, 376–381.

Johns, M. W. (1994). Sleepiness in different situations measured by the Epworth Sleepiness Scale. Sleep, 17, 703–710.

Johns, M.W. (2002). Sleep propensity varies with behaviour and the situation in which it is measured: The concept of somnificity. Journal of Sleep Research, 11, 61–67.

Müller, T., Fulda, S., Eger, A., Wehrl, R., Liendl, S., Crönlein, T., Wimmer, S., Hein, H. & Geissler, P. (2000). Epworth Schläfrigkeitsskala – Deutsche Version. Internet: http://www.uni-marburg.de/sleep/dgsm/fachinfo/fbogen.htm.

Olson, L. G., Cole, M. F. & Ambrogetti, A. (1998). Correlations among Epworth Sleepiness Scale scores, muliple sleep latency tests and psychological symptoms. Journal of Sleep Research, 7, 248–253.

Ott, H., Oswald, I., Fichte, K. & Sastre-y-Hernandez, M. (1981). VIS-A und VIS-M. Visuelle Analogskala zur Erfassung von Schlafqualität. In CIPS (Hrsg.), Internationale Skalen für Psychiatrie (2. Aufl.). Weinheim: Beltz Test.

Sauter, C., Asenbaum, S. Popovic, R., Bauer, H., Lamm, C., Klösch, G. & Zeitlhofer, J. (2000). Excessive daytime sleepiness in patients suffering from different levels of obstructive sleep apnoea syndrome. Journal of Sleep Research, 9, 293–301.

Vignatelli, L., Piazzi, G., Barbato, A. Ferini-Strambi, L., Manni, R., Pompei, F. & D'Alessandro, R. (2003). Italian version of the Epworth Sleepiness Scale. Neurological Sciences, 23, 295–300.

Violani, C., Lucidi, F., Robusto, E., Devoto, A., Zucconi, M. & Ferini-Strambi, L. (2003). The assessment of sleep propensity: A comparison between the Epworth Sleepiness Scale and a newly developed Resistance to Sleepiness Scale. Clinical Neurophysiology, 114, 1027–1033.

Wichniak, A., Geisler, P., Tracik, F., Crönlein, T., Morrissey, S. P. & Zulley, J. (2002). The influence of polysomnography on the Multiple Sleep Latency Test and other measures of daytime sleepiness. Physiology & Behavior, 75, 183–188.

Zimmermann, C., Köhler, D. & Schönhofer, B. (2000). Wertigkeit der retrospektiven Einschätzung der Epworth-Schläfrigkeitsskala nach länger dauernder CPAP-Therapie bei obstruktiver schlafbezogener Atmungsstörung, Pneumologie, 12, 572–574.

Code:___________________

Fragebogen zur Tagesschläfrigkeit
(Epworth Sleepiness Scale)

Datum: ....

Die folgende Frage bezieht sich auf Ihr normales Alltagsleben in der letzten Zeit:

Für wie wahrscheinlich halten Sie es, daß Sie in einer der folgenden Situationen einnicken oder einschlafen würden, - sich also nicht nur müde fühlen?

Auch wenn Sie in der letzten Zeit einige dieser Situationen nicht erlebt haben, versuchen Sie sich trotzdem vorzustellen, wie sich diese Situationen auf Sie ausgewirkt hätten.

Benutzen Sie bitte die folgende Skala, um für jede Situation eine möglichst genaue Einschätzung vorzunehmen und kreuzen Sie die entsprechende Zahl an:

0 = würde *niemals* einnicken
1 = *geringe* Wahrscheinlichkeit einzunicken
2 = *mittlere* Wahrscheinlichkeit einzunicken
3 = *hohe* Wahrscheinlichkeit einzunicken

Situation	**Wahrscheinlichkeit einzunicken**
Im Sitzen lesend	⓪ ① ② ③
Beim Fernsehen	⓪ ① ② ③
Wenn Sie passiv (als Zuhörer) in der Öffentlichkeit sitzen (z.B. im Theater oder bei einem Vortrag)	⓪ ① ② ③
Als Beifahrer im Auto während einer einstündigen Fahrt ohne Pause	⓪ ① ② ③
Wenn Sie sich am Nachmittag hingelegt haben, um auszuruhen	⓪ ① ② ③
Wenn Sie sitzen und sich mit jemand unterhalten	⓪ ① ② ③
Wenn Sie nach dem Mittagessen (ohne Alkohol) ruhig dasitzen	⓪ ① ② ③
Wenn Sie als Fahrer eines Autos verkehrsbedingt einige Minuten halten müssen	⓪ ① ② ③
Bitte nicht ausfüllen Summe	

PSQI

Pittsburgh Sleep Quality Index
Pittsburgher Schlaf-Qualitäts-Index

Selbstbeurteilung

Deutsche Version: Riemann und Backhaus (1996)
Originalversion: Buysse, Reynolds, Monk, Berman und Kupfer (1989)

1 Anwendungsbereich

Der PSQI ist ein Fragebogenverfahren zur Erfassung der subjektiven Schlafqualität. Der Fragebogen kann als Screeninginstrument zur Identifikation von „guten" und „schlechten" Schläfern eingesetzt werden. Er kann Hinweise geben für das Vorliegen einer Schlafstörung, deren Diagnose jedoch nicht begründen. Der PSQI kann die Registrierung von objektiven Schlafparametern im Schlaflabor nicht erstzen. Als Forschungsinstrument findet der PSQI in epidemiologischen und in klinischen Studien Verwendung. Er eignet sich zur Verlaufsbeschreibung und Erfolgsbewertung von therapeutischen Maßnahmen bei verschiedenartigen Schlafstörungen. Der PSQI ist international weit verbreitet und gehört zu den von der Deutschen Gesellschaft für Schlafforschung und Schlafmedizin (DGSM) empfohlenen Fragebogenverfahren.

2 Aufbau und Beschreibung

Der Fragebogen besteht aus insgesamt 24 Fragen zu verschiedenen Aspekten der Schlafqualität innerhalb der letzten zwei Wochen: 19 Fragen zur Selbstbeurteilung und 5 Fragen, die vom Partner oder Mitbewohner (sofern vorhanden) beantwortet werden. Die vom Partner zu beantwortenden Fragen gehen nicht in den Gesamtwert des PSQI ein, sie dienen qualitativ als Hinweise für das Vorliegen klinischer Symptome einer Schlafstörung, wie Schnarchen, Atempausen, Gliederunruhe oder Desorientiertheit.

Die Selbstbeurteilungsfragen verlangen freie Angaben zu Bettgeh- und Aufstehzeit, zur Schlaflatenz und zur Schlafdauer (4 Fragen) sowie Angaben im Mehrfach-Wahl-Format (4 Antwortkategorien) zu Beeinträchtigungen während des Schlafs, Auswirkungen der Beeinträchtigungen, Schlafmitteleinnahme und Schlafqualität im Allgemeinen.

Aus den 19 Selbstbeurteilungsfragen werden 7 „Komponentenwerte" abgeleitet, die jeweils einen Wert von 0 bis 3 Punkten annehmen können (0 = „keine Schwierigkeiten" bis 3 = „große Schwierigkeiten"). Der Gesamtindex der Schlafqualität ergibt sich aus der Summe der Komponentenwerte (Bereich: 0 bis 21 Punkte; hohe Punktzahl bedeutet schlechte Schlafqualität):

Komponente	Anzahl der Items	Scorebereich
1) Subjektive Schlafqualität	1	0–3
2) Schlaflatenz	2	0–3
3) Schlafdauer	1	0–3
4) Schlafeffizienz	4	0–3
5) Schlafstörungen	8	0–3
6) Schlafmittelkonsum	1	0–3
7) Tagesmüdigkeit	2	0–3
Gesamtwert PSQI	19	0–21

3 Entwicklung

Hintergrund: Der PSQI wurde mit dem Ziel entwickelt, das komplexe Phänomen der Schlafqualität mit einem standardisierten, psychometrischen und klinischen Anforderungen genügenden Fragebogenverfahren zu quantifizieren. Der Selbstbeurteilungsansatz wurde wegen des subjektiven Charakters der Schlafqualität gewählt, der in objektiven Schlaflabormessungen nicht adäquat zum Ausdruck kommt. Gegenüber bereits verfügbaren Schlaffragebogen, in denen die Probanden den Schlaf der gerade vergangenen Nacht beurteilen, sollte mit dem PSQI ein von Tagesschwankungen unabhängiges, aber auf einen definierten Zeitraum bezogenes Maß der Schlafqualität geschaffen werden (Buysse et al., 1989).

Skalenkonstruktion: Für die Auswahl und Gestaltung der Items geben die Autoren drei Quellen an: klinische Erfahrung mit Patienten mit Schlafstörungen, bereits existierende Schlaffragebogen, und 18-monatige Erprobung des Verfahrens im Feld.

Bei Felderprobung wurden die Verständlichkeit des Fragebogens und seine psychometrischen Qualitäten untersucht. Nähere Angaben zu Kriterien der Itemauswahl und Konstruktion der 7 Komponenten-Subskalen fehlen.

Versionen: Der Fragebogen ist in mehrere Sprachen übersetzt worden. Neben dem amerikanischen Original und der deutschen Version sind die französische (Blais et al., 1997) und die japanische Version (Doi et al., 2000) psychometrisch evaluiert.

Der im amerikanischen Original vorgesehene Beurteilungszeitraum von 4 Wochen wurde in der deutschen Version auf 2 Wochen verkürzt um die Einsatzmöglichkeiten bei klinischen Prüfungen zu verbessern.

4 Hinweise zur Anwendung

Material zur Unterstützung der Anwendung: Fragebogen inklusive Auswertungsbogen. Die Skala ist frei verfügbar und kann von der Homepage der DGSM heruntergeladen werden (Adresse: http://www.uni-marburg.de/sleep/dgsm/fachinfo/fbogen.htm).

Voraussetzungen auf Seiten des Patienten: Der PSQI wurde für den Einsatz bei Patienten mit Schlafstörungen konzipiert. Seine Anwendung ist aber an keine bestimmte Diagnose gebunden und auch bei Nichtpatienten möglich. Der Fragebogen kann von Erwachsenen und Jugendlichen ausgefüllt werden. Die Fähigkeit und Bereitschaft zur Selbstbeobachtung muss vorausgesetzt werden; dies ist in der Regel bei wegen Schlafproblemen Hilfesuchenden gegeben.

Voraussetzungen auf Seiten des Untersuchers: Der Fragebogen kann von technischem Personal vorgegeben und ausgewertet werden. Im Allgemeinen können die Patienten die Fragen selbstständig, unabhängig von Anweisungen des Untersuchers bearbeiten.

Bearbeitungsdauer: Für die durchschnittliche Bearbeitungszeit werden 5 bis 10 Minuten, für die Auswertung werden <5 Minuten angegeben.

Zeitlicher Bezugsrahmen der Beurteilung: In der deutschen Version bezieht sich die Beurteilung auf die zurückliegenden 2 Wochen, im amerikanischen Original auf 4 Wochen.

Durchführung: Die Durchführung kann als Einzel- oder Gruppenuntersuchung durchgeführt werden. Dem Fragebogen ist eine Instruktion vorangestellt, in der die Bearbeitung hinreichend erläutert ist.

Auswertung: Der Algorithmus zur Bildung der 7 Komponentenwerte ist in der Auswertungsanleitung eindeutig und detailliert beschrieben. Zu den Auswertungschritten gehört die Zuordnung von Zahlencodes (0 bis 3) zu den einzelnen Antworten, die entweder direkt als Komponentenscore übernommen werden („Schlafqualität", „Schlafdauer", „Schlafmittelkonsum") oder erst nach weiterer Verrechnung und Klassifikation in einen Komponentenscore überführt werden („Schlaflatenz", „Schlafeffizienz", „Schlafstörungen", „Tagesmüdigkeit"). Die Summe der Komponentenscores ergibt den Gesamtwert PSQI.

5 Gütekriterien

Objektivität

Der Fragebogen ist hinsichtlich Durchführung und Auswertung standardisiert und insofern im psychometrischen Sinne objektiv. Dies gilt auch für die Interpretation des Gesamtskalenwertes auf der Grundlage von Cut-Off-Scores. Bei der Bewertung der Komponentscores ist der klinischen Interpretation Spielraum gegeben.

Reliabilität

Interne Konsistenz: Die interne Konsistenz (Cronbachs Alpha) des Gesamtskalenwertes, bezogen auf die skalenbildenden Komponenten, wird in der Originalveröffentlichung mit $\alpha = .83$ angegeben, bei einer aus Normalgesunden, depressiven Patienten und schlafgestörten Patienten zusammengesetzten Stichprobe (N = 148; Buysse et al., 1989). Die Trennschärfekoeffizienten (part-whole korrigierte Item-Test-Korrelationen) der Komponentscores lagen zwischen $r_{it} = .35$ („Schlafstörungen") und $r_{it} = .76$ („Schlafeffizienz" und „Schlafqualität"). Vergleichbare Ergebnisse ($\alpha = .80$ für den Gesamtscore; $.42 \leq r_{it} \leq .83$ für die Komponentenscores) berichten Carpenter und Andrykowski (1998) in einer Studie bei männlichen und weiblichen Krebspatienten (nach Knochenmarktransplantation, N = 155; nach Nierentransplantation, N = 56; Brustkrebs, N = 102) und bei Patientinnen mit benignen Brustproblemen (N = 159). In dieser Studie wurde auch die interne Konsistenz des 8 Items beinhaltenden Komponentenscores „Schlafstörungen" bestimmt; der Alpha-Koeffizient variierte mit $\alpha = .70$ bis .78 zwischen den Stichproben nur gering.

Auch für die deutsche Version wird die hohe interne Konsistenz der Gesamtskala mit $\alpha = .85$, hier bei Patienten mit primärer Insomnie (N = 76), bestätigt (Backhaus et al., 2002).

Retest-Reliabilität: Bei einer Teilstichprobe der Originalstudie (N = 91) wurde für den Gesamtskalenwert ein Retest-Reliabilitätskoeffizient von $r_{tt} = .85$ über ein Intervall von durchschnittlich 28 Tagen (Bereich 1 bis 265 Tage) ermittelt. Für die verschiedenen Komononentenscores ergaben sich Stabilitätswerte zwischen $r_{tt} = .65$ („Schlafmittelkonsum") und $r_{tt} = .84$ („Schlaflatenz").

Backhaus et al. (2002) berichten für den Gesamtwert des deutschen PSQI Stabilitätskoeffizienten von $r_{tt} = .90$ (2 Tage, N = 45) und $r_{tt} = .86$ (im Mittel 46 Tage, N = 31). In beiden Zeitintervallen erwies sich „Schlafmittelkonsum" als die stabilste Komponente (2 Tage: $r_{tt} = .92$; 46 Tage: $r_{tt} = .83$) und „Schlafqualität" als die Komponente mit der geringsten Stabilität (2 Tage: $r_{tt} = .76$; 46 Tage: $r_{tt} = .23$). Bei der Population der Patienten mit primärer Insomnie entsprechen mittelfristige Variationen der subjektiven Schlafqualität der Erwartung.

Validität

Inhaltliche Validität/Konstruktvalidität: Der PSQI umfasst einen weiten Bereich von für die Schlafqualität relevanten Komponenten. Dabei werden quantitative und qualitative Aspekte beachtet; der Schwerpunkt liegt auf der subjektiven Bewertung von schlafbeeinträchtigenden Faktoren. Insofern kann das Verfahren als inhaltlich valide für den angezielten Geltungsbereich „subjektive Schlafqualität bei Schlafstörungen" gelten.

Problematisch sind allerdings die im Gesamtindex der Schlafqualität gleichgewichteten sieben Komponenten, die im Fragebogen mit sehr unterschiedlichem Grad der Detailliertheit repräsentiert sind. Untersuchungen zur dimensionalen Struktur des mit dem PSQI operationalisierten Konstrukts sind nicht bekannt.

Für die Validität des PSQI, in Bezug auf das Konstrukt der subjektiven Schlafqualität sprechen erwartungsgemäße Unterschiede im Gesamtscore (und in Einzelkomponenten) zwischen Normalgesunden und Insomniepatienten (Backhaus et al., 2001) sowie weiteren Patientengruppen mit klinisch bekannten Schlafproblemen, u. a. Patienten mit Depression (Buysse et al., 1989), Morbus Parkinson (Shulman et al., 2001), Panikstörung (Stein et al., 1993) oder chronischen Schmerzen (Sayar et al., 2002). Weiterhin bildet der PSQI-Score die Verminderung der Schlafqualität im höheren Lebensalter ab (Buysse et al., 1991); er weist auf einen Zusammenhang zwischen

Schlafqualität und regelhaften Lebensgewohnheiten (*lifestyle regularity*; Monk et al., 2003) hin sowie auf eine erhöhte Prävalenz von Schlafstörungen nach traumatischen Lebensereignissen (Vergewaltigung; Krakow et al., 2001) oder Naturkatastrophen (Hurrikan; Mellman et al., 1995).

Insgesamt fügen sich die mit dem PSQI gewonnenen Befunde zu einem plausiblen, mit dem Konzept der subjektiven Schlafqualität zu vereinbarenden Bild.

Konvergente Validität: In der oben erwähnten Studie von Carpenter und Andrykowski (1998) bei Krebspatienten korrelierte der PSQI-Gesamtscore hoch (negativ) mit dem Rating der Schlafqualität eines anderen Fragebogens (r= –.75 und –.76) und, mäßig bis hoch (r=.43 bis .77) mit einschlägigen Items aus zwei Symptomfragebogen (Schlafprobleme, Müdigkeitsgefühl, Schwäche, alle bezogen auf die vergangene Woche). Mäßige Korrelationen in erwarteter Richtung wurden zu den Skalenwerten des *Profile of Mood States* (POMS; McNair et al., 1981), darunter den konstruktnahen Subskalen „lnertia/Fatigue" (r=.48 bis .58) und „Vigor/Activity" (r= –.39 bis –.56), gefunden.

Backhaus et al. (2002) berichten in ihrer Untersuchung mit dem deutschen PSQI hohe Korrelationen mit den Angaben zur Schlaflatenz und zur Schlafdauer (r=.71 und .81) in einem Schlaftagebuch, aber – wie auch bei anderen Schlaffragebogen (vgl. Kapitel *ESS* auf Seite 341 in diesem Band) – nur geringe Korrelationen mit objektiven polygraphischen Schlafparametern. Ähnliche Ergebnisse berichten Lemke et al. (1999): hohe Korrelationen mit Schlaftagebuch, geringe Korrelationen mit objektiven Schlafvariablen (Aktometrie). Auch hier ist der Hinweis auf die unterschiedlichen Zeitperspektiven der subjektiven und objektiven Schlafmaße angebracht: Mit dem PSQI wird der Schlaf über eine Zeitspanne von 2 Wochen beurteilt (im amerikanischen Original 4 Wochen), mit der Schlafpolygrafie und der Aktografie wird eine einzelne Schlafnacht ausgewertet.

Diskriminante Validität: Hinweise zur diskrimanten Validität ergeben sich wieder aus der Studie von Carpenter und Andrykowski (1998), in der nur geringe Zusammenhänge (r≤.37) zwischen dem PSQI-Score und konstruktfernen Symptomitems (Übelkeit, Erbrechen, Geschmacksveränderungen) gefunden wurden. Weniger eindeutig im Sinne diskriminanter Validität, sind die Korrelationen mit den POMS-Subskalen: Zwar ist der PSQI-Skalenwert weniger eng mit den Stimmungsskalenwerten assoziiert als mit direkt schlafbezogenen Variablen (s. oben), doch ist ein zwischen den Subskalen der POMS differenzierendes Assoziationsmuster nicht zu erkennen. Die mit dem PSQI gemessene Schlafqualität hängt mit allen Stimmungsvariablen der POMS in plausibel interpretierbarer Richtung zusammen.

Behandlungssensitivität: In Therapiestudien bei Insomnien konnten mit dem PSQI die Effekte unterschiedlicher Behandlungen im Vorher-Nachher-Vergleich (Backhaus et al., 2001; Currie et al., 2002) sowie im referenz- und placebo-kontrollierten Vergleich dargestellt werden (Riemann et al., 2002; s. Tabelle 2).

6 Normen, Cut-Off-Werte

Normwerte liegen nicht vor.

Gesamtskalenwerte >5 gelten als auffällig; Werte >10 weisen auf eine klinisch relevante Schlafstörung hin.

Mit dem Cut-Off-Score >5, der „schlechte" von „guten" Schläfern abgrenzt, erzielten Buysse et al. (1989) eine Sensitivität von 89.6 % und eine Spezifität von 86.5 % bei der Differenzierung von Patienten mit Schlafstörungen (N=96) und Kontrollpersonen (N=52). Backhaus et al. (2002) identifizierten die Patienten ihrer gemischten Stichprobe von 76 Patienten mit primärer Insomnie und 45 gesunden Kontrollpersonen bei dem Cut-Off-Score >5 mit einer Sensitivität von 98.7 % bei einer Spezifität von 84.4 %. Die Anhebung des Cut-Off-Wertes um 1 Punkt auf >6 resultierte in einer Spezifität von 100 % bei einer mit 93.4 % nur wenig verringerten Sensitivität. Auch Carpenter und Anrykowski (1998) befürworten auf der Grundlage ihrer Daten einen höheren Cut-Off-Wert und halten >8 Punkte für angemessen.

7 Exemplarische Daten

In der NISAS-2000-Studie (Wittchen et al., 2001), einer bundesrepräsentativen Erhebung zur Insomnie und anderen Schlafstörungen in 539 Allgemeinarztpraxen mit insgesamt 19.155 Patienten wurde u. a. der PSQI zur Dokumentation von Schlafbeschwerden eingesetzt. Tabelle 1 gibt Relativzahlen der als Fälle in Anlehnung an DSM-IV-Kriterien identifizierten Patienten (Gesamtprävalenz 29 %), klassifiziert nach Schweregraden im PSQI wieder. Die PSQI-Schweregradklassen stimmen gut mit der Falldefinition überein: Nur 8.8 % der als Insomniefälle und 12.5 % der Fälle mit anderen Schlafstörungen liegen mit ihrem PSQI-Score im unauffälligen Bereich (≤ 5 Punkte), während fast 50 % aller Schlafstörungen inkl. Insomnien in die höchste Schweregradklasse (PSQI ≥ 11 Punkte) fallen.

PSQI – Tabelle 1: PSQI-Scores bei Patienten mit Insomnie und anderen Schlafstörungen in einer bundesweiten Zufallsauswahl von 539 Allgemeinarztpraxen (Datenquelle: NISAS-Studie; Wittchen et al., 2001)

PSQI-Score	Insomnie			Andere Schlafstörungen		
	Männer (N = 1.620) %	Frauen (N = 3.236) %	Gesamt (N = 4.856) %	Männer (N = 968) %	Frauen (N = 1.563) %	Gesamt (N = 2.531) %
0– 5 (unauffällig)	9.7	8.3	8.8	12.4	12.5	12.5
6–11 (erhöht)	42.1	40.3	40.9	40.7	38.6	39.4
11–21 (auffällig)	48.2	51.4	50.3	46.9	48.9	48.1

Tabelle 2 zeigt die Wirkungen von Trimipramin im dopel-blinden Vergleich zu Lormetazepam und Placebo auf die mit dem PSQI gemessene subjektive Schlafqualität von Insomniepatienten. Nach 28 Tagen Behandlung zeigte sich im vergleich zu Placebo eine Verbesserung der Schlafqualität unter beiden aktiven Medikationen parallel zur objektiv bestimmten Schlafeffizienz.

PSQI – Tabelle 2: PSQI-Scores von Patienten mit primärer Insomnie (nach DSM-III-R Kriterien) vor und nach 28 Tagen Behandlung mit Placebo, Lormetazepam oder Trimipramin. Dargestellt sind Mittelwerte und Standardabweichungen (in Klammern). (Datenquelle: Riemann et al., 2002)

PSQI-Score	Placebo (N = 18)		Lormetazepam (N = 18)		Trimipramin (N = 19)	
Nacht –1	11.8	(3.8)	10.7	(2.4)	13.3	(2.1)
Nacht 28	12.0	(4.0)	8.4	(3.4)	9.4	(3.4)

Schlafstörungen

8 Literatur

Backhaus, J., Hohagen, F., Vorderholzer, U. & Riemann, D. (2001). Long-term effectiveness of a short-term cognitive-behavioral group treatment for primary insomnia. European Archives of Psychiatry and Clinical Neurosciences, 251, 35–41.

Backhaus, J., Junghanns, K., Broocks, A., Riemann, D. & Hohagen, F. (2002). Test-retest reliability and validity of the Pittsburgh Sleep Quality Index in primary insomnia. Journal of Psychosomatic Research, 53, 737–740.

Blais, F. C., Gendron, L., Mimeault, V. & Morin, C. M. (1997). Evaluation de l'insomnie: Validation de trois questionnaires. Encéphale, 23, 447–453.

Buysse, D. J., Reynolds, C. F., Monk, T. H., Berman, S. R. & Kupfer, D. J. (1989). The

Pittsburgh Sleep Quality Index: A new instrument für psychiatric practice and research. Psychiatry Research, 28, 193–213.

Buysse, D.J., Reynolds, C.F., Monk, T.H., Hoch, C.C., Yeager, A.L. & Kupfer, D.J. (1991). Quantification of subjective sleep quality in healthy elderly men and women using the the Pittsburgh Sleep Quality Index (PSQI). Sleep, 14, 331–338.

Carpenter, J.S. & Andrykowski, M.A. (1998). Psychometric evaluation of the Pittsburgh Sleep Quality Index. Journal of Psychosomatic Research, 45, 5–13.

Currie, S.R., Wison, K.G. & Curran, D. (2002). Clinical significance and predictors of treatment response to cognitive.behavior therapy for insomnia secondary to chronic pain. Journal of Behavioural Medicine, 25, 135–153.

Doi, Y., Minowa, M., Uchiyama, M., Okawa, M., Kim, K., Shibui, K. & Kamei, Y. (2000). Psychometric assessment of subjective sleep quality using the Japanese version of the Pittsburgh Sleep Quality Index (PSQI-J) in psychiatric disordered and control subjects. Psychiatry Research, 97, 165–172.

Krakow, B., Germain, A., Warner, T.D., Schrader, R., Koss, M., Hollifield, M., Tandberg, D. & Melendrez, D. (2001). Sexual assault survivors with nightmares, insomnia, and PTSD. Journal of Traumatic Stress, 14, 647–665.

Lemke, M.R., Puhl, P. & Broderick, A. (1999). Motor activity and perception of sleep in depressed patients. Journal of Psychiatric Research, 33, 215–224.

McNair, P.M., Lorr, M. & Droppleman, L.F. (1981). POMS manual (2nd ed.). San Diego, CA: Educational and Industrial Testing Service.

Mellman, T.A., David, D., Kulick-Bell, R., Hebding, J. & Nolan, B. (1995). Sleep disturbance and ist relationship to psychiatric morbidity after Hurricane Andrew. American Journal of Psychiatry, 152, 1659–1663.

Monk, T.H., Reynolds, C.F., Buysse, D.J., DeGrazia, J.M. & Kupfer, D.J. (2003). The relationship between lifestyle regularity and subjective sleep quality. Chronobiology International, 20, 97–107.

Riemann, D. & Backhaus, J. (1996). Behandlung von Schlafstörungen. Ein psychologisches Gruppenprogramm. Weinheim: Beltz/Psychologie Verlags Union.

Riemann, D., Vorderholzer, U., Cohrs, S., Rodenbeck, A., Hajak, G., Rüther, E., Wiegand, M.HZ., Laakmann, G., Baghai, T., Fischer, W., Hoffmann, M., Hohagen, F., Mayer, G. & Berger, M. (2002). Trimipramine in primary insomnia: Results of a polysomnographic double-blind placebo- and reference substance (lormetazepam)-controlled study. Pharmacopsychiatry, 35, 165–174.

Sayar, K., Arikan, M. & Yontem, T. (2002). Sleep quality in chronic pain patients. Canadian Journal of Psychiatry, 2002, 844–848.

Shulman, L.M., Taback, R.L., Bean, J. & Weiner, W.J. (2001). Comorbidity of the nonmotor symptoms of Parkinson's disease. Movement Disorders, 16, 507–510.

Stein, M.B., Chartier, M. & Walker, J.R. (1993). Sleep in nondepressed patients with panic disorder: I. Systematic assessment of subjective sleep quality and sleep disturbance. Sleep, 16, 724–726.

Wittchen, H.-U., Krause, P., Höfler, M., Winter, S., Spiegel, B., Hajak, G., Riemann, D., Pittrow, D., Steiger, A. & Pfister, H. (2001). NISAS-2000: Die „Nationwide Insomnia Screening and Awareness Study". Insomnien und Schlafstörungen in der allgemeinärztlichen Versorgung. Nervenheilkunde, 20, 4–16.

Schlafqualitäts-Fragebogen (PSQI)

1

Die folgenden Fragen beziehen sich auf Ihre üblichen Schlafgewohnheiten und zwar *<u>nur</u> während der letzten vier Wochen.* Ihre Antworten sollten möglichst genau sein und sich auf die Mehrzahl der Tage und Nächte während der letzten vier Wochen beziehen. Beantworten Sie bitte alle Fragen.

1. Wann sind Sie während der letzten vier Wochen gewöhnlich abends zu Bett gegangen?	übliche Uhrzeit:
2. Wie lange hat es während der letzten vier Wochen gewöhnlich gedauert, bis Sie nachts eingeschlafen sind?	in Minuten:
3. Wann sind Sie während der letzten vier Wochen gewöhnlich morgens aufgestanden?	übliche Uhrzeit:
4. Wieviele Stunden haben Sie während der letzten vier Wochen pro Nacht tatsächlich geschlafen? (Das muß nicht mit der Anzahl der Stunden, die Sie im Bett verbracht haben, übereinstimmen.)	Effektive Schlafzeit (Stunden) pro Nacht:

Kreuzen Sie bitte für jede der folgenden Fragen die für Sie zutreffende Antwort an. Beantworten Sie bitte <u>alle</u> Fragen.

5. Wie oft haben Sie während der letzten vier Wochen schlecht geschlafen, ...

a) ... weil Sie nicht innerhalb von 30 Minuten einschlafen konnten?	❍ Während der letzten vier Wochen gar nicht ❍ Weniger als einmal pro Woche ❍ Einmal oder zweimal pro Woche ❍ Dreimal oder häufiger pro Woche
b) ... weil Sie mitten in der Nacht oder früh morgens aufgewacht sind?	❍ Während der letzten vier Wochen gar nicht ❍ Weniger als einmal pro Woche ❍ Einmal oder zweimal pro Woche ❍ Dreimal oder häufiger pro Woche
c) ... weil Sie aufstehen mußten, um zur Toilette zu gehen?	❍ Während der letzten vier Wochen gar nicht ❍ Weniger als einmal pro Woche ❍ Einmal oder zweimal pro Woche ❍ Dreimal oder häufiger pro Woche

2

d) ... weil Sie Beschwerden beim Atmen hatten?

- ❍ Während der letzten vier Wochen gar nicht
- ❍ Weniger als einmal pro Woche
- ❍ Einmal oder zweimal pro Woche
- ❍ Dreimal oder häufiger pro Woche

e) ... weil Sie husten mußten oder laut geschnarcht haben?

- ❍ Während der letzten vier Wochen gar nicht
- ❍ Weniger als einmal pro Woche
- ❍ Einmal oder zweimal pro Woche
- ❍ Dreimal oder häufiger pro Woche

f) ... weil Ihnen zu kalt war?

- ❍ Während der letzten vier Wochen gar nicht
- ❍ Weniger als einmal pro Woche
- ❍ Einmal oder zweimal pro Woche
- ❍ Dreimal oder häufiger pro Woche

g) ... weil Ihnen zu warm war?

- ❍ Während der letzten vier Wochen gar nicht
- ❍ Weniger als einmal pro Woche
- ❍ Einmal oder zweimal pro Woche
- ❍ Dreimal oder häufiger pro Woche

h) ... weil Sie schlecht geträumt hatten?

- ❍ Während der letzten vier Wochen gar nicht
- ❍ Weniger als einmal pro Woche
- ❍ Einmal oder zweimal pro Woche
- ❍ Dreimal oder häufiger pro Woche

i) ... weil Sie Schmerzen hatten?

- ❍ Während der letzten vier Wochen gar nicht
- ❍ Weniger als einmal pro Woche
- ❍ Einmal oder zweimal pro Woche
- ❍ Dreimal oder häufiger pro Woche

j) ... aus anderen Gründen?

Bitte beschreiben:

Und wie oft während des letzten Monats konnten Sie aus diesem Grund schlecht schlafen?

- ❍ Während der letzten vier Wochen gar nicht
- ❍ Weniger als einmal pro Woche
- ❍ Einmal oder zweimal pro Woche
- ❍ Dreimal oder häufiger pro Woche

6. Wie würden Sie insgesamt die Qualität Ihres Schlafes während der letzten vier Wochen beurteilen?

- ❍ Sehr gut
- ❍ Ziemlich gut
- ❍ Ziemlich schlecht
- ❍ Sehr schlecht

3

7. Wie oft haben Sie während der letzten vier Wochen Schlafmittel eingenommen (vom Arzt verschriebene oder frei verkäufliche)?

- O Während der letzten vier Wochen gar nicht
- O Weniger als einmal pro Woche
- O Einmal oder zweimal pro Woche
- O Dreimal oder häufiger pro Woche

8. Wie oft hatten Sie während der letzten vier Wochen Schwierigkeiten wachzubleiben, etwa beim Autofahren, beim Essen oder bei gesellschaftlichen Anlässen?

- O Während der letzten vier Wochen gar nicht
- O Weniger als einmal pro Woche
- O Einmal oder zweimal pro Woche
- O Dreimal oder häufiger pro Woche

9. Hatten Sie während der letzten vier Wochen Probleme, mit genügend Schwung die üblichen Alltagsaufgaben zu erledigen?

- O Keine Probleme
- O Kaum Probleme
- O Etwas Probleme
- O Große Probleme

10. Schlafen Sie allein in Ihrem Zimmer?

- O Ja
- O Ja, aber ein Partner/Mitbewohner schläft in einem anderen Zimmer
- O Nein, der Partner schläft im selben Zimmer, aber nicht im selben Bett
- O Nein, der Partner schläft im selben Bett

Falls Sie einen Mitbewohner / Partner haben, fragen Sie sie/ihn bitte, ob und wie oft er/sie bei Ihnen folgendes bemerkt hat.

a) Lautes Schnarchen

- O Während der letzten vier Wochen gar nicht
- O Weniger als einmal pro Woche
- O Einmal oder zweimal pro Woche
- O Dreimal oder häufiger pro Woche

b) Lange Atempausen während des Schlafes

- O Während der letzten vier Wochen gar nicht
- O Weniger als einmal pro Woche
- O Einmal oder zweimal pro Woche
- O Dreimal oder häufiger pro Woche

c) Zucken oder ruckartige Bewegungen der Beine während des Schlafes

- O Während der letzten vier Wochen gar nicht
- O Weniger als einmal pro Woche
- O Einmal oder zweimal pro Woche
- O Dreimal oder häufiger pro Woche

4

d) Nächtliche Phasen von Verwirrung oder Desorientierung während des Schlafes

- ❍ Während der letzten vier Wochen gar nicht
- ❍ Weniger als einmal pro Woche
- ❍ Einmal oder zweimal pro Woche
- ❍ Dreimal oder häufiger pro Woche

e) Oder andere Formen von Unruhe während des Schlafes

Bitte beschreiben:

Machen Sie bitte noch folgende Angaben zu Ihrer Person:

Alter: ____ Jahre

Körpergröße: ....

Gewicht:...................

Geschlecht:
- ❍ weiblich
- ❍ männlich

Beruf:
- ❍ Schüler/Student(in)
- ❍ Arbeiter(in)
- ❍ Rentner(in)
- ❍ selbständig
- ❍ Angestellte(r)
- ❍ arbeitslos/ Hausfrau(mann)

SF-A und SF-B

Schlaf**f**ragebogen **A** und **B**

Selbstbeurteilung

Originalversion: Görtelmeyer (1981)

1 Anwendungsbereich

Das Schlafinventar SF-A/B ist ein Selbstbeurteilungsverfahren zur Erfassung der subjektiven Schlafqualität der vergangene Nacht (SF-A) und der zurückliegenden zwei Wochen (SF-B). Beide Fragebogen eignen sich zur quantitativen und qualitativen Beschreibung des Schlafverhaltens und Schlaferlebens von Normalgesunden und von Patienten mit Schlafstörungen. Als Forschungsinstrument findet der SF-A/B in differenziell- und klinisch-psychologischen Schlafstudien (Görtelmeyer, 1988; Schredl, 2003) sowie in experimentellen (Hopes, 1992) und klinisch-therapeutischen Studien (Vorbach et al., 1996) Verwendung. Er eignet sich zur Beschreibung von pharmakologischen Effekten auf den Schlaf und zur Erfolgsbewertung von therapeutischen Maßnahmen bei verschiedenartigen Schlafstörungen. In der schlafmedizinischen klinischen Praxis wird der SF-A/B zur Dokumentation des subjektiven Befundes bei Schlafstörungen eingesetzt und gehört dabei zu den von der Deutschen Gesellschaft für Schlafforschung und Schlafmedizin empfohlenen Fragebogenverfahren. Der SF-A/B ist kein Diagnoseinstrument; er kann objektive Schlaflabormessungen nicht ersetzen.

2 Aufbau und Beschreibung

Das Inventar besteht aus zwei Teilen, dem Fragebogen SF-A, der sich auf das Schlafverhalten und Schlaferleben der vergangenen Nacht bezieht und dem Fragebogen SF-B mit dem Schlafgewohnheiten und das Schlaferleben der vergangenen zwei Wochen erfasst werden.

Der *SF-A* umfasst insgesamt 23 Fragen (42 Items) zu quantitativen Schlafaspekten (Bettgehzeit, Einschlafdauer, Aufwachzeit, Schlafunterbrechungen), schlafbezogenen Vortagsereignissen, somatischen Symptomen in der Schlafphase sowie zur Schlafqualität und zur Befindlichkeit vor und nach dem Schlaf.

Schlafqualität und Stimmung werden anhand von Eigenschaftswörtern (3 Fragen mit insgesamt 22 Eigenschaftswörtern) einheitlich auf einer 5-stufigen Intensitätsskala beurteilt (1 = „nicht", 2 = „wenig", 3 = „mittel", 4 = „ziemlich", 5 = „sehr"). Bei den übrigen Items variiert die Antwortskalierung sowohl bzgl. der Anzahl der Skalenstufen als auch bzgl. der Urteilsdimensionen. Es kommen einfache Binärantworten vor („ja", „nein"), 3-stufige Intensitätsskalierungen („nein", „nicht sicher", „deutlich" oder „nein", „leicht", „stark" oder „nein", „ein wenig", „sehr") und 5-stufige Häufigkeitsskalierungen („nein", „einmal", „zweimal", „dreimal", „mehr als dreimal") vor. Weiterhin gibt es freie und kategorisierte Zeitangaben (Uhrzeit bzw. Zeitdauer), qualitative Mehrfachwahl-Antworten und Antworten im Freitext.

Den Antwortkategorien sind Zahlencodes zugeordnet, von 1 bis 2, 3, 5 oder 8, je nach Anzahl der Kategorien.

Aus 31 Items werden, 5 faktorenanalytisch gewonnene Skalen gebildet, die übrigen Items werden einzeln bewertet:

SQ	Schlafqualität (9 Items)
GES	Gefühl des Erholtseins nach dem Schlaf (8 Items)
PSYA	Psychische Ausgeglichenheit am Abend (5 Items)
PSYE	Psychische Erschöpftheit am Abend (5 Items)
PSS	Psychosomatische Symptome in der Schlafphase (4 Items)

Die Skalenwerte variieren einheitlich im Bereich von 1 bis 5, wobei die Polungsrichtung der „Etikettierung“ der Skalen entspricht (SQ, GES, PSYA: hohe Skalenwerte stehen für gute Schlafqualität und Befindlichkeit. PSYE, PSS: hohe Skalenwerte stehen für schlechte Befindlichkeit und hohe Symptombelastung).

Der *SF-B* ist bzgl. der Iteminhalte weitgehend parallel zum SF-A aufgebaut: Er besteht aus insgesamt 29 Fragen (48 Items) zu quantitativen Schlafaspekten (Bettgehzeit, Einschlafdauer, Aufwachzeit, Schlafunterbrechungen), schlafbezogenen Ereignissen und Gewohnheiten, somatischen Symptomen in der Schlafphase sowie zur Schlafqualität und zur Befindlichkeit vor und nach dem Schlaf, jeweils bezogen auf die zurückliegenden zwei Wochen.

Die Eigenschaftswörter (inkl. Skalierung) zur Beurteilung von Schlafqualität und Befindlichkeit sind identisch mit denen des SF-A. Die Mehrzahl der übrigen Items wird anhand von 3- oder 5-stufigen Häufigkeitsskalen beantwortet („nie“, „manchmal“, „sehr oft“, bzw. „nie“, „selten“, „manchmal“, „oft“, „sehr oft“). Ebenso wie im SF-A gibt es weitere Items mit freien oder kategorisierten Zeitangaben (Uhrzeit bzw. Zeitdauer), qualitative Mehrfachwahl-Antworten und Antworten im Freitext. Die Antworten werden analog zum SF-A kodiert (1 bis 3, 5 oder 8).

Aus 41 Items werden, 7 faktorielle Skalen gebildet, die übrigen Items werden einzeln bewertet:

SQ	Schlafqualität (12 Items)
GES	Gefühl des Erholtseins nach dem Schlaf (8 Items)
PSYA	Psychische Ausgeglichenheit am Abend (6 Items)
PSYE	Psychische Erschöpftheit am Abend (4 Items)
PSS	Psychosomatische Symptome in der Schlafphase (4 Items)
TRME	Traumerinnerung (2 Items)
SWR	Schlaf-Wach-Regulation (4 Items)

Wertebereich (1 bis 5) und Polungsrichtung (gemäß „Etikett“) der Skalen entsprechen den SF-A-Skalen. Hohe Werte in den beiden zusätzlichen Skalen TRME und SWR deuten auf häufige Traumerinnerungen bzw. unregelmäßige Schlafgewohnheiten hin.

Zur Verrechnung der Itemscores der Fragebogen SF-A und SF-B zu den Skalenwerten, siehe *Abschnitt Auswertung*.

3 Entwicklung

Hintergrund: Zur Zeit der Entwicklung des Fragebogens (ab 1975) stand kein standardisiertes, deutschsprachiges Verfahren zur Verfügung, das eine umfassende Beurteilung der subjektiven Schlafqualität erlaubt hätte. Um dem Bedarf an einem für die Schlafforschung geeigneten Verfahren Rechnung zu tragen, erschien eine Neuentwicklung erforderlich.

Skalenkonstruktion: Durch Befragung von Laien wurden typische Aussagen zum Schlaf, zu Schlafgewohnheiten und zum aktuellen Schlafverhalten gesammelt. Aus dem Itempool zusammengestellte Vorformen des SF-A und des SF-B wurden an Stichproben von unausgelesenen normalgesunden Probanden (SF-A: N = 199; SF-B: N = 293) evaluiert und auf Grund von Itemanalysen (Schwierigkeits- und Trennschärfeindizes) und Faktorenanalysen nach den Kriterien der klassischen Testheorie zu dem 1981 publizierten Fragebogenverfahren entwickelt (Görtelmeyer, 1985).

Versionen: Sowohl SF-A als auch SF-B wurden seit 1981 um einzelne Items ergänzt; verschiedene Items wurden sprachlich umformuliert. Bei der hier vorgestellten und seit 1985 publizierten Form handelt es sich um die 3., revidierte Form. Beide Bögen liegen auch in englischer Sprache vor und können beim Testautor angefordert werden.

4 Hinweise zur Anwendung

Material zur Unterstützung der Anwendung: Außer den beiden Fragebogen liegt kein weiteres Testmaterial vor (siehe *Bezugsquellen* im Anhang des Buches).

Voraussetzungen auf Seiten des Probanden/Patienten: Die Anwendung des SF-A/B ist an keine bestimmte Diagnose gebunden und auch bei Nichtpatienten möglich. Die Iteminhalte sind auf Erwachsene zugeschnitten, dürften aber auch für Jugendliche geeignet sein. Die Fähigkeit und Bereitschaft zur Selbstbeobachtung muss vorausgesetzt werden; dies ist in der Regel bei Personen, die wegen Schlafproblemen Hilfe suchen, gegeben.

Voraussetzungen auf Seiten des Untersuchers: Der Fragebogen kann von technischem Personal vorgegeben und nach entsprechender Einweisung ausgewertet werden. Im Allgemeinen können die Probanden die Fragen selbstständig bearbeiten.

Bearbeitungsdauer: Als durchschnittliche Ausfüllzeit für einen Fragebogen (SF-A oder SF-B) werden etwas weniger als 5 Minuten angegeben. Im Einzelfall kann der Zeitbedarf größer sein. Der Zeitbedarf für die Auswertung hängt von der Vertrautheit des Untersuchers mit dem Verfahren ab und dürfte zwischen 10 und 20 Minuten pro Fragebogen variieren.

Zeitlicher Bezugsrahmen der Beurteilung: Der SF-A bezieht sich auf die vergangene Nacht, der SF-B auf die zurückliegenden 2 Wochen.

Durchführung: Je nach Untersuchungsziel können die Fragebogen SF-A und SF-B einzeln oder gemeinsam, sowohl in Einzel- als auch im Gruppenuntersuchungen eingesetzt werden, wobei der Einzelversuch vorzuziehen ist. In jedem Falle sollte die Beantwortung der Fragebögen ohne Zeitdruck und in einer Umgebung stattfinden, die ein gewisses Maß an Rückbesinnung fördert.

Bei gelegentlich vorkommenden Entscheidungsschwierigkeiten bei der Beantwortung einzelner Fragen sollte der Versuchsleiter darauf hinweisen, dass es keine richtigen oder falschen Antworten gibt, sondern nur Antworten, die mehr oder minder gut die eigenen Empfindungen oder Erinnerungen wiedergeben. Am besten ist es, den jeweiligen Fragebogen zügig und ohne allzu langes Nachdenken über Einzelfragen zu beantworten.

Beim SF-A ist zu beachten, dass er unmittelbar nach dem Aufwachen, d. h. sobald das Ende der Schlafphase definitiv feststeht, ausgefüllt werden soll. Die Beantwortung sollte jedoch spätestens eine halbe Stunde nach dem Aufstehen erfolgt sein. Eine spätere Beantwortung führt erfahrungsgemäß zu verzerrten Beurteilungen.

Grundsätzlich muss dem Probanden oder Patienten der Zweck der Untersuchung erklärt werden. Zu Beginn der Untersuchung sollte der Versuchsleiter darauf hinweisen, dass bei mehreren Fragen eine freie Beantwortung zugelassen ist, die so oft wie möglich genutzt werden sollte.

Nach Beendigung der Untersuchung muss die Vollständigkeit und Eindeutigkeit der Antworten überprüft werden. Gegebenenfalls muss ein Nachtrag bei den nicht oder unklar beantworteten Items erbeten werden. Unklare freie Antworten sollten hinterfragt und ggf. kommentiert eingetragen werden.

Auswertung: Auswertbar sind Fragebogen, die vollständig und eindeutig beantwortet sind. Ein unvollständig ausgefüllter Fragebogen kann nur dann ausgewertet und interpretiert werden, wenn für die faktoriellen Dimensionen „Schlafqualität“ (SQ) und „Erholungsgefühl nach dem Schlaf“ (GES) jeweils nicht mehr als zwei Items und für alle übrigen Dimensionen nur ein Item unbeantwortet geblieben sind.

Zur Ermittlung der faktoriellen Skalenwerte (Wertebereich 1 bis 5) werden die entsprechenden Itemantworten, z. T. nach Re-Kodierung und/oder Inversion, addiert und anschließend die Summe durch die Anzahl der (beantworteten) Items dividiert. Bei der Re-Kodierung wird die Spannweite der 3-wertigen Items (1 bis 3) an die Spannweite der 5-wertigen Items angepasst, mit einem Minimalscore von 1 und einem Maximalscore von 5.

Der ursprüngliche Wert von 1 bleibt erhalten, 2 wird zu 3, und 3 wird zu 5 ($1 \rightarrow 1$; $2 \rightarrow 3$; $3 \rightarrow 5$).

Uhrzeitangaben für die Einschlaf- und Aufstehzeit (SF-A: Items Nr. 1 und 13; SF-B: Items Nr. 1 und 14) werden nach folgendem Schema kodiert:

Einschlafzeit	Code	Aufstehzeit	Code
18.00–20.45 h	1	00.00–04.15 h	1
20.46–22.15 h	2	04.16–05.25 h	2
22.16–23.30 h	3	05.26–07.30 h	3
23.31–01.30 h	4	07.31–10.30 h	4
01.30–03.00 h	5	10.30–13.00 h	5

Die Inversion von Itemscores erfolgt nach der Formel $X_{inv} = 5 - X$.

In den folgenden Übersichten sind die zu invertierenden Items durch einen Stern (*) gekennzeichnet, die zu rekodierenden Items sind *kursiv gesetzt*.

Ferner kann die Gesamtschlafdauer als Differenz zwischen Aufwachzeit am Morgen (Item 13) und Einschlafzeit (Item 1) berechnet werden.

Das der Skala PSYE zugeordnete Item Nr. 24 entzieht sich dem allgemeinen Schema der Re-Kodierung und Inversion. Die Antworten sind folgendermaßen zu gewichten:

„nein“ = 5, eine Angabe = 4, zwei Angaben = 3, drei Angaben = 2, vier Angaben = 1.

Die Gesamtschlafdauer kann als Differenz zwischen Aufwachzeit am Morgen (Item 14) und Einschlafzeit (Item 1) berechnet werden.

5 Gütekriterien

Objektivität

Der Fragebogen ist hinsichtlich Durchführung und Auswertung standardisiert und insofern im psychometrischen Sinne objektiv. Richtlinien oder Anhaltswerte für die Interpretation liegen nicht vor.

SF-A

Skala	Items
SQ	2*, 7*, 9*, 21 (gleichmäßig, tief, unruhig*, entspannt, ungestört, gut)
GES	21 (ausgiebig), 23 (ausgeglichen, dösig*, tatkräftig, munter, frisch, ausgeschlafen, entspannt)
PSYA	21 (entspannt), 22 (sorglos, ausgeglichen, ruhig, entspannt)
PSYE	*20*, 22 (erschöpft, schlafbedürftig, überfordert, müde)
PSS	*5, 6, 12, 16*

SF-B

Skala	Items
SQ	3*, 8*, 10*, 15*, 21*, *26*, 27 (gleichmäßig, tief, unruhig*, entspannt, ungestört, gut)
GES	25*, 29 (ausgeglichen, dösig*, tatkräftig, munter, frisch, ausgeschlafen, entspannt)
PSYA	*24**, 28 (sorglos, überfordert*, ausgeglichen, ruhig, entspannt)
PSYE	23, 28 (erschöpft, schlafbedürftig, müde)
PSS	6, 7, 12, 16
TRME	11, 17
SWR	*1**, 2, *13**, 14

Reliabilität

Interne Konsistenz: Nach Görtelmeyer (1996) ergaben Schätzungen der internen Konsistenz der Faktorskalen des SF-A und des SF-B folgende Werte (Cronbachs Alpha entsprechende Konsistenzkoeffizenten, berechnet nach Hoyt):

SF-A (N = 161 normalgesunde Probanden):

SQ: α_H = .89, GES: α_H = .91, PSYA: α_H = .87, PSYE: α_H = .80, PSS: α_H = .41.

SF-B (N = 161 normalgesunde Probanden):

SQ: α_H = .87, GES: α_H = .83, PSYA: α_H = .81, PSYE: α_H = .77, PSS: α_H = .47.

SF-B (N = 72 psychiatrische oder schlafgestörte Patienten):

SQ: α_H = .92, GES: α_H = .90, PSYA: α_H = .83, PSYE: α_H = .72, PSS: α_H = .76.

Die Skalen weisen eine zufriedenstellende bis sehr hohe interne Konsistenz auf, mit Ausnahme der Skala PSS („Psychosomatische Symptome") bei Normalpersonen, bei denen keine konsistente Symptombelastung zu erwarten ist.

Retest-Reliabilität: Wiederholungsmessungen mit dem SF-B bei 71 Probanden im Abstand von 4 Wochen (Görtelmeyer, 1996) ergaben Retest-Reliabilitätskoeffizienten im einem Bereich von r_{tt} = .61 (PSYE) bis r_{tt} = .78 (GES). Die Reliabilitätskoeffizienten weisen darauf hin, dass mit dem SF-B mittelfristig relativ stabile schlafbezogene Verhaltens- und Erlebensweisen erfasst werden.

Auf die Bestimmung von Retest-Reliabilitäten für den SF-A wurde, wegen der zu erwartenden tagesabhängigen Variationen verzichtet (Görtelmeyer, 1985).

Validität

Inhaltliche Validität/Konstruktvalidität: Mit den im SF-A/B verlangten Einschätzungen und qualitativen und quantitativen Angaben werden relevante Aspekte des normalen und des gestörten Schlafs aus subjektiver Sicht differenziert und in großer Breite erfasst. Insofern kann das Verfahren inhaltliche Validität beanspruchen.

Die dimensionale Struktur des mit dem SF-A/B erfassten Merkmalsbereichs wurde bei mehreren unabhängigen Stichproben und z. T. unter Einbeziehung unterschiedlicher Variablen des SF-A und SF-B untersucht (Hauptkomponentenanalyse und Maximum- Likelihood-Faktorenanalyse; Varimax-Kriterium, Eigenwerte > 1). In allen Stichproben ergaben sich vergleichbare Faktorenlösungen, in denen die zur Auswertung empfohlenen ersten 5 Faktoren des SF-A bzw. des SF-B identifiziert werden konnten. Eine getrennte Hauptachsenanalyse für männliche und weibliche Vpn mit dem SF-B führte in beiden Gruppen zu vergleichbaren Faktorenladungsmustern.

Hinweise auf die Konstruktvalidität des Verfahrens ergeben sich u. a. auch aus dem erwartungsgemäß negativen Zusammenhang zwischen den SF-A-Skalen QS („Schlafqualität") und GES („Erholtsein nach dem Schlaf") mit psychomotorischen Leistungen am Folgetag (Görtelmeyer & Jurgowsky, 1982) sowie den ebenfalls erwartungsgemäßen Unterschieden in den habituellen Schlafmerkmalen des SF-B zwischen Normalgesunden und Patienten mit Depression (Campos et al., 1994; Schredl, 1995).

Konvergente Validität: Angaben zur konvergenten Validität liegen nur in begrenztem Umfang vor. Görtelmeyer (1985) berichtet mäßige Korrelationen in erwarteter Richtung zwischen der SF-A-Skala GES („Erholtsein nach dem Schlaf") und den konstruktnahen Subskalen „Müdigkeit" und „Tatendrang" einer deutschen Adaptation des *Profile of Mood States* (POMS; McNair et al., 1981).

Wie auch für andere Fragebogen mit retrospektiver Schlafbeurteilung typisch (vgl. Kapitel *PSQI* auf Seite 347 in diesem Band), korrelieren die subjektiven Schlafvariablen des SF-A nur gering mit objektiven polysomnographischen Parametern (Kurella et al., 1990; Hohagen et al., 1994).

Bei schlafgestörten Patienten (N = 17) korrelierte die SF-B-Skala SQ („Schlafqualität") mit dem Arzturteil bzgl. des Grades der Schlafstörung mit r = –.63 und die subjektive Angabe zur Häufigkeit des nächtlichen Aufwachens (SF-B, Item 8) mit der Diagnose „Durchschlafstörung“ mit r = .78 (Görtelmeyer, 1985).

Diskriminante Validität: Hierzu liegen keine verwertbaren Angaben vor.

Behandlungssensitivität: Der SF-A hat sich in experimentellen Studien als geeignet erwiesen, differenzielle Effekte von psychotropen Substanzen auf den Schlaf abzubilden (Görtelmeyer & Klingmann, 1985; Hopes, 1992). In einer Reihe von Therapiestudien mit unterschiedlichen Pharmaka konnten bei Patienten mit Schlafstörungen sowohl mit dem SF-A als auch mit dem SF-B Behandlungswirkungen im Vorher-Nachher-Vergleich und im Vergleich zu Placebo dargestellt werden (Geßner et al., 1983; Hohagen et al., 1994; Vorbach et al., 1996). Als behandlungssensitiv haben sich dabei in beiden Fragebogen vor allem die Skalen SQ („Schlafqualität“) und GES („Erholtsein nach dem Schlaf“) erwiesen.

6 Normen, Cut-Off-Werte

Normwerte liegen nicht vor.

Cut-Off-Werte zur Abgrenzung von Patienten mit Schlafstörungen von Normalpersonen oder zur Unterscheidung von „guten“ und „schlechten“ Schläfern sind nicht bekannt.

7 Exemplarische Daten

Die Verlaufsdaten von Insomniepatienten in Tabelle 1 zeigen statistisch signifikante Verbesserungen in der mit dem SF-A erhobenen Schlafqualität (SQ), und tendenziell auch im Gefühl des Erholtseins nach dem Schlaf (GES), während der Behandlung mit Trimipramin, und anschließend, unter Placebo, einen Rückgang der Behandlungseffekte bis nahezu zum Ausgangsniveau.

SF-A/B – Tabelle 1: SF-A-Scores von 15 Patienten mit primärer Insomnie (nach DSM-III-R Kriterien) vor Behandlung (Tag 0), am Ende einer 4-wöchigen Behandlung mit Trimipramin (Tag 28) und während (Tag 33) und am Ende (Tag 42) einer nachfolgenden Behandlung mit Placebo. Mittelwerte und Standardabweichungen (in Klammern) (Datenquelle: Hohagen et al., 1994)

SF-A Faktorskala		Tag 0	Tag 28	Tag 33	Tag 42
SQ	Schlafqualität	2.30 (0.83)	3.33 (0.98)	2.70 (0.96)	2.77 (1.10)
GES	Erholtsein nach Schlaf	2.17 (0.63)	2.98 (1.04)	2.64 (0.82)	2.83 (0.87)
PSYA	Psych. Ausgeglichenheit am Abend	3.14 (0.75)	3.40 (0.87)	3.19 (0.70)	3.35 (0.74)
PSYE	Psych. Erschöpftheit am Abend	2.89 (0.84)	3.00 (0.70)	2.99 (0.85)	2.96 (0.59)
PSS	Psychosomatische Symptome	2.07 (0.59)	1.88 (0.93)	2.13 (0.65)	2.11 (0.82)

SF-A/B – Tabelle 2: SF-B-Scores von Patienten mit Major Depression (nach DSM-III-R Kriterien) und von gesunden Kontrollpersonen. Mittelwerte und Standardabweichungen (in Klammern) (Datenquelle: Schredl, 1994)

SF-B Faktorskala		Depressive (N = 53)	Gesunde (N = 75)
SQ	Schlafqualität	2.60 (0.93)	4.19 (0.42)
GES	Erholtsein nach Schlaf	1.88 (0.83)	3.22 (0.82)
PSYA	Psych. Ausgeglichenheit am Abend	2.43 (0.76)	3.65 (0.71)
PSYE	Psych. Erschöpftheit am Abend	3.52 (1.14)	3.81 (0.61)
PSS	Psychosomatische Symptome	2.06 (0.73)	1.45 (0.39)

Tabelle 2 vergleicht die mit dem SF-B erhobenen habituellen Schlafmerkmale von depressiven Patienten und gesunden Kontrollpersonen. Mit Ausnahme der Skala PSYE („Psychischen Erschöpftheit am Abend“) zeigt sich in allen Skalenwerten ein statistisch signifikanter Unterschied zwischen den Gruppen, der auf eine schlechtere Einschätzung des Schlaf von Seiten der Patienten hinweist.

Weitere statistische Kennzahlen für verschiedene Probanden- und Patientenstichproben (z. T. auf Vorformen des SF-A/B beruhend) finden sich in Görtelmeyer (1996).

8 Literatur

Campos, J. A. O., Deitos, T. F., Lima, M. C., Salamao, S. & Souza, A. C. P. (1994). Use of sleep questionnaires in assessing the effect of moclobemide on the sleep profiles of depressive patients. Clinical Neuropharmacology, 17 (Suppl. 1), S19-S28.

Geßner, B., Klasser, M. & Völp, A. (1983). Untersuchung über die Langzeitwirkung von Harmonicum Much(r) auf den Schlaf von schlafgestörten Personen. Therapiewoche, 33, 5547–5558.

Görtelmeyer, R. (1981). SF-A und SF-B. Schlaffragebogen A und B. In CIPS (Hrsg.), Internationale Skalen für Psychiatrie (2. Aufl.). Weinheim: Beltz Test.

Görtelmeyer, R. (1985). On the development of a standardized sleep inventory for the assessment of sleep. In S. Kubicki & W. M. Herrmann (Eds.), Methods of sleep research (pp. 93–98). Stuttgart: Gustav Fischer.

Görtelmeyer, R. (1988). Typologie des Schlafverhaltens. Eine empirische Untersuchung an berufstätigen Personen. In H.-U. Wittchen (Hrsg.), Beiträge zur klinischen Psychologie und Psychotherapie, Band 4. Regensburg: S. Roderer.

Görtelmeyer, R. (1996). SF-A und SF-B. Schlaffragebogen A und B. In CIPS (Hrsg.), Internationale Skalen für Psychiatrie (4. überarbeitete und erweiterte Aufl.). Göttingen: Beltz Test.

Görtelmeyer, R. & Jurgovsky, E.(1982). Experimental study on the correlation between selfrating sleeping scales, vigilance tests, and test performance in healthy volunteers. Poster auf dem 6. European Congress of Sleep Research, Zürich 23.–26. 03. 1982.

Hohagen, F., Fritsch Montero, R., Weiss, E., Lis, S., Schönbrunn, E.; Dressing, H.; Riemann, D. & Berger, M. (1994). Treatment of primary insomnia with trimipramine: An alternative to benzodiazepine hypnotics? European Archives of Psychiatry and Clinical Neuroscience, 244, 65–72.

Hopes, H. (1992). Die Wirkung von Lofepramin und Alkohol sowie ihrer Kombination auf Informationsverarbeitung, visuomotorische Leistung und Befinden gesunder Probanden. In J. Oldigs-Kerber & J. Leonard (Hrsg.), Pharmakopsychologie – Experimentelle und klinische Aspekte (S. 229–243). Jena: Gustav Fischer.

Kurella, B., Heitmann, A. & Dornmann, S. (1990). Schlafpolygraphische Untersuchungen und subjektive Schlafeinschätzung bei abstinenten Alkoholikern. Zeitschrift für Klinische Medizin, 17, 1519–1522.

McNair, P. M., Lorr, M. & Droppleman, L. F. (1981). POMS manual (2nd ed.). San Diego, CA: Educational and Industrial Testing Service.

Schredl, M. (1995). Traumerinnerungen bei depressiven Patienten. Psychotherapie Psychosomatik Medizinische Psychologie, 45, 414–417.

Schredl, M. (2003). Effects of state and trait factors on nightmare frequency. European Archives of Psychiatry and Clinical Neuroscience. 253, 241–247.

Vorbach, E.-U., Görtelmeyer, R. & Brüning, J. (1996). Therapie von Insomnien: Wirksamkeit und Verträglichkeit eines Baldrianpräparats. Psychopharmakatherapie, 3, 109–115.

CIPS Collegium Internationale Psychiatriae Scalarum

SF-A

Schlaffragebogen A

Anleitung:
Die folgenden Fragen beziehen sich darauf, wie Sie in der **letzten Nacht** geschlafen haben. Kreuzen Sie bitte die Antworten an, die für Sie am **ehesten** zutreffen! Gehen Sie bei der Beantwortung der Fragen **zügig voran und lassen Sie keine Frage aus! Bitte sofort nach dem Aufstehen morgens ausfüllen!**

1. Wann haben Sie sich gestern Abend schlafen gelegt (Licht gelöscht)?	Beispiel: 22 : 15 (Std. Min.) __ : __ (Std. Min.)
2. Wie lange hat es gestern Abend nach dem Lichtlöschen gedauert, bis Sie eingeschlafen waren?	weniger als 1 Minute [1] 1 bis 5 Minuten [2] 6 bis 15 Minuten [3] 16 bis 30 Minuten [4] mehr als 30 Minuten [5]
3. Woran hat es Ihrer Meinung nach gelegen, wenn Sie nicht gleich einschlafen konnten? (Mehrfachnennungen möglich)	persönliche/berufliche Probleme [1] Geräusche im Zimmer oder von draußen [2] Beschäftigung mit Tagesereignissen [3] ich musste zur Toilette [4] Gedanken drehten sich ständig um ein Thema [5] ich war angespannt [6] ungewohnte Umgebung [7] sonstige: ________ [8]
4. In der Einschlafphase hat man hin und wieder plötzlich deutliche Bildeindrücke. War dies gestern Abend bei Ihnen so?	nein [1] bin nicht sicher [2] ja, sehr deutlich [3]
5. Hatten Sie in der Einschlafphase Muskelzuckungen in den Armen oder Beinen?	nein [1] leicht [2] stark [3]
6. Hatten Sie gestern Nacht ein Stechen in der Herzgegend oder ein Ziehen im linken Arm verspürt?	nein [1] leicht [2] stark [3]
7. Sind Sie gestern nach dem Einschlafen nachts wieder aufgewacht?	nein [1] ja, einmal [2] ja, zweimal [3] ja, dreimal [4] ja, mehr als dreimal [5]

Bitte prüfen Sie, ob Sie alle Fragen zutreffend beantwortet haben! Bitte umblättern!

CIPS Collegium Internationale Psychiatriae Scalarum

SF-A Schlaffragebogen A

8. Woran hat es Ihrer Meinung nach gelegen, wenn Sie nachts wach wurden? (Mehrfachnennungen möglich)	persönliche/berufliche Probleme Geräusche im Zimmer oder von draußen ich musste zur Toilette ich hatte geträumt ich hatte noch keinen richtigen Schlaf gefunden sonstige: ____________	1 2 3 4 5 6
9. Falls Sie in der Nacht aufgewacht sind, wie lange waren Sie insgesamt wach?	weniger als 1 Minute 1 bis 5 Minuten 6 bis 15 Minuten 16 bis 30 Minuten mehr als 30 Minuten	1 2 3 4 5
10. Können Sie sich erinnern, ob Sie heute Nacht geträumt haben?	nein, ich kann mich nicht erinnern geträumt zu haben ja, ich habe geträumt, kann mich aber nicht an den Trauminhalt erinnern ja, ich habe geträumt und kann mich an den Trauminhalt erinnern	1 2 3
11. Falls Sie sich an Ihre Träume erinnern können: welche Gefühle hatten Sie während des Träumens?	angenehme Gefühle neutrale Gefühle unangenehme Gefühle	1 2 3
12. Haben Sie in der letzten Nacht geschwitzt?	nein leicht stark	1 2 3
13. Wann sind Sie heute Morgen aufgewacht?	Beispiel: 06 : 30 (Std. Min.) __ __ : __ __ (Std. Min.)	
14. Sind Sie heute Morgen geweckt worden (Radio-Wecker, Radio, Personen etc.) oder wurden Sie von allein wach?	ich wurde von allein wach ich wurde aus dem Halbschlaf geweckt ich wurde aus dem Tiefschlaf geweckt	1 2 3
15. Sind Sie heute Morgen zu früh wach geworden und konnten dann nicht mehr einschlafen?	ja nein	1 2
16. Haben Sie heute Morgen Kopfschmerzen?	nein leicht stark	1 2 3
17. Haben Sie gestern Abend nach dem Abendessen Alkohol (Bier, Wein, Schnaps) getrunken?	nein ja, über den Abend verteilt ja, unmittelbar vor dem Schlafengehen	1 2 3
18. Haben Sie gestern Abend ein Schlafmittel benutzt?	nein ja	1 2
19. Falls ja, welches Präparat/welche Präparate:	____________ ____________	
20. War der gestrige Tag für Sie sehr anstrengend?	nein ein wenig sehr	1 2 3

Bitte prüfen Sie, ob Sie alle Fragen zutreffend beantwortet haben!   Bitte umblättern!

2

CIPS Collegium Internationale Psychiatriae Scalarum

SF-A

Schlaffragebogen A

Anleitung:
Auf dieser Seite finden Sie einige Wörter, mit denen Sie beschreiben können, wie Sie sich gestern Abend, vor dem Schlafengehen, fühlten, wie Sie heute Nacht geschlafen haben und wie sie sich heute Morgen fühlen. Kreuzen Sie hinter **jedem** Wort an, in welchem Ausmaß es für Sie zutrifft! Bitte antworten Sie zügig und **lassen Sie keine Zeile aus!**

		nicht	wenig	mittel	ziemlich	sehr
21. Wie haben Sie in der vergangenen Nacht geschlafen?	gleichmäßig	1	2	3	4	5
	tief	1	2	3	4	5
	unruhig	1	2	3	4	5
	entspannt	1	2	3	4	5
	ungestört	1	2	3	4	5
	gut	1	2	3	4	5
	ausgiebig	1	2	3	4	5
22. Wie fühlten Sie sich gestern vor dem Schlafengehen?	sorglos	1	2	3	4	5
	erschöpft	1	2	3	4	5
	schlafbedürftig	1	2	3	4	5
	überfordert	1	2	3	4	5
	ausgeglichen	1	2	3	4	5
	ruhig	1	2	3	4	5
	müde	1	2	3	4	5
	entspannt	1	2	3	4	5
23. Wie fühlen Sie sich heute Morgen?	ausgeglichen	1	2	3	4	5
	dösig	1	2	3	4	5
	tatkräftig	1	2	3	4	5
	munter	1	2	3	4	5
	frisch	1	2	3	4	5
	ausgeschlafen	1	2	3	4	5
	entspannt	1	2	3	4	5
	Bitte prüfen Sie, ob Sie kein Wort ausgelassen haben!					

Bemerkungen/Fragen:

3

CIPS Collegium Internationale Psychiatriae Scalarum

SF-B

Schlaffragebogen B

Anleitung:
Die folgenden Fragen beziehen sich auf Ihre Schlafgewohnheiten in den **letzten 2 Wochen.**
Kreuzen Sie bitte die Antworten an, die für Sie am **ehesten** zutreffen!
Gehen Sie bei der Beantwortung der Fragen **zügig voran und lassen Sie keine Frage aus!**

1. Sind Sie in den letzten 2 Wochen abends zu regelmäßiger Zeit schlafen gegangen?	nie manchmal sehr oft	1 2 3
2. Wann haben Sie sich in den letzten 2 Wochen meistens schlafen gelegt (Licht gelöscht)?	Beispiel: 22 : 15 (Std. Min.) ___ : ___ (Std. Min.)	
3. Wie lange haben Sie in den letzten 2 Wochen durchschnittlich gebraucht, um nach dem Lichtlöschen einzuschlafen?	weniger als 1 Minute 1 bis 5 Minuten 6 bis 15 Minuten 16 bis 30 Minuten mehr als 30 Minuten	1 2 3 4 5
4. Woran hat es Ihrer Meinung nach gelegen, wenn Sie nicht gleich einschlafen konnten? (Mehrfachnennungen möglich)	persönliche/berufliche Probleme Geräusche im Zimmer oder von draußen Beschäftigung mit Tagesereignissen ich musste zur Toilette Gedanken drehten sich ständig um ein Thema ich war angespannt ungewohnte Umgebung sonstige: ________________	1 2 3 4 5 6 7 8
5. Hatten Sie in den letzten 2 Wochen Mittagsschlaf gehalten?	nein, nie an den Wochenenden fast jeden Tag	1 2 3
6. Hatten Sie in der letzten Zeit in der Einschlafphase Muskelzuckungen in den Armen oder Beinen?	nie selten manchmal oft sehr oft	1 2 3 4 5
7. Hatten Sie in der letzten Zeit nachts ein Stechen in der Herzgegend oder ein Ziehen im linken Arm verspürt?	nie selten manchmal oft sehr oft	1 2 3 4 5
8. Sind Sie in den letzten 2 Wochen nach dem Einschlafen nachts wieder aufgewacht?	nie selten manchmal oft sehr oft	1 2 3 4 5

Bitte prüfen Sie, ob Sie alle Fragen zutreffend beantwortet haben! Bitte umblättern!

CIPS Collegium Internationale Psychiatriae Scalarum

SF-B

Schlaffragebogen B

9. Woran hat es Ihrer Meinung nach gelegen, wenn Sie nachts wach wurden? (Mehrfachnennungen möglich)	persönliche/berufliche Probleme	1
	Geräusche im Zimmer oder von draußen	2
	ich musste zur Toilette	3
	ich hatte geträumt	4
	ich hatte noch keinen richtigen Schlaf gefunden	5
	sonstige: ______________________	6
10. Hatten Sie Schwierigkeiten wieder Schlaf zu finden, wenn Sie nachts wach wurden?	nie	1
	selten	2
	manchmal	3
	oft	4
	sehr oft	5
11. Konnten Sie sich in der letzten Zeit an Ihre Träume erinnern?	nie	1
	selten	2
	manchmal	3
	oft	4
	sehr oft	5
12. Haben Sie in der letzten Zeit nachts geschwitzt?	nie	1
	selten	2
	manchmal	3
	oft	4
	sehr oft	5
13. Sind Sie in den letzten 2 Wochen morgens zu regelmäßigen Zeiten aufgestanden?	nie	1
	manchmal	2
	sehr oft	3
14. Wann sind Sie in den letzten 2 Wochen morgens meistens aufgestanden?	Beispiel: 06 : 30 (Std. Min.)	__ : __ (Std. Min.)
15. Ist es in den letzten 2 Wochen vorgekommen, dass Sie, sofort nachdem Sie sich schlafen gelegt hatten, in einen tiefen Schlaf verfallen sind?	nie	1
	selten	2
	manchmal	3
	oft	4
	sehr oft	5
16. Hatten Sie in der letzten Zeit morgens Kopfschmerzen?	nie	1
	selten	2
	manchmal	3
	oft	4
	sehr oft	5
17. Kommt es vor, dass Ihre Nachtträume Sie am Tag beschäftigen?	nie	1
	selten	2
	manchmal	3
	oft	4
	sehr oft	5

Bitte prüfen Sie, ob Sie alle Fragen zutreffend beantwortet haben! Bitte umblättern!

2

CIPS Collegium Internationale Psychiatriae Scalarum

SF-B

Schlaffragebogen B

18. Haben Sie in der letzten Zeit nach dem Abendessen Alkohol (Bier, Wein, Schnaps) getrunken?	nie selten manchmal oft sehr oft	1 2 3 4 5
19. Sind Sie in der letzten Zeit zu früh aufgewacht (also lange bevor Sie hätten aufstehen müssen)?	nie selten manchmal oft sehr oft	1 2 3 4 5
20. Haben Sie in der letzten Zeit viel geraucht, also mehr als 5 Zigaretten/2 Zigarren/2 Pfeifen pro Tag?	nein, überhaupt nicht ja, an manchen Tagen ja, jeden Tag	1 2 3
21. Haben Sie in der letzten Zeit Schlafmittel benutzt?	nie selten manchmal oft sehr oft	1 2 3 4 5
22. Falls Sie Schlafmittel benutzt haben, welches/welche?	__________ __________	
23. Waren die Arbeitstage in den letzten 2 Wochen für Sie sehr anstrengend?	nie selten manchmal oft sehr oft	1 2 3 4 5
24. Haben sich in der letzten Zeit in Ihrem Privatleben wichtige Veränderungen ergeben, die sie sehr belasten? (Mehrfachnennungen möglich)	nein, keine ja, in der Partnerschaft ja, berufliche Veränderungen, die sich auf mein Privatleben ausgewirkt haben ja, im familiären Bereich ja, gesundheitlich	1 2 3 4 5
25. Brauchten Sie morgens eine längere Anlaufzeit bis Sie richtig in Schwung kamen?	nie selten manchmal oft sehr oft	1 2 3 4 5
26. Können Sie auch in ungewohnter Umgebung gut schlafen?	nie manchmal sehr oft	1 2 3

Bitte prüfen Sie, ob Sie alle Fragen zutreffend beantwortet haben! Bitte umblättern!

3

CIPS Collegium Internationale Psychiatriae Scalarum

SF-B

Schlaffragebogen B

Anleitung:
Auf dieser Seite finden Sie einige Wörter, mit denen Sie beschreiben können, wie Sie sich in der letzten Zeit morgens und abends fühlten, bzw. wie Sie nachts geschlafen haben. Kreuzen Sie hinter **jedem** Wort an, in welchem Ausmaß es für Sie zutrifft! Bitte antworten Sie zügig und **lassen Sie keine Zeile aus!**

		nie	selten	manchmal	oft	sehr oft
27. Wie war Ihr Schlaf in der letzten Zeit?	gleichmäßig	1	2	3	4	5
	tief	1	2	3	4	5
	unruhig	1	2	3	4	5
	entspannt	1	2	3	4	5
	ungestört	1	2	3	4	5
	gut	1	2	3	4	5
	ausgiebig	1	2	3	4	5
28. Wie fühlten Sie sich in der letzten Zeit vor dem Schlafengehen?	sorglos	1	2	3	4	5
	erschöpft	1	2	3	4	5
	schlafbedürftig	1	2	3	4	5
	überfordert	1	2	3	4	5
	ausgeglichen	1	2	3	4	5
	ruhig	1	2	3	4	5
	müde	1	2	3	4	5
	entspannt	1	2	3	4	5
29. Wie fühlten Sie sich morgens nach dem Aufstehen?	ausgeglichen	1	2	3	4	5
	dösig	1	2	3	4	5
	tatkräftig	1	2	3	4	5
	munter	1	2	3	4	5
	frisch	1	2	3	4	5
	ausgeschlafen	1	2	3	4	5
	entspannt	1	2	3	4	5
	Bitte prüfen Sie, ob Sie kein Wort ausgelassen haben!					

Bemerkungen/Fragen:

4

VIS-A und VIS-M

Visuelle Analogskalen zur Erfassung von **S**chlafqualität

Selbstbeurteilung

Originalversion: Ott, Oswald, Fichte und Sastre-y-Hernandez (1981)

1 Anwendungsbereich

Die visuellen Analogskalen VIS-A/VIS-M dienen der Erfassung der subjektiven Schlafqualität, wobei in der Beurteilung, die Tagesbefindlichkeit am Abend vor dem Zubettgehen (VIS-A) und, am darauffolgenden Morgen, das Schlaferleben der vergangenen Nacht (VIS-M) berücksichtigt werden. Das Verfahren wurde speziell für die tägliche Messwiederholung bei Pharmakastudien konzipiert und eignet sich zur Therapiekontrolle bei Einnahme von Hypnotika oder anderen, den Schlaf beeinflussenden Substanzen. In der schlafmedizinischen Praxis finden die einfach und zeitökonomisch anzuwendenden visuellen Analogskalen bei der Verlaufsdokumentation des Schlafverhaltens Verwendung. Die VIS-A/VIS-M gehört zu den von der Deutschen Gesellschaft für Schlafforschung und Schlafmedizin empfohlenen Fragebogenverfahren. Sie ist kein Diagnoseinstrument und kein Ersatz für die Registrierung von objektiven Schlafparametern im Schlaflabor.

2 Aufbau und Beschreibung

Das Verfahren besteht aus zwei separaten Beurteilungsbogen: VIS-A zur abendlichen Beurteilung der Tagesbefindlichkeit, und VIS-M zur morgendlichen Beurteilung des Schlafs in der vorausgangenen Nacht. Die in beiden Bogen verlangten Einschätzungen und Angaben sind spezifisch auf die Beurteilung der Effekte eines am Abend eingenommenen Schlafmittels zugeschnitten. Sie werden einzeln bewertet, ein zusammenfassender Score ist nicht vorgesehen.

Die visuellen Analogskalen werden in Form von 100 mm langen Linien in horizontaler Anordnung, ohne Zwischeneinteilung, und mit gegensätzlichen, verbal verankerten Polen dargestellt (z. B. links: „wundervoll frisch und energiegeladen“, rechts: „schrecklich müde und lustlos“). Die Probanden markieren durch einen senkrechten Strich auf der Linie die Position ihrer Befindlichkeit in Relation zu den extremen Polen. Der Skalenwert für die beurteilte Dimension ist der vom linken Pol aus gemessene Abstand der Markierung (Bereich 0 bis100 mm).

VIS-A beinhaltet 4 visuelle Analogskalen, mit denen Spannungsgefühle, Antriebslage, Konzentration und Angst während des vergangenen Tages eingeschätzt werden (Tages-Hangover). In weiteren 8 Fragen werden auf einer dichotomen Skala (ja/nein) die hypnotika-spezifischen Symptome Schwindel, Kopfschmerzen, Übelkeit, Sprechstörungen, Schwächegefühl, Benommenheit, Unsicherheitsgefühle in den Beinen und Erbrechen abgefragt. Schließlich ist in einer 13. Frage der Tagesschlaf in Minuten anzugeben.

VIS-M besteht aus 2 visuellen Analogskalen; in der ersten wird die Morgenfrische beurteilt, und in der zweiten soll retrospektiv die Qualität des Nachtschlafs beurteilt werden (Morgen-Hangover). In 3 weiteren Fragen wird die Zubettgehzeit, die Aufstehzeit und die Aufwachzeit erfragt. In zwei Fragen soll die zum Einschlafen benötigte Zeit (in Stunden und Minuten) und die gesamte Schlafzeit (in Stunden und Minuten) angegeben werden. Weiterhin wird die Häufigkeit des Aufwachens erfragt und wie oft schlecht geträumt wurde („gar nicht“, „wenig, 1–2“, „viel, 3 und mehr“). Abschließend ist anzugeben, ob und ggf. wann das Schlafmittel eingenommen worden ist.

Sowohl in VIS-A als auch in VIS-M werden die Probanden aufgefordert, besondere Beobachtungen und Tagesereignisse zu notieren.

3 Entwicklung

Hintergrund: VIS-A/VIS-M wurde für den Einsatz in Studien zur Bewertung der Effekte von Hypnotika auf den Schlaf entwickelt. Das Verfahren sollte, in Ergänzung zu psychophysiologischen Messungen und objektiven psychometrischen Leistungstests, die subjektive Wirkungsebene repräsentieren. Es sollte einfach und ökonomisch in der Anwendung sein und sich für standardisierte Messwiederholungen im Tagesabstand eignen.

Skalenkonstruktion: Als für diesen Zweck geeignet, boten sich visuelle Analogskalen an, eine Methode, die sich, insbesondere im englischen Sprachraum, bei der Skalierung von Gefühlszuständen (Folstein & Luria, 1973; Bond & Lader, 1974) und speziell auch bei der Beurteilung von Hypnotikawirkungen (Bond & Lader, 1975; Dundee et al., 1977; Hindmarch et al., 1977) bereits bewährt hatte.

Die Auswahl der zu skalierenden Befindlichkeitszustände orientierte sich an typischen schlafbezogenen Wirkungen von Hypnotika (Tages- und Morgen-hangover) und an hypnotika-spezifischen Symptomen.

Die Einschätzungen anhand der Analogskalen und die Antworten zu den Fragen werden nicht zu einem Skalenwert verdichtet. Die üblichen Kriterien der Konstruktion einer psychometrischen Summenskala sind nicht anwendbar.

Versionen: Visuelle Analogskalen kommen in vielen Variationen bzgl. des Inhalts und der Darstellungsform vor (Paul-Dauphin et al., 1999; Scott & Huskisson, 1976; Streiner & Norman, 1989). Von der hier präsentierten spezifischen Form VIS-A/ VIS-M sind keine Modifikationen bekannt.

4 Hinweise zur Anwendung

Material zur Unterstützung der Anwendung: Außer den beiden Fragebogen liegt kein weiteres Testmaterial vor (siehe *Bezugsquellen* im Anhang des Buches).

Voraussetzungen auf Seiten des Probanden/Patienten: VIS-A/VIS-M kann bei erwachsenen und jugendlichen Probanden und Patienten, bei „guten" und bei „schlechten" Schläfern und bei akut und chronisch Schlafgestörten aller Schweregrade eingesetzt werden. Außer den für Selbstbeurteilungsverfahren selbstverständlichen Voraussetzungen (Sprachverständnis, Lesefähigkeit, Minimal-IQ bei etwa 80) sind keine die Anwendung einschränkenden Bedingungen auf Seiten der Probanden bekannt.

Voraussetzungen auf Seiten des Untersuchers: Die Fragebogen können von technischem Personal vorgegeben und ausgewertet werden. Im Allgemeinen können die Probanden die Fragen selbstständig beantworten.

Bearbeitungsdauer: Die durchschnittliche Bearbeitungszeit eines Bogens (VIS-A oder VIS-M) liegt unter 3 Minuten. Für die Auswertung (Ausmessen der Analogskalenurteile) werden 1 bis 2 Minuten benötigt.

Zeitlicher Bezugsrahmen der Beurteilung: VIS-A bezieht sich auf den zu Ende gegangenen Tag, VIS-M auf die letzte Nacht.

Durchführung: VIS-A wird abends vor dem Zubettgehen, am besten vor Schlafmitteleinnahme, ausgefüllt, VIS-M morgens, vorzugsweise nach dem Frühstück. Bei der Erstbearbeitung ist sicherzustellen, dass die Probanden die Funktion der Analogskalen verstanden haben. Vollständigkeit der Bearbeitung und Eindeutigkeit der Beantwortung sind in jedem Falle zu kontrollieren. Gegebenenfalls wird um Ergänzung gebeten.

Auswertung: Jedes Item wird gesondert analysiert. Bei den visuellen Analogskalen wird der Abstand der Markierung vom linken Pol aus gemessen (mm).

5 Gütekriterien

Objektivität

Der Fragebogen ist hinsichtlich Durchführung und Auswertung standardisiert und insofern im psychometrischen Sinne objektiv. Richtlinien oder Anhaltswerte für die Interpretation liegen nicht vor.

Reliabilität

Interne Konsistenz: Die Messwerte der visuellen Analogskalen bestehen nicht aus einzelnen Komponenten. Das Konzept der internen Konsistenz ist hier nicht anwendbar.

Retest-Reliabilität: Die Retest-Reliabilität der visuellen Analogskala „Schlafqualität" und der Items „Einschlafzeit" und „Durchschlafzeit" (alle aus VIS-M) wurde bei chronisch schlafgestörten Patienten unter Doppelblindbehandlung mit Placebo oder Benzodiazepinen (Lormetazepam oder Flunitrazepam) bestimmt. Tabelle 1 gibt die Retest-Reliabilitätskoeffizienten für die Messungen zwischen erster, fünfter und zwölfter Behandlungswoche wieder. Dabei erweisen sich Schlafqualität, Einschlaf- und Durchschlafzeit als mittelfristig relativ stabile Merkmale.

Validität

Inhaltliche Validität/Konstruktvalidität: VIS-A/M erfasst die nächtlich Erholung durch den Schlaf und die Tagesbefindlichkeit, fokussiert auf die Bereiche, in denen eine Beeinflussung durch Hypnotika zu erwarten ist. Dazu gehören bei der morgendlichen Beurteilung (VIS-M) u. a. die Einschätzung der Erholsamkeit und der Qualität des Schlafs und die Frage nach Alpträumen (Letztere bedeutsam beim Absetzen von Hypnotika). Bei der abendlichen Beurteilung (VIS-A) der Tagesbefindlichkeit werden Sedierungsnachwirkungen und anxiolytische Wirkungen eingeschätzt, sowie hypnotikaspezifische unerwünschte Wirkungen erfragt. Mit dieser Itemauswahl ist VIS-A/M in erster Linie inhaltlich valide hinsichtlich der Beurteilung des Schlafs unter Hypnotikaeinfluss.

VIS-A/M – Tabelle 1: Retest-Reliabilität ausgewählter VIS-M-Items bei schlafgestörten Patienten unter Doppelblindbehandlung mit Placebo oder Benzodiazepinen zwischen 1. und 5., 1. und 12. sowie 5. und 12. Woche (Datenquelle: Ott et al., 1996)

	Placebo (N = 26)	**Benzodiazepine (N = 55)**
Schlafqualität (Item 2)*		
Woche 1–5	.83	.60
Woche 1–12	.62	.68
Woche 5–12	.66	.75
Schlafqualität (Item 2)**		
Woche 1–5	.76	.59
Woche 1–12	.66	.60
Woche 5–12	.56	.54
Einschlafzeit (Item 4)**		
Woche 1–5	.72	.78
Woche 1–12	.82	.93
Woche 5–12	.63	.77
Durchschlafzeit (Item 8)**		
Woche 1–5	.76	.65
Woche 1–12	.69	.69
Woche 5–12	.65	.50

* Mittelwerte je Woche aus täglichen Messungen
** im Wochenabstand erhoben

Der Allgemeinheitsgrad der mit den Analogskalen eingeschätzten Befindlichkeitsqualitäten lässt jedoch deren Anwendung auch in weiteren Bereichen zu (z. B. zur Planung und Kontrolle von psychotherapeutischen Interventionen).

Konvergente Validität: Angaben zur konvergenten Validität liegen nur in begrenztem Umfang vor. Ott et al. (1996) berichten mäßige bis hohe Korrelationen in erwarteter Richtung zwischen der in VIS-M beurteilten Schlafqualität und der Dauer des ununterbrochenen Schlafs ($.54 \le r \le .64$ unter Placebo; $.25 \le r \le .60$ unter Benzodiazepinen) sowie der Schlaflatenz ($-.80 \le r \le -.61$ unter Placebo; $-.61 \le r \le -.36$ unter Benzodiazepinen).

Diskriminante Validität: Hierzu liegen keine verwertbaren Angaben vor.

Behandlungssensitivität: Das Verfahren hat sich sowohl in experimentellen Studien bei gesunden Probanden (Ott & Oldigs-Kerber, 1992; Rohloff et al., 1992; Schrimpf, 2001) als auch in Therapiestudien mit Schlafmitteln unterschiedlicher Substanzklassen bei Patienten mit Schlafstörungen als behandlungssensitiv erwiesen (Geßner et al., 1983; Kuhlmann et al., 1999; Ott et al., 1985). Im Allgemeinen werden Behandlungseffekte am deutlichsten in der visuellen Analogskala „Schlafqualität“ der VIS-M abgebildet.

6 Normen, Cut-Off-Werte

Normwerte liegen nicht vor.

Cut-Off-Werte zur Abgrenzung von Patienten mit Schlafstörungen von Normalpersonen oder zur Unterscheidung von „guten“ und „schlechten“ Schläfern sind nicht bekannt.

7 Exemplarische Daten

VIS-A/M – Tabelle 2: Ausgewählte Items aus VIS-M und VIS-A: Mittelwerte und Standardabweichungen in (Klammern) von schlafgestörten Patienten unter Doppelblindbehandlung mit Placebo oder Benzodiazepinen. Ausgangswert nach offener Washoutphase, Absetzwoche doppelblind. (Datenquelle: Ott et al., 1996)

Item	Behandlungswoche	Placebo (N = 26)		Benzodiazepine (N = 55)	
Morgenfrische (mm)	Ausgangswert	36	(10)	32	(9)
(VIS-M, Item 1, Mittelwert aus täglichen Messungen je Woche)	1. Behandlungswoche	61	(15)	69	(15)
	5. Behandlungswoche	59	(17)	69	(15)
0 100	12. Behandlungswoche	64	(19)	72	(15)
wundervoll frisch – schrecklich müde	1. Absetzwoche	58	(17)	51	(22)
		(N = 29)		(N = 62)	
Schlafqualität (mm)	Ausgangswert	45	(21)	40	(21)
(VIS-M, Item 2; im Wochenabstand erhoben)	1. Behandlungswoche	57	(14)	71	(16)
	5. Behandlungswoche	62	(17)	67	(19)
0 100	12. Behandlungswoche	58	(17)	71	(15)
schlechteste Nacht – beste Nacht	1. Absetzwoche	56	(15)	50	(22)
		(N = 23)		(N = 43)	
Einschlafzeit (min)	Ausgangswert	87	(49)	90	(62)
(VIS-M, Item 4; im Wochenabstand erhoben)	1. Behandlungswoche	63	(32)	47	(33)
	5. Behandlungswoche	54	(31)	53	(38)
	12. Behandlungswoche	60	(31)	45	(35)
	1. Absetzwoche	70	(28)	80	(58)

VIS-A/M – Tabelle 2: Fortsetzung

Item	Behandlungswoche	Placebo (N = 31)		Benzodiazepine (N = 64)	
Durchschlafzeit (min) (VIS-M, Item 8; im Wochenabstand erhoben)	Ausgangswert	322	(56)	322	(67)
	1. Behandlungswoche	365	(72)	405	(53)
	5. Behandlungswoche	381	(57)	391	(69)
	12. Behandlungswoche	373	(65)	408	(61)
	1. Absetzwoche	358	(65)	356	(60)
		(N = 28)		(N = 62)	
Angst (mm) (VIS-M, Item 4; im Wochenabstand erhoben)	Ausgangswert	50	(14)	51	(15)
	1. Behandlungswoche	46	(14)	47	(14)
	5. Behandlungswoche	43	(16)	49	(13)
0 100	12. Behandlungswoche	47	(13)	46	(16)
unerschütterliche Gelassenheit – schreckliche Angst	1. Absetzwoche	48	(9)	48	(16)

8 Literatur

Bond, A. & Lader, M. (1974). The use of analogue scales in rating subjective feelings. British Journal of Medical Psychology, 47, 211–218.

Bond, A. & Lader, M. (1975). Residual effect of flunitrazepam. British Journal of Clinical Parmacology, 2, 143–150.

Dundee, J. W., Johnson, H. M. L., Lilburn, J. K., Nair, S. G. & Scott, M. G. (1977). A placebo-controlled comparison of the sedative properties of three benzodiazepines, lorazepam, flunitrazepam and fosazepam. British Journal of Clinical Pharmacology, 4, 706–708.

Folstein, M. E. & Luria, R. E. (1973). Reliability, validity and clinical application of the visual analogue mood scale. Psychological Medicine, 3, 479–486.

Geßner, B., Klasser, M. & Völp, A. (1983). Untersuchung über die Langzeitwirkung von Harmonicum Much(r) auf den Schlaf von schlafgestörten Personen. Therapiewoche 33, 5547–5558.

Hindmarch, I., Hanks, G. W. & Hewett, A. J. (1977). Clobazam, a 1,5 benzodizepine and car-driving ability. British Journal of Clinical Parmacology, 4, 573–578.

Kuhlmann, J., Berger, W., Podzuweit, H. & Schmidt, U. (1999). The influence of valerian treatment on „reaction time, alertness and concentration“ in volunteers. Pharmacopsychiatry, 32, 235–241.

Ott, H., Bischoff, R. C., Oswald, I., Adam, K., Fichte, K., Heidrich, H., Kubicki, S. & Stephan, K. (1985). Review of sleep induction and hangover effects with visual analogue scales. In S. Kubicki & W. M. Herrmann (Eds.), Methods of Sleep Research (pp. 76–91). Stuttgart: Gustav Fischer.

Ott, H. & Oldigs-Kerber, J. (1992). Das Scopolaminmodell am gesunden Probanden als Prüfstein cholinerger Wirkungen im Rahmen der pharmakologischen Entwicklung von Nootropika. In J. Oldigs-Kerber & J. P. Leonard (Hrsg.), Pharmakopsychologie: Experimentelle und klinische Aspekte (S. 410–431). Jena: Gustav Fischer.

Ott, H., Oswald, I., Fichte, K. & Sastre-y-Hernandez, M. (1981). VIS-A und VIS-M. Visuelle Analogskala zur Erfassung von Schlafqualität. In CIPS (Hrsg.), Internationale Skalen für Psychiatrie (2. Aufl.). Weinheim: Beltz Test.

Ott, H., Oswald, I., Fichte, K. & Sastre-y-Hernandez, M. (1996). VIS-A und VIS-M. Visuelle Analogskala zur Erfassung von Schlafqualität. In CIPS (Hrsg.), Internationale Skalen für Psychiatrie (4. überarbeitete und erweiterte Aufl.). Göttingen: Beltz Test.

Paul-Dauphin, A., Guillemin, F., Virion, J.-M. & Briancon, S. (1999). Bias and precision in visual analogue scales: A randomized controlled trial. American Journal of Epidemiology, 150, 1117–1127.

Rohloff, A., Ott, H. & Fichte, K. (1992). ZNS-Profil von Bromergurid anhand von Pharmako-EEG, psychometrischen Tests und Fragebogen im Vergleich zu Haloperidol und Placebo nach einmaliger oraler Gabe. In J. Oldigs-Kerber & J. Leonard (Hrsg.), Pharmakopsychologie: Experimentelle und klinische Aspekte (S. 229–243). Jena: Gustav Fischer.

Scott, J. & Huskisson, E. C. (1976). Graphic representation of pain. Pain, 2, 175–184.

Schrimpf, M. (2001). Einfluß einer Schlafentzugsnacht auf das Schlafprofil der Erholungsnacht sowie auf Vigilanz, Aktivitätsniveau, Leistung und Befindlichkeit zweier Folgetage. Medizinische Dissertation, Freie Universität Berlin.

Streiner, D. L. & Norman, G. R. (1989). Health mesurement scales: A practical guide to their development and use. New York: Oxford University Press.

CIPS Collegium Internationale Psychiatriae Scalarum

VIS-A

Visuelle Analogskala zur Erfassung von Schlafqualität

Anleitung:
Bitte **abends** vor dem Schlafengehen ausfüllen!

Wie haben Sie sich heute tagsüber gefühlt?
Bitte kennzeichnen Sie Ihre Einschätzung durch einen senkrechten Strich auf den Linien (—|—). Je weiter Sie den Strich nach rechts setzen, um so mehr trifft die rechte Eigenschaft zu, je weiter Sie den Strich nach links setzen, um so mehr trifft die linke Eigenschaft zu. Wenn Sie sich so wie immer fühlen, machen Sie einen Strich in der Mitte.

1. Wie erregt fühlten Sie sich heute?

äußerst erregt |————————————————| völlig ruhig

2. Wie energiegeladen fühlten Sie sich heute?

frisch und energiegeladen |————————————————| schrecklich müde

3. Wie konnten Sie heute arbeiten?

sehr zerfahren |————————————————| sehr konzentriert

4. Wie ängstlich fühlten Sie sich heute?

unerschütterliche Gelassenheit |————————————————| schreckliche Angst

Hatten Sie heute eine oder mehrere der folgenden Beschwerden?

5. Schwindel	ja ❑ nein ❑	9. Schwächegefühl	ja ❑ nein ❑
6. Kopfschmerzen	ja ❑ nein ❑	10. Benommenheit	ja ❑ nein ❑
7. Übelkeit	ja ❑ nein ❑	11. Unsicherheitsgefühle in den Beinen	ja ❑ nein ❑
8. Sprechstörungen	ja ❑ nein ❑	12. Erbrechen	ja ❑ nein ❑

13. Haben Sie sich tagsüber nochmals niedergelegt? Wie lange?
(Falls nicht, bitte 0 0 0 eintragen) |_|_|_| Minuten

14. Besondere Beobachtungen und Tagesereignisse (bitte notieren):

____

____

____

Bitte prüfen Sie, ob Sie alle Fragen beantwortet haben.
Bitte vergessen Sie nicht, das Schlafmittel vor dem Schlafengehen einzunehmen!
Füllen Sie bitte die nächste Seite morgen nach dem Aufstehen auf jeden Fall aus!

CIPS Collegium Internationale Psychiatriae Scalarum

VIS-M

Visuelle Analogskala zur Erfassung von Schlafqualität

Anleitung:
Bitte **morgens** nach dem Frühstück ausfüllen!

1. Wie fühlen Sie sich jetzt am Morgen nach dem Aufstehen? Geben Sie bitte durch einen senkrechten Strich auf der Linie an, wie frisch oder müde Sie sind (—|—). Je weiter Sie den Strich nach rechts setzen, um so mehr trifft die rechte Eigenschaft zu. Wenn Sie sich wie gewöhnlich fühlen, so machen Sie bitte einen Strich in der Mitte!

wundervoll frisch und energiegeladen |————————————| schrecklich müde und lustlos

2. Wie haben Sie heute Nacht geschlafen? Geben Sie bitte durch einen senkrechten Strich auf der Linie an, wie gut oder wie schlecht Sie in dieser Nacht geschlafen haben. Wenn Sie geschlafen haben wie gewöhnlich, so machen Sie bitte einen Strich in der Mitte!

sehr schlechte Nacht |————————————| sehr gute Nacht

3. Wann gingen Sie gestern zu Bett (Licht gelöscht)?
z. B. 22.30 Uhr — Std. ☐☐ Min. ☐☐

4. Wieviel Zeit benötigten Sie gestern Abend zum einschlafen?
z. B. 01 Std. 30 Min. — Std. ☐☐ Min. ☐☐

5. Wie häufig sind Sie aufgewacht?
z. B. 05 mal — Anzahl ☐☐

6. Wann sind Sie heute früh endgültig aufgewacht (auch wenn Sie noch im Bett liegengeblieben sind)?
z. B. 05.00 Uhr — Std. ☐☐ Min. ☐☐

7. Wann sind Sie heute aufgestanden?
z. B. 06.15 Uhr — Std. ☐☐ Min. ☐☐

8. Wie lange haben Sie insgesamt geschlafen (vom Einschlafen bis zum morgendlichen Erwachen, abzüglich der Wachperioden)?
z. B. 08 Std. 40 Min. — Std. ☐☐ Min. ☐☐

9. Wie oft haben Sie heute Nacht „schlecht" geträumt?
☐ gar nicht ☐ wenig (1–2) ☐ viel (3 und mehr)

10. Haben Sie gestern Abend das Schlafmittel eingenommen?
☐ nein ☐ ja

11. Zu welcher Zeit?
z. B. 22.20 Uhr — Std. ☐☐ Min. ☐☐

12. Besondere Beobachtungen (bitte notieren): ____________________

Bitte prüfen Sie, ob Sie alle Fragen beantwortet haben und vergessen Sie nicht, heute Abend den nächsten Bogen auszufüllen.

Schmerz

SES

Schmerzempfindungsskala

Selbstbeurteilung

Originalversion: Geissner (1996)

1 Anwendungsbereich

Die SES ist ein Selbstbeurteilungsinstrument zur Messung akuter und chronischer klinischer Schmerzen bei erwachsenen Personen. Das Verfahren ermöglicht eine differenzierte Beschreibung des Schmerzzustandes sowie die Erfassung von Veränderungen des Schmerzerlebens im Verlauf. Es kann sowohl in der Forschung als auch in praktischen Anwendungsfeldern bei einer Vielzahl von klinisch-psychologischen und medizinischen Fragestellungen eingesetzt werden.

U. a. eignet sich die SES als Effizienzkriterium in klinischen Studien zur Bewertung medikamentöser oder anderer medizinischer oder psychologischer schmerztherapeutischer Maßnahmen. Vor allem aber findet die Skala in der Schmerzdiagnostik Verwendung, sie gestattet aber, trotz typischer Schmerzprofile verschiedener Krankheitsgruppen, im Einzelfall keinen Rückschluss auf eine medizinische Krankheitsdiagnose. Die SES ist Bestandteil des umfangreichen Schmerzfragebogens, der von *der Deutschen Gesellschaft zum Studium des Schmerzes* (DGSS) zur Standardisierung und Qualitätssicherung in Diagnostik und Therapie chronischer Schmerzerkrankungen entwickelt wurde. Informationen hierzu finden sich unter folgender Internet-Adresse: www.medizin.uni-koeln.de/projekte/dgss/Schmerzfragebogen.html.

2 Aufbau und Beschreibung

Der Fragebogen besteht aus insgesamt 24, die Schmerzempfindung charakterisierenden Adjektiven (Items), die mit der stereotypen Formulierung „Ich empfinde meine Schmerzen als…“ dargeboten werden. Jedes Item ist vom Probanden bzgl. des Zutreffens auf die eigene Schmerzlage auf einer vierstufigen Skala zu beurteilen: 1 = „trifft nicht zu“, 2 = „trifft ein wenig zu“, 3 = „trifft weit gehend zu“, 4 = „trifft genau zu“.

Vierzehn Items beziehen sich auf affektive Aspekte der Schmerzempfindung, sie sind in Teil A des Fragebogens zusammengefasst und bilden das *Globalmaß SES-affektiv* (Wertebereich: 14 bis 56 Punkte). Die restlichen 10 Items beziehen sich auf sensorische Aspekte der Schmerzempfindung (Teil B der Fragebogens), die dementsprechend zum *Globalmaß SES-sensorisch* aufsummiert werden (Wertebereich: 10 bis 40 Punkte).

Innerhalb der beiden Globaldimensionen können Merkmalsgruppen (Subskalen) unterschieden werden: Das Globalmaß *SES-affektiv* gliedert sich in die Subskalen *Allgemeine Affektivität* (8 Items, Bsp. „grausam“) und *Hartnäckigkeit* (6 Items, Bsp. „quälend“). Die Subskalen des Globalmaßes *SES-sensorisch* sind *Rhythmik* (3 Items, Bsp. „klopfend“), *Lokales Eindringen* (4 Items, Bsp. „schneidend“) und *Temperatur* (3 Items, Bsp. „brennend“).

Alle Items sind in gleicher Richtung gepolt. Ein numerisch hoher Wert bedeutet hohe Schmerzausprägung auf der jeweiligen Skala.

3 Entwicklung

Hintergrund: Die Schmerzempfindung als mehrdimensionales, nicht nur sensorisches Phänomen aufzufassen, ist gemeinsame Grundlage verschiedener Operationalisierungsversuche durch differenzierte, und z. T. sehr umfangreiche Adjektivskalen. Hierzu gehören z. B. der international *verbreitete McGill Pain Questionnaire* (MPQ;

Melzack, 1975) und die deutschsprachige *Hamburger Schmerz-Adjektiv-Liste* (HSAL; Hoppe, 1991; CIPS, 1996). Kritik an den bestehenden Verfahren, u. a. an der mangelnden oder nicht dokumentierten Reproduzierbarkeit der dimensionalen Struktur oder der unter anwendungspraktischen Gesichtspunkten problematischen Länge der Fragebogen gaben Anlass zur Entwicklung eines Verfahrens, das bei vorrangiger Beachtung psychometrischer Güteeigenschaften, leicht verständlich und einfach in der Anwendung sein sollte.

Skalenkonstruktion: Ausgangspunkt für die Konstruktion der SES waren deutsche Übersetzungen der 78 Schmerzdeskriptoren (Adjektive) des MPQ. Das dem MPQ zu Grunde liegende Schmerzmodell von Melzack (3 Globaldimensionen, 20 Faktoren) wurde jedoch nach empirischer Überprüfung verworfen und eine Neukonstruktion in Angriff genommen, wobei exploratorische Faktorenanalysen und hypothesenprüfende Methoden zur Analyse latenter Merkmalsstrukturen zum Einsatz kamen. Die resultierende Struktur (2 generalisierte Dimensionen, 5 Faktoren, 24 Items) erwies sich in unabhängigen Wiederholungsuntersuchungen als stabil und konnte zur Bildung der SES-Skalen mit zufriedenstellenden Item- und Testwertstatistiken verwendet werden.

Versionen: Eine Adaptation für Kinder und Jugendliche befindet sich in Vorbereitung (persönliche Mitteilung Frau Dr. Christiane Hermann, Abt. Medizinische Psychologie der Universität Kiel).

4 Hinweise zur Anwendung

Material zur Unterstützung der Anwendung: Die SES ist als Test veröffentlicht (siehe *Bezugsquellen* im Anhang des Buches). Die Testmappe enthält außer dem Fragebogen, eine Auswertungsschablone und ein ausführliches Manual. Eine PC-Version ist ebenfalls verfügbar.

Voraussetzungen auf Seiten des Patienten: Die SES ist für jugendliche und erwachsene Schmerzpatienten aller Diagnosegruppen geeignet. Normen liegen für den Altersbereich von 16 bis 80 Jahre vor. Die Skala kann auch bei Schmerzpatienten höheren Lebensalters und, in Studien mit experimenteller Schmerzinduktion, bei Nicht-Patienten eingesetzt werden. In beiden Fällen muss auf den Vergleich mit Normwerten verzichtet werden.

Die SES fußt auf semantisch relativ ausdifferenzierten Adjektiven zur Beschreibung von Schmerzqualitäten; somit ist sie für Personen mit geringen Kenntnissen der deutschen Sprache ungeeignet.

Die Bereitschaft, das eigene Schmerzerleben anhand der Adjektive unverfälscht zu beschreiben, muss vorausgesetzt werden. Bewusste Verfälschungen im Sinne einer Schmerzsimultion oder -dissimulation können aus dem Antwortmuster nicht erkannt werden.

Voraussetzungen auf Seiten des Untersuchers: Der Fragebogen kann, nach Einweisung, von technischem Personal vorgegeben und ausgewertet werden.

Bearbeitungsdauer: Patienten benötigen ca. 5 Minuten zur Bearbeitung des Fragebogens. Nach Geissner (1996) benötigt ein geübter Auswerter zur Ermittlung der beiden Globalwerte *SES-affektiv* und *SES-sensorisch* nicht mehr als 1 Minute.

Zeitlicher Bezugsrahmen der Beurteilung: Hier werden für unterschiedliche Untersuchungsziele drei Alternativen angeboten:

„in der letzten Zeit (ca. letzte 3 Monate)" für Screening-Zwecke, *„in den letzten Tagen"* für den Wirksamkeitsnachweis von therapeutischen Interventionen bei chronischen Schmerzen und *„in diesem Moment"*, z. B. für die Überprüfung von Medikamenten mit kurzfristiger Wirkungsintention, zur Beschreibung postoperativer Verläufe oder bei experimenteller Schmerzinduktion.

Durchführung: Die SES-Untersuchung kann als Einzel- oder Gruppenerhebung durchgeführt werden.

Vor der Bearbeitung muss festgelegt werden, auf welchen zeitlichen Bezugsrahmen sich der Proband beziehen soll. Bei der Instruktion sollte ausdrücklich darauf hingewiesen werden, dass alle Items zu bearbeiten sind. Zu den häufigsten Bearbeitungsfehlern zählt das Auslassen einzelner oder auch ganzer Gruppen von Items, die Patienten als nicht zutreffend für die Charakterisierung ihrer Schmerzen empfinden.

Auswertung: Die Auswertung besteht in der Addition der numerisch kodierten Itemantworten. Die Antworten zu den Items 1 bis 14 (Teil A des Fragebogens) ergeben den affektiven Globalwert (SES-affektiv), die Itemantworten 15 bis 24 (Teil B) den sensorischen Globalwert (SES-sensorisch). Von der Zusammenfassung der beiden Globalwerte zu einem Gesamtmaß wird abgeraten.

Fehlende Werte (Teil A: maximal 2; Teil B: maximal 1) werden durch den Mittelwert der gültigen Items der betreffenden Skala ersetzt. Auf die Berechnung von Subskalenscores sollte bei fehlenden Werten in den zugehörigen Items verzichtet werden.

Für die Ermittlung der Scores der drei sensorischen Subskalen *Rhythmik* (Items 16, 19, 22), *Lokales Eindringen* (Items 15, 18, 21, 24) und *Temperatur* (Items 17, 20, 23) steht eine Auswertungsschablone zur Verfügung.

Die Auswertung und Interpretation der beiden Subskalen der affektiven Globaldimension (*Allgemeine Affektivität* und *Hartnäckigkeit*) wird für den allgemeinen klinischen Gebrauch nicht empfohlen (s. Abschnitt *Validität*).

Die Rohwerte der beiden Globalmaße und der drei sensorischen Subskalen können anhand von Normwerttabellen in Standard-T-Werte und Prozentränge überführt werden.

5 Gütekriterien

Die Angaben in den folgenden Abschnitten beziehen sich auf das Testhandbuch (Geissner, 1996).

Objektivität

Durchführung und Auswertung sind standardisiert und insofern objektiv. Die Objektivität der Interpretation der Skalenwerte ist bei Bezug auf die publizierten Normen gegeben.

Reliabilität

Interne Konsistenz: Die interne Konsistenz (Cronbachs Alpha) beider Globalskalen ist mit $\alpha = .92$ für *SES-affektiv* und $\alpha = .81$ für *SES-sensorisch* als sehr zufriedenstellend zu bewerten (N = 1.041, Patienten mit chronischen oder akuten Schmerzen). Die Konsistenzkoeffizienten der sensorischen Subskalen liegen zwischen $\alpha = .85$ (*Rhythmik*) und $\alpha = .72$ (*Lokales Eindringen*). Die Konsistenzschätzungen konnten in einer unabhängigen externen Replikationsstudie mit nahezu identischen Werten bestätigt werden (N = 235, Patienten eines Schmerzzentrums).

Auffallend ist, dass bei der adäquaten internen Konsistenz der Skalen, die im Manual angegebenen Trennschärfekoeffizienten der Items nur in Ausnahmefällen im Bereich $r_{it} > .70$ liegen.

Retest-Reliabilität: In einer Teilstichprobe der Patienten mit chronischen und akuten Schmerzen (N = 50) wurden nach einer Wiederholungsmessung nach zwei behandlungsfreien Monaten Retest-Reliabilitätskoeffizienten von $r_{tt} = .96$ für *SES-affektiv* und $r_{tt} = .95$ für *SES-sensorisch* ermittelt. Die hohe Merkmalsstabilität in diesem Zeitintervall kommt durch ähnlich hohe Retest-Reliabilitätskoeffizienten auch in den Subskalen zum Ausdruck.

Validität

Inhaltliche Validität/Konstruktvalidität: Die inhaltliche Validität der SES ist durch die schmerzbeschreibenden Adjektive aus denen das Verfahren besteht, vordergründig gegeben. Durch die Einbeziehung von „affektiven" und „sensorischen" Adjektiven entspricht der mit der SES erfasste Merkmalsbereich der Schmerzdefinition der *International Association for the Study of Pain* (IASP), nach der Schmerz ein „... unangenehmes Sinnes- und Gefühlserlebnis ..." ist (Merskey & Bogduk, 1994).

Sensorischer Schmerz und affektiver Schmerz sind zwar korreliert (SES-sensorisch vs. SES-affektiv: r = .54), müssen aber dennoch als eigenständige Dimensionen der Schmerzempfindung aufgefasst werden. Der sensorische Schmerz bildet die Grundlage des affektiven Schmerzerlebens, das individuell sehr unterschiedlich ausgeprägt sein kann und von zentralen, z. T. von der Sensorik unabhängen Einflussgrößen bestimmt wird.

In Modelltests erwies sich die zweidimensionale Struktur gegenüber einer eindimensionale Struktur mit nur einer latenten Globaldimension als deutlich überlegen. In der oben erwähnten unabhängigen Replikationsstudie wurde die zweidimensionale Struktur durch eine Hauptkomponentenanalyse auch auf Itemebene bestätigt; die „affektiven" und die „sensorischen" Items waren jeweils eindeutig einer von zwei Hauptkomponenten zugeordnet.

Die Binnenstruktur der sensorischen Globaldimensionen ist mit 3 mäßig korrelierenden faktoriellen Subskalen differenzierter (engster Zusammenhang: r = .47, *Lokales Eindringen* vs. *Temperatur*) als die der affektiven Globaldimension: Die beiden affektiven Subskalen *Allgemeine Affektivität* und *Hartnäckigkeit* korrelieren mit r = .77. Die Differenzierung verbessert zwar die Güte der Modellanpassung (5-Faktorenmodell) im Vergleich zu einem Modell mit einer undifferenzierten affektiven Globaldimension (4-Faktorenmodell), ist aber interpretativ redundant und wird daher nur für besondere Forschungsfragen, aber nicht für den allgemeinen klinischen Gebrauch empfohlen.

Konvergente Validität: Die beiden Globalmaße der SES sowie die 5 Subskalen korrelieren mäßig mit einer globalen Einschätzung der Schmerzintensität („Schmerzthermometer": 0 = kein Schmerz und 100 = maximaler Schmerz) sowie mit körperlichen Beschwerden (Beschwerden-Liste B-L von Zerssen; siehe Seite 11 in diesem Band): *SES-sensorisch* vs. Schmerzintensität: r = .40; vs. B-L: r = .40; *SES-affektiv* vs. Schmerzintensität: r = .61; vs. B-L: r = .54. Korrelationen in der gleichen Größenordnung wurden mit dem Ausmaß der schmerzbedingten Funktionsbehinderung gefunden. Bemerkenswert ist, dass die Kriterienkorrelationen der affektiven Gobalskala und der affektiven Subskalen sämtlich höher ausfallen, als die der sensorischen Globalskala inklusive ihrer Subskalen.

Diskriminante Validität: Aus den Interkorrelationen der 5 Subskalen ist kein konsistentes, im Sinne diskriminanter Validität interpretierbares Muster ablesbar: Lediglich die beiden affektiven Subskalen korrelieren höher miteinander (r = .77, s. oben) als mit jeder der 3 sensorischen Subskalen (höchste Korrelation: r = .48, *Allgemeine Affektivität* vs. *Lokales Eindringen*); die Interkorrelationen der sensorischen Subskalen (maximal r = .47, s. oben) bleiben entgegen der Erwartung sämtlich hinter der affektiv-sensorischen Subskalenkorrelation von r = .48 zurück.

Hinweise auf diskriminante Validität der Global- und Subskalen ergeben sich eher aus den weit gehend fehlenden bis allenfalls geringen Korrelationen mit schmerzanamnestischen Daten und objektiven Krankheitscharakteristika, die belegen, dass die subjektive Schmerzempfindung unabhängig von der Krankheitsschwere variiert und bei der Befunderhebung als eigenständiger Assessmentbereich berücksichtigt werden muss.

Behandlungssensitivität: Es liegen zahlreiche Hinweise vor, dass mit der SES die Effekte schmerztherapeutischer Maßnahmen (Entspannungstechniken, Pharmako-, Psycho- oder multimodale Therapie) abgebildet werden können (Übersicht in Geissner, 1996). Meist handelt es sich dabei um nicht kontrollierte, offene Studien, in denen die schmerzreduzierenden Behandlungseffekte im Vorher-Nacher-Vergleich geprüft werden; seltener sind placebo-kontrollierte Studien (Bsp. s. Tabelle 1).

6 Normen, Cut-Off-Werte

Es liegen Normwerte (T-Werte und Prozentränge) für Schmerzpatienten vor, sowohl für die Gesamtstichprobe (N = 1.048) als auch für eine Auswahl von Schmerzlokalisations- bzw. Diagnosegruppen.

Cut-Off-Scores werden nicht angegeben. Bezogen auf die Referenzpopulation von Patienten mit meist chronischen Schmerzen werden im Manual T-Werte zwischen 40 und 60 als „durchschnittliche" Schmerzausprägung interpretiert (das arithmetische Mittel der T-Verteilung beträgt 50, die Standardabweichung 10), T-Werte zwischen 30 und 39 werden als „unterdurchschnittliche", zwischen 61 und 70 als „überdurchschnittliche" Schmerzausprägung gewertet. „Weit unterdurchschnittliche" Schmerzausprägungen liegen bei T-Werten von 20 bis 29 vor, „weit überdurchschnittliche“ bei T-Werten von 71 bis 80.

Zu beachten ist, dass diese Angaben wahrscheinlich allesamt – auch die niedrigeren Ausprägungen – im Vergleich zur Normalpoulation als überdurchschnittlich zu bezeichnen wären.

Ebenfall nützlich für die Interpretation ist die Angabe von auf Reliabilitätskennwerten beruhenden individuellen kritischen Differenzen für T-Werte der *Globalskalen SES-affektiv* und *SES-sensorisch,* sie gestatten für den Einzelfall sowohl die Bewertung von Unterschieden in der Ausprägung der beiden Schmerzaspekte als auch die von Veränderungen in der jeweiligen Schmerzkomponente.

7 Exemplarische Daten

Die in Tabelle 1 dargestellten Daten zeigen die Effekte einer medikamentösen Schmerzbehandlung im Vergleich zu Placebo. Die Studie wurde im Crossover-Design durchgeführt, wobei die Patienten in randomisierter Reihenfolge je eine Behandlungsperiode mit Placebo und eine Behandlungsperiode mit oralem Morphin MST durchliefen. Die mittlere Reduktion des affektiven Schmerzes nach 7-tägiger Morphinbehandlung betrug 22.9 % (7.95 Rohwertpunkt in der Skala *SES-affektiv*) im Vergleich zu 2.3 % (0.81 Punkte) nach Placebo. Der sensorische Schmerz war um 16.1 % (3.36 Punkte in der Skala *SES-sensorisch*) vermindert nach der aktiven Behandlung und um 2.1 % (0.44 Punkte) nach Placebo.

SES – Tabelle 1: SES-Verlauf bei Patienten mit neurogenen Schmerzen (N = 40) vor Behandlungsbeginn und nach 2 jeweils 7-tägigen Behandlungsperioden mit Placebo oder oralem Morphin MST im doppel-blinden Crossover-Design. Dargestellt sind Mittelwerte (M) und Standardabweichungen (SD) der Skalenrohwerte. (Datenquelle: Maier et al., 1995, nach Geissner, 1996)

	Baseline		Placebo		Morphin MST	
Skala (Bereich)	M	(SD)	M	(SD)	M	(SD)
SES-affektiv (14–56)	34.71	(8.43)	33.90	(9.90)	26.76	(9.56)
SES-sensorisch (10–40)	21.10	(7.74)	20.66	(7.06)	17.74	(6.34)

8 Literatur

CIPS (Hrsg.). (1996). Internationale Skalen für Psychiatrie. (4., überarbeitete und erweiterte Aufl.). Göttingen: Beltz Test.

Geissner, E. (1996). Die Schmerzempfindungs-Skala (SES): Handanweisung. Göttingen: Hogrefe

Hoppe, F. (1991). Die Hamburger Schmerz-Adjektiv-Liste (HSAL). Weinheim: Beltz Test.

Maier, C., Hildebrandt, J., Klinger, R., Lindena, G. & Mitglieder der MONTAS-Study Group (1995). Doppel-blind placebokontrollierte Studie zur akuten Wirksamkeit von akutem Morphin bei chronischen nicht tumorbedingten Schmerzen (MONTAS) – Teil 1: Effektivität, Dosis und Nebenwirkungen von Morphin oder Placebo. Deutscher Schmerzkongreß, 5.–8.10.1995, Heidelberg.

Melzack, R. (1975) The McGill Pain Questionaire: Major properties and scoring methods. Pain, 4, 273–281.

Merskey, H. & Bogduk, N. (Eds.) (1994). Classification of chronic pain (Descriptions of chronic pain syndromes and definitions of pain terms, 2nd edition). Seattle: IASP Press.

Schmerzempfindung SES

Patient /
Patientin: ______________ Heutiges Datum: ______________

Untersuchungsleiter /
Untersuchungsleiterin: ______________

BEARBEITUNGSHINWEISE

Die nachfolgenden Aussagen dienen der näheren Beschreibung Ihrer *Schmerzempfindung*. Bitte geben Sie bei jeder Aussage an, ob die vorgegebene Empfindung für *Ihre Schmerzen* stimmt. Sie haben bei jeder Aussage 4 Antwortmöglichkeiten:

4 = trifft genau zu
3 = trifft weitgehend zu
2 = trifft ein wenig zu
1 = trifft nicht zu.

Bitte machen Sie ein Kreuz *auf die Zahl*, die für Sie am besten zutrifft. Bitte machen Sie *in jeder Zeile* ein Kreuz und lassen Sie bei der Beantwortung keine Aussage aus.

Gemeinsam mit dem Untersuchungsleiter / der Untersuchungsleiterin wird vorher festgelegt, auf welchen Zeitraum sich die Beurteilung Ihrer Schmerzen beziehen soll.

Beziehen Sie sich bei der Beurteilung:

- ❑ auf die typischen Schmerzen in der letzten Zeit, d.h. ca. in den letzten 3 Monaten
- ❑ auf die typischen Schmerzen in den letzten Tagen
- ❑ auf die Schmerzen in dem Moment, in dem Sie diesen Bogen bearbeiten

(Zutreffendes bitte ankreuzen).

TEIL A

	trifft genau zu	trifft weitgehend zu	trifft ein wenig zu	trifft nicht zu
1. Ich empfinde meine Schmerzen als **quälend**	4	3	2	1
2. Ich empfinde meine Schmerzen als **grausam**	4	3	2	1
3. Ich empfinde meine Schmerzen als **erschöpfend**	4	3	2	1
4. Ich empfinde meine Schmerzen als **heftig**	4	3	2	1
5. Ich empfinde meine Schmerzen als **mörderisch**	4	3	2	1
6. Ich empfinde meine Schmerzen als **elend**	4	3	2	1
7. Ich empfinde meine Schmerzen als **schauderhaft**	4	3	2	1
8. Ich empfinde meine Schmerzen als **scheußlich**	4	3	2	1
9. Ich empfinde meine Schmerzen als **schwer**	4	3	2	1
10. Ich empfinde meine Schmerzen als **entnervend**	4	3	2	1
11. Ich empfinde meine Schmerzen als **marternd**	4	3	2	1
12. Ich empfinde meine Schmerzen als **furchtbar**	4	3	2	1
13. Ich empfinde meine Schmerzen als **unerträglich**	4	3	2	1
14. Ich empfinde meine Schmerzen als **lähmend**	4	3	2	1

TEIL B

15. Ich empfinde meine Schmerzen als **schneidend**	4	3	2	1
16. Ich empfinde meine Schmerzen als **klopfend**	4	3	2	1
17. Ich empfinde meine Schmerzen als **brennend**	4	3	2	1
18. Ich empfinde meine Schmerzen als **reißend**	4	3	2	1
19. Ich empfinde meine Schmerzen als **pochend**	4	3	2	1
20. Ich empfinde meine Schmerzen als **glühend**	4	3	2	1
21. Ich empfinde meine Schmerzen als **stechend**	4	3	2	1
22. Ich empfinde meine Schmerzen als **hämmernd**	4	3	2	1
23. Ich empfinde meine Schmerzen als **heiß**	4	3	2	1
24. Ich empfinde meine Schmerzen als **durchstoßend**	4	3	2	1

Bitte überprüfen Sie nochmals, ob Sie auch nichts ausgelassen haben.

ROHWERTE (nur für Auswertungszwecke)

Rohwert Teil A [ ] Rohwert Teil B [ ] Rohwerte Teilskalen: Rhyth. (rot) [ ] L.E. (blau) [ ] Temp. (grün) [ ]

AUSWERTUNG

Globalskalen A und B:

	ROHWERT	STANDARDWERT ALLGEMEIN		*Standardwert spezifisch (fakultativ)*	
		T-WERT	PROZENTRANG	T-WERT	PROZENTRANG
TEIL A		T =	%	T =	%
TEIL B		T =	%	T =	%

Referenzgruppe für SW / spez.: ____________ *(Bezeichnung)*

Sensorische Teilskalen (fakultativ):

	Rohw.	Stand./allg.		Stand./spez.	
		T-Wert	Prozentrang	T-Wert	Prozentrang
1 Rhyth. (rot)		T =	%	T =	%
2 L.E. (blau)		T =	%	T =	%
3 Temp. (grün)		T =	%	T =	%

Ref.gr. für SW/spez.: ____________ *(Bezeichnung)*

Motorische Symptome

AIMS

Abnormal **I**nvoluntary **M**ovement **S**cale

Skala zur Erfassung abnormer unwillkürlicher Bewegungen

Deutsche Version: CIPS (2004; übersetzt von G. Weyer)
Originalversion: NIMH (1976)

1 Anwendungsbereich

Die AIMS ist eine Fremdbeurteilungsskala zur Erfassung von extrapyramidalen Bewegungsstörungen bei mit Neuroleptika behandelten Patienten. Es werden das Vorhandensein und der Schweregrad von objektiv beobachtbaren Bewegungstörungen beurteilt sowie, global, die Behinderung durch die Störung und ihre Wahrnehmung durch den Patienten. Die Skala ist kurz und einfach in der Anwendung; sie wird in der Klinik als Hilfe für die Diagnose und zur Dokumentation des Therapieverlaufs eingesetzt. Ohne weitere Informationen kann ein Skalenwert der AIMS eine Diagnose nicht begründen (Schooler & Kane, 1982). Als Forschungsinstrument findet die Skala in klinischen Studien Verwendung, meist zur Bewertung von unerwünschten Begleiterscheinungen neuroleptischer Therapien, aber auch als Wirksamkeitsparameter bei der Behandlung von Dyskinesien.

2 Aufbau und Beschreibung

Die AIMS umfasst insgesamt 12 Items, davon beziehen sich 7 auf beobachtbare Bewegungstörungen in verschiedenen Körperregionen (4 Gesichts- und Mundbewegungen, 2 Bewegungen der Extremitäten, 1 Rumpfbewegung). Mit 3 Items werden der Schweregrad, die Behinderung durch die Bewegungsstörungen und die Einsicht des Patienten in die damit verbundene Beeinträchtigung global beurteilt. Zwei weitere Fragen zum Zahnstatus sollen möglichen Fehlinterpretationen von Bewegungsauffälligkeiten im Mundbereich vorbeugen.

Bis auf die beiden Fragen zum Zahnstatus (Ja/Nein) werden alle anderen Items (Symptome und Globalurteile) auf 5-stufigen Schweregradskalen beurteilt (0 = „keine“, 1 = „minimal, grenzwertig normal“, 2 = „leicht“, 3 = „mäßig“, 4 = „schwer“). Die Schweregradstufen sind lediglich durch die verbalisierten Quantitäten der Skala definiert.

Der Schweregrad der Dyskinesie kann entweder durch den Summenwert der Symptomratings in den Items 1 bis 7 (Bereich 0 bis 28 Punkte) oder durch das Globalurteil (Item 8) angegeben werden. Der globale Schweregrad in Item 8 ist definiert als der höchste, für eines der Einzelsymptome (Items 1 bis 7) vergebene Schweregrad.

Die Globalurteile zum Grad der Behinderung (Item 9) und der Wahrnehmund der Beeinträchtigung durch den Patienten (Item 10) werden einzeln bewertet. Die Items 11 und 12 sind nicht für eine formale Bewertung vorgesehen.

In älteren Versionen der AIMS ist auch eine Schweregradabstufung von 1 bis 5 gebräuchlich.

3 Entwicklung

Die Skala ist ein im Konsens verschiedener Kliniker in der *Psychopharmacology Research Branch* des *US National Institute of Mental Health* (NIMH) entstandenes Produkt. Ziel war die standardisierte Erfassung und Bewertung von extrapyramidalen Nebenwirkungsprofilen von Psychopharmaka, insbesondere Neuroleptika. Die AIMS dürfte in diesem Einsatzgebiet das am weitesten verbreitete Verfahren sein.

4 Hinweise zur Anwendung

Material zur Unterstützung der Anwendung: Beurteilungsskala (Dokumentationsbogen) (siehe *Bezugsquellen* im Anhang des Buches) sowie

AIMS-Untersuchungsanleitung und Beurteilungskriterien modifiziert nach Munetz und Benjamin (1988).

Voraussetzungen auf Seiten des Patienten: Die Skala ist für alle Patienten geeignet bei denen eine Spätdyskinesie beurteilt werden soll.

Voraussetzungen auf Seiten des Untersuchers: Die Beurteilung mit der AIMS setzt ein adäquates Training voraus.

Bearbeitungsdauer: Für die Untersuchungs- und Beurteilungszeit sind 10 bis 15 Minuten zu veranschlagen.

Zeitlicher Bezugsrahmen der Beurteilung: Der aktuelle Status wird beurteilt.

Durchführung: Die Beurteilung kann im Rahmen einer klinischen Untersuchung durchgeführt werden. Eine Anleitung zur Durchführung und Richtlinien zur Beurteilung sind verfügbar.

Auswertung: Die Auswertung besteht in der Addition der Itemscores 1 bis 7, sowie in der Ermittlung des Maximalscores in diesen 7 Items (s. Abschnitt *Aufbau und Beschreibung*).

5 Gütekriterien

Objektivität/Reliabilität

Nach einer Übersicht von Edson et al. (1997) liegen die in verschiedenen Studien berichteten Pearson-Korrelationkoeffizienten der Beurteilerüberstimmung im Summenscore (Item 1 bis 7) im Bereich von r=.81 bis . 87 und die in anderen Studien verwendeten (angemesseneren) Intraclass-Korrelationskoeffizienten zwischen ICC=.60 und .91. In ihrer eigenen Studie erreichten Edson et al. nach einem ausführlichen Trainingsprogramm (Beschreibung bei Tracy et al., 1997) eine Beurteilerübereinstimmung von ICC=.75 im Summenscore, mit Werten für die einzelnen Symptome zwischen ICC=.18 (Mimische Muskulatur) und ICC=.74 (Obere Extremitäten).

Die Retest-Reliabilität (6 bis 8 Wochen) bei Patienten unter antipsychotischer Medikation wird für den Summenscore mit r_{tt}=.81 und für das globale Schweregradrating (Item 8) mit r_{tt}=.71 angegeben (Smith et al., 1979).

Validität

Mit den Items der AIMS werden die häufigsten beobachteten Symptome einer Spätdyskinesie erfasst. Verschiedene, seltenere Symptome (pharyngeale und respiratorische Bewegungen) sind ausgeschlossen.

Für die Validität der AIMS spricht, dass in Studien mit neueren Antipsychotika, mit der AIMS die erwartete geringere Häufigkeit und der geringere Schweregrad von Spätdyskinesien im Vergleich zu herkömmlichen Neuroleptika gezeigt werden konnte (z. B. Tollefson et al., 1997; s. Tabelle 2).

6 Normen, Cut-Off-Werte

Normen liegen nicht vor.

Forschungskriterien für die Diagnose einer wahrscheinlichen Spätdyskinesie, unter Einbeziehung von Skalenwerten der AIMS (oder der *Tardive Dyskinesia Rating Scale TDRS*, siehe Seite 411 in diesem Band) wurden von Schooler und Kane (1982) vorgeschlagen: 1) mindestens 3 Monate neuroleptische Medikation, 2) keine anderen Ursachen für abnormale Bewegungen, und 3) Bewegungen leichten Schweregrades (Score von 2 in der AIMS) in mindesten zwei unterschiedlichen Körperregionen oder Bewegungen mäßigen Schweregrades (Score von 3 oder höher) in einer Körperregion.

7 Exemplarische Daten

Tabelle 1 zeigt Ergebnisse einer Studie mit Vitamin E zur Therapie von Spätdyskinesien (diagnostiziert nach den Kriterien von Schooler und Kane, 1982).

Ergebnisse von drei Vergleichsstudien „Olanzapin vs. Haloperidol" bei Patienten mit Schizophrenie, schizoaffektiver oder schizophrenieformer

AIMS – Tabelle 1: Mittelwerte und Standardabweichungen (in Klammern) für den Summenscore von 12 Patienten mit Spätdyskinesie, vor und nach Crossover-Behandlung mit Vitamin E und Placebo (Datenquelle: Adler et al., 1993)

AIMS (Summe 1–7)	Vitamin E	Placebo
Ausgangswert	8.9 (1.9)	7.0 (2.7)
Behandlungsende[a]	7.0 (2.7)	8.3 (2.2)
Verbesserung %[b]	20.5	–23.8

[a] Vitamin E: Woche 36; Placebo: Woche 12
[b] Mittelwert der individuellen prozentuale Veränderungen vom Ausgangswert. Negativer Wert bedeutet Verschlechterung.

Störung (DSM-III-R Kriterien), bei denen weder in der Anamnese noch bei Studienaufnahme eine Spätdyskinesie (nach den Kriterien von Schooler & Kane, 1982) vorlag, sind in Tabelle 2 zusammengefasst. Die geringfügigen Bewegungsstörungen (Summenscore der AIMS, Item 1 bis 7) verminderte sich im Schweregrad unter der Behandlung mit mit dem atypischen Neuroleptikum Olanzapin, während unter der hekömmlichen Vergeichssubstanz Haloperidol eine Zunahme festzustellen war. Die individuellen Maximalscores (zu einem beliebigen Zeitpunkt) während der Behandlung waren unter Haloperidol höher als unter Olanzapin.

AIMS – Tabelle 2: Veränderungen im AIMS-Summenscore unter Behandlung mit Olanzapin oder Haloperidol bei Patienten, die bei Studienaufnahme keine Spätsyskinesie aufwiesen. Mittelwerte und Standardabweichungen (in Klammern) (Datenquelle: Tollefson et al., 1997)

AIMS (Summe 1–7)	Olanzapin (N = 707)	Haloperidol (N = 197)
Ausgangswert	0.59 (1.26)	0.66 (1.30)
Veränderung zu Behandlungsendwert	–0.13 (1.56)	0.36 (2.04)
Veränderung zu Max. Score	0.80 (1.93)	1.52 (2.52)

8 Literatur

Adler, L. A., Peselow, E., Duncan, E., Rosenthal, M. & Angrist, B. (1993). Vitamin E in tardive dyskinesia: time course of effect ofter placebo substitution. Psychopharmacolgy Bulletin, 29, 371–374.

Edson, R., Lavori, P., Tracey, K., Adler, L. A., Rotrosen, J. & the Veterans Affairs Cooperative Study #394 Study Group. (1997). Interrater reliabilty issues in multicenter trials, part II: Statistical procedures used in Department of Veterans Affairs Cooperative Study #394. Psychopharmacolgy Bulletin, 33, 59–67.

Munetz, M. R. & Benjamin, S. (1988). How to examine patients using the Abnormal Involuntary Movement Scale. Hospital and Community Psychiatry, 39, 1172–1177.

National Institute of Mental Health. (1976). Abnormal Involuntary Movement Scale (AIMS). In W. Guy (Ed.), ECDEU assessment manual for psychopharmacology. rev. ed. (pp. 534–537). Rockville, MD: NIMH.

Schooler, N. R. & Kane, J. M. (1982). Research diagnoses for tardive dyskinesia (RD-TD). Archives of General Psychiatry, 39, 386–387.

Smith, J. M., Kucharski, L. T., Oswald, W. T. & Waterman, L. J. (1979). A systematic investigation of tardive dyskinesia in inpatients. American Journal of Psychiatry, 136, 918–922.

Tollefson, G. D., Beasley, C. M., Tamura, R. N. Tran, P. V. & Potvin, J. H. (1997). Blind, controlled, long-term study of the comparative incidence of treatment-emergent tardive dykinesia with olanzapine or haloperidol. American Journal of Psychiatry, 154, 1248–1254.

Tracy, K., Adler, L. A., Rotrosen, J., Edson, R., Lavori, P. & the Veterans Affairs Cooperative Study #394 Study Group. (1997). Interrater reliabilty issues in multicenter trials, part I: Theoretical concepts and operational procedures used in Department of Veterans Affairs Cooperative Study #394. Psychopharmacolgy Bulletin, 33, 53–57.

AIMS – Untersuchungsanleitung

Beobachten Sie den Patienten/die Patientin – vor oder nach der Untersuchung – unauffällig im Ruhezustand (z. B. während er/sie im Wartezimmer sitzt). Vor der Bewertung sollten alle Untersuchungen vollständig abgeschlossen sein. Benützen Sie für die Untersuchung einen harten Stuhl (d. h. keinen Polstersessel) ohne Armlehnen.

Untersuchung:

1. Fragen Sie den Patienten/die Patientin, ob er/sie etwas im Mund hat (z. B. Kaugummi, Bonbon etc.). Wenn ja, bitten Sie den Patienten/die Patientin, den Gegenstand aus dem Mund zu nehmen.
2. Fragen Sie den Patienten/die Patientin nach dem aktuellen Zustand seines/ihres Gebisses. Trägt er/sie ein künstliches Gebiss? Gibt es derzeit Probleme mit den Zähnen/dem Gebiss?
3. Fragen Sie den Patienten/die Patientin, ob er/sie sich irgendwelcher Bewegungen von Mund, Gesicht, Händen oder Füßen bewusst ist. Wenn ja, bitten Sie den Patienten/die Patientin, die Bewegungen zu beschreiben und anzugeben, in welchem Maße diese ihn/sie gegenwärtig stören bzw. bei der Ausübung seiner/ihrer Aktivitäten behindern.
4. Bitten Sie den Patienten/die Patientin, sich auf den Stuhl zu setzen und die Hände auf die Knie zu legen; die Beine sollten leicht auseinanderstehen und die Füße flach auf dem Boden aufgesetzt sein (Beobachten Sie bitte den gesamten Körper im Hinblick auf Bewegungen, während sich der Patient/die Patientin in dieser Position befindet).
5. Bitten Sie den Patienten/die Patientin, die Arme während des Sitzens hängenzulassen. Männer werden gebeten, die Arme zwischen den Beinen hängen zu lassen, Frauen (wenn sie Kleid oder Rock tragen) lassen die Arme über die Knie hängen (Hände und andere Körperregionen beobachten).
6. Bitten Sie den Patienten/die Patientin, den Mund zu öffnen. (Zur Beobachtung der im Mund liegenden Zunge im Ruhezustand). Führen Sie diesen Test zweimal durch.
7. Bitten Sie den Patienten/die Patientin, die Zunge herauszustrecken. (Zur Beobachtung abnormer Zungenbewegungen). Führen Sie diesen Test zweimal durch.
8. Bitten sie den Patienten/die Patientin, so schnell wie möglich 10 bis 15 Sekunden lang mit dem Daumen nacheinander gegen die Finger der Hand zu klopfen, zuerst mit der rechten, dann mit der linken Hand. (Beobachten Sie Gesichts- und Beinbewegungen). [aktivierte Bewegung]
9. Beugen und Strecken Sie den linken und den rechten Arm des Patienten/der Patientin. (Eine Seite nach der anderen. Achten Sie auf Steifigkeit).
10. Bitten Sie den Patienten/die Patientin, aufzustehen. (Betrachten Sie den Patienten/die Patientin im Profil, beobachten Sie nochmals alle Körperregionen, einschließlich der Hüften).
11. Bitten Sie den Patienten/die Patientin, beide Arme mit den Handflächen nach unten vor dem Körper auszustrecken. (Beobachten Sie Rumpf, Beine und Mund). [aktivierte Bewegung]
12. Bitten Sie den Patienten/die Patientin, ein paar Schritte zu gehen, umzudrehen und wieder auf den Stuhl zuzugehen (Beobachten Sie Hände und Gang). Führen Sie diesen Test zweimal durch. [aktivierte Bewegung]

AIMS – Beurteilungskriterien*

1. Bewerten Sie alle hyperkinetischen Bewegungen außer Tremor (aber einschließlich tick-artiger und dystonischer Bewegungen), ungeachtet der mutmaßlichen Ätiologie. Zum Beispiel: Bewerten Sie Bewegungen, die bei Morbus Huntingdon oder beim Tourette-Syndrom vorkommen.

2. Ziehen Sie bei der Beurteilung des Schweregrades einer Bewegung drei Dimensionen in Betracht: Qualität, Frequenz und Amplitude.

3. Folgen Sie nicht der Originalinstruktion zur AIMS, die Beurteilung um einen (1) Punkt zu vermindern, wenn die Bewegung nur im aktivierten Zustand (siehe Untersuchungsanweisung) zu sehen ist. Beurteilen Sie stattdessen, unter Berücksichtigung von Amplitude und Frequenz, alle Bewegungungen, die qualitativ dem Bild einer Spätdyskinesie entsprechen.

4. Beachten Sie die Frequenz bei der Unterscheidung von Tremor und choreiformen Bewegungen. Die Frequenz eines Parkinson-Tremors ist im Allgemeinen höher (3 bis 6/sec) als die Frequenz der Bewegungen bei einer Spätdyskinesie (selten > 2/sec).

5. Vergeben Sie einen Score von 1 (minimal, an der Normgrenze) bei marginaler Qualität, Amplitude oder Frequenz einer Bewegung.

6. Beurteilen Sie keine Spiegelbewegungen, die hier unspezifisch sind. Wenn es unklar ist, ob es sich bei den gesehenen Bewegungen um Spiegelbewegungen handelt, vergeben Sie einen Score von 1.

7. Bewerten Sie bei der Beurteilung von Item 1 (Muskeln für den Gesichtsausdruck) nur Bewegungen der oberen Gesichtshälfte (Stirn und Periorbitalgebiet).

8. Beachten Sie bei der Unterscheidung von Lippen- und Kieferbewegungen (a) die Verzweigungen der Hirnnerven. Bewerten Sie Bewegungen, an denen die unteren Teile des N. facialis beteiligt sind (z. B. Schmatzen) als Lippenbewegungen. Bewerten Sie Bewegungen, die durch die unteren zwei Drittel des N. trigeminus hervorgebracht werden (z. B. Knirschen, Kauen) als Kieferbewegungen. (b) Bewerten Sie Lippenbewegungen nicht, wenn sie passiv, sekundär durch Zungen- oder Kieferbewegungen hervorgerufen werden. Wenn sich sowohl Ober- als auch Unterlippe bewegen, werden diese Bewegungen nicht als passiv erachtet.

9. Falls notwendig, beurteilen Sie Zungenbewegungen bei geschlossenem Mund des Patienten/der Patientin durch Beobachtung der Bewegungen des Kehlkopfes. Nach verschiedenen Autoren, kann für Zungenbewegungen ein Score von 3 vergeben werden, wenn die Zunge die imaginäre Verbindungsebene von oberer und unterer Zahnreihe durchbricht.

10. Bewerten Sie Fußklopfen und andere Ruhelosigkeitsbewegungen der Extremitäten (nicht Tremor), wenn sie unwillkürlich erscheinen und nicht zu den klassischen Akathisiephänomenen gehören. Wenn die Willkürlichkeit der Bewegungen unklar ist, bewerten Sie sie mit einem Score von 1, ungeachtet der Amplitude und der Frequenz.

11. Beachten Sie, dass es für die Beurteilung des Schweregrades zwei Maße gibt: (a) das Globalurteil (Item 8), das dem höchsten, für die 7 Körpergebiete (Item 1 bis item 7) vergebenen Einzelscore entspricht und (b) der Gesamtscore, gebildet aus der Summe der Einzelscores (Item 1 bis Item 7).

* deutsche Übersetzung von G. Weyer, modifiziert nach Munetz & Benjamin, 1988

CIPS Collegium Internationale Psychiatriae Scalarum

AIMS

Abnormal Involuntary Movement Scale

Name: Datum:

Bitte Untersuchung vor der Bewertung abschließen!
Bewerten Sie jeweils den höchsten beobachteten Schweregrad (nicht den Durchschnitt).

Gesicht und Mund					
1. Muskeln für den Gesichtsaudruck z. B. Bewegungen von Stirn, Augenbrauen, periorbitaler Bereich, Wangen einschließlich Stirnrunzeln, Blinzeln, Grimassieren der oberen Gesichtshälfte	0 keine	1 minimal	2 leicht	3 mäßig	4 schwer
2. Lippen und perioraler Bereich z. B. Lippenspitzen, Schmollmund, Schmatzen	0 keine	1 minimal	2 leicht	3 mäßig	4 schwer
3. Kieferbereich z. B. Beißen, Zähne zusammenpressen. Kauen, Mund öffnen, seitliche Kieferbewegungen	0 keine	1 minimal	2 leicht	3 mäßig	4 schwer
4. Zunge Nur die Zunahme der Bewegungen in oder außerhalb des Mundes bewerten. Nicht die Unfähigkeit, Bewegungen zu zügeln.	0 keine	1 minimal	2 leicht	3 mäßig	4 schwer
Extremitäten					
5. Obere Extremitäten (Arme, Handgelenke, Hände, Finger) Einschießende choreiforme, d. h. rasche, objektiv grundlose, unregelmäßige, spontane Bewegungen: athetoide, d. h. langsame, unregelmäßige, komplexe, schlangenartige Bewegungen. Tremor nicht einschließen (d. h. sich wiederholende, regelmäßige rhythmische Bewegungen.	0 keine	1 minimal	2 leicht	3 mäßig	4 schwer
6. Untere Extremitäten (Beine, Knie, Fußknöchel, Zehen) z. B. seitliche Kniebewegungen, Klopfen mit den Füßen, Ferse fallen lassen, Füße winden, Füße nach innen und außen drehen	0 keine	1 minimal	2 leicht	3 mäßig	4 schwer
Rumpf					
7. Genick, Schultern, Becken z. B. Schaukeln, Drehen, Krümmen, Kreisbewegungen des Beckens	0 keine	1 minimal	2 leicht	3 mäßig	4 schwer
Globale Beurteilung					
8. Schweregrad der abnormen Bewegungen (basierend auf dem Max.-Score Item 1 bis 7)	0 keine	1 minimal	2 leicht	3 mäßig	4 schwer
9. Behinderung durch abnorme Bewegungen	0 keine	1 minimal	2 leicht	3 mäßig	4 schwer
10. Bewusstheitsgrad des Patienten über die Abnormität der Bewegungen (nur Angaben des Patienten bewerten)	0 nicht bewusst	1 bewusst/ kein Leiden	2 bewusst/ leichtes Leiden	3 bewusst/ mäßiges Leiden	4 bewusst/ schweres Leiden
Zahnbefund					
11. Gegenwärtige Probleme mit Zähnen und/oder künstlichem Gebiss	☐ nein	☐ ja			
12. Trägt der Patient in der Regel ein künstliches Gebiss?	☐ nein	☐ ja			

Summenscore (Items 1 bis 7): ☐☐ **Globalurteil (Item 8 ≙ max. Score Items 1-7):** ☐☐

EPS

Extrapyramidale Symptom Skala
Fremdbeurteilung

Deutsche Version: CIPS (1986)
Originalversion: Simpson und Angus (1970)

1 Anwendungsbereich

Die EPS ist ein Instrument zur Beurteilung von Extrapyramidalsymptomen, insbesondere der Parkinson-Symptomatik (Rigor, Tremor und Hypokinese). Die Skala ist einfach zu handhaben; sie eignet sich für Klinik und Forschung, als Hilfsmittel zur Unterstützung (nicht zur Begründung) der Diagnose und zur Verlaufsbeschreibung. In klinischen Studien mit Neuroleptika wird sie meist ergänzend zu anderen Nebenwirkungsskalen eingesetzt (z. B. *der Abnormal Involuntary Movement Scale, AIMS*; siehe Seite 393 in diesem Band) um ein möglichst umfassendes Bild der motorischen Symptomatik zu erhalten.

2 Aufbau und Beschreibung

Es sind 10 Symptome (Items) formuliert, die entsprechend ihrer Ausprägung auf einer 5-stufigen Ratingsskala von 0 bis 4 beurteilt werden: Ein Wert von „0" wird bei vollständigem Fehlen der Symptomatik vergeben, ein Wert von „4" zeigt den am höchsten ausgeprägten Schweregrad an. Die Skalenstufen sind verbal verankert, z. T. auch operational definiert.

Den Gesamtwert als Schätzung für den Schweregrad extrapyramidaler Störungen erhält man, indem die einzelnen Itembewertungen aufaddiert und durch die Anzahl der bewerteten Items dividiert werden.

3 Entwicklung

Die EPS wurde auf der Grundlage früherer Skalenversionen in der gleichen Indikation (Simpson et al., 1964) entwickelt. Dabei wurden schwer quantifizierbare Symptome ausgeschlossen (Rumpfbewegungen) und andere, das Parkinson-Syndrom typischerweise charakterisierende Symptome (Tremor, Speichelfluss), in die Skala aufgenommen. Mit der vorliegenden 10-Item-Skala werden die wesentlichen objektiv beobachtbaren parkinsoiden Bewegungsstörungen erfasst und einer standardisierten Bewertung zugänglich gemacht.

4 Hinweise zur Anwendung

Material zur Unterstützung der Anwendung: Außer der Beurteilungsskala selbst, die auch für jedes zu beurteilende Symptom Hinweise zur Untersuchungsdurchführung enthält, ist kein weiteres Material verfügbar (siehe *Bezugsquellen* im Anhang des Bandes).

Voraussetzungen auf Seiten des Patienten: Die Skala ist für alle Patienten geeignet, bei denen das Vorhandensein und der Schweregrad einer parkinsonoiden Bewegungsstörung beurteilt werden soll.

Voraussetzungen auf Seiten des Untersuchers: Die Beurteilung mit der EPS setzt ein adäquates Training voraus.

Bearbeitungsdauer: Für die Untersuchungs- und Beurteilungszeit sind 10 bis 15 Minuten zu veranschlagen.

Zeitlicher Bezugsrahmen der Beurteilung: Der aktuelle Status wird beurteilt.

Durchführung: Grundlage für die Beurteilung ist das direkt beobachtbare Verhalten des Patienten im Rahmen einer klinisch-neurologischen Untersuchung, die sich an den Untersuchungsanweisungen der Skala orientiert. Kritisiert wird das empfohlene Vorgehen zur Beurteilung der Rigidität der Nackenmuskulatur (Item 7: Untersucher hebt den Kopf des liegenden Patienten an und entzieht dann die Unterstützung), wegen der damit verbundenen Gefährdung des Rapports, die Wiederholungsuntersuchungen ausschließt (Gervin & Barnes, 2000).

Auswertung: Die von den Autoren empfohlene Auswertung besteht in der Berechnung des Mittelwerts über die 10 Itemscores (s. Abschnitt *Aufbau und Beschreibung*).

In Publikationen wird häufig auch die Summe der Itemscores anstatt des Mittelwertes berichtet (z. B. Sanger et al., 1999; s. Tabelle 1).

5 Gütekriterien

Objektivität/Reliabilität

Bei sieben Überprüfungen, von jeweils am gleichen Tag von zwei unabhängigen Beurteilern durchgeführten Untersuchungen (14 Patienten), ergab sich in der Originalstudie von Simpson und Angus (1970) für den Gesamtskalenwert eine mittlere Inter-Rater-Korrelation von $r=.87$ ($.71 \leq r \leq .96$); die Koeffizienten für die einzelnen Items lagen zwischen $r=.52$ (Gang) und .87 (Glabella-Reflex). Die Autoren berichten, dass auch Nichtmediziner, nach entsprechendem Training, adäquate Beurteilungen abgeben können.

Validität

Mit den Items der EPS werden die häufigsten beobachteten Symptome einer parkinsonoiden Bewegungsstörung erfasst, wobei die Beurteilung der Rigidität einen breiten Raum einnimmt, andere parkinson-typische Symptome, wie Bradykinesie, Tremor und Speichelfluss dagegen nur summarisch beurteilt werden (Gervin & Barnes, 2000).

Nach den Ergebnissen einer Hauptkomponentenanalyse (Simpson & Angus, 1970) werden mit der EPS vier unabhängige Symptomdimensionen erfasst (insgesamt 68 % Varianzaufklärung): Rigidität (34 %), Speichelsekretion (15 %), Glabella-Reflex (10 %) und Tremor (9 %).

Ebenfalls bereits in der Originalpublikation werden erwartungsgemäße Unterschiede im Gesamtscore der EPS zwischen mit zwei unterschiedlichen Dosierungen von Haloperidol behandelten Patientengruppen berichtet sowie statistisch signifikante Unterschiede beider Behandlungsgruppen zu einer Placebogruppe.

In Studien mit neueren Antipsychotika, konnten mit der EPS die erwartete geringere Häufigkeit und der geringere Schweregrad von Bewegungsstörungen im Vergleich zu herkömmlichen Neuroleptika gezeigt werden (z. B. Hebenstreit et al., 1991; Laux et al., 1990, Mendlewicz et al., 1990; Sanger et al., 1999; Zimbroff et al., 1997).

6 Normen, Cut-Off-Werte

Normen liegen nicht vor.

Nach Angus und Simpson (1970) liegen Skalenwerte < 0.3 im Normbereich (Mittelwerte der Itemscores).

Folgende Klassifikation von Schweregraden ist gebräuchlich:

bis 0.3	normal oder minimal
0.4 bis 1.0	leicht
1.1 bis 1.5	mittel
1.6 und höher	ausgeprägt

7 Exemplarische Daten

In einer großen internationalen Vergleichsstudie „Olanzapin vs. Haloperidol“ bei Patienten mit Schizophrenie, schizoaffektiver oder schizophrenieformer Störung (DSM-III-R Kriterien) verminderten sich mit der EPS beurteilte parkinsoide Bewegungsstörungen nach 5-wöchiger Behandlung mit Olanzapin, während es nach der Behandlung mit Haloperidol zu einer Zunahme kam. Gleichsinnige, statistisch hochsignifikante Unterschiede zwischen den Behandlungen ergaben sowohl für Patienten mit einer psychotischen Erstepisode als auch für Patienten mit multiplen psychotischen Episoden (Sanger et al., 1999; s. Tabelle 1).

EPS – Tabelle 1: Veränderungen im EPS-Scores (Summenwerte) von Patienten mit einer psychotischen Erstepisode oder multiplen psychotischen Episoden nach 6 Wochen Behandlung mit Olanzapin oder Haloperidol. Mittelwerte und Standardabweichungen (in Klammern) (Datenquelle: Sanger et al., 1999)

Score	Olanzapin	Haloperidol
Erstepisode	**(N = 57)**	**(N = 24)**
Ausgangswert	1.3 (3.1)	2.1 (3.9)
Diff. zum Ausgangswert	−0.5 (3.3)	4.5 (7.4)
Multiple Episoden	**(N = 1.252)**	**(N = 601)**
Ausgangswert	2.7 (4.1)	2.9 (4.2)
Diff. zum Ausgangswert	−1.0 (3.5)	0.7 (4.5)

8 Literatur

CIPS (Hrsg.). (1986). Internationale Skalen für Psychiatrie (2. Aufl.). Weinheim: Beltz Test.

Gervin, M. & Barnes, T. R. E. (2000). Assessment of drug-related movement disorders in schizophrenia. Advances in Psychiatric Treatment, 6, 332–343.

Hebenstreit, G. F., Laux, G., Schubert, H., Beckmann, H., Amman, J., Bunse, J., Eikmeier, G., Geretsegger, C., Kanitz, R. D., Kanzow, W. T., König, P., Mair, M., Mayr, H., Platz, T., Rittmannsberger, H., Schöny, H. W., Struck, M., Viski-Hanka, Z., Wibmer, M., & Zöchlin, R. (1991). A double blind comparative multicentre study of controlled-release remoxipride, immediate-release remoxipride and haloperidol in schizophrenia. Pharmacopsychiatry, 24, 153–158.

Laux, G., Klieser, E., Schröder, H. G., Dittmann, V., Unterweger, B., Schubert, H., König, P., Schöny, H. W., Bunse, J. & Beckmann, H. (1990). A double-blind multicentre study comparing remoxipride, two and three times daily, with haloperidol in schizophrenia. Acta Psychiatrica Scandinavica, 82 (Suppl. 358), 125–129.

Mendlewicz, J., de Bleeker, E., Cosyns, P., Deleu, G., Lotstra, F., Masson, A., Mertens, C., Parent, M., Peuskens, J., Suy, E., de Wilde, J., Wilmotte, J. & Nörgard, J. (1990). A double-blind comparative study of remoxipride and haloperidol in schizophrenic and schizophreniform disorders. Acta Psychiatrica Scandinavica, 82 (Suppl. 358), 125–129.

Sanger, T. M., Lieberman, J. A., Tohen, M., Grundy, S., Beasley, C. & Tollefson, G. D. (1999). Olanzapine versus haloperidol treatment in first-episode psychosis. American Journal of Psychiatry, 156, 79–87.

Simpson, G. M., Amuso, D., Blair, J. H. & Farkas, T. (1964). Aspects of phenothiazine-produce extrapyramidal symptoms. Archives of General Psychiatry, 10, 199–208.

Simpson, G. M. & Angus, J. W. S. (1970). A rating scale for extrapyramidal side effects. Acta Psychiatrica Scandinavica, 212 (Suppl.), 11–19.

Zimbroff, D. L., Kane, J. M., Tamminga, C. A., Daniel, D. G., Mack, R. J., Wozniak, P. J., Sebree, T. B., Wallin, B. A. & Kashkin, K. B. (1997). Controlled dose-reponse study of sertindole and haloperidol in the treatment of schizophrenia. American Journal of Psychiatry, 154, 782–791.

CIPS Collegium Internationale Psychiatriae Scalarum

EPS

Extrapyramidale Symptom Skala

1. Gang Der Patient wird beobachtet, während er in den Untersuchungsraum kommt. Sein Gang, das Mitschwingen der Arme und die allgemeine Haltung dienen als Grundlage für die Gesamtbewertung dieses Items.	[0] Unauffällig [1] Verminderung der Mitschwingbewegungen beim Gehen [2] Starke Verminderung der Mitschwingbewegungen mit deutlicher Rigidität der Arme [3] Steifer Gang, die Arme werden starr vor dem Abdomen gehalten [4] Gebeugter, schlürfender Gang mit Propulsion und Retropulsion
2. Herunterfallen der Arme Der Patient und der Untersucher haben beide ihre Arme auf Schulterhöhe und lassen sie auf ihre lateralen Körperhälften fallen. Im nichtpathologischen Fall hört man ein lautes Geräusch, wenn die Arme aufschlagen. Bei einem Patienten mit stark ausgeprägtem Parkinson Syndrom fallen die Arme sehr langsam.	[0] Unauffällig, freies Herunterfallen mit lautem Aufschlag und Zurückfedern [1] Leicht verlangsamtes Herunterfallen mit weniger lautem Aufschlag und geringem Zurückfedern [2] Verlangsamtes Herunterfallen ohne Zurückfedern [3] Deutlich verlangsamtes Herunterfallen ohne Aufschlag [4] Die Arme fallen wie gegen einen Widerstand herunter
3. Rigidität in den Schultern Die Arme des Patienten werden nacheinander im rechten Winkel in den Ellbogen gebeugt und vom Untersucher an Ellbogen und Hand umfasst. Der Oberarm des Patienten wird vor- und zurückbewegt und der Humerus extern rotiert. Bewertet wird das Ausmaß des Widerstands vom Unauffälligen bis zur extremen Rigidität.	[0] Unauffällig [1] Leichte Steifheit und Widerstand [2] Mäßige Steifheit und Widerstand [3] Deutliche Rigidität mit passivem Widerstand [4] Extreme Steifheit und Rigidität
4. Rigidität im Ellbogengelenk Die Ellbogengelenke werden einzeln im rechten Winkel gebeugt und passiv extendiert und flektiert, wobei der Bizeps des Patienten beobachtet und gleichzeitig palpiert wird. Bewertet wird der Widerstand gegen diese Bewegung. Das Vorhandensein eines Zahnradphänomens wird gesondert notiert.	[0] Unauffällig [1] Leichte Steifheit und Widerstand [2] Mäßige Steifheit und Widerstand [3] Deutliche Rigidität mit passivem Widerstand [4] Extreme Steifheit und Rigidität
5. Rigidität im Handgelenk Das Handgelenk wird vom Untersucher mit einer Hand gehalten, die Finger von der anderen, und in Extension – Flexion sowie in ulnare und radiale Ab- bzw. Adduktion gebracht. Bewertet wird der Widerstand bei diesen Bewegungen.	[0] Unauffällig [1] Leichte Steifheit und Widerstand [2] Mäßige Steifheit und Widerstand [3] Deutliche Rigidität mit passivem Widerstand [4] Extreme Steifheit und Rigidität
6. Pendelbewegungen der Beine Der Patient sitzt mit herunterhängenden und frei schwingenden Beinen auf einem Tisch. Der Untersucher umfasst den Knöchel und hebt das Bein bis zur teilweisen Extension im Kniegelenk an und lässt es fallen. Der Widerstand beim Herunterfallen und das Fehlen von Pendelbewegungen bilden die Grundlage für die Bewertung.	[0] Freies Schwingen der Beine [1] Leichte Verminderung des Schwingens [2] Mäßiger Widerstand gegen das Schwingen [3] Deutlicher Widerstand und gedämpftes Schwingen [4] Vollständiges Fehlen des Schwingens

CIPS Collegium Internationale Psychiatriae Scalarum

EPS

Extrapyramidale Symptom Skala

7. Rigidität der Nackenmuskulatur Der Patient liegt auf einer gut gepolsterten Untersuchungsliege. Sein Kopf wird vom Untersucher angehoben und dann fallengelassen. Im nichtpathologischen Fall fällt der Kopf auf die Liege zurück, bei Störungen des extrapyramidalen Systems ist die Fallbewegung verzögert und bei extremen Parkinsonismus fehlt sie völlig. Auf Grund eines Rigors der Nackenmuskulatur fällt der Kopf nicht auf die Liege zurück.	0 Der Kopf fällt mit einem hörbaren Aufschlag auf die Untersuchungsliege zurück 1 Leichte Verlangsamung beim Fallen und Fehlen eines hörbaren Aufschlags 2 Deutlich erkennbare Verlangsamung beim Fallen 3 Der Kopf fällt steif und langsam 4 Der Kopf fällt nicht auf die Untersuchungsliege zurück
8. Glabella-Reflex Der Patient wird gebeten, die Augen weit zu öffnen und nicht zu blinzeln. Die Glabellaregion wird anhaltend schnell beklopft. Es wird notiert, wie häufig der Patient in Folge blinzelt.	0 0- bis 5-mal 1 6- bis 10-mal 2 11- bis15-mal 3 16- bis 20-mal 4 21-mal und öfter
9. Tremor Der Patient wird beobachtet, wie er in den Untersuchungsraum kommt und zur Bewertung noch einmal untersucht.	0 Unauffällig 1 Feiner Fingertremor, zu sehen und zu fühlen 2 Unregelmäßig auftretender Tremor der Hand oder des Arms 3 Andauernder Tremor einer oder mehrerer Gliedmaßen 4 Tremor des ganzen Körpers
10. Speichelsekretion Der Patient wird beim Sprechen beobachtet und dann gebeten, den Mund zu öffnen und die Zunge anzuheben.	0 Unauffällig 1 Bei geöffnetem Mund und angehobener Zunge kommt es zur Speichelansammlung 2 Die Speichelsekretion führt gelegentlich zu Schwierigkeiten beim Sprechen 3 Sprechen ist auf Grund der Speichelsekretion nur mit Schwierigkeiten möglich 4 Herauslaufen des Speichels aus dem Mund

Bemerkungen:

Bitte prüfen Sie, ob Sie die Feststellungen beantwortet haben!

Summenscore ☐☐ Mittelwert = Summenscore / Anzahl der beurteilten Items = ☐,☐

HAS

Hillside **A**kathisie **S**kala

Fremdbeurteilung

Deutsche Version: Fleischhacker, Miller, Schett, Barnas und Ehrmann (1991)
Originalversion: Fleischhacker, Bergmann, Perovich und Pestreich (1989)

1 Anwendungsbereich

Die HAS ist ein Instrument zur Erfassung des Schweregrades der so genannten Bewegungsunruhe oder Akathisie, die als unerwünschte Begleiterscheinung einer Psychopharmaka-Therapie, insbesondere einer Behandlung mit Neuroleptika auftreten kann und vom Patienten als spannungsvoll, mit hohem Beschwerdecharakter erlebt wird. Das Verfahren dient der Einschätzung von Häufigkeit und Intensität einer bereits diagnostizierten Akathisie. Die Skala eignet sich zur Messwiederholung in wöchentlichen, und kürzeren Abständen. Sie wird in der klinischen Praxis und als Forschungsinstrument in klinischen Studien zur Kontrolle extrapyramidaler Begleiterscheinungen von Neuroleptika eingesetzt.

2 Aufbau und Beschreibung

Das Verfahren besteht aus 3 Beurteilungsbereichen: 1. Subjektive Bewertung von innerer Unruhe und Bewegungsdrang (2 Items), 2. Objektive Bewertung von Akathisie in Kopf und Rumpf, in Händen und Armen, und in Füßen und Beinen (3 Items) sowie 3. einer Globalbeurteilung (1 Item). Die subjektive und die objektive Beurteilung wird für den Patienten im Sitzen, im Stehen und im Liegen jeweils anhand einer 5-stufigen Skala angegeben:

Subjektiv	Objektiv
0 = nicht vorhanden	keine Akathisie
1 = fraglich	fraglich
2 = vorhanden – leicht kontrollierbar	Bewegungen mit geringer Amplitude – zeitweise
3 = vorhanden – schwer kontrollierbar	Bewegungen mit geringer Amplitude – ständig; oder: Bewegungen mit großer Amplitude – zeitweise
4 = vorhanden – nicht kontrollierbar	Bewegungen mit großer Amplitude – ständig

Die objektive Beurteilung wird zudem unter 3 Aktivierungsbedingungen vorgenommen: a) in Ruhe, b) unter Rechenprovokation und c) unter Tappingprovokation.

Im dritten Teil der Skala kann eine Globalbeurteilung, ähnlich dem Schweregradurteil der *Clinical Global Impressions* (CGI, siehe Seite 33 in diesem Band) vorgenommen werden.

Zusammenfassende Scores, die den Schweregrad der Akathisie angeben, können für den subjektiven und den objektiven Teil sowie über beide hinweg gebildet werden (s. Auswertung).

3 Entwicklung

Die Skala wurde speziell für den Einsatz in der klinischen Psychopharmakologie zur Bewertung der Nebenwirkungsprofile von Neuroleptika entwickelt. Die Itemauswahl orientierte sich grundsätzlich an der Phänomenologie der Akathisie, wobei subjektive und objektive Komponenten zu berücksichtigen waren. Es wurde jedoch kein Versuch gemacht die Vielzahl der unterschiedlichen Bewegungsphänomene in Form einer Checkliste zu inventarisieren. Vielmehr sollten Häufigkeit und Ausmaß von beliebigen, unter spezifizierten Bedingungen beobachteten Akathisiephänomenen – grob unterteilt nach drei Körperregionen – beurteilt werden.

4 Hinweise zur Anwendung

Material zur Unterstützung der Anwendung: Außer der Beurteilungsskala selbst, die auch eine Anleitung zur Untersuchungsdurchführung enthält, ist kein weiteres Material verfügbar (siehe *Bezugsquellen* im Anhang des Buches).

Voraussetzungen auf Seiten des Patienten: Die Skala ist für alle Patienten geeignet, bei denen eine Akathisie beurteilt werden soll.

Voraussetzungen auf Seiten des Untersuchers: Der Beurteiler muss mit der Phänomenologie der Akathisie vertraut sein. Die Anwendung der HAS setzt ein Training von ungefähr 5 bis 10 Sitzungen mit Patientenbeurteilungen voraus.

Bearbeitungsdauer: Die für die Untersuchungs- und Beurteilungszeit angegebenen 5 bis 10 Minuten erscheinen sehr knapp bemessen. Bei vollständigem Untersuchungsprogramm (sitzend, stehend, liegend; drei Aktivierungsbedingungen) dürften 30 Minuten realistisch sein.

Zeitlicher Bezugsrahmen der Beurteilung: Beurteilungsgrundlage ist das vom Untersucher direkt beobachtete Verhalten und die Schilderungen des Patienten zum Untersuchungszeitpunkt.

Durchführung: Die Beurteilung kann im Rahmen einer klinischen Untersuchung durchgeführt werden. Die Anleitung zur Durchführung ist zu beachten: subjektive und objektive Beurteilung sitzend, stehend und liegend, objektive Beurteilung zusätzlich unter drei Aktivierungsbedingungen. Gelegentlich wird auch die subjektive Beurteilung unter allen drei Aktivierungsbedingungen vorgenommen (Hofmann et al., 2000).

Um das Verfahren abzukürzen, kann im Rahmen von Longitudinaluntersuchungen auf die Durchführung der beiden Provokationsversuche (Rechnen, Tapping) verzichtet werden. Sie sollten jedoch immer dann verwendet werden, wenn eine genauere Charakterisierung der Akathisie im Vordergrund des Interesses steht.

Auswertung: Zunächst wird für jedes Item die Zeilensumme über die Beurteilungen der drei Modalitäten (sitzend, stehend, liegend) gebildet. Die Zeilensummen werden anschließend weiter zusammengefasst:

Die Beurteilungen des subjektiven Teils werden zu einem Gesamtscore addiert (Maximalscore = 24).

Aus den Urteilen der objektiven Bewertung wird für jede der drei Körperregionen die jeweils höchste Zeilensumme der drei Aktivierungsbedingungen (in Ruhe, unter Rechenprovokation, unter Tappingprovokation) ausgewählt. Die Summe dieser drei Höchstbewertungen ergibt den Gesamtscore des objektiven Teils (Maximalscore = 36). Darüber hinaus besteht die Möglichkeit, die Gesamtscores aus dem subjektiven und objektiven Teil zu einem Gesamt-Summenwert zusammenzufassen (Maximalscore = 60).

Neben der empfohlenen Auswertung, bei der die objektiven Beurteilungen unter jeweils nur einer Aktivierungsbedingung (der mit dem höchsten Schweregrad) in den Gesamtscore eingehen, ist auch die einfache Addition aller Beurteilungen gebräuchlich (Hofmann et al., 2000). Weitere Auswertungsvarianten, meist nur unzureichend dokumentiert, sind in der Literatur zu finden.

In jedem Falle bleibt die Globalbeurteilung bei der Bildung von Skalenwerten unberücksichtigt.

Falls bei der Globalbeurteilung (Teil 3) „nicht beurteilbar" (0) oder „normal, keine Akathisie" (1) dokumentiert wird, sollte auf eine Auswertung und Interpretation der übrigen Scores verzichtet werden. Sie spiegeln dann möglicherweise Fluktuationen in anderen Funktionen wider, die nicht in den Bereich einer Akathisie fallen (z. B. Angst und allgemeine Unruhe).

5 Gütekriterien

Objektivität/Reliabilität

Auf Basis von 36 Patienten, die von 3 Ratern beurteilt wurden, ergaben sich folgende Intraclass-Korrelationskoeffizienten der Beurteilerübereinstimmung (Fleischhaker et al., 1991). Die Werte

in Klammern wurden für die englischsprachige Version ermittelt (4 Rater, 37 Patienten; Fleischhacker et al., 1989):
- Subjektiver Score ICC = .89 (.94),
- Objektiver Score ICC = .84 (.76),
- Gesamtscore ICC = .92 (.99),
- Globalurteil ICC = .82 (.84).

Validität

Durch die Einbeziehung von subjektiven und objektiven Komponenten sowie die Beurteilung in drei Körperpositionen unter drei Aktivierungsbedingungen ermöglicht die HAS eine umfassende Beurteilung der Akathisie. Die zu beurteilenden Phänomene sind nur global beschrieben, ihre Kenntnis wird beim Beurteiler vorausgesetzt. Insofern können spezifische Aussagen zur inhaltlichen Validität der Skala nicht gemacht werden.

In der Untersuchung von Fleischhacker et al. (1991) ergab sich ein nur geringer Zusammenhang zwischen der subjektiven und objektiven Beurteilung: r = .37. Die Korrelationen mit dem Globalurteil des Schweregrades lagen für den subjektiven Score bei r = .49, für den objektiven Score bei r = .86 und für den Gesamtscore bei r = .87.

Die Sensitivität der HAS-Scores gegenüber unterschiedlichen Aktivierungsbedingen (Abnahme der Akathisie unter motorischer Belastung, Zunahme unter kognitiver Belastung; Fleischhacker et al., 1993; Gruber et al., 2000) und pharmakologischen Behandlungen (Brasic et al., 2001; Kurz et al., 1995; Miller et al., 1990) sprechen für die Validität der mit der Skala vorgenommenen Beurteilungen.

6 Normen, Cut-Off-Werte

Normen oder Cut-Off-Werte liegen nicht vor.

Der Vergleich von Skalenwerten über Studien hinweg ist durch die uneinheitlich gehandhabte Scorebildung erschwert.

7 Exemplarische Daten

Tabelle 1 zeigt die HAS-Gesamtwerte, die in einer offenen Beobachtungsstudie bei psychotischen Patienten nach 12 Wochen Behandlung mit Clozapin oder Haloperidol ermittelt wurden.

HAS-Scores von Patienten, bei denen eine akute neuroleptikainduzierte Akathisie diagnostizierte wurde, sind in Tabelle 2 dargestellt. Zu beachten

HAS – Tabelle 1: Mittelwerte und Standardabweichungen (in Klammern) der HAS-Gesamtwerte von Patienten nach 12-wöchiger Behandlung mit Clozapin oder Haloperidol (Datenquelle: Kurz et al., 1995)

	Clozapin (N = 92)	Haloperidol (N = 59)
HAS-Gesamtwert	13.3 (7.9)	16.7 (7.2)

HAS – Tabelle 2: HAS-Scores von Patienten mit einer akuten neuroleptikainduzierten Akathisie (Datenquelle: Hofmann et al., 2000)

Score[a]	Kennwert	Gesamt (N = 33)	Männer (N = 12)	Frauen (N = 21)
HAS-Gesamtwert	M (SD) Bereich	62 (31) 17–159	78 (40) 17–159	53 (21) 24–113
Objektive Symptome	M (SD) Bereich	23 (24) 0–108	36 (31) 0–108	15 (14) 0–55
Subjektive Symptome	M (SD) Bereich	39 (13) 10–72	42 (14) 17–72	37 (12) 10–58

a Summe aller Beurteilungen in dem jeweiligen Bereich. Theoretische Maximalwerte: HAS-Gesamt = 180, Objektiv = 108, Subjektiv = 72 (auch die subjektiven Beurteilungen wurden unter drei Aktivierungsbedingungen durchgeführt).

ist, dass auch die Beurteilungen der subjektiven Items unter drei Aktivierungsbedingen vorgenommen wurden und die Auswertung in der einfachen Addition aller Einzelurteile bestand. Somit ergab sich ein gegenüber der üblichen Durchführung und Auswertung ein stark erweiterter Bereich der möglichen Skalenwerte.

8 Literatur

Brasic, R. J., Barnett, J. Y., Zelhof, R. & Tarpley, H. (2001). Dopamine antagonists ameliorate the dyskinesias, aggression, and inattention of persons with mental retardation referred to psychiatric clinics. German Journal of Psychiatry, 4, 9–16.

Fleischhacker, W. W., Bergmann, K. F., Perovich, R. & Pestreich, L. (1989). The Hillside Akathisia Scale: A new rating instrument for neuroleptic-induced akathisia. Psychopharmacological Bulletin, 25, 222–226.

Fleischhacker, W. W., Miller, C., Barnas, C., Bergmann, K., Perovich, R., Alvir, J. M. J., Lieberman, J.A. & Kane, J.M. (1993). The effect of activation procedures on neuroleptic-induced akathisia. British Journal of Psychiatry, 163, 781–784.

Fleischhacker, W. W., Miller, C. H., Schett, P., Barnas, C. & Ehrmann, H. (1991). The Hillside Akathisia Scale: A reliability comparison of the English and German versions. Psychopharmacology, 105, 141–144.

Gruber, O., Northoff, G. & Pflug, B. (2000). Wirkungen von Aktivierungsaufgaben bei akuter neuroleptikainduzierter Akathisie. Nervenarzt, 71, 30–37.

Hofmann, M., Seifritz, E., Botschev, C., Kräuchi, K. & Müller-Spahn, F. (2000). Serum iron and ferritin in acute neuroleptic akathisia. Psychiatry Research, 93, 201–207.

Kurz, M., Hummer, M., Oberbauer, H. & Fleischhacker, W. W. (1995). Extrapyramidal side effects of clozapine and haloperidol. Psychopharmacology, 118, 52–56.

Miller, C. H., Fleischhacker, W. W., Ehrmann, H. & Kane, J. M. (1990). Treatment of neuroleptic induced akathisia with the 5-HT2 antagonist ritanserin. Psychopharmacological Bulletin, 26, 373–376.

CIPS Collegium Internationale Psychiatriae Scalarum

HAS

Hillside Akathisie Skala

Anleitung:
Beurteilt wird nur der Zustand des Patienten zum Untersuchungszeitpunkt.

1. **Beginn der Untersuchung am sitzenden Patienten:**
   In Ruhe erfolgt Evaluierung von I (subjektiver Teil) und II (objektiver Teil). Anschließend Erhebung von II unter Rechenprovokation (100 minus 7. minus 7. ...) und dann unter Tappingprovokation (= mit dem Daumen der dominanten Hand sollen in schneller Folge abwechselnd die Finger 2, 3, 4, 5, 4, 3, 2 berührt werden). Anmerkung zur Körperhaltung: Für die subiektive Bewertung wird der Patient in der Sitzposition beurteilt, die er spontan einnimmt. Für die objektive Bewertung wird er aufgefordert eine Standardsitzposition (beide Fußsohlen berühren in voller Fläche den Boden, die Unterarme sind auf den Oberschenkeln aufgestützt, die Hände hängen frei) einzunehmen.
2. **Untersuchung am stehenden Patienten: wie oben.**
   Anmerkung zur Körperhaltung: Arme sollen locker an der Seite herabhängen, Hände nicht in der Hosentasche.
3. **Untersuchung am liegenden Patienten: wie oben.**
   Anmerkung zur Körperhaltung: Patient liegt auf dem Rücken, die Beine liegen parallel auf der Unterlage, die Arme ruhen locker an der Körperseite.

Der Beobachtungszeitraum für die objektiven Beurteilung und soll für sitzend, stehend und liegend jeweils etwa 2 Minuten betragen. Als Gesamtscore der objektiven Beurteilung wird jeweils der höchste unter a, b oder c erreichte Score eingetragen. Als letzter Punkt wird III beurteilt.

I. Subjektive Bewertung

zutreffendes bitte eintragen

0 = nicht vorhanden
1 = fraglich
2 = vorhanden – leicht kontrollierbar
3 = vorhanden – schwer kontrollierbar
4 = vorhanden – nicht kontrollierbar

	sitzend	stehend	liegend	Zeilensumme
1. Patient fühlt innere Unruhe	☐	☐	☐	☐☐
2. Patient verspürt Bewegungsdrang	☐	☐	☐	☐☐

Gesamtscore subjektiver Teil: ☐☐
(Summe der Zeilensummen)

II. Objektive Bewertung

zutreffendes bitte eintragen

0 = keine Akathisie
1 = fraglich
2 = Bewegungen mit geringer Amplitude – zeitweise
3 = Bewegungen mit geringer Amplitude – ständig; oder: Bewegungen mit großer Amplitude – zeitweise
4 = Bewegungen mit großer Amplitude – ständig sitzend

a) In Ruhe

	sitzend	stehend	liegend	Zeilensumme
1. Akathisie in Kopf und Rumpf	☐	☐	☐	☐☐
2. Akathisie in Händen und Armen	☐	☐	☐	☐☐
3. Akathisie in Füßen und Beinen	☐	☐	☐	☐☐

Gesamtscore objektive Bewertung in Ruhe ☐☐
(Summe der Zeilensummen)

CIPS Collegium Internationale Psychiatriae Scalarum

HAS

Hillside Akathisie Skala

b) Unter Rechenprovokation

	sitzend	stehend	liegend	Zeilensumme
1. Akathisie in Kopf und Rumpf	❑	❑	❑	❑❑
2. Akathisie in Händen und Armen	❑	❑	❑	❑❑
3. Akathisie in Füßen und Beinen	❑	❑	❑	❑❑

Gesamtscore objektive Bewertung unter Rechenprovokation (Summe der Zeilensummen) ❑❑

c) Unter Tappingprovokation

	sitzend	stehend	liegend	Zeilensumme
1. Akathisie in Kopf und Rumpf	❑	❑	❑	❑❑
2. Akathisie in Händen und Armen	❑	❑	❑	❑❑
3. Akathisie in Füßen und Beinen	❑	❑	❑	❑❑

Gesamtscore objektive Bewertung unter Tappingprovokation (Summe der Zeilensummen) ❑❑

Gesamtscore objektiver Teil (höchster Gesamtscore aus a, b und c): ❑❑

Gesamtscore objektiver Teil und subjektiver Teil: ❑❑

III. Globalbeurteilung

a) Schweregrad der Beeinträchtigung

Ihre gesamte klinische Erfahrung mit dieser speziellen Population in Betracht ziehend, wie schwer ist der Patient Ihrer Meinung nach beeinträchtigt?

0 = nicht beurteilbar
1 = normal, keine Akathisie
2 = Borderline – Akathisie
3 = milde Akathisie
4 = mäßige Akathisie
5 = deutliche Akathisie
6 = schwere Akathisie
7 = Akathisie schwerster Ausprägung

Score: ❑

2

TDRS

Tardive **D**yskinesia **R**ating **S**cale
Spätdyskinesie-Skala

Fremdbeurteilung

Deutsche Version: CIPS (1986)
Originalversion: Simpson, Lee, Zoubok und Gardos (1979)

1 Anwendungsbereich

Es handelt sich um eine Fremdbeurteilungsskala zur Erfassung von extrapyramidalen Bewegungsstörungen, den sog. Spätdyskinesien, die insbesondere bei längerer Behandlung mit Neuroleptika beobachtet werden. Die TDRS konzentriert sich auf die Beurteilung objektiv beobachtbarer Bewegungsstörungen, die subjektive Wahrnehmung des Patienten sowie parkinsonoide Symptome sind ausgeschlossen (s. hierzu Kapitel *HAS* und *EPS* auf Seite 405 und Seite 399 in diesem Band). Die Skala kann als diagnostisches Hilfsmittel und zur Verlaufsbeschreibung eingesetzt werden. Mit einem Skalenwert der TDRS allein, kann die Diagnose einer Spätdyskinesie nicht begründet werden (Schooler & Kane, 1982).

Die TDRS eignet sich für Verlaufsbeschreibungen. Ihr Haupteinsatzgebiet sind klinische Studien, in denen das Vorkommen und der Schweregrad extrapyramidaler Symptome als Begleiterscheinungen von Behandlungen mit Neuroleptika bewertet werden sollen.

2 Aufbau und Beschreibung

Die Skala ist in vier Bereiche unterteilt, die sich auf Symptome bestimmter Körperregionen beziehen: 14 Items beschreiben faziale Symptome, 6 Items Bewegungen von Nacken und Rumpf, 12 Items Extremitätenbewegungen (je 6 für obere und untere Extremitäten) und 2 Items betreffen den ganzen Körper. Zusätzlich zu diesen 34 vorgegebenen Symptomen können für jede Körperregion noch 2 weitere, in der Skala nicht aufgeführte Symptome eingetragen und beurteilt werden (insgesamt 10 weitere Symptome).

In der Originalversion ist für die Gesamtkörperbeurteilung nur ein zusätzliches, frei wählbares Symptom vorgesehen.

Alle vorgebenen Symptome sind in einem zur Skala gehörenden Erläuterungsbogen beschrieben und mit Anweisungen zur Untersuchung versehen.

Zur Beurteilung des Symptomschweregrades steht einheitlich eine 6-stufige Skala zur Verfügung (0 = „nicht vorhanden“, 1 = „möglicherweise vorhanden“, 2 = „leicht“, 3 = „mittel“, 4 = „schwer“, 5 = „sehr schwer“). In der Originalversion sind den Schweregradstufen die Zahlenwerte 1 bis 6 zugeordnet.

Bei der Beurteilung des Schweregrades sollen Intensität, Häufigkeit und Dauer berücksichtigt werden. Die Schweregradstufen selbst, sind nicht näher spezifiziert.

Der Gesamtschweregrad der Bewegungsstörungen ergibt sich aus der Addition der Ratings aller Symptome, einschließlich der frei gewählten Symptome (insgesamt 44, in der Originalversion 43 Items). Nicht genutzte Möglichkeiten zu freien Einträgen werden mit „0“ bewertet. Der Gesamtskalenwert kann somit theoretisch zwischen 0 und 220 Punkten variieren.

3 Entwicklung

Die TDRS wurde mit dem Ziel entwickelt alle die Symptome einer Spätdyskinesie zu erfassen, die bei über einen längeren Zeitraum mit Neuroleptika behandelten Patienten zu beobachten sind. Der Symptomauswahl liegt die mehrjährige Beobachtung von ca. 500 Patienten zu Grunde

(Simpson et al., 1979; Simpson & Singh, 1988). Um auch seltene Symptome beurteilen zu können, wurde die Möglichkeit individueller Ergänzungen vorgesehen. Die Erprobung verschiedener Varianten der Skalierung (Anzahl der Skalenstufen, Häufigkeits- oder Intensitätsskalierung) führten zu dem vorliegenden Kompromiss einer 6-stufigen Skala mit integrierter Beurteilung von Intensität, Häufigkeit und Dauer.

Eine von denselben Autoren entwickelte 17-Item-Kurzform der TDRS, die *Abbreviated Dyskinesia Scale* (ADS; Simpson et al., 1979) steht für Anwendungen zur Verfügung, bei denen eine umfassende und detaillierte Bewertung der Symptomatik nicht erforderlich oder nicht möglich ist (z. B. bei häufigen Messwiederholungen in kurzen zeitlichen Abständen). Die ADS (auch abgekürzt RRS, für *Rockland Simpson Scale*) wird ebenfalls hauptsächlich in klinischen Studien eingesetzt.

4 Hinweise zur Anwendung

Material zur Unterstützung der Anwendung: Zusätzlich zum Dokumentationsbogen (siehe *Bezugsquellen* im Anhang des Buches) sind eine Untersuchungsanweisung und eine detaillierte Beschreibung der Symptome verfügbar.

Voraussetzungen auf Seiten des Patienten: Die Skala ist für alle Patienten geeignet, bei denen eine Spätdyskinesie beurteilt werden soll.

Voraussetzungen auf Seiten des Untersuchers: Die Beurteilung mit der TDRS setzt ein adäquates Training voraus.

Bearbeitungsdauer: Für die Untersuchungs- und Beurteilungszeit sind im Allgemeinen 20 bis 25 Minuten zu veranschlagen, auch bei Wiederholungsuntersuchungen mindestens 10 Minuten.

Zeitlicher Bezugsrahmen der Beurteilung: Es wird der aktuelle Status beurteilt.

Durchführung: Grundlage für die Beurteilung ist das direkt beobachtete Verhalten des Patienten im Rahmen einer klinisch-neurologischen Untersuchung, die sich an der Untersuchungsanweisung und der detailierten Beschreibung motorischer Fehlfunktionen orientiert.

Zur präzisen Erfassung von Spätdyskinesien empfiehlt sich eine mehrmalige Wiederholung der Untersuchung am gleichen Tag.

Auswertung: Die Auswertung besteht in der Addition aller Itemscores, einschließlich der frei einzutragenden Symptome (s. Abschnitt *Aufbau und Beschreibung*).

5 Gütekriterien

Objektivität/Reliabilität

Bei zwei erfahrenen und geschulten Beurteilern und 26 Patienten (gemeinsame Untersuchung, unabhängiges Rating) ergab sich eine Inter-Rater-Korrelation von r = .98 für die Gesamtskala, die Koeffizienten für die einzelnen Items lagen zwischen r = .55 (Choreo-athetoide Zungenbewegungen) und r = .99 (Grimassieren) mit einem Median von r_{Mdn} = .91 (Simpson et al., 1979). Von denselben Autoren werden aus einer anderen Studie, mit nur kurz eingewiesenen Beurteilern (9 Beurteiler, 23 „Live“-Patienten, 9 Patientenvideos), mäßige bis hohe Inter-Rater-Korrelationen für die Summenscores der einzelnen Körperregionen berichtet. Für die Live-Beurteilungen variierten die gemittelten paarweisen Korrelationen zwischen r = .59 (Obere Extremitäten) und r = .86 (Hals und Rumpf), für die Video-Ratings zwischen r = .72 (Gesamter Körper) und r = .90 (Obere Extremitäten).

Validität

Für die inhaltliche Validität spricht, dass als Grundlage für die Symptomauswahl der Skala mehrjährige Beobachtungen und Einschätzungen dyskinetischer Symptome von mehr als 500 psychiatrischen Patienten benutzt wurden. Sie ist somit phänomenologisch gut begründet.

Weitere Hinweise zur Validität ergeben sich aus der Sensitivität der TDRS hinsichtlich pharmakologisch induzierter Veränderungen in der Häufigkeit und im Schweregrad dyskinetischer Störungen, die in mehreren Untersuchungen aufgezeigt werden konnte (z. B. Akhtar et al., 1993; Cavallaro et al., 1993; Simpson et al., 1978).

6 Normen, Cut-Off-Werte

Normen liegen nicht vor.

Die von Schooler und Kane (1982) vorgeschlagenen Forschungskriterien für die Diagnose einer wahrscheinlichen Spätdyskinesie verlangen u. a. das Vorliegen abnormaler Bewegungen leichten Schweregrades in mindesten zwei unterschiedlichen Körperregionen oder Bewegungen mäßigen oder höheren Schweregrades in einer Körperregion, beurteilt mit einem Standardinstrument, wie der TDRS oder der *Abnormal Involuntary Movement Scale* (AIMS, siehe Seite 393 in diesem Band).

Dementsprechende Anwendungen der TDRS oder der Kurzform ADS werden u. a. von Cavallaro et al. (1993), Held et al. (2000) und Lohmann et al. (2003) berichtet.

7 Exemplarische Daten

In einer Untersuchung an Patienten mit tardiven Dyskinesien, die mit unterschiedlichen Substanzgruppen wegen einer schizophrenen oder anderen Störung behandelt worden waren, wurden bei Beobachtungsbeginn und nach 5 und 10 Jahren folgende Summenrohwerte gefunden:

TDRS – Tabelle 1: Mittelwerte und Standardabweichungen (in Klammern) der TDRS zu Beginn und nach 5 und 10 Jahren Behandlung (Datenquelle: Gardos et al., 1994)

TDRS-Score	Follow-up-Gruppe (N = 63)	Lost to Follow-up (N = 59)
Ausgangswert	6.56 (4.81)	5.23 (3.55)
Nach 5 Jahren	6.77 (4.31)	
Nach 10 Jahren	5.13 (3.91)	

8 Literatur

Akhtar, S., Jajor, T. R. & Kumar, S. (1993). Vitamin E in the treatment of tardive dyskinesia. Journal of Postgraduate Medicine, 39, 124–126.

Cavallaro, R., Regazzetti, M. G., Mundo, E., Brancato, V. & Smeraldi, E. (1993). Tardive dyskinesia outcomes: Clinical and pharmacologic correlates of remission and persistence. Neuropsychopharmacology, 8, 233–239.

CIPS (Hrsg.). Internationale Skalen für Psychiatrie (2. Aufl.). Weinheim: Beltz Test.

Gardos, G., Casey, D. E., Cole, J. O., Perenyi, A., Kocsis, E. & Arato, M. (1994). Ten-year outcome of tardive dyskinesia. American Journal of Psychiatry, 151, 836–841.

Held, T., Weber, T., Krausz, H., Ahle, G., Hager, B., Alfter, D., Schulze, T., Knapp, M., Maier, W. & Rietschel, M. (2000). Klinische Charakteristika von Patienten mit tardiven Dyskinesien. Fortschritte der Neurologie und Psychiatrie, 68, 321–331.

Lohmann, P. L., Bagli, M., Krauss, H., Müller, D. J., Schulze, T. G., Fangerau, H., Ludwig, M., Barkow, K., Held, T., Heun, R., Maier, W., Rietschel, M. & Rao, M. L. (2003). CYP2D6 polymorphism and tardive dyskinesia in schizophrenic patients. Pharmacopsychiatry, 36, 73– 78.

Schooler, N. R. & Kane, J. M. (1982). Research diagnoses for tardive dyskinesia (RD-TD). Archives of General Psychiatry, 39, 386–387.

Simpson, G. M., Lee, J. H., Zoubok, B. & Gardos, G. (1979). A rating scale for tardive dyskinesia. Psychopharmacology, 64, 171–179.

Simpson, G. M., Shrivastava, R. & Lee, J. H. (1978). Clozapine in tardive dyskinesia. Psychopharmacology, 56, 75–80.

Simpson, G. M. & Singh, H. (1988). Tardive dyskinesia rating scales. Encéphale, 14, Special Issue, 175–182.

TDRS-Untersuchungsanweisung

Die Patienten können einzeln oder zu zweit untersucht werden. Die Untersuchung zweier Patienten bietet den Vorteil, dass der Untersucher jeden Patienten „unauffällig" beobachten kann. Die dyskinetischen Bewegungen können unvermindert sein oder sogar völlig fehlen, wenn die Aufmerksamkeit des Patienten darauf gerichtet oder er sich bewusst ist, dass er beobachtet wird. Ein Gespräch mit einem Patienten, während man den anderen beobachtet, ergibt eine genauere Beurteilung. Bei einem einzelnen Patienten sollte der Untersucher ihn in ein Gespräch verwickeln oder ihn mit jemandem Anderen reden lassen.

Die Beobachtung beginnt, wenn der Patient den Raum betritt. Beobachtet werden sollen die Bewegungen des ganzen Körpers, besonders der Gliedmaßen. Handgelenk- und Fingerbewegungen, die sonst schwer erfassbar sind, können häufig beim Gehen festgestellt werden. Gang- und Haltungsanomalien geben Hinweise auf andere dyskinetische Phänomene.

Der Patient soll ohne Schuhe und Socken auf einem festen Stuhl ohne Armlehne sitzen. Die Hände sollen auf den Knien liegen oder locker herunterhängen und die Füße leicht auseinander flach auf dem Boden stehen.

Zur Untersuchung der Zunge soll der Patient den Mund weit öffnen und die Zunge mindestens zweimal herausstrecken. (Gute Beleuchtung ist notwendig, um die Zungenbewegungen erkennen zu können.) Eine andere Möglichkeit zur Feststellung von Zungenbewegungen besteht darin, den Patienten aufzufordern, in Gedanken bis 10 oder 20 zu zählen, die entsprechenden Fingerspitzen beider Hände rhythmisch zu berühren, die Finger durch Berührung zu zählen oder die Hände auszuschütteln. Dabei wird die Zunge in der Mundhöhle beobachtet. Augentremor kann festgestellt werden, wenn die Augen des Patienten leicht geschlossen sind, nötigenfalls unter Zuhilfenahme der gleichen Untersuchungstechniken wie bei der Untersuchung der Zunge. Um die Rumpfbewegungen zu erfassen, soll der Patient mindestens eine Minute lang aufrechtstehen. Er soll auch beobachtet werden, wenn er auf den Untersucher zu- und von ihm weggeht.

Für die Beurteilung der dyskinetischen Bewegungen, die nicht im Ruhezustand auftreten, werden folgende Untersuchungstechniken vorgeschlagen: Der Patient wird aufgefordert, sich in einer entspannten Haltung mit nach vorne ausgestreckten Armen hinzustellen und die Handgelenke in einem Winkel von 90 Grad anzubeugen. Er sollte die Augen leicht schließen und den Mund öffnen, dabei aber die Zunge in der Mundhöhle lassen. Diese Position sollte für etwa 30 Sek. eingehalten werden. Während man zu dem Patienten spricht, um ihn abzulenken, können die Zungen- und Fingerbewegungen beobachtet werden, d. h., leichte Vorwärts- und Rückwärtsbewegungen der Finger, die von Natur aus choreo-athetoid und leicht von einem Tremor zu unterscheiden sind, werden erkennbar. Wenn keine Fingerbewegungen bemerkt werden, kann man den Patienten auffordern, den Mund zu schließen und ihn weiterhin durch ein Gespräch ablenken. Seine Arme bleiben mit den angebeugten Handgelenken ausgestreckt und die Augen geschlossen. Dabei können Bewegungen festgestellt werden. Zur Untersuchung der Füße bleibt der Patient in der oben beschriebenen sitzenden Position. Dyskinetische Bewegungen lassen sich auch dadurch provozieren, dass man den Patienten auffordert, mit den Händen auf die Knie zu schlagen oder schnell mit den Fingern auf den Daumen zu tippen, Bewegungen im Sprunggelenk, mit den Zehen oder Klopfbewegungen auszuführen. Rumpf- und andere Armbewegungen werden beurteilt, wenn der Patient geht.

Die Untersuchungstechniken, die bei der ersten Untersuchung benutzt werden, sollten auch in den folgenden Untersuchungen jeder Studie angewandt werden. Für jeden Patienten und jede Untersuchung sollten mindestens 10 Minuten aufgewendet werden.

Detaillierte Beschreibung der Bewegungsstörungen bei Spätdyskinesien

Gesicht

1. **Blinzeln**
   Wiederholt, mehr oder weniger kontinuierlich oder schubweise auftretend. Zu unterscheiden von episodenhaft auftretenden Tics.

2. **Tremor der Augenlider**
   Isolierter feiner Tremor der Augenlider, meist bilateral, aber auch nur einseitig. Im Allgemeinen erkennbar, wenn der Patient die Augen (nicht zu fest) schließt.

3. **Oberlippentremor („Rabbit-Syndrom“)**
   Feiner, schneller Tremor, der nur im Bereich der Oberlippenmuskulatur auftritt.

4. **Vorgeschobene Unterlippe**
   Vorgeschobene Unterlippe bei geschlossenem Mund.

5. **Lippenspitzen**

6. **Saugbewegungen**

7. **Kaubewegungen**

8. **Schmatzen**

9. **Zungenbewegungen bei geschlossenem Mund („Bonbon-Zeichen“)**
   Zungenbewegungen, bei der die Zunge so in die Backen geschoben wird, dass es aussieht, als habe der Patient ein Bonbon im Mund. Bei geschlossenem Mund wird die Zunge dabei gelegentlich über die Außenseite der oberen oder unteren Schneidezähne von der einen in die andere Backentasche bewegt.

10. **Herausstrecken der Zunge**

    Klonische Form:
    Rhythmisches Herausstrecken und Zurückziehen der Zunge.

    Tonische Form:
    Die Zunge bleibt ständig herausgestreckt.

    „Fliegenfangen“:
    Der Patient lässt in unregelmäßiger Folge die Zunge plötzlich aus dem Mund schnellen.

11. **Zungentremor**
    Feiner Tremor, der beim aktiven Mundöffnen des Patienten zu beobachten ist. Die Zunge des Patienten soll dabei im Mund bleiben.

12. **Choreo-athetoide Zungenbewegungen**
    Wurmartige Rollbewegungen der Zungenmuskulatur. Die Zunge bleibt dabei im Mund. Zu beobachten, wenn der Patient den Mund öffnet.

13. **Tics im Gesichtsbereich**
    Gleichförmig wiederkehrende, rasche und unwillkürliche Muskelbewegungen, an denen nur ein begrenzter Teil der Gesichtsmuskulatur beteiligt ist.

14. **Grimassieren**
    Wiederholtes, in unregelmäßiger Folge beobachtetes Verziehen des Gesichts unter ausgedehnter Beteiligung der Gesichtsmuskulatur.

15. **und 16. Sonstige Auffälligkeiten im Gesichtsbereich**
    Hier sind Beobachtungen wie z. B. ungewöhnliche bucco-linguale Bewegungen oder Blepharospasmus und wiederholte Lautäußerungen zu nennen.

Nacken und Rumpf

17. Kopfnicken und -schütteln
Der Bewegungsablauf ist langsamer als beim Tremor. Die Bewegungen können rhythmisch oder arrhythmisch und vertikal oder horizontal sein.

18. Retrocollis
Überstreckung des Halses nach hinten mit oder ohne Versteifung der Nacken- und Schultermuskulatur

19. Torticollis spasticus
Tonische, länger andauernde, einseitige Kontraktur des M. sternokleidomastoideus, durch die das Kinn in seitwärts herabgezogener Stellung fixiert wird, eventuell mit Seitwärtsdrehung des Kopfes.

20. Drehbewegungen (Rumpf)
Schraubenförmige Drehbewegungen des oberen oder unteren Rumpfes (Schulter- oder Hüftgürtel) infolge von Spasmen der Rumpf- und Extremitätenmuskeln. Die Bewegungen laufen langsam ab und beziehen größere Körperabschnitte ein.

21. Axiale Hyperkinese
Ruckartiges Vor- und Zurückbewegen der Hüften, das an Kopulierbewegungen erinnert. Zu unterscheiden von Schaukelbewegungen, bei denen der Oberkörper vor und zurück bewegt wird.

22. Schaukelbewegungen mit dem Oberkörper
Rhythmische Vor- und Rückwärtsbewegungen sowie Seitwärtsbewegungen des Oberkörpers. (Im Gegensatz zur axialen Hyperkinese, bei der die Hüften die entsprechenden Bewegungen durchführen.)

23. und 24. Sonstige Auffälligkeiten im Hals- und Rumpfbereich

Obere Extremitäten

25. Ballistische Bewegungen
Blitzartige (uni- und bilaterale) Schleuderbewegungen der Arme.

26. Choreo-athetoide Bewegungen der Finger

27. Choreo-athetoide Bewegungen der Handgelenke

a) Choreiforme Bewegungen
Finger, Handgelenke, Arme. Plötzliche, unwillkürliche, unregelmäßige Zuckungen. Meist gemeinsam mit athetotischen Bewegungen auftretend.

b) Athetotische Bewegungen
Finger, Handgelenke, Arme. Meist langsame, geschraubte, wurmartige Bewegungen, die zusammen mit choreiformen Bewegungsanomalien zu beobachten sind.

28. Pillendrehertremor
Rhythmisches Reiben des Daumens an Mittel- und Zeigefinger.

29. Streicheln oder Reiben des Gesicht und der Haare
Bewegung wirkt gedankenabwesend, manieriert. Scheinbar absichtlich ausgeführt.

30. Streichen über Oberschenkel
Sporadisches Reiben der Außenseite oder Oberfläche der Oberschenkel.

31. und 32. Sonstige Auffälligkeiten im Bereich der oberen Extremitäten

Untere Extremitäten

33. Rotation und/oder Flexion in den Fußgelenken

34. Bewegungen der Zehen
Langsame, rhythmische Retroflexion der Zehen (meist der großen Zehen).

35. Stampfende Bewegungen im Stehen
Bewegung, bei der der Patient im Stehen das Gewicht von einem auf den anderen Fuß verlagert.

36. Stampfende Bewegungen im Sitzen
Bewegung, bei der der Patient im Sitzen einmal oder wiederholt mit dem ganzen Fuß auf den Boden tritt; auch abwechselndes Auftippen mit den Zehen und der Ferse gehört hierzu.

37. Bewegungsunruhe der Beine („restless legs“)
Ständiges Bewegen der Beine; der Patient kann die Beine oder – bei übereinandergeschlagenen Beinen – die Füße nicht ruhighalten; gelegentlich kann auch schnelles Hin- und Herbewegen der Knie zu beobachten sein.

38. Wiederholtes Übereinanderschlagen der Beine im Sitzen

39. und 40. Sonstige Auffälligkeiten im Bereich der unteren Extremitäten

Körperhaltung

41. Abrupte zusammenhängende Bewegungsabläufe
Abrupte, ungeschickt und eckig aussehende, schnelle grobmotorische Bewegungen des ganzen Körpers oder größerer Körperabschnitte. Die Bewegungen können zielgerichtet erscheinen, sind aber wenig koordiniert; sie können auf einen äußeren Reiz hin oder auch spontan erfolgen.

42. Akathisie
Der Patient ist unfähig, ruhig auf der Stelle zu stehen oder zu sitzen (mit und ohne verbalisierter Unruhe).

43. und 44. Sonstige Auffälligkeiten im Gesamtkörperbereich

CIPS Collegium Internationale Psychiatriae Scalarum

TDRS

Tardive Dyskinesia Rating Scale

	nicht vorhanden	möglicherweise vorhanden	leicht	mittel	schwer	sehr schwer
Gesicht						
1. Blinzeln	0	1	2	3	4	5
2. Lidzittern	0	1	2	3	4	5
3. Oberlippentremor („Rabbit-Syndrome“)	0	1	2	3	4	5
4. Vorgeschobene Unterlippe	0	1	2	3	4	5
5. Lippenspitzen	0	1	2	3	4	5
6. Saugbewegungen bei geschlossenem Mund („Bonbon-Zeichen“)	0	1	2	3	4	5
7. Kaubewegungen	0	1	2	3	4	5
8. Schmatzen	0	1	2	3	4	5
9. Zungenbewegungen bei geschlossenem Mund („Bonbon-Zeichen“)	0	1	2	3	4	5
10. Herausstrecken der Zunge	0	1	2	3	4	5
11. Zungentremor	0	1	2	3	4	5
12. Choreo-athetoide Zungenbewegungen	0	1	2	3	4	5
13. Tics im Gesichtsbereich	0	1	2	3	4	5
14. Grimassieren	0	1	2	3	4	5
15. Sonstige: ______	0	1	2	3	4	5
16. Sonstige: ______	0	1	2	3	4	5
Nacken und Rumpf						
17. Kopfnicken	0	1	2	3	4	5
18. Retrocollis	0	1	2	3	4	5
19. Torticollis spasticus	0	1	2	3	4	5
20. Drehbewegungen (Rumpf)	0	1	2	3	4	5
21. Axiale Hyperkinesen	0	1	2	3	4	5
22. Schaukelbewegungen mit dem Oberkörper	0	1	2	3	4	5
23. Sonstige: ______	0	1	2	3	4	5
24. Sonstige: ______	0	1	2	3	4	5

	nicht vorhanden	möglicherweise vorhanden	leicht	mittel	schwer	sehr schwer
Obere Extremitäten						
25. Ballistische Bewegungen	0	1	2	3	4	5
26. Choreo-athetoide Bewegungen der Finger	0	1	2	3	4	5
27. Choreo-athetoide Bewegungen der Handgelenke	0	1	2	3	4	5
28. Pillendrehertremor	0	1	2	3	4	5
29. Streichen oder Reiben über Gesicht und Haare	0	1	2	3	4	5
30. Reiben der Oberschenkel	0	1	2	3	4	5
31. Sonstige: ______	0	1	2	3	4	5
32. Sonstige: ______	0	1	2	3	4	5
Untere Extremitäten						
33. Rotation und/oder Flexion in den Sprunggelenken	0	1	2	3	4	5
34. Bewegungen der Zehen	0	1	2	3	4	5
35. Stampfende Bewegungen im Stehen	0	1	2	3	4	5
36. Stampfende Bewegungen im Sitzen	0	1	2	3	4	5
37. Bewegungsunruhe der Beine („restless legs“)	0	1	2	3	4	5
38. Wiederholtes Übereinanderschlagen der Beine im Sitzen	0	1	2	3	4	5
39. Sonstige: ______	0	1	2	3	4	5
40. Sonstige: ______	0	1	2	3	4	5
Körperhaltung						
41. Abrupte, zusammenhängende Bewegungsabläufe	0	1	2	3	4	5
42. Akathisie	0	1	2	3	4	5
43. Sonstige: ______	0	1	2	3	4	5
44. Sonstige: ______	0	1	2	3	4	5

Score ☐☐☐

Bitte prüfen Sie, ob Sie alle Feststellungen zutreffend beantwortet haben!

Anhang

Bezugsquellen der Skalen

Die Orignalbogen und Testverfahren dieses Handbuches können Sie – sofern beim Abschnitt „Material zur Unterstützung der Anwendung“ bei den einzelnen Verfahrensbeschreibungen nicht anderes vermerkt – bei der folgenden Adresse beziehen*:

Testzentrale Göttingen

Robert-Bosch-Breite 25
37079 Göttingen

Tel.: 05 51/5 06 88-14/-15/-60
Fax: 05 51/5 06 88-24
E-Mail: testzentrale@hogrefe.de
http://www.testzentrale.de

Alzheimer's Disease Assessment Scale (ADAS)

04 125 01		Test komplett (Manual, je 1 Protokollbogen A, B, C, D und E, Testmaterial und Koffer)	€ 320,00

Abnormal Involuntary Movement Scale (AIMS)

04 034 45	100	Testformulare	€ 34,00

Beck-Depressions-Inventar (BDI)

03 056 03	50	Fragebogen	€ 25,80
03 056 01		Test komplett (Manual und 50 Fragenbogen)	€ 65,80

Behavioral Pathology in Alzheimer's Disease Rating Scale (BEHAVE-AD)

04 034 46	100	Testformulare	€ 98,00

Befindlichkeits-Skala (Bf-S)

04 075 02	20	Fragebogen Bf-S	€ 7,00
04 075 03	20	Frageobgen Bf-S`	€ 7,00
04 075 07		Satz Auswertungsschlüssel	€ 18,00
04 075 01		Test komplett (Manual, je 20 Fragebogen Bf-S und Bf-S`, Auswertungsschlüssel Bf-S und Bf-S`)	€ 59,00

Beschwerden-Liste (B-L)

04 077 02	20	Fragebogen B-L	€ 7,00
04 077 03	20	Fragebogen B-L`	€ 7,00
04 077 04	20	Fragebogen B-L°	€ 7,00
04 077 01		Test komplett (Manual und je 20 Fragebogen B-L, B-L` und B-L°)	€ 52,00

Brief Psychiatric Rating Scale (BPRS)

04 034 24	100	Testformulare	€ 54,00

Brief Symptom Inventory von Derogatis (BSI)

04 230 03	25	Fragebogen	€ 11,25
04 230 04	25	Auswertungsblätter	€ 11,25
04 230 01		Test komplett (Manual, 5 Fragebogen, 5 Auswertungsblätter)	€ 52,00

Bech-Rafaelsen Melancholie-Skala (BRMS)

01 261 03		Interviewleitfaden	€ 9,80
01 261 04	25	Dokumentationsbogen	€ 16,25
01 261 01		Test komplett (Manual, Interviewleitfaden, 5 Dokumentationsbogen)	€ 49,00

Bech-Rafaelsen Manie-Skala (BRMAS)

04 034 12	100	Testformulare	€ 54,00

Clinical Global Impressions (CGI)

04 034 25	100	Testformulare	€ 34,00

Dementia Mood Assessment Scale (DMAS)

04 034 47	100	Testformulare	€ 98,00

* Alle Preisangaben entsprechen den bei Redaktionsschluss (September 2004) gültigen Preisen – Irrtümer vorbehalten.

Extrapyramidale Symptom Skala (EPS)

04 034 28	100	Textformulare	€ 54,00

Geriatric Depression Scale (GDS – Yesavage)

04 034 48	100	Testformulare Langform	€ 34,00
04 034 49	100	Testformulare Kurzform	€ 34,00

Global Deterioration Scale (GDS – Reisberg)

04 034 09	100	Testformulare	€ 34,00

Hospital Anxiety and Depression Scale – Deutsche Version (HADS-D)

03 069 03	25	Fragebogen	€ 30,40
03 069 01		Test komplett (Testdokumentation und Handanweisung, 25 Fragebogen mit Auswertungshilfe)	€ 56,00

Hamilton Anxiety Scale (HAMA)

04 034 29	100	Testformulare	€ 34,00

Hamilton Depression Scale (HAMD)

04 034 30	100	Testformulare	€ 54,00

Hillside Akathisie Skala (HAS)

04 034 04	100	Testformulare	€ 54,00

Hamburger Zwangsinventar – Kurzform (HZI-K)

04 076 05	10	Fragebogen	€ 24,00
04 076 06	10	Auswertungsbogen	€ 3,50
04 076 10		Schablone	€ 11,00
04 076 04		Test komplett (Handanweisung, 10 Fragebogen, 10 Auswertungsbogen, Auswertungsschablone)	€ 62,00

Liebowitz Social Anxiety Scale (LSAS)

01 318 03	100	Fragebogen LSAS	€ 34,00
01 318 01		SOPHOS Test komplett in Vorbereitung	

Montgomery Asberg Depression Scale (MADRS)

04 034 13	100	Testformulare	€ 54,00

Mehrdimensionaler Befindlichkeitsfragebogen (MDBF)

01 175 03	25	Fragebogen Langform	€ 7,00
01 175 04	25	Fragebogen Kurzform A	€ 7,00
01 175 05	25	Fragebogen Kurzform B	€ 7,00
01 175 06		Schablone	€ 12,00
01 175 01		Test komplett (Handanweisung, 10 Fragebogen, Langform, je 10 Fragebogen Kurzform A und B, Schablone)	€ 49,00

Mini-Mental-Status Test (MMST)

04 103 02	20	Fragebogen	€ 6,40
04 103 01		Test komplett (Handanweisung, 40 Fragebogen)	€ 42,00

Nurses' Observation Scale for Geriatric Patients (NOSGER)

04 034 10	100	Testformulare	€ 34,00

Panik- und Agoraphobie-Skala (PAS)

01 219 03	50	Patientenfragebogen	€ 15,00
01 219 04	50	Fremdbeurteilungsfragebogen	€ 12,50
01 219 01		Test komplett (Handanweisung, 50 Patientenfragebogen, 50 Fremdbeurteilungsfragebogen)	€ 52,00
05 100 01		Complete test kit (manual, 50 patient questionnaires, 50 observer-rated scales)	€ 79,50

Schmerzempfindungs-Skala (SES)

01 151 03	20	Testbogen	€ 11,00
01 151 04		Schablone	€ 9,00
01 151 06	250	Survey-Versionen „Schmerz in den letzten 3 Monaten"	€ 70,00
01 151 07	250	Survey-Versionen „Schmerz in den letzten Tagen"	€ 70,00
01 151 08	250	Survey-Versionen „Momentaner Schmerz"	€ 70,00
01 151 01		Test komplett (Handanweisung, 5 Testbogen, Schablone)	€ 57,00

SF-36 Fragebogen zum Gesundheitszustand (SF-36)

01 195 01		Test komplett (Handanweisung incl. Diskette und jeweils 1 Musterfrageobgen der nachfolgend aufgeführten Fragebögen (Bestell-Nummer 01 195 02 bis 01 195 13)	€ 210,00
01 195 02	100	SF 36 Interviewbogen, Zeitfenster 1 Woche	€ 82,00
01 195 03	100	SF 36 Interviewbogen, Zeitfenster 4 Wochen	€ 82,00
01 195 04	100	SF 36 Selbstbeurteilungsbogen, Zeitfenster 1 Woche	€ 52,00
01 195 05	100	SF 36 Selbstbeurteilungsbogen, Zeitfenster 4 Wochen	€ 52,00
01 195 06	100	SF 36 Fremdbeurteilungsbogen, Zeitfenster 1 Woche	€ 52,00
01 195 07	100	SF 36 Fremdbeurteilungsbogen, Zeitfenster 4 Wochen	€ 52,00
01 195 08	100	SF 12 Interviewbogen, Zeitfenster 1 Woche	€ 32,00
01 195 09	100	SF 12 Interviewbogen, Zeitfenster 4 Wochen	€ 32,00
01 195 10	100	SF 12 Selbstbeurteilungsbogen, Zeitfenster 1 Woche	€ 32,00
01 195 11	100	SF 12 Selbstbeurteilungsbogen, Zeitfenster 4 Wochen	€ 32,00
01 195 12	100	SF 12 Fremdbeurteilungsbogen, Zeitfenster 1 Woche	€ 32,00
01 195 13	100	SF 12 Fremdbeurteilungsbogen, Zeitfenster 4 Wochen	€ 32,00

Schlaffragebogen (SF)

04 034 34	100	Testformulare SF-A	€ 74,00
04 034 35	100	Testformulare SF-B	€ 74,00

Snaith-Hamilton-Pleasure Scale (SHAPS-D)

04 034 50	100	Testformulare SHAPS-D	€ 34,00

State-Trait-Angstinventar (STAI)

04 053 03	20	Durchschreibantwortbogen X1	€ 24,00
04 053 04	20	Durchschreibantwortbogen X2	€ 24,00
04 053 01		Test komplett (Manual, je 1 Durchschreibantwortbogen X1 und X2)	€ 47,00

Subjektives Wohlbefinden unter Neuroleptikabehandlung (SWN-K)

04 034 51	100	Testformulare SWN-K	€ 34,00

Tardive Dyskinesia Rating Scale (TDRS)

04 034 42	100	Testformulare	€ 34,00

Visuelle Analogskalen zur Erfassung von Schlafqualität (VIS)

04 034 43	100	Testformulare VIS-M	€ 34,00
04 034 44	100	Testformulare VIS-A	€ 34,00

Ein Großteil der aufgeführten Verfahren steht auch in einer computergestützten Fassung zur Verfügung. Außerdem ist für zahlreiche Verfahren ein Testauswerteprogramm erhältlich. Nähere Informationen dazu erhalten Sie bei folgender Adresse:

Apparatezentrum

Rohnsweg 25
37085 Göttingen

Tel.: 05 51/4 96 09–37/–38/–41
Fax: 05 51/4 86 09–88
E-Mail: apparatezentrum@hogrefe.de
http://www.apparatezentrum.de

Soll eine Skala in Prüfbogen von klinischen Studien integriert werden, kann die dafür notwendige Abdruckgenehmigung bei folgender Adresse eingeholt werden:

Beltz Test GmbH
Lizenzen

Rohnsweg 25
37085 Göttingen

Tel.: 05 51/4 96 09–21
Fax: 05 51/4 86 09–88
E-Mail: foreignrights@hogrefe.de